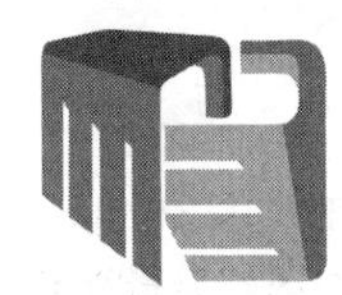

"十三五"职业教育国家规划教材

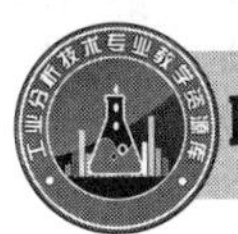

职业教育工业分析技术专业教学资源库（国家级）配套教材

# 药品检验技术

刘 郁　岳金方　主编

钱 琛　主审

化学工业出版社

·北京·

《药品检验技术》是全国职业教育“工业分析技术”专业教学资源库（GFZYK2016-14-13）配套教材，主要包括四个方面的内容：一是原料药及其制剂质量标准相关的基本内容，包括中国药典概况和国外药典简介、药物的鉴别试验、药物的杂质检查和药物定量分析与分析方法验证等；二是七种不同结构药物，如巴比妥类药物、抗生素类药物等的分析方法，包括药物结构与其分析方法的关系；三是不同药物制剂（包括中药）的质量标准的特点及质量控制方法；四是最新分析测试技术在药品检验技术中的应用。本书在关键知识点上配套了动画资源，每项目后附有一定量的练习题和测试题，实训部分每一类型药物结构后面均安排了典型药物的检验实训，以便于教学及学生自学。

《药品检验技术》适合工业分析专业、药学和制药专业及相关专业学生使用，也可供从事相关工作的技术人员参考使用。

**图书在版编目（CIP）数据**

药品检验技术/刘郁，岳金方主编.—北京：化学工业出版社，2018.8（2023.2重印）
职业教育工业分析技术专业教学资源库（国家级）配套教材
ISBN 978-7-122-32611-9

Ⅰ.①药… Ⅱ.①刘…②岳… Ⅲ.①药品检定-职业教育-教材 Ⅳ.①R927.1

中国版本图书馆CIP数据核字（2018）第149097号

责任编辑：刘心怡 蔡洪伟　　文字编辑：焦欣渝
责任校对：王 静　　装帧设计：王晓宇

出版发行：化学工业出版社（北京市东城区青年湖南街13号 邮政编码100011）
印 装：大厂聚鑫印刷有限责任公司
787mm×1092mm 1/16 印张17¼ 字数457千字 2023年2月北京第1版第6次印刷

购书咨询：010-64518888 售后服务：010-64518899
网 址：http://www.cip.com.cn
凡购买本书，如有缺损质量问题，本社销售中心负责调换。

定 价：48.00元

# 前言

《药品检验技术》是针对当前高职教育改革发展的新形势，为了满足社会对应用型人才的需求，在总结多年的教学改革和教学经验的基础上编写而成，也是全国职业教育“工业分析技术”专业教学资源库（GFZYK2016-14-13）配套教材。

本教材立足课程改革和教材创新，遵循“基础理论适度，技术应用能力强，拓宽知识面，提高综合素质”的编写原则，注重实际岗位工作能力训练的特色，进一步简化理论方面的相关内容，体现了现代职业教育特色。除基础知识外，其他章节均以中国药典为引领，采用“基本结构、理化分析、鉴别、检查、含量测定、思考与交流、练习与测试”的形式来进行讲解，突出了教材的实用性，在对每个案例进行分析的基础上，指出了要完成该项目需具备的理论基础和技能基础，同时为了帮助学生学习，在每章前，均明确项目引导和知识储备要点以及完成本章学习后，要达到的能力目标，在关键知识点上配套了动画资源，每项目后附有一定量的练习题和测试题，以方便教师的教学和帮助学习者检验学习成果。实训部分每一类型药物结构后面均安排了典型药物的检验实训，以训练和培养读者的药品检验实际操作技能。

《药品检验技术》是由分析化学和药物分析的实验实训内容整合而成的一门实践课程，以药品生产企业和药检部门相关工作岗位的工作流程为主线，从最基本的分析技术开始，呈现药品检验的工作过程和工作方法，培养学生熟练掌握药品检验的工作技能和方法，具备药品检验岗位的工作能力，实现高职高专药学专业的技能培养目标。

本教材主要包括四个方面的内容：一是原料药及其制剂质量标准相关的基本内容，包括中国药典概况和国外药典简介、药物的鉴别试验、药物的杂质检查和药物定量分析与分析方法验证等；二是七种不同结构药物，如巴比妥类药物、抗生素类药物等的分析方法，包括药物结构与其分析方法的关系；三是不同药物制剂（包括中药）的质量标准的特点及质量控制方法；四是最新分析测试技术在药品检验技术中的应用。

本教材由刘郁（徐州工业职业技术学院）编写了项目一、二、三、七、八和九，岳金方（扬州工业职业技术学院）编写了项目四、五和六，王富花（扬州工业职业技术学院）编写了项目十、十一和十二，刘姗（徐州工业职业技术学院）编写了项目十三、十四和十五，钱琛任主审，全书由刘郁统稿。

本书附有的电子课件可从化学工业出版社教学资源网 www. cipedu. com. cn 下载。如有疑问可拨打电话 010-64519326、010-64519341。本书另配有大量数字资源，读者可从“职业教育工业分析技术专业教学资源库”（国家级）的网站上下载，网址是：gyfxjszyk. ypi. edu. cn。

由于编者水平有限，时间仓促，书中难免存在不当之处，恳请专家和读者批评指正，不胜感激。

编者

2018 年 5 月

# 目录

## 项目十一 抗生素药物分析



## 项目十二 药物制剂分析



## 项目十三 中药及制剂分析



## 项目十四 生物制品分析



## 项目十五 药品质量标准的制定

# 项目一
# 认识药品检验

药品检验技术是药学专业的一门研究和发展药品全面质量控制的“方法学科”，是药学和制药专业规定设置的主要专业课程，是药学和制剂领域中的一个重要组成部分。药品检验技术课程主要学习四个方面的内容：一是学习与原料药及其制剂质量标准相关的基本内容，包括中国药典概况和国外药典简介、药物的鉴别试验、药物的杂质检查和药物定量分析与分析方法验证等；二是学习各种不同结构药物，如巴比妥类药物、抗生素类药物等的分析方法，包括药物结构与其分析方法的关系；三是学习药物制剂（包括中药）的质量标准的特点及质量控制方法；四是学习最新分析测试技术在药品检验技术中的应用。

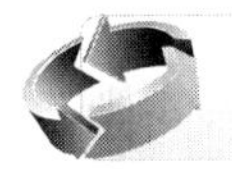

## 项目引导

药品检验技术课程的作用与地位。

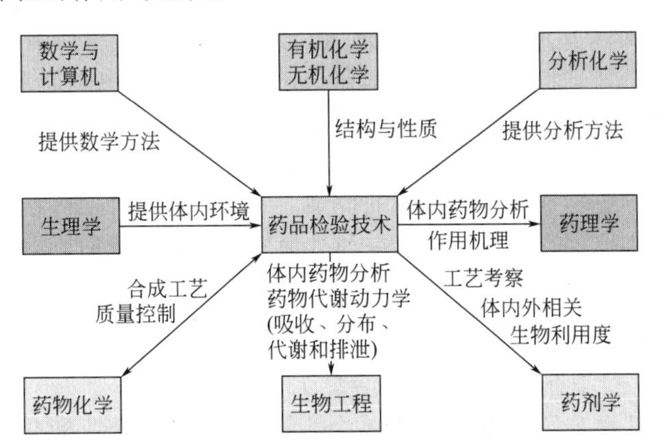


药品检验技术是一门研究和发展药品全面质量控制的学科，主要研究化学结构明确的合成药物或天然药物及其制剂的质量控制方法，也研究中药制剂和生物制剂有代表性的质量控制方法。

在制定质量标准过程中，可以采用的分析方法有物理法、化学法、生物学方法及微生物学方法等。

主要内容包括：药品质量标准及其制定的目的、意义；药品质量标准的分类；药品质量标准制定的原则；药品质量标准的主要内容；中国药典的基本结构和内容；标准品、对照品与试药的区别及其选用原则；国外主要药典；药品检验基本程序；药品质量标准分析方法的验证内容（准确度、精密度、专属性、检测限、定量限、线性、范围和耐用性等）；本课程的学习方法与要求。

## 项目要求

（1）理解与掌握药品质量标准的分类、药品质量标准制定的原则。

（2）掌握药品质量标准的主要内容。

（3）了解与掌握中国药典与国外主要药典的基本结构和内容。

（4）掌握药品质量标准分析方法的验证内容。

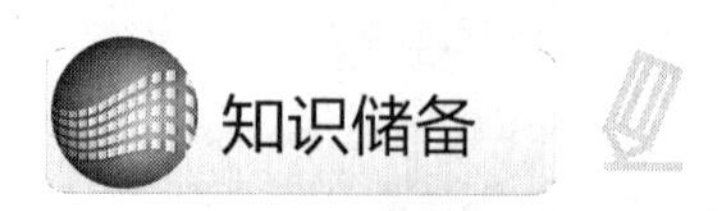


## 一、药品质量标准制定的目的和意义

药品质量直接影响药品的安全性和有效性。各药品生产厂家的生产工艺、技术水平及设备条件均有所不同，贮运及保存情况也存在着一定的差异，都将影响药品的质量。为了加强对药品质量的控制及行政管理，必须有一个统一的药品质量标准。

为保证药品质量而对各种检查项目、指标、限度、范围等所做的规定，称为药品质量标准，简称药品标准。它是对药品的来源、制药工艺等生产及贮运过程中的各环节所制定的、用以检测药品质量是否达到用药要求并衡量其质量是否稳定均一的技术规定。由国家政府制定并颁布的药品标准即国家药品标准，系国家站在公众的立场为保证药品质量而规定的药品所必须达到的最基本的技术要求，它是药品现代化生产和质量管理的重要组成部分，是国家对药品质量、规格、检验方法及生产工艺所做的技术要求，是药品生产、经营、使用、检验和行政、技术监督管理各部门应共同遵循的法定技术依据，也是药品生产和临床用药水平的重要标志。

药典是国家（或国际间多国组成的地区）对其所编纂制定的法定药品标准的统一集成，并对各药品标准中的共性要求给予统一的规定。药品标准，特别是国家药典，既是组织生产、提高质量的手段，又是科学管理和技术监督的组成部分，也是联系科研、生产、经营、使用和检验的技术纽带。因此，质量标准的制定和修订，在研制新药和对老药的再评价中均具有相当重要的意义。药品标准应成为确保药品安全有效的标尺，也可成为促进质量竞争的杠杆，又是促进民族工业发展、走向世界的桥梁。总之，制定并实施统一的质量标准，将对我国的医药科学技术、生产管理、经济效益和社会效益产生良好的影响与促进作用。做好药品质量标准工作，必将有利于促进药品国际技术交流和推动进出口贸易的发展。

## 二、药品质量标准的分类

### 1. 依据药品标准的发布机构及其地位划分

药品质量标准按其发布的机构及其地位可分为法定标准和企业标准两种。

（1）法定标准　《中华人民共和国药品管理法》（简称《药品管理法》）已由中华人民共和国第十二届全国人民代表大会常务委员会第十四次会议于 2015 年 4 月 24 日修订通过，实施《药品管理法》明确规定，药品必须符合国家药品标准。《中华人民共和国药典》（以下简称《中国药典》）是国家食品药品监督管理局发布的药品标准，为国家药品标准。

《中国药典》收载的品种应是疗效确切、不良反应小、生产稳定、质量优良、国内已有生产并且规定的标准规格能控制或检定其质量的品种，应为防病、治病、诊断、计划生育，特别是用于治疗影响广大人民健康的常见病、多发病、地方病、职业病、流行病等的重要药品。

根据《药品注册管理办法》规定，药品注册标准是指国家食品药品监督管理局批准给申请人的特定药品标准。生产该药品的企业必须执行该注册标准。药品注册标准不得低于《中国药典》的规定，药品注册标准是法定的药品标准。

根据《中华人民共和国标准化法》的规定："保障人体健康，人身、财产安全的标准和法律、行政法规规定强制执行的标准是强制性标准，其他标准是推荐性标准。"国家药品标准是保障人体健康和人身安全的标准，属于强制性标准，只有符合国家药品标准的药品才是合格药品，方可销售使用。国家药品标准对产品的质量指标要求是基本要求，是企业应达到的最起码的合格水平。

（2）企业标准　由药品生产企业自己制定并用于控制其药品质量的标准，称为企业标准或企业内部标准。它仅在企业内部系统的管理上有约束力。一般有两种情况：一是检验方法还不成熟，但能够达到某种程度的质量控制；二是高于法定标准要求，主要指增加检验项目或提高限度标准。企业标准在企业创优、企业竞争，特别是对保护优质产品本身以及严防假冒等方面均起到了重要作用。企业标准一般对外保密。

### 2. 按药品的类别划分

根据《药品注册管理办法》的规定，新药按审批管理的要求分为中药、化学药品和生物制品三大类，相应的有中药质量标准、化学药品质量标准和生物制品质量标准，三种标准编号中的代表字母分别为 Z、X、S。

## 三、药品质量标准的制定原则

### 1. 安全有效性原则

药品标准必须能够有效地控制药品的质量，保证用药的安全、有效。药品质量的内涵主要包括三个要素，即真伪、纯度和品质，三者主要表现为临床应用中的安全性（即毒副作用小）和有效性（即疗效肯定）。

安全和有效是药品必须具备的两条基本属性。优质的药品应具有肯定的疗效、尽量小的毒性和不良反应。药物的毒副作用，一方面是由药物本身造成的；另一方面可能是由引入的杂质所造成的。因此，对那些毒性较大的杂质应严格控制。药物的疗效与有效成分的含量有关，还与某些药物的晶型、粒度或立体结构有关，故在制定药品的标准时，应建立准确、可靠的方法来测定药物的含量，并对无效或低效的晶型、粒度和异构体等建立控制方法和标准以确保药品的质量。

### 2. 先进性原则

在制定药品质量标准的过程中，所采用的方法和技术，在我国国情允许的情况下，应尽可能采用较先进的技术和方法。检验方法的选择，应根据准确、灵敏、简便、快速的原则，既要考虑方法的适用性，又要考虑方法的先进性，不断提高检测技术水平。质量标准中各种限度的规定，应密切结合实际，既要保证药品生产、贮存、销售和使用过程中的质量，又要保证目前的生产和贮存条件能够达到这一要求。

现代分析技术的发展，使药品检测手段已经由经典的方法向仪器化、自动化方向发展。例如，在 2015 年版《中国药典》中，高效液相色谱法、电泳法、荧光光度法、原子吸收分光光度法等现代分析方法的应用已占有相当比例，比以往各版药典要高得多。

### 3. 针对性原则

要从生产工艺、流通、使用等各个环节了解影响药品质量的因素，有针对性地规定检测项目。应在保证药品安全性和有效性的前提下，使得所制定的质量标准既能确保药品质量，又能符合生产实际。要充分考虑使用的条件，针对不同剂型规定检测项目并确定合理的限度。一般而言，对内服药的质量要求要严格些，对注射用药和麻醉用药的要求更严格，而对外用药的要求可以略宽些。

4. 规范性原则

药品质量标准的制定要符合国家药典或其他法定标准，应按照《中国药典》的格式、术语和计量单位等进行书写，力求规范化。需在国际范围内使用交流的新药，应按有关国际标准进行制定。

总之，药品质量标准的制定，必须坚持质量第一，充分体现"安全有效、技术先进、经济合理、不断完善"的原则。要从保护公众健康需要出发，并充分考虑生产水平和临床使用实际，制定出既能确保药品质量，又能符合生产实际水平的药品标准。

## 四、药品质量标准的主要内容

各国药品质量标准在制定格式方面略有不同，不同品种的药品标准的格式也不尽相同，但其内容基本相似。《中国药典》正文项下各药品根据品种和剂型不同，按顺序可分别列有：品名（包括中文名称、汉语拼音与英文名）、有机药物的结构式、分子式与分子量、来源或有机药物的化学名称、含量或效价规定、处方、制法、性状、鉴别、检查、含量或效价测定、类别、规格、贮藏及制剂等。

1. 名称

药品的名称包括中文名称、汉语拼音名和英文名。药品中文名称应按照《中国药品通用名称》推荐的名称及其命名原则命名，《中国药典》收载的中文药品名称均为法定名称；药品汉语拼音名应按照文字改革委员会的规定对"中文名"进行拼音，当在拼音中遇有与前一字母能合拼读出其他音的，要用分音符号。如果药名较长（一般在5个字以上），应按音节分开拼音。药品英文名除另有规定外，均采用世界卫生组织编订的国际非专利药名（International Nonproprietary Names，INN）。

2. 有机药物的化学名称及结构式

有机药物化学名称，系根据中国化学会编撰的《有机化学命名原则》命名，母体的选定与国际纯粹与应用化学联合会（International Union of Pure and Applied Chemistry，IUPAC）的命名系统一致。

药品化学结构式采用世界卫生组织（World Health Organization，WHO）推荐的"药品化学结构式书写指南"书写。

3. 性状

药品的性状是药品质量的重要表征之一，包括药品的外观、臭、味、色泽、稳定性、溶解度以及物理常数等。性状项下记述的外观、臭、味，是一种感观规定，仅作一般性描述，没有确切的法定检验方法；不构成法定标准的组成部分，不作为质量的法定要求。性状可因生产条件的不同而有差异，只要这些差异不影响质量和药效，一般是允许的。

4. 鉴别

鉴别试验，是指用理化方法或生物方法来证明药品的真实性，其主要目的是判断药物的真伪，有时通过鉴别药物也能检查药物的纯度。鉴别试验要求专属性强、重现性好、灵敏度高、操作简便、快速。鉴别项下规定的试验方法，系根据反映该药品的某些物理、化学或生物学等特性所进行的药物鉴别试验，不完全代表对该药品化学结构的确证。

5. 检查

检查项下包括反映药品的安全性与有效性的试验方法和限度、均一性、纯度等制备工艺要求的内容。规定中的各种杂质检查项目，系指该药品在按既定工艺进行生产和正常贮藏过程中可能含有或产生并需要控制的杂质（如残留溶剂、有关物质等），改变生产工艺时需另考虑增修订有关项目。根据我国药品标准的惯例，检查内容可归纳为：有效性试验、酸碱度、溶液的澄清度与颜色、无机阴离子、有机杂质、干燥失重或水分、炽灼残渣、金属离子或重金属、硒或砷盐以及安全性检查十大类。

6. 含量测定

含量测定项下规定的试验方法，用于测定原料及制剂中有效成分的含量，一般可采用化学、仪器或生物测定方法。

7. 类别

类别，系按药品的主要作用与主要用途或学科的归属划分，不排除在临床实践的基础上作其他类别药物使用。要收载药品主要的、确切的作用与用途。

8. 规格

制剂的规格，系指每一支、片或其他每一个单位制剂中含有主药的质量（或效价）、含量（%）或装量；注射液项下，如为“1mL：10mg”，系指1mL中含有主药10mg；对于列有处方或标有浓度的制剂，也可同时规定装量规格。

9. 贮藏

贮藏项下的规定，系为避免污染和降解而对药品贮存与保管的基本要求，以下列名词术语表示：遮光、密闭、密封、熔封或严封、阴凉处、凉暗处、冷处、常温。除另有规定外，贮藏项下未规定贮藏温度的一般系指常温。

① 遮光。系指用不透光的容器包装，例如棕色容器或黑色包装材料包裹的无色透明、半透明容器。

② 密闭。系指将容器密闭，以防止尘土及异物进入。

③ 密封。系指将容器密封以防止风化、吸潮、挥发或异物进入。

④ 熔封或严封。系指将容器熔封或用适宜的材料严封，以防止空气与水分的侵入并防止污染。

⑤ 阴凉处。系指不超过20℃。

⑥ 凉暗处。系指避光并不超过20℃。

⑦ 冷处。系指2～10℃。

⑧ 常温。系指10～30℃。

10. 制剂

制剂中使用的原料药和辅料，均应符合《中国药典》（2015年版）的规定；药典未收载者，必须制定符合药用要求的标准，并需经国务院药品监督管理部门批准。

同一原料药用于不同制剂（特别是给药途径不同的制剂）时，需根据临床用药要求制定相应的质量控制项目。

## 五、中国药典

1. 中国药典沿革

已经出版的药典包括1953年版（第一版）、1963年版（第二版）、1977年版（第三版）、1985年版（第四版）、1990年版（第五版）、1995年版（第六版）、2000年版（第七版）、2005年版（第八版）、2010年版（第九版）及2015年版（第十版）。

2015年版《中国药典》为现行药典，分为四部出版：一部收载药材和饮片、植物油脂和提取物、成方制剂和单味制剂等；二部收载化学药品、抗生素、生化药品以及放射性药品等；三部收载生物制品；四部收载通则，包括制剂通则、检验方法、指导原则、标准物质和试液试药相关通则、药用辅料等。

新版药典进一步扩大药品品种的收载和修订，共收载品种5608种。一部收载品种2598种，其中新增品种440种。二部收载品种2603种，其中新增品种492种。三部收载品种

137种，其中新增品种13种、修订品种105种。首次将上版药典附录整合为通则，并与药用辅料单独成卷作为新版药典四部。四部收载通则总数317个，其中制剂通则38个、检测方法240个、指导原则30个、标准物质和对照品相关通则9个；药用辅料收载270种，其中新增137种、修订97种。

《中国药典》网址 http：//www.chp.org.cn/index.html。

### 2.中国药典的基本结构和内容

《中国药典》，系依据《中华人民共和国药品管理法》组织制定和颁布实施。其英文名称为 Pharmacopoeia of The People's Republic of China，英文简称 Chinese Pharmacopoeia，英文缩写为 Ch.P.。

《中国药典》(2015年版）由一部、二部、三部及四部组成，内容分别包括凡例、正文和附录。国家药品标准由凡例与正文及其引用的附录共同构成。

（1）凡例　凡例是为正确使用《中国药典》进行药品质量检定的基本原则，是对《中国药典》正文、附录及与质量检定有关的共性问题的统一规定。凡例中的有关规定具有法定的约束力。凡例是药典的重要组成部分，包括：名称与编排，项目与要求，检验方法和限度，标准品、对照品，计量，精确度，试药、试液、指示剂，动物试验，说明书、包装、标签等分类项目，便于查阅和使用。在此仅列举数项以说明之。

① 名称与编排。名称：见本章第四节药品质量标准的主要内容中所述。编排：正文品种按药品中文名称笔画顺序排列，同笔画数的字按起笔笔形一丨丿丶フ的顺序排列；单方制剂排在原料药后面；药用辅料集中编排；附录包括制剂通则、通用检测方法和指导原则，按分类编码；索引分列按汉语拼音顺序排序的中文索引、英文名和中文名对照索引排列。

② 检验方法和限度。药典正文收载的所有品种，均应按规定的方法进行检验；如采用其他方法，应将该方法与规定的方法做比较试验，根据试验结果掌握使用，但在仲裁时仍以药典规定的方法为准。

药典中规定的各种纯度和限度数值以及制剂的重（装）量差异，系包括上限和下限两个数值本身及中间数值。规定的这些数值不论是百分数还是绝对数字，其最后一位数字都是有效位。

试验结果在运算过程中，可比规定的有效数字多保留一位数，而后根据有效数字的修约规则进舍至规定有效位。计算所得的最后数值或测定读数值均可按修约规则进舍至规定的有效位，取此数值与标准中规定的限度数值比较，以判断是否符合规定的限度。

原料药的含量（%），除另有注明者外，均按重量计。如规定上限为100%以上时，系指用本药典规定的分析方法测定时可能达到的数值，它为药典规定的限度或允许偏差，并非真实含有量；如未规定上限时，系指不超过101.0%。

制剂的含量限度范围，系根据主药含量的多少、测定方法误差、生产过程不可避免偏差和贮存期间可能产生降解的可接受程度而制定的，生产中应按标示量100%投料。如已知某一成分在生产或贮存期间含量会降低，生产时可适当增加投料量，以保证在有效期（或使用期限）内含量能符合规定。

③ 精确度。2015年版药典规定了取样量的准确度和试验精密度。

a.试验中供试品与试药等“称重”或“量取”的量，均以阿拉伯数码表示，其精确度可根据数值的有效数位来确定，如称取“0.1g”系指称取质量可为0.06～0.14g；称取“2g”，系指称取质量可为1.5～2.5g；称取“2.0g”，系指称取质量可为1.95～2.05g；称取“2.00g”，系指称取质量可为1.995～2.005g。

“精密称定”系指称取质量应准确至所取质量的千分之一；“称定”系指称取质量应准确至所取质量的百分之一；“精密量取”系指量取体积的准确度应符合国家标准中对该体积移

液管的精确度要求；“量取”系指可用量筒或按照量取体积的有效数位选用量具。取用量为“约”若干时，系指取用量不得超过规定量的±10%。

b. 恒重，除另有规定外，系指供试品连续两次干燥或炽灼后称重的差异在0.3mg以下；干燥至恒重的第二次及以后各次称重均应在规定条件下继续干燥1h后进行；炽灼至恒重的第二次称重应在继续炽灼30min后进行。

c. 试验中规定“按干燥品（或无水物，或无溶剂）计算”时，除另有规定外，应取未经干燥（或未去水、或未去溶剂）的供试品进行试验，并将计算中的取用量按“检查”项下测得的干燥失重（或水分，或溶剂）扣除。

d. 试验中的“空白试验”，系指在不加供试品或以等量溶剂替代供试液的情况下，按同法操作所得的结果；含量测定中的“并将滴定的结果用空白试验校正”，系指按供试品所耗滴定液的量（mL）与空白试验中所耗滴定液量（mL）之差进行计算。

e. 试验时的温度，未注明者，系指在室温下进行；温度高低对试验结果有显著影响者，除另有规定外，应以25℃±2℃为准。

④ 试药、试液、指示剂。试验用的试药，除另有规定外，均应根据试药项下的规定，选用不同等级并符合国家标准或国务院有关行政主管部门规定的试剂标准。试液、缓冲液、指示剂与指示液、滴定液等，均应符合规定或按照规定制备。

试验用水，除另有规定外，均系指纯化水。酸碱度检查所用的水，均系指新沸并放冷至室温的水。

酸碱性试验时，如未指明用何种指示剂，均系指石蕊试纸。

⑤ 说明书、包装、标签。药品说明书应符合《中华人民共和国药品管理法》及国务院药品监督管理部门对说明书的规定。

直接接触药品的包装材料和容器应符合国务院药品监督管理部门的有关规定，均应无毒、洁净，与内容药品应不发生化学反应，并不得影响内容药品的质量。

药品标签应符合《中华人民共和国药品管理法》及国务院监督管理部门对包装标签的规定，不同包装标签的内容应根据上述规定印制，并应尽可能多地包含药品信息。

麻醉药品、精神药品、医疗用毒性药品、放射性药品、外用药品和非处方药品的说明书和包装标签，必须印有规定的标识。

（2）正文　正文系根据药物自身的理化与生物学特性，按照批准的处方来源、生产工艺、贮藏运输条件等所制定的、用以检测药品质量是否达到用药要求并衡量其质量是否稳定均一的技术规定。

正文部分为所收载药品或制剂的质量标准。正文项下根据品种和剂型不同，按顺序可分别列有：①品名；②来源；③处方；④制法；⑤性状；⑥鉴别；⑦检查；⑧浸出物；⑨特征图谱或指纹图谱；⑩含量测定；⑪炮制；⑫性味与归经；⑬功能与主治；⑭用法与用量；⑮注意；⑯规格；⑰贮藏；⑱制剂；⑲附注等。

（3）附录　附录主要收载制剂通则、通用检测方法和指导原则。制剂通则系按照药物剂型分类，针对剂型特点所规定的基本技术要求；通用检测方法系各正文品种进行相同检查项目的检测时所应采用的统一的设备、程序、方法及限度等；指导原则系为执行药典、考察药品质量、起草与复核药品标准等所制定的指导性规定。

附录按分类编码，共归纳为18大类，包括：制剂通则、一般鉴别试验、分光光度法、色谱法、制剂用水、原子量表等。每一大类下又包含一项或多项内容，如成方制剂中药典未收载的药材和饮片、制药用水、灭菌法、原子量表等类下仅含有一项内容，其他各类下均含有多项内容。如制剂通则中收载有丸剂、片剂、注射剂等26种制剂；分光光度法中包括紫外-可见分光光度法、红外分光光度法和原子吸收分光光度法3种方法；物理常数测定法中包含相对密度测定法、熔点测定法等 7 项测定方法。正文中所出现或所用的试药、试液、指示剂、鉴别试验、检查方法等均应参照附录中相应类别项下的规定。

综上可见，药典中凡例、正文和附录三部分的内容是紧密相扣、缺一不可的。

3. 标准品、对照品与试药的区别及其选用原则

（1）标准品、对照品与试药

① 标准品。指用于生物检定、抗生素或生化药品中含量或效价测定的标准物质，按效价单位（或 μg）计，以国际标准品进行标定。

② 对照品。指在用于检测时，除另有规定外，均按干燥品（或无水物）进行计算后使用的标准物质。

③ 试药。指不同等级的符合国家标准或国家有关规定标准的化学试剂。

标准品与对照品均应附有使用说明书，标明批号、用途、使用方法、贮藏条件和装量等。

（2）标准品与对照品的选用原则　标准品、对照品系指用于鉴别、检查、含量测定的标准物质，它是国家药品标准不可分割的组成部分。药品标准物质不同于一般的药品，是执行国家药品标准的实物对照，是量值传递的安全载体，是国家颁布的一种计量标准品。标准品与对照品（不包括色谱用的内标物质）均由国务院药品监督管理部门指定的单位制备、标定和供应。

药品标准物质必须具备材料均匀、性能稳定、量值准确等条件，才能发挥其统一量值的作用。因此选择标准品、对照品应遵循以下原则：

① 参比物质与测定物质的同质性。这种同质主要关注二者在测定过程中具有相同结构，而非普通意义上的同质性，不一定要求对照品固态下的结构与被测定物质固态下结构完全一致。

② 物质稳定性。由于标准物质可溯源性是其基本要求，因此必须保证所选择的标准品、对照品具有物理化学稳定性。

在检测时，除效价测定采用“标准品”，以及某些检查或含量测定应采用“对照品”外，其他可用化学试剂取代的，应尽量避免使用标准品和对照品。

## 六、国外药典简介

药典（pharmacopoeia）是记载药品（包括原料药和制剂）质量标准的法典，一般由国家卫生行政部门主持编纂、颁布实施，国际性药典则由公认的国际组织或有关国家、地区之间协商编订。截至 21 世纪初，世界上已有近 40 个国家编制了国家药典，另外，尚有 4 种区域性药典（北欧药典、欧洲药典、亚洲药典及非洲药典）和世界卫生组织（WHO）编订的国际药典。这些药典无疑对世界医药科技交流和国际医药贸易具有极大的促进作用。

随着社会的迅速发展，药品市场也正向着全球化的方向迈进。为了协调各国之间的药品标准，1990 年美国、日本、欧盟三方的政府药品管理部门和制药行业发起了“人用药品注册技术要求国际协调会（ICH）”，随着 ICH 在全球影响力的日益增大，《美国药典》《英国药典》《欧洲药典》《日本药典》和《国际药典》在全世界制药行业和药品监督管理部门之间的影响越来越大，下面分别就这几个主要药典做一简单介绍。

1. 美国药典-国家处方集

美国药典-国家处方集（U. S. Pharmacopeia-National Formulary，USP-NF）是两个法定药品标准——美国药典（USP）和国家处方集（NF）的三卷合订本，由美国政府所属的美国药典委员会编辑出版。它包含关于药物、剂型、原料药、辅料、医疗器械和食物补充剂的标准。USP 第一版于 1820 年出版，1950 年以后每 5 年出一次修订版；NF 于 1883 年出版

第一版，1980 年第 15 版起并入 USP，但仍分两部分，前面为 USP，后面为 NF。《美国药典》目前已经出版到第 36 版（USP36-NF31，2012 年 12 月份出版，2013 年 5 月生效）。每一版本的《美国药典》包含 3 卷及 2 个增补版。USP 中提供关于原料药和制剂的质量标准。关于食物补充剂和成分的质量标准在 USP 中以独立章节予以收载。NF 中提供关于辅料的质量标准。质量标准中包括成分或制剂的名称、定义、包装、贮藏和标签要求及检测项目。检测项目中包括一系列检测、测定方法和合格标准。这些测试和程序必须采用 USP 法定标准物质。只要符合药典标准质量要求，原料药及制剂的规格、品质和纯度将得到保障。

《美国药典》正文药品名录分别按法定药名字母顺序排列，各药品条目大都列有药名、结构式、分子式、CAS 登记号、成分和含量说明、包装和贮藏规格、鉴定方法、干燥失重、炽灼残渣、检测方法等常规项目，正文之后还有对各种药品进行测试的方法和要求的通用章节及对各种药物的一般要求的通则。可根据书后所附的 USP 和 NF 的联合索引查阅。

对于在美国制造和销售的药物和相关产品而言，《美国药典》是唯一由美国食品药品监督管理局（FDA）强制执行的法定标准。此外，对于制药和质量控制所必需的规范，例如测试、程序和合格标准，USP-NF 还可以作为明确的逐步操作指导。USP 标准在全球 130 多个国家得到认可和使用。USP-NF 也被有志于在全球销售药品的制造厂商广泛使用，符合 USP-NF 标准即意味着全球认可的质量保证。

《美国药典》除了印刷版外，还提供 U 盘版和互联网在线版。《美国药典》官方网站为：http：//www. usp. org/。

2.欧洲药典

《欧洲药典》（European Pharmacopoeia，EP）由欧洲药品质量管理局下属的职能机构欧洲药典委员会出版。欧洲药典委员会成立于 1964 年，1977 年出版第一版《欧洲药典》，从 1980 年到 1996 年，每年将增修订的项目与新增品种出一本活页本，汇集为第二版《欧洲药典》各分册，未经修订的仍按照第一版执行。1997 年出版第三版合订本，并在随后的每一年出版一部增补本，由于欧洲一体化及国际间药品标准协调工作不断发展，增修订的内容显著增多。2002 年 1 月 1 日第四版《欧洲药典》开始生效，第四版《欧洲药典》除了主册之外，还出版了 8 个增补版。《欧洲药典》目前最新的版本为第八版，于 2013 年 7 月出版发行，2014 年 1 月正式生效。欧洲药典第八版包括两个基本卷，以后在每次欧洲药典委员会全会做出决定后，通过非累积增补本更新，每年出 3 个增补本。第八版累计有 8 个非累积增补本（8.1～8.8）。最初的两卷包括第七版完整的内容，以及欧洲药典委员会在 2012 年 12 月全会上通过或修订的内容，共收载了 2224 个各论、345 个含插图或色谱图的总论以及 2500 种试剂的说明，变化的内容（插入或删除的内容）在页边进行了标注。

《欧洲药典》的基本组成有凡例、通用分析方法（包括一般鉴别试验，一般检查方法，常用物理、化学测定法，常用含量测定法，生物检查和生物分析，生药学方法）、容器和材料、试剂、正文和索引等。《欧洲药典》正文品种的内容包括：品名、分子结构式、CAS 登录号、化学名称及含量限度、性状、鉴别、检查、含量测定、贮藏、可能的杂质结构等。《欧洲药典》最大的特点是其各论中只收载原料药质量标准，不收载制剂质量标准。除此以外，《欧洲药典》的附录也独具特色，其不仅包括各论中通用的检测方法，而且凡是与药品质量密切相关的项目和内容在附录中都有规定。如药品包装容器及其制造的原材料，分别设有两个附录，包括 20 多个小项，内容十分详细，甚至注射用的玻璃容器和塑料容器所用的瓶塞都有规定。另外，在收载的附录中，除了采用通用的检测方法外，收载的先进技术也比较多，如原子吸收光谱、原子发射光谱、质谱、核磁共振谱和拉曼光谱测定法等，对色谱法还专门设立一项色谱分离技术附录。从整体上看，《欧洲药典》的附录是至今世界药典中最全面、最完善，也是最先进的。《欧洲药典》虽不收载制剂，但制定的制剂通则与制剂有关的检测方法很全面，并具有一定的特点。每个制剂通则总则中包含三项内容：一是定义（definition）；二是生产（production）；三是检查（test）。附录中与制剂有关的专项，根据不同内容和要求分别在三项内容中作出规定。

近年来，《欧洲药典》的权威性和影响力不断扩大，参与制定和执行《欧洲药典》的国家也在不断增加。目前采用《欧洲药典》的国家已达30个，除欧洲共同体成员国和其他欧洲国家外，还有一部分亚洲国家，中国药典委员会于1994年成为欧洲药典委员会的观察员之一。

《欧洲药典》有英文版与法文版，西班牙文版正在翻译之中。除印刷版外，《欧洲药典》还提供USB闪存版和在线版。《欧洲药典》官方网站为：http：//www.edqm.eu/。

### 3. 英国药典

《英国药典》（British Pharmacopoeia，BP）是由英国药典委员会编纂、英国卫生和社会安全部颁布施行的英国国家药品标准，是英国制药标准的重要来源，也是英国国内任何与药品和兽药研究、开发、制造有关的活动的官方参考。《英国药典》的标准对照品还被欧洲药品质量管理局作为标准对照品。另外，《英国药典》还经常被没有自行制定药品标准的国家所采用，例如澳大利亚和韩国。

《英国药典》于1864年初版，1948年以前是根据当时情况不定期改版，1948年以后为每5年改版一次。1980年版是全面修订、改变较大的版本，收入了英国药学会编纂的《英国副药典》中的许多药品制剂，分为一、二两卷，卷一收载原料药，卷二收载各类制剂、手术材料、放射性药品、血液制品、免疫制品以及附录、索引等。《英国药典》在世界各国药典中享有一定信誉。在国际贸易中，一些贸易机构和贸易商常以《英国药典》标准签订合同，作为药品质量检验的依据。1980年以后，出版周期不定，目前最新的版本是BP2013版，于2012年8月出版，2013年1月起正式生效。该版药典共分6卷，包含《欧洲药典》7.0～7.5的所有内容。与BP2012版相比，2013版《英国药典》新增了41个英国药典专论，40个欧洲药典专论，修正了619个专论，新增了1个红外光谱，修正了6个红外光谱。

《英国药典》由凡例、正文、附录和索引等内容组成。其正文品种的内容包括：品名、分子结构式、分子式与分子量、CAS登录号、作用与用途、制剂、来源或含量限度、化学名称、性状、鉴别、检查、含量测定、贮藏和可能的杂质结构等。《英国药典》与《欧洲药典》有密切的关系，按照惯例，《欧洲药典》中的全部专论与要求都收录在《英国药典》或其姐妹篇《英国药典（兽医）》中。这些内容一般不作任何编辑修改，只在确实恰当的情况下，增加《英国药典》相应的用法要求。《欧洲药典》与《英国药典》之间的这种对应关系列在《英国药典》的附录中。

《英国药典》提供印刷版、在线电子版和光盘版。《英国药典》官方网站为：http：//www.pharmacopoeia.org.uk/。

### 4. 日本药典

《日本药典》（Japanese Pharmacopoeia，JP），又名《日本药局方》，是一部由日本药局方编辑委员会编纂、日本厚生劳动省颁布执行且具有法律效力的药典。《日本药典》第一版于1886年6月25日发布，1887年7月1日正式执行，至今已出版16版，目前最新版为2011年出版的第十六改正版（JP16），于2011年4月1日正式生效。

目前，《日本药典》主要分为两部分：第一部分包括通则、制剂总则、一般试验法及781种药品条目，主要收载原料药及其制剂；第二部分包括生药总则以及469种药品条目，收载生药、家庭用药制剂和制剂原料。索引置于最后，包括药物的日本名索引、英文名索引和拉丁名索引三种，其中拉丁名索引用于生药品种。《日本药典》“医药品各论”中药品的质量标准，按顺序分别列有：品名（包括日文名、英文名、拉丁名和日文别名）、有机药物的结构式、分子式与分子量、来源或有机药物的化学名称、CAS登录号、含量或效价规定、性状和理化常数、鉴别、检查、含量或效价测定、容器和贮藏、有效期等。

《日本药典》有日文版和英文版两种。与其他药典不同的是，《日本药典》英文版可以在网上免费查询和下载。另外，日本厚生省还专门出版了一本关于抗生素质量标准的法典《日本抗生物质基准解说》，简称《日抗基》。《日抗基》主要分两个部分：第一部分是基准和检验方法；第二部分是解说。解说主要是针对新抗生素药品的有关方面，如药理、毒性、抗菌谱等进行说明。《日本抗生物质基准解说》相当于厚生省标准，抗生素药品的检验主要依据《日本抗生物质基准解说》。《日本药典》也收载抗生素药品标准，但没有具体的检验方法。《日本药典》官方网站为：http://jpdb.nihs.go.jp/jp16e/。

5. 国际药典

《国际药典》（International Pharmacopoeia，Ph. Int.），是世界卫生组织为了统一世界各国药品的质量标准和质量控制方法而编纂的，它所采用的信息是综合了各国实践经验并广泛协商后整理出来的。但它对各国无法律约束力，仅作为各国编纂药典时的参考标准。

《国际药典》第四版将第三版分散的5卷整合成2卷，并新增抗反转录病毒药物。其第1卷的内容包括通则和正文品种（首字母A～O的原料药）；第2卷的内容包括药品标准正文品种（首字母P～Z的原料药）、制剂、放射药品、分析方法、试剂、试液、滴定液、补充信息和索引。其中制剂包含制剂通则和特定药品标准。制剂通则对胶囊、眼制剂、注射剂、栓剂、片剂和典型半固体制剂进行了规定。《国际药典》第四版共收载原料药418个，制剂67个（其中片剂47个，注射剂15个，胶囊剂4个，口服补液盐1个）。通则的内容包括：命名、化学式和分子量、化学名、其他名称、定义、制造与杂质、描述、溶解度、类别、贮藏、稳定性信息、标签、补充信息、一般要求、鉴别试验、紫外检测、澄清度、无色溶液、干燥失重、试验和含量测定、pH、准确度和精密度、结果计算、有关物质（不纯度）、专利和商标、试剂、试液、滴定液、对照品、对照光谱。附录包括缩写和标识、测量单位、名称、元素的原子量。《国际药典》中被各国广泛使用的药品都注明了优先级。高优先级表示对世界卫生组织卫生计划很重要的药品，并且很可能在其他药典中没有出现，如新型的抗疟药。正如世界卫生组织的GMP（药品生产质量管理规范）一样，国际药典在国际间的应用正不断扩大。

## 七、药品检验基本程序

药品检验工作的根本目的是保证人民用药的安全、有效。药品检验工作者必须具备高度的责任感，严谨求实和一丝不苟的工作态度，必须具有熟练、正确的操作技能以及良好的科学作风，才能保证药品检验工作的公正性。

药品检验工作的基本程序一般为：取样（样品收审）、鉴别、检查、含量测定、写出报告。

1. 取样（样品收审）

分析任何样品，首先要取样。取样，系指从一批产品中，按取样规则抽取一定数量具有代表性的样品，供检验用。取样时，应先检查品名、批号、数量、包装等情况，符合要求后方可取样。

取样的基本原则是均匀、合理。要从大量的药物样品中取出能代表试样整体质量的小量样品进行分析，应特别注意样品的代表性与真实性，否则就失去了检验的意义。有时，为了保证所取样品具有科学性、真实性和代表性，需要用到一些特殊装置，如生产规模的固体原料药，需用取样探子取样等。

（1）取样工具　根据取样物料的性质及检验要求，选择取样器具、样品盛装容器及辅助工具。

① 对固体物料，取样器有不锈钢探子、不锈钢勺、不锈钢铲、不锈钢镊子或夹子，样品盛装容器为具有封口装置的无毒塑料袋、布袋。

② 对液体物料，取样器有玻璃取样管、玻璃或塑料油提，样品盛装容器为具盖玻璃瓶或无毒塑料瓶。

③ 取无菌样品时，所有取样器具均应无菌。

（2）取样标准操作规程　在药品生产企业，一般按抽取样品种类或检验对象不同，应制定不同的取样标准操作规程，如：包装材料取样标准操作规程、中间产品取样标准操作规程、原辅料取样标准操作规程、成品取样标准操作规程及水质检测取样标准操作规程等。

取样标准操作规程应该对取样环境的洁净级别、取样人员、取样容器、取样部位顺序、取样方法、取样量、样品混合方法、取样容器的清洗与保管以及必要的留样时间等作相关要求。对无菌及毒麻、精神药品在取样时的特殊要求等应有明确的规定。中间产品及成品取样可在生产结束时进行，也可在生产过程的前、中、后期进行。

药物检验工作者有时还需对送检的样品进行分析。在收到送检样品后，应对样品进行全面审查，如样品数量、包装情况、外观性状、检验目的等；并确定检验的依据，即药品质量标准如《中国药典》；正确理解药品质量标准规定的检验项目和方法，然后再进行分析。

（3）取样数量

① 原辅料、中间产品及成品。对进厂原辅料、中间产品及成品均按批取样检验。假设总包装件数为 $n$ 件（箱、袋或桶等），则当 $n\leqslant 3$ 时，每件取样；当 $4\leqslant n\leqslant 300$ 时，随机抽 $\sqrt{n}+1$ 件取样；当 $n>300$ 时，随机抽 $\sqrt{\frac{n}{2}}+1$ 件取样。

② 中药材。按批取样检验。假设总包装件数为 $n$ 件，则当 $n<5$ 或为贵细药材时，每件取样；当 $5\leqslant n\leqslant 99$ 时，随机抽 5 件取样；当 $100\leqslant n\leqslant 1000$ 时，按 5% 比例取样；$n>1000$ 时，超过 1000 的部分按 1% 比例取样。

③ 验收抽样。药品抽样检验（包括自检和送检）的批次数，大中型企业不应少于进货总批次数的 1.5%，小型企业不应少于进货总批次数的 1%。

按批号抽取样品的数量为：每批在 50 件以下（含 50 件）抽取 2 件；50 件以上每增加 50 件多抽 1 件，不足 50 件以 50 件计。在每件中从上、中、下不同部位抽 3 个以上小包装进行检验，如外观有异常现象需复验时，应加倍抽样复查。

抽取的样品量，一般不得少于检验用量的 3 倍，即 1/3 供检验用，1/3 供复核用，1/3 供留样保存，特殊情况另定。

### 2. 鉴别

鉴别是指用规定的试验方法来辨别药物的真伪。对于原料药，还应该结合性状项下的外观和物理常数进行确认。鉴别是药品质量控制的一个重要环节。鉴别的方法有化学方法、物理化学方法和生物学方法等。化学方法有制备衍生物测定熔点、显色反应、沉淀反应等。物理化学方法主要是一些仪器分析方法，如紫外分光光度法、红外分光光度法、色谱法等。生物学方法是利用微生物或实验动物进行鉴别，主要用于抗生素和生化药物的鉴别。

常见金属离子、酸根或官能团的鉴别收载在《中国药典》附录“一般鉴别试验”项下，如钠盐（$Na^{+}$）、钾盐（$K^{+}$）、钙盐（$Ca^{2+}$）、酒石酸盐、水杨酸盐、丙二酰脲类、芳香第一胺类的鉴别等。药物专属的鉴别反应则收载在各药品质量标准的鉴别项下。

例如，在吡哌酸鉴别项下就规定了高效液相色谱法、紫外-可见分光光度法及红外分光光度法三项鉴别试验。

3. 检查

药品质量标准的检查项下，包括有效性、均一性、纯度要求和安全性四个方面的内容。

有效性的检查是指和疗效有关，但在鉴别、纯度检查和含量测定中不能有效控制的项目，如对抗酸性药物要检查“制酸力”，含氟的有机药物因氟为其有效基团，要检查“含氟量”，含乙炔基的药物要检查“乙炔基”，对难溶性的药物，为改善溶解性，要求达到微粉化，需检查“粒度”等。

均一性主要是检查制剂的均匀程度，如片剂等固体制剂的“重量差异”检查、“含量均匀度”检查等。

纯度要求是检查项下的主要内容，是对药物中的杂质进行检查。药物中的杂质按来源可分为一般杂质和特殊杂质。一般杂质是指在自然界中分度广泛，在多种药物的生产中可能引入的杂质，如水分、氯化物、硫酸盐、铁盐、重金属、砷盐等，一般杂质的检查方法收载在《中国药典》第四部中。特殊杂质是指个别药物的生产和贮存中引入的杂质，如阿司匹林中的游离水杨酸、异烟肼中的游离肼等，特殊杂质的检查方法收载在正文各品种的质量标准中。

药物中杂质的检查方法一般为限量检查，即仅检查药物中的杂质是否超过限量，而不需要测定其含量。当杂质的毒性较小，允许的限量比较高时，有时需要测定杂质的含量。

4. 含量测定

含量测定是指用规定的方法测定药物中有效成分的含量。常用的含量测定方法有化学分析法、仪器分析法、生物学方法和酶化学方法等。化学分析法属经典的分析方法，化学分析法具有精密度高、准确性好的特点。用于含量测定的仪器分析法主要有紫外-可见分光光度法、原子吸收分光光度法、火焰光度法、荧光分析法、高效液相色谱法和气相色谱法等。仪器分析方法具有灵敏度高、专属性强的特点。生物学方法包括生物鉴定法和微生物检定法，是根据药物对生物（如鼠、兔、犬等实验动物）或微生物（如细菌）作用的强度来测定含量的方法。生物学方法的测定结果与药物作用的强度有很好的相关性。使用化学分析法和仪器分析法测定药物的含量，称为“含量测定”，测定结果一般用百分率（%）来表示。用生物学方法或酶化学方法测定药物的含量，称为“效价测定”，测定结果一般用效价（国际单位IU）来表示。

判断一个药物的质量是否符合要求，必须全面考虑鉴别、检查和含量测定三者的检验结果，并兼顾药品的性状要求，如外观、色泽、气味、物理常数等。

5. 写出报告

药品检验及其结果必须要有完整的原始记录，它是检验工作的原始资料，也是判断药品质量优劣的原始依据。因此，药品分析检验记录必须做到内容真实可靠，简明具体；原始数据不得涂改；宜用钢笔书写。

全部项目检验完毕后，还需根据分析检验的结果，写出检验报告书。报告书中主要内容有检品名称、数量、外观性状、检验目的、检验依据、检验结果、报告日期、检验人员和复核人员的签章、结论等。检验报告必须明确、肯定、有依据，并得出明确的结论。

（1）检验记录　检验记录必须真实、及时、完整、科学。记录内容应包括以下三个方面。

① 供试品情况。包括供试品名称、批号、规格、数量、来源（送检或抽检单位）、包装情况、取样方法和取样日期等。

② 检验情况。包括检验目的、检验依据、检验内容、操作步骤、现象及结果、测定数据、计算公式、计算结果、检验结论以及收到日期、报告日期等。

③ 检验人情况。包括检验人签名、复核人签名等。

以上内容均应按统一格式逐一填写清楚，一般不得涂改。如果记录时写错，应将错处画出（用钢笔画线），并在其旁边改正，记录人应在改正处签名。记录本应妥善保存到规定时间，一般为药品有效期后一年，以供被查。

（2）检验报告　检验报告书应字迹清楚、文字简洁、内涵全面、结论明确，除无操作步骤和计算过程外其他内容同原始记录。报告书应有编号，报告书一般为打印稿，其数量根据需求决定。

检验的结论是检验者根据规范、标准作出的判断，是产品是否合格、能否出厂的依据。根据检验结果得出的结论大致有如下几种情况。

① 全面检验均符合质量标准。如："维生素 C" 的检验报告书中结论的书写格式为：本品按《中国药典》检验，结果符合规定。

② 全面检验后有个别项目不符合规定。如：本品为"葡萄糖"；检查"乙醇溶液的澄清度"不符合规定，其他各项检验均符合《中国药典》（2015 年版）的规定。认为可改作"口服葡萄糖"用，但不得供制备注射剂用。

③ 全面检验后不合药用者，或虽未全面检验、但主要项目不合规定，结论为不得供药用。如：本品为"葡萄糖注射液"，其热原检查不符合《中国药典》（2015 年版）的规定，不得供药用。

## 八、药品检验化验室的管理

### 1. 化验室的安全管理

（1）一般化验室的安全管理要求

① 化验室要做到文明卫生，整洁有序。工作完毕应及时整理现场，清洗干净用具。

② 所有的试剂、试药分类摆放，标志明显。剧毒药品应按双人双锁制度保管，每次使用，做好领用记录。

③ 化验室应配置必要的消防设施，消防设施应摆放合理且处于完好状态。

④ 进入化验室应按规定穿戴工作服和防护用品，凡正在进行检验工作时，不得擅自离开工作岗位，以免发生意外。

⑤ 禁止在化验室内饮食、吸烟，更不能用实验容器作食具，不准摆放与检验工作无关的物品。

⑥ 化验室只允许贮存少量必须使用的试药试剂，多余的化学试剂须贮存在规定的贮存室中。

⑦ 开启易挥发的试剂瓶时，不可使瓶口对着自己或他人，室温较高时，还应先在冷水里浸一段时间后再开启瓶盖。

⑧ 检验过程中要加热去除易挥发或易燃性有机溶剂时，应在水浴锅、油浴锅或严密的电热板上缓慢进行，严禁用明火或电炉直接加热。

⑨ 使用后的废弃毒性试剂或试液，进行减毒处理后方可丢弃。

⑩ 使用电器应注意安全，不得用潮湿物接触电器。如发现仪器设备在通电情况下发生异常，应立即切断电源，并通知电工来修理，不得擅自动手。电器设备使用后应及时关闭开关。

⑪ 使用有毒有刺激性试药试剂，工作完毕后应及时仔细地洗手和漱口。

⑫ 工作结束或离开化验室前应检查并关闭室内的水阀、气阀、电源等。

（2）分析仪器室的安全管理要求

① 仪器室内应保持整洁、干净，有防尘、防震、防静电设施和温度、湿度监控装置，温度、湿度应符合要求。普通仪器工作室室内温度 10～30℃，相对湿度 45%～75%；精密

仪器室室内温度 15～25℃，相对湿度小于 65%。

② 检验用仪器须专人负责保管、使用、维修、保养和定期校验。校验后的仪器合格后，应贴上合格证。

③ 所有仪器应建立相应的档案，内容包括：仪器名称、仪器型号、生产厂家、供应商、制造日期、购买日期、使用日期、价格、安放地点、仪器备品与备件、仪器所附资料、检查保养及校正周期、维修记录、主管人员姓名等。

④ 所有仪器均应有标准操作规程。仪器须由经过专业培训的检验人员按相应标准操作规程操作，每次仪器使用完毕后，必须做好使用登记。

⑤ 仪器发生故障时应及时报告，由专人维修，不得自行处理。

⑥ 工作结束后应关掉电源、稳压器，洗好测量器具，罩上仪器外罩，清理工作台上各种物品，清洁台面、地面。

（3）微生物检测室的安全管理要求

① 室内要保持清洁整齐。

② 工作时应穿工作衣、戴工作帽，私人的外衣不得与工作服放置在一处。穿着工作服后，不准去非实验工作场所。

③ 有细菌的物品、器具、实验桌面等应及时处理，严格消毒。

④ 一切有细菌或霉菌的培养物，观察完毕后，由实验人员将其放入有盖的搪瓷桶内，在桶底部应覆盖浸湿 5%石炭酸的纱布。将搪瓷桶置蒸汽灭菌器内，121℃灭菌 30min。

⑤ 如手部触及细菌培养物，应立即浸入 1∶1000 新洁尔灭液中消毒。完成细菌检测操作后，亦应用此法清洗双手，再用肥皂洗净。

⑥ 遇装有细菌培养物的器皿，如培养有细菌的试管、双碟掉地破碎时，禁止操作人员在室内或由室内至室外走动，应立即由旁人进行消毒处理，将残片及培养物用长镊子或其他方法移入搪瓷桶内，污染的地面用浸湿 5%石炭酸的纱布覆盖。如操作人员衣服也被污染，应将衣服及时进行适当的消毒处理。

⑦ 一切检验用菌种应按照规定，定期传代，每次应记录接种的数量、支数及保存的总支数。一切试验菌种，均按菌种保存管理规则保存，非经领导批准，不得接种转送。

⑧ 无菌试验用带活性的培养物，应灭菌处理后再清洗。

## 2. 试药的管理

《中国药典》（2015 年版）四部中规定：试药是指供各项试验用的试剂，但不包括各种色谱用的吸附剂、载体与填充剂，除生化试剂与指示剂外，一般常用的化学试剂分为基准试剂、优级纯（G. R.）、分析纯（A. R.）与化学纯（C. P.）四个等级，优级纯、分析纯与化学纯试剂标签颜色分别为绿色、红色与蓝色。

（1）选用原则

① 标定滴定液采用基准试剂。

② 制备滴定液可采用分析纯或化学纯试剂，但不经标定直接按称重计算浓度者，则应采用基准试剂。

③ 制备杂质限度检查用的标准溶液，采用优级纯或分析纯试剂。

④ 制备试液与缓冲液等可采用分析纯或化学纯试剂。

此外尚有光谱纯试剂与色谱纯试剂，分别用于光谱分析与色谱分析中。

（2）化学试剂的贮存与使用

① 化学试剂的贮存环境

a. 化学试剂应单独贮存于专用的药品贮存室内。

b. 贮存室应阴凉避光，应有良好的耐腐蚀、防爆排风装置，有恒温、除湿装置等，保证随时开启，运转良好。室温一般以5～25℃、相对湿度以50%～75%为宜。

c.贮存室应设在安全位置，室内严禁明火，消防灭火设施完备。

d.盛放化学试剂的贮存柜需用防尘、耐腐蚀、避光的材质制成，顶部需装通风设施，取用试剂应方便。

e.化学性质或防护、灭火方法相互抵触的化学危险物品，不得在同一柜或同一贮存室内存放。

f.危险品应贮存于专室或专柜中。除符合以上要求外，门窗应坚固且朝外开，照明设备采用隔离、封闭、防爆型。

② 化学试剂的贮存保管

a.化学试剂的贮存保管由专人负责。

b.检验中使用的化学试剂种类繁多，须严格按其性质（如剧毒、麻醉、易燃、易爆、强挥发、强腐蚀品等）和贮存要求分类存放。

c.试剂分类。一般按液体、固体分类。每一类又按有机、无机、危险品、低温贮存品等再次归类，按序排列，分别码放整齐，造册登记。每一类均应贴有状态标志。状态标志内容包括：类别、贮存条件、异常情况下紧急处理方法等。

d.试剂贮存。易潮解吸湿、易失水风化、易挥发、易吸收二氧化碳、易氧化、易吸水变质的化学试剂，需密塞或蜡封贮存；见光易变色、分解、氧化的化学试剂需避光贮存；爆炸品、剧毒品、易燃品、强腐蚀品等应单独贮存；溴、氨水等应放在普通冰箱内；某些高活性试剂应低温干燥贮存。

e.各种试剂均应包装完好，封口严密，标签完整、内容清晰，贮存条件明确。

f.保持贮存室内清洁，保持通风和一定的温度、湿度，保证贮存条件符合规定要求。

g.每月检查一次贮存室的消防灭火器材的完好状况，保证可随时开启使用。

③ 化学试剂的发放使用

a.试剂管理员负责试剂的发放工作。

b.填写发放记录，内容包括：品名、规格、批号、领用量、领用人、领用日期、发放人、发放日期。

c.发放人检查包装完好、标签完好无误方可发放，遇有瓶签字迹不清、破损难辨或超过使用期限者不得发放使用。

### 3.药品的留样观察管理

留样观察是药品生产企业质量管理工作中的一项重要工作。通过留样观察可以对产品质量的稳定性作进一步的考察与跟踪，为改进工艺、改进药品包装、确定药品贮存条件和运输条件、确定药品有效期提供科学依据，同时也为药品生产出现质量问题起到追溯作用，更为药品在流通环节出现质量纠纷及时提供可靠的依据。

（1）留样范围

① 进厂原料、辅料检验后均须留样，内包装材料、标签、标示物根据实际需要决定是否留样。进厂原料及辅料留样一般不作留样观察，留样目的主要是生产出现异常情况时用以追溯。

② 中间产品，每批均须留样，并对影响中间产品质量的指标作重点观察。

③ 成品需要留样。成品留样又分为一般留样及重点观察留样，一般留样是指每批出厂产品均要留样，用以处理用户投诉；重点观察留样是指根据企业产品的质量情况，按规定的批数（如连续3批）进行留样，用以考察产品在有效期内的质量稳定性，同时为建立药品的有效期提供依据。重点观察留样的对象一般是新产品、个别质量指标易波动的产品或工艺条件不够成熟的产品。留样观察记录见表1-1。

**表 1-1　留样观察记录表**

文件编号：

留样检品名称：　　　　　　　　　　　　保存条件：温度　　℃，相对湿度　　%

<table>
<tr><th rowspan="2">留样日期</th><th rowspan="2">产品规格</th><th rowspan="2">留样批号</th><th rowspan="2">观察项目</th><th colspan="10">各月份观察结果</th><th rowspan="2">备注</th></tr>
<tr><th>0</th><th>3个月</th><th>6个月</th><th>9个月</th><th>12个月</th><th>18个月</th><th>24个月</th><th>36个月</th><th>48个月</th><th>60个月</th></tr>
<tr><td></td><td></td><td></td><td></td><td></td><td></td><td></td><td></td><td></td><td></td><td></td><td></td><td></td><td></td><td></td></tr>
<tr><td colspan="3" rowspan="3">结论：</td><td></td><td></td><td></td><td></td><td></td><td></td><td></td><td></td><td></td><td></td><td></td><td></td></tr>
<tr><td></td><td></td><td></td><td></td><td></td><td></td><td></td><td></td><td></td><td></td><td></td><td></td></tr>
<tr><td>操作者</td><td></td><td></td><td></td><td></td><td></td><td></td><td></td><td></td><td></td><td></td><td></td></tr>
</table>

（2）留样数量　留样数量应能满足留样过程中检验所需的数量。

① 一般留样的样品量。每个品种，每个批次取全检量的 3 倍。

② 重点观察留样的样品量。每个品种连续抽取 3 个批次，每个批次取样量为应该检验次数的全检量加 1 次全检量。

（3）留样期限　规定有效期的药品留样期限为有效期后 1 年，不规定有效期的药品留样期限为 3 年；原料（西药）留样期限为原料本身的有效期满，中药材留样期限为 3 个月；直接接触药品的包装材料首次供货的留样期限均为 6 个月；进厂原辅料和中间产品留样期限为 3 个月。

（4）留样观察时间与项目　通常情况下，一般留样不作检测，必要时可仅作外观检查。

重点观察留样一般第一年每隔 3 个月进行一次检测，第二年每隔 6 个月进行一次检测，以后每年一次，即分别于 0、3 个月、6 个月、9 个月、12 个月、18 个月、24 个月、36 个月、48 个月、60 个月进行检测。其中：0、12 个月、24 个月、36 个月、48 个月、60 个月，应作全部项目检测；3 个月、6 个月、9 个月、18 个月只作部分项目的检测，检测项目可参考《中国药典》（2015 年版）二部附录“原料药与药物制剂稳定性试验指导原则”中规定的“稳定性重点考察项目”，或由企业根据产品个别质量指标容易波动情况自定。原料药与药物制剂稳定性重点考察项目见表 1-2。

**表 1-2　原料药与药物制剂稳定性重点考察项目**

| 剂　型 | 稳定性重点考察项目 |
| --- | --- |
| 原料药 | 性状、熔点、含量、有关物质、吸湿性以及根据品种性质选定的考察项目 |
| 片剂 | 性状、含量、有关物质、崩解时限或溶出度或释放度 |
| 胶囊剂 | 性状、含量、有关物质、崩解时限或溶出度或释放度、水分，软胶囊要检查内容物有无沉淀 |
| 注射剂 | 性状、含量、pH 值、可见异物、有关物质，应考察无菌 |
| 颗粒剂 | 性状、含量、粒度、有关物质、溶化性或溶出度或释放度 |

（5）留样要求　留样应封口严密、完好，并贴上标签，标签内容为品名、规格、批号、来源、检验编号及样品数量等。

留样观察室应根据药品的贮存条件分别设置。

① 常温留样观察室。温度为 10～30℃。

② 阴凉留样观察室。温度不超过 20℃（液体制剂不能低于 0℃）。

③ 冷处留样观察室。温度为 2～10℃。

④ 相对湿度均应保持在 45%～75%。

除具有特殊要求的样品外，留样通常在常温状态下保存。

重点观察留样必须是经检验合格的产品，其包装应该是按市售包装或采用模拟包装，同时根据药品的贮存条件的要求进行保存。

留样室应设在阴凉、干燥、通风及避光的房间内，室内配有温、湿度计、排风及调温等设施，室内面积应与生产品种及生产规模相适应，并备有存放样品的样品柜。

不同品种或同一品种不同规格的样品必须分别存放，每个留样柜内的品种、批号等应有明显标志。

凡在留样期间，发现样品质量变化情况异常的应及时写出留样质量变化情况汇报，并送有关部门研究处理。每年年底对留样观察情况作出必要的文字分析说明或写出工作总结，并报告给有关领导、车间及科室。

留样不得外借或擅自处理。到期处理时，由留样观察人提出书面申请，经批准后销毁，销毁时应有 2 个以上人员在场监督销毁，并做好销毁记录。

## 九、全面控制药品质量的科学管理

药品是一种特殊的商品，它关系到人民用药的安全和有效，我国对药品质量控制的全过程起指导作用的法定文件有以下几个。

（1）《药品生产质量管理规范》(Good Manufacture Practice，GMP) 该规范是药品生产和质量管理的基本准则，适用于药品制剂生产的全过程和原料药生产中影响成品质量的关键工序。

（2）《药品非临床研究质量管理规范》(Good Laboratory Practice，GLP) 该规范是指药品在实验室研究阶段质量控制的有关规定。利用该规范可提高药品临床前研究的质量。

（3）《药品经营质量管理规范》(Good Supply Practice，GSP) 该规范是药品经营管理和质量控制的基本准则。企业应当在药品采购、贮存、销售、运输等环节采取有效的质量控制措施，确保药品质量，并按照国家有关要求建立药品追溯系统，实现药品可追溯。

（4）《药品临床试验管理规范》(Good Clinical Practice，GCP) 为使我国药品临床试验科学、规范，保障受试者的权益，保证药品临床试验的质量，适应我国新药研究开发、参与国际合作和国际竞争的需要，促进我国医药事业的发展，根据《中华人民共和国药品管理法》，参照国际公认的原则，制定本规范。本规范对于药品临床试验的受试者起到保护保障作用，对于申办者、研究者起到监督管理作用，对于试验过程起到规范作用。

## 十、药品检验技术的学习方法与要求

药物检验技术是一门研究药品及各种制剂的组成、理化性质、真伪鉴别、纯度检查及其有效成分含量测定的课程，是在学习了有机化学、分析化学、药物化学以及其他相关课程的基础上开设的。要学好本课程，应努力做到以下几点：

（1）培养学习兴趣 培养学习兴趣，主动去求知、去探索、去实践，并在求知、探索、实践中产生愉快的情绪和体验。药物检验技术课程的特点是信息量大、系统性差、记忆相对困难等，学习起来常常会感觉比较枯燥。因此，要学好药品检验技术课程，就必须努力培养学习兴趣。在学习过程中，理论与实践相结合，激发好奇心，产生对知识探索的欲望，从而增强学习的兴趣。

（2）抓住主线，把握重点，学好理论知识 在学习过程中，要抓住主线，把握重点。要努力抓牢“药物的结构性质—鉴别检验—杂质的检查—含量测定”这条主线，从各类药物的基本结构入手，分析其结构特征及其相应的理化性质，然后去学习其鉴别、检查和含量测定的基本规律与基本方法。

另外，还要加强对药典、药品质量标准的学习和使用。要了解药典的基本组成，正确理解药典和药典中各项条文规定，熟悉药品质量标准制定的原则和内容，并能够正确、有效地使用药典。

(3) 增强学习主动性，提高实践技能与分析、解决问题的能力 药品检验技术课程实践性很强，单纯掌握药物理论知识是不够的，还要有扎实的实验操作技能。在学习过程中，应注重理论与实践结合，加强实践操作训练，提高实践操作方法与技能，通过阅读文献与标准提高分析与解决问题的能力。

首先要预习，提高学习效率和培养独立思考的能力。通过预习了解实验目的、实验内容，明确实验任务，熟悉实验步骤，增强对相关知识的理解和思考，避免在实验过程中出现错误，提高实验的效率。在实验过程中，应自觉坚持一切从实际出发，切忌随便捏造或修改数据，更不得抄袭他人实验数据；应严格按照操作规程要求进行实验，如实记录实验现象和实验结果，规范书写实验报告，做到有据可凭。

## 练一练测一测

**一、单选题**

(1) 以下原则中，不属于药品质量标准制定原则的是（ ）。

A. 安全有效性原则　B. 公正性原则　C. 先进性原则　D. 规范性原则

(2) 以下项目中，不属于药品性状记述内容的是（ ）。

A. 杂质含量　B. 色泽　C. 溶解度　D. 物理常数

(3) 恒重，除另有规定外，系指供试品连续两次干燥或炽灼后称重的差异在（ ）以下。

A. 0.01mg　B. 0.1mg　C. 0.2mg　D. 0.3mg

(4)《中国药典》规定“常温”系指（ ）。

A. 10～30℃　B. 20～30℃　C. 20℃±2℃　D. 20℃

(5)《中国药典》规定“凉暗处”系指（ ）。

A. 不超过20℃　B. 避光且不超过10℃　C. 避光且不超过20℃　D. 不超过0℃

(6)《中国药典》主要内容包括（ ）。

A. 前言、凡例、正文、附录　B. 正文、含量测定、索引　C. 凡例、正文、附录 、索引　D. 鉴别、检查、含量测定

(7) 药典规定取用量为“约”若干时，系指取用量不得超过规定量的（ ）。

A. ±0.1%　B. ±10%　C. ±5%　D. ±2%

(8)《中国药典》收载品种的中文名称为（ ）。

A. 商品名　B. 化学名　C. 法定名　D. 英译名

(9)《英国药典》的缩写符号为（ ）。

A. GMP　B. BP　C. GLP　D. RP

(10) 根据药品质量标准规定，评价一个药品的质量采用（ ）。

A. 鉴别，检查，质量测定　B. 生物利用度　C. 物理性质　D. 药理作用

(11) 美国国家处方集的缩写符号为（ ）。

A. WHO　B. GMP　C. INN　D. NF

**二、填空题**

(1)《中国药典》的主要内容由（ ）、（ ）、（ ）三部分组成。

（2）目前公认的全面控制药品质量的法规有（　　）、（　　）、（　　）和（　　）。

（3）“精密称定”系指称取质量应准确至所取质量的（　　）；“称定”系指称取质量应准确至所取质量的（　　）；取用量为“约”若干时，系指取用量不得超过规定量的（　　）。

（4）药物分析主要是采用（　　）、（　　）、（　　）或（　　）等方法和技术，研究化学结构已知的合成药物和天然药物及其制剂的组成、理化性质、真伪鉴别、纯度检查以及有效成分的含量测定等。所以，药物分析是一门（　　）的方法性学科。

（5）判断一个药物质量是否符合要求，必须全面考虑（　　）、（　　）、（　　）三者的检验结果。

（6）药物分析的基本任务是检验药品质量，保障人民用药（　　）、（　　）、（　　）。

（7）药品的名称包括（　　）、（　　）和英文名。

（8）优级纯、分析纯与化学纯试剂标签颜色分别为（　　）、（　　）、（　　）。

（9）药品检验工作的基本程序一般为：取样（样品收审）、（　　）、（　　）、（　　）写出报告。

（10）药物检验技术是一门研究药品及各种制剂的组成、（　　）、真伪鉴别、纯度检查及其有效成分含量测定的课程。

**三、判断题**

（1）药物的纯度是指药物中不含杂质。（　　）

（2）药典所指的“精密称定”，系指称取重量应准确到所取质量的千分之一。（　　）

（3）《中国药典》规定：恒重，除另有规定外，系指供试品连续两次干燥或炽灼后的质量差异在0.3mg以下。（　　）

（4）药品质量标准中，收载外观、臭、味等内容的项目是性状。（　　）

（5）相对误差表示测量值与真实值之差。（　　）

**四、简答题**

（1）《中国药典》的凡例部分主要包括哪些内容？

（2）药品杂质限量是指什么？

# 项目二
# 药物的鉴别

药物的物理与化学性质的分析方法的选择，主要包括：鉴别试验的条件选择、化学鉴别法及其类型和方法、紫外-可见分光光度计的校正和检定、紫外-可见分光光度法对溶剂的要求、常用的紫外光谱鉴别方法、红外分光光度法、红外分光光度计的检定、红外试样制备方法、薄层色谱鉴别法、气相色谱鉴别方法、高效液相色谱鉴别方法等方法，通过对药物的性质与结构进行鉴别，达到对药物真伪和相关物质的鉴别。

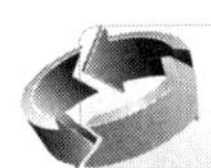
## 项目引导
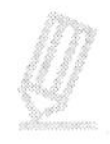

**环磷酰胺的检验**

环磷酰胺是进入人体内被肝脏或肿瘤内存在的过量的磷酰胺酶或磷酸酶水解，变为活化作用型的磷酰胺氮芥而起作用的氮芥类衍生物。广谱抗肿瘤药，对白血病和实体瘤都有效。

《中国药典》（2015 年版）二部“环磷酰胺”的质量标准指出，其检验内容包括：性状、鉴别试验、检查酸度、溶液的澄清度与颜色、有关物质、水分、重金属、无菌及含量测定等。

### 一、环磷酰胺的结构与性质

$CH_2CH_2Cl$
H N N
$ClH_2CH_2C$ O P O

环磷酰胺分子式为 $C_7H_{15}C_{12}N_2O_2P$，分子量为 261.08，为白色结晶或结晶性粉末；失去结晶水即液化。本品在乙醇中易溶，在水或丙酮中溶解。熔点取本品，不经干燥，依法测定（通则 0612），熔点为 48.5～52℃。

### 二、鉴别试验

① 取本品约 0.1g 与无水碳酸钠 1g，置坩埚中混匀，加热熔融后，放冷，加水 20mL 使溶解，滤过；滤液加硝酸使成酸性后，显氯化物鉴别的反应与磷酸盐的鉴别反应（通则 0301）。

② 在含量测定项下记录的色谱图中，供试品溶液主峰的保留时间应与对照品溶液主峰的保留时间一致。

③ 本品的红外光吸收图谱应与对照的图谱（见图 2-1）一致。

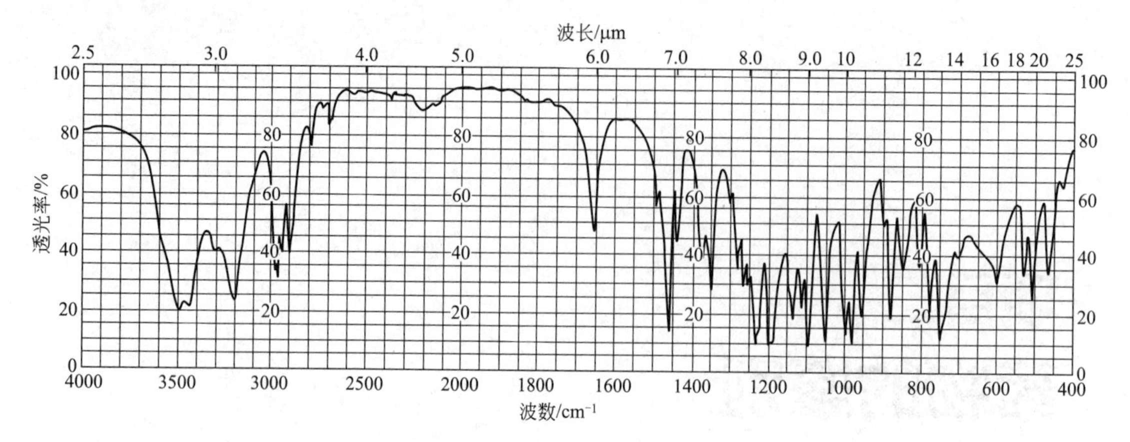


图 2-1　环磷酰胺的红外吸收图谱

## 三、检查

（1）酸度　取本品 0.20g，加水 10mL 使溶解，立即依法测定（通则 0631），pH 值应为 4.5～6.5。

（2）溶液的澄清度与颜色　取本品 0.20g，加水 10mL 使溶解，溶液应澄清无色；如显浑浊，与 1 号浊度标准液（通则 0902 第一法）比较，不得更浓；如显色，与黄色 1 号标准比色液（通则 0901 第一法）比较，不得更深。

①（供注射用）氯化物。取本品 0.40g，依法检查（通则 0801），立即观察，与标准氯化钠溶液 7.2mL 制成的对照液比较，不得更浓（0.018%）。

② 磷酸盐。取本品 0.10g，加水 100mL 使溶解，加钼酸铵溶液（取钼酸铵 2.5g，加水 20mL，加热使溶解；另取水 50mL，加硫酸 28mL，摇匀，放冷，将上述两种溶液混合，摇匀，加水稀释至 100mL）4mL，加酸性氯化亚锡溶液（临用前，取酸性氯化亚锡试液 1mL，加 2mol/L 盐酸溶液 10mL，摇匀）0.1mL，摇匀，放置 10min，如显色，与取标准磷酸盐溶液（取磷酸二氢钾适量，加水溶解并稀释制成每 1mL 中含磷酸 5μg 溶液）2mL，加水 98mL，同法操作制成的对照溶液比较，不得更深（0.01%）。

（3）有关物质　取本品，加乙醇溶解并稀释制成每 1mL 中约含 20mg 的溶液，作为供试品溶液；精密量取适量，用乙醇定量稀释制成每 1mL 中含 0.2mg 的溶液，作为对照溶液。照薄层色谱法（通则 0502）试验，吸取上述两种溶液各 10μL，分别点于同一硅胶 G 层板上，用丁酮-水-丙酮-无水甲酸（80：12：4：2）为展开剂，展开，在暖气流下晾干后，置 110℃下加热 10min。取另一展开缸，在底部放一小烧杯，加等体积的 5%高锰酸钾溶液与盐酸，将加热后的薄层板趁热放入此展开缸中，盖上盖子，在氯气中放置 2min，取出。将薄层板置冷气流下，除去多余的氯气，直至在点样处的下方，滴碘化钾淀粉溶液（取碘化钾 0.75g，加水 100mL 使溶解，加热至沸，边搅拌边加入已加可溶性淀粉 0.5g 的水 35mL，煮沸 2min）1 滴后，薄层板仅显极浅的蓝色（避免薄层板过长时间地置于冷气流下）。喷以碘化钾淀粉溶液，放置 5min 后，立即检视。供试品溶液如显杂质斑点（除原点外），其颜色与对照溶液的主斑点比较，不得更深。

（4）水分　取本品，照水分测定法（通则 0832 第一法Ⅰ）测定，含水分应为 6.0%～7.0%。

（5）重金属　取本品 1.0g，依法检查（通则 0821 第一法），含重金属不得过百万分之二十。

（6）无菌　取本品，用适宜溶剂溶解后，经薄膜过滤法处理，依法检查（通则 1101），应符合规定。

## 四、含量测定

① 照高效液相色谱法（通则0512）测定。

② 色谱条件与系统适用性试验：用十八烷基硅烷键合硅胶为填充剂；以乙腈-水（36：65）为流动相；检测波长为195nm。

③ 理论板数按环磷酰胺峰计算不低于2000。测定法：取本品约25mg，精密称定，置50mL量瓶中，加流动相溶解并稀释至刻度，摇匀，作为供试品溶液，精密量取20μL注入液相色谱仪，记录色谱图；另取环磷酰胺对照品，同法测定。按外标法以峰面积计算，即得。

项目要求

（1）能通过一般的鉴别与专属试验，对药物的真伪进行鉴别。

（2）能利用特定的化学、光谱与色谱等鉴别方法，对药物进行鉴别。

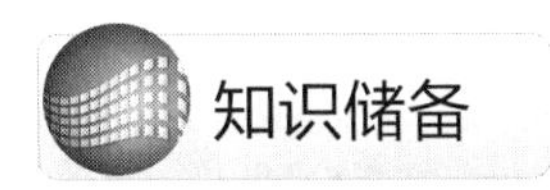
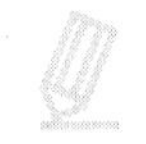

# 知识储备

## 一、药物鉴别试验及其特点

### 1.药物鉴别试验概述

药物鉴别试验，系根据药物的分子结构、理化性质，采用化学、物理化学或生物学方法来判断药物的真伪。它是药物检验工作中的首项任务，只有在药物鉴别无误的情况下，才能进行药物的杂质检查、含量测定等检验工作。

《中国药典》凡例中对药物鉴别的定义为：鉴别项下规定的试验方法，系根据反映该药品某些物理、化学或生物学等性质的特性所进行的药物鉴别试验，不完全代表对该药品化学结构的确证。即：药物鉴别，仅适用于鉴别药物的真伪，而不是对未知物进行定性分析（鉴定），因为这些鉴别试验虽有一定的专属性，但不具备进行未知物确证的条件，故不能鉴别未知物。

### 2.药物鉴别试验特点

① 鉴别试验是已知物的确证试验，不是鉴定未知物的组成和结构，仅用于证实贮藏在有标签容器中的药物是否为其所标示的药物，而非对未知物的鉴别。

② 鉴别试验是个别分析，而不是系统分析。它多采用灵敏度高、专属性强的方法，试验项目少。

③ 鉴别试验通常是综合利用药物的化学鉴别反应、光谱特征、色谱行为、物理常数等不同方法鉴别同一个供试品。

④ 鉴别制剂时需注意消除辅料的干扰；鉴别复方制剂时，需注意各成分的干扰。

## 二、鉴别试验的主要项目

药物鉴别项下规定的试验方法，仅适用于鉴别药物的真伪；对于原料药，还应结合性状项下的外观和物理常数进行确认。药物的鉴别试验包括性状和鉴别。

### 1.性状

药物的性状反映了药物特有的物理性质，一般包括外观、臭、味、稳定性、溶解度和物理常数等。

（1）外观、臭、味和稳定性　外观性状是对药品的色泽和外表感官的规定，许多药品有其特有的外观性状，外观发生变化，则常常预示药品质量发生了变化。

① 色的描述。气体或液体用“无色”，固体粉末用“白色”，尽量避免用特殊的形容词来描述，不得已时也可用“白色或类白色”；有色药物应根据其应有的色泽加以描述；如有其他特性，也可在色泽后描述。

② 臭的描述。臭是指药品本身固有的，不包括因混有不应有的残留有机溶剂而带入的异臭。

③ 味的描述。具有特殊味觉的药品（如酸、辣等），必须加以记述，但毒药、剧药、麻药可不作“味”的描述。

④ 引湿、风化、遇光变质等与贮藏有关的性质，也应择要描述。

如《中国药典》对头孢克洛颗粒的描述为“本品为可溶颗粒或混悬颗粒；气芳香”；对氨苄西林钠的描述为“本品为白色或类白色的粉末或结晶；无臭或微臭，味微苦；有引湿性”。

（2）溶解度　溶解度是药品的一种物理性质，在一定程度上反映了药品的纯度。药品的近似溶解度的名词术语有极易溶、易溶、溶解、略溶、微溶、极微溶解、几乎不溶或不溶七种表达，用这些术语来描述药品在不同溶剂中的溶解性能。

① 极易溶。系指 1g（mL）溶质能在不到 1mL 溶剂中溶解。

② 易溶。系指 1g（mL）溶质能在 1～10mL（不含）溶剂中溶解。

③ 溶解。系指 1g（mL）溶质能在 10～30mL（不含）溶剂中溶解。

④ 略溶。系指 1g（mL）溶质能在 30～100mL（不含）溶剂中溶解。

⑤ 微溶。系指 1g（mL）溶质能在 100～1000mL（不含）溶剂中溶解。

⑥ 极微溶解。系指 1g（mL）溶质能在 1000～10000mL（不含）溶剂中溶解。

⑦ 几乎不溶或不溶。系指 1g（mL）溶质在 10000mL 溶剂中不能完全溶解。

试验法：除另有规定外，称取研成细粉的供试品或量取液体供试品，置于 25℃±2℃一定容量的溶剂中，每隔 5min 强力振摇 30s；观察 30min 内的溶解情况，如看不见溶质颗粒或液滴，即视为完全溶解。

如阿奇霉素“在甲醇、丙酮、三氯甲烷、无水乙醇或稀盐酸中易溶，在乙腈中溶解，在水中几乎不溶”。

（3）物理常数　物理常数包括相对密度、馏程、熔点、凝点、比旋度、折射率、黏度、吸收系数、碘值、皂化值和酸值等。测定结果不仅对药品具有鉴别意义，也反映药品的纯度，是评价药品质量的主要指标之一。如，泛昔洛韦的熔点：本品的熔点为 102～104℃。吸收系数：取本品，精密称定；加水溶解并定量稀释制成每 1mL 中约含本品 20μg 的溶液，按照紫外-可见分光光度法，在 305nm 的波长处测定吸光度，吸收系数（$E_{1cm}^{1\%}$）为 205～220。

### 2. 一般鉴别试验

一般鉴别试验，系指依据药物的化学结构或理化特性，通过化学反应来鉴别药物的真伪。对于无机药物，一般依据药物中阴离子和阳离子的特殊反应；对于有机药物，则大多采用典型的官能团反应。《中国药典》（2015 年版）四部“一般鉴别试验”包括：丙二酰脲类、托烷生物碱类、芳香第一胺类、有机氟化物类、无机金属盐类（钠盐、钾盐、锂盐、钙盐、钡盐、铵盐、镁盐、铁盐、铝盐、锌盐、铜盐、银盐、汞盐、铋盐、锑盐、亚锡盐）、有机酸盐（水杨酸盐、枸橼酸盐、乳酸盐、苯甲酸盐、酒石酸盐）、无机酸盐（亚硫酸盐或亚硫酸氢盐、硫酸盐、硝酸盐、硼酸盐、碳酸盐与碳酸氢盐、乙酸盐、磷酸盐、氯化物、溴化物、碘化物）等。

（1）丙二酰脲类的鉴别　主要有以下两种鉴别方法。

方法①：取供试品约 0.1g，加碳酸钠试液 1mL、水 10mL，振摇 2min，过滤，滤液中逐滴加入硝酸银试液，即生成白色沉淀，振摇，沉淀即溶解；继续滴加过量的硝酸银试液，沉淀不再溶解。

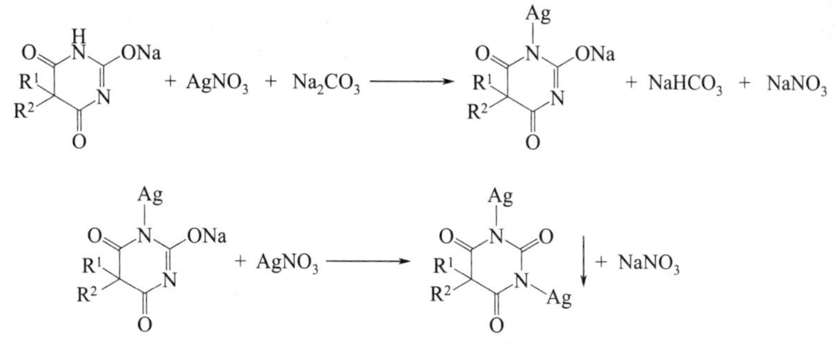

(白色)

方法②：取供试品约50mg，加吡啶溶液（1→10）5mL，溶解后，加铜吡啶试液1mL，即显紫色或生成紫色沉淀。

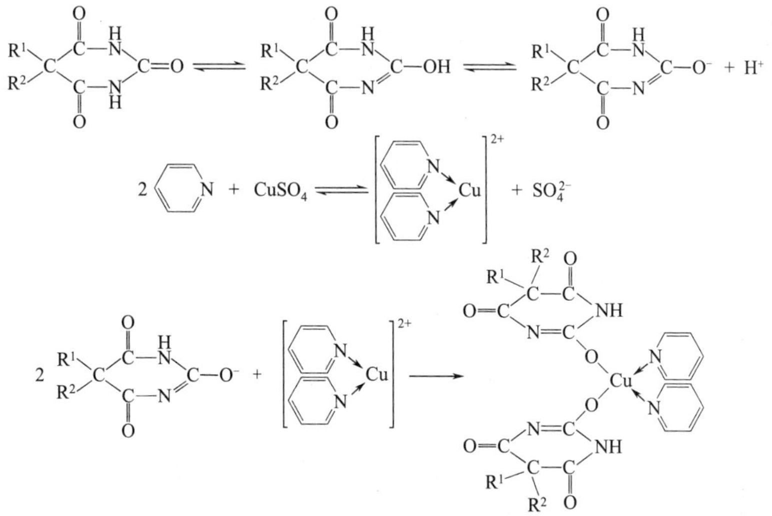

（2）有机氟化物的鉴别 取供试品约7mg，按照氧瓶燃烧法进行有机破坏，用水20mL与0.01mol/L氢氧化钠溶液6.5mL为吸收液，待燃烧完毕后，充分振摇；取吸收液2mL，加茜素氟蓝试液0.5mL，再加12%乙酸钠的稀乙酸溶液0.2mL，用水稀释至4mL，加硝酸亚铈试液0.5mL，即显蓝紫色；同时做空白对照试验。

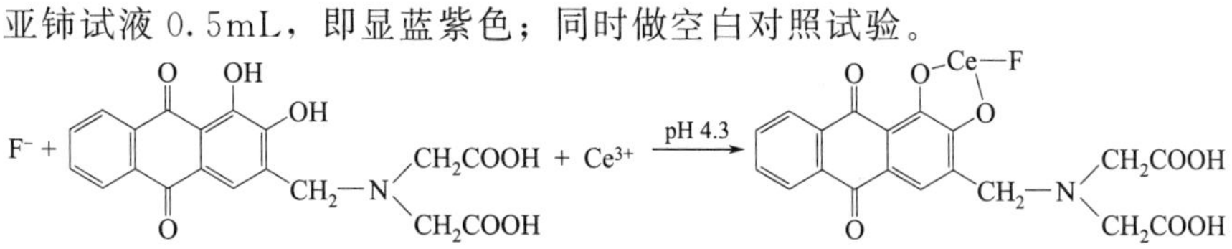

(茜素氟蓝) (蓝紫色络合物)

M2-1 有机氟化物的鉴别

（3）托烷生物碱类的鉴别 取供试品约10mg，加发烟硝酸5滴，置水浴上蒸干，得黄色的残渣，放冷，加乙醇2～3滴湿润，加固体氢氧化钾一小粒，即显深紫色。

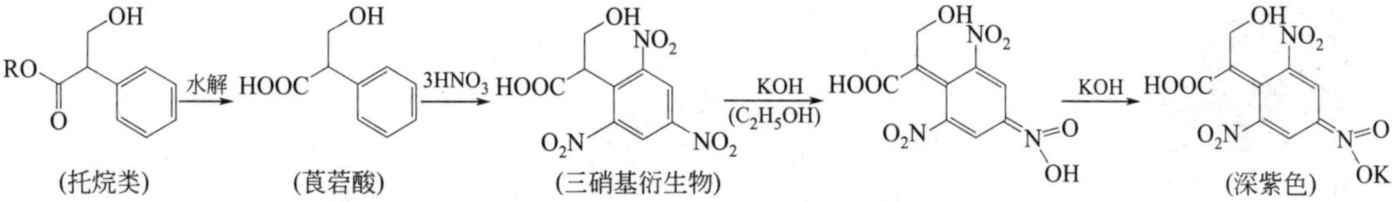

(托烷类) (莨菪酸) (三硝基衍生物) (深紫色)

（4）芳香第一胺类的鉴别 取供试品约50mg，加稀盐酸1mL，必要时缓缓煮沸使其溶解，放冷，加0.1mol/L亚硝酸钠溶液数滴，滴加碱性β-萘酚试液数滴，视供试品不同，生

M2-2 托烷生物碱类鉴别试验与原理

成由橙黄到猩红色沉淀。

$$R\text{-}C_6H_4\text{-}NH_2 + NaNO_2 + 2HCl \xrightarrow{\text{(偶氮反应)}} R\text{-}C_6H_4\text{-}N_2Cl + NaCl + 2H_2O$$

$$R\text{-}C_6H_4\text{-}N_2Cl + \beta\text{-萘酚(OH)} + NaOH \xrightarrow{\text{(缩合反应)}} R\text{-}C_6H_4\text{-}N{=}N\text{-}C_{10}H_6\text{-}OH\downarrow + NaCl + H_2O$$

(猩红色)

(5) 钙盐的鉴别　主要有以下两种鉴别方法。

方法①：取铂丝，用盐酸湿润后，蘸取供试品，在无色火焰中燃烧，火焰即显砖红色。

方法②：取供试品溶液（1→20），加甲基红指示液2滴，用氨试液中和，再滴加盐酸至恰呈酸性，加草酸铵试液，即生成白色沉淀；分离，沉淀不溶于乙酸，但可溶于盐酸。

M2-3 芳香第一胺类鉴别试验与原理

(6) 苯甲酸盐的鉴别　主要有以下两种鉴别方法。

方法①：取供试品的中性溶液，加三氯化铁试液，即生成赭色沉淀；再加稀盐酸，变为白色沉淀。

$$3\,C_6H_5COONa + 2FeCl_3 + 3NaOH \longrightarrow [C_6H_5COO^-]_3Fe^{3+}Fe(OH)_3\downarrow + 3NaCl + 3NaCl$$

(赭色)

方法②：取供试品，置于干燥试管中，加硫酸后，加热，不炭化，但析出苯甲酸，在试管内壁凝结成白色升华物。

M2-4 苯甲酸类药物的鉴别

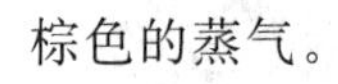

(7) 硝酸盐的鉴别　主要有以下三种鉴别方法。

方法①：取供试品溶液，置于试管中，加等量的硫酸，注意混合，冷却后，沿管壁加硫酸亚铁试液，使其成两液层，接界面显棕色。

$$NO_3^- + H_2SO_4 \longrightarrow HNO_3 + HSO_4^-$$

$$6FeSO_4 + 2HNO_3 + 3H_2SO_4 \longrightarrow 3Fe_2(SO_4)_3 + 2NO\uparrow + 4H_2O$$

$$FeSO_4 + NO \longrightarrow Fe(NO)SO_4\text{（棕色）}$$

方法②：取供试品溶液，加硫酸与铜丝（或铜屑），加热，即产生红棕色的蒸气。

$$NO_3^- + H_2SO_4 \longrightarrow HNO_3 + HSO_4^-$$

$$3Cu + 8HNO_3 \xrightarrow{\triangle} 3Cu(NO_3)_2 + 2NO\uparrow + 4H_2O$$

$$2NO + O_2 \xrightarrow{\triangle} 2NO_2\text{（}NO_2\text{ 蒸气显红棕色）}$$

M2-5 乳酸盐鉴别试验与原理

方法③：取供试品溶液，滴加高锰酸钾试液，紫色不应褪去（与亚硝酸盐区别）。

(8) 乳酸盐的鉴别　取供试品溶液5mL（约相当于乳酸5mg），置于试管中，加溴试液1mL、稀硫酸0.5mL，置水浴上加热，并用玻璃棒小心搅拌至褪色，加硫酸铵4g，混匀，沿管壁逐滴加入10%亚硝基铁氰化钠的稀硫酸溶液0.2mL、浓氨试液1mL，使其成两液层；在放置30min内，两液层的接界面处出现一暗绿色环。

$$CH_3-CH(OH)-COOH \longrightarrow CH_3CHO \xrightarrow{[Fe(CN)_5NO]^{2-}} [Fe(CN)_5ON=CHCHO]^{4-}$$

（9）枸橼酸的鉴别　主要有以下两种鉴别方法。

方法①：取供试品溶液 2mL（约相当于枸橼酸 10mg），加稀硫酸数滴，加热至沸，加高锰酸钾试液数滴，振摇，紫色即消失；溶液分成两份，一份中加硫酸汞试液 1 滴；另一份中逐滴加入溴试液，均生成白色沉淀。

$$3H_2SO_4 + 2KMnO_4 \longrightarrow 2MnO_2 + K_2SO_4 + 5[O] + 3H_2O + 2SO_2\uparrow$$

$$\begin{matrix}CH_2COOH\\|\\C(OH)COOH\\|\\CH_2COOH\end{matrix} + [O] \longrightarrow CO_2 + H_2O + \begin{matrix}CH_2COOH\\|\\C=O\\|\\CH_2COOH\end{matrix}$$

$$2HgSO_4 + 2H_2O \longrightarrow Hg_2(OH)_2SO_4 + H_2SO_4$$

$$O_2S(OHgOH)_2 + \begin{matrix}HOOC-CH_2\\|\\C=O\\|\\HOOC-CH_2\end{matrix} \longrightarrow O_2S\begin{matrix}OHg-O-C(=O)-CH_2\\|\\C=O\\|\\OHg-O-C(=O)-CH_2\end{matrix}\downarrow\text{(白色)} + 2H_2O$$

$$\begin{matrix}CH_2COOH\\|\\C=O\\|\\CH_2COOH\end{matrix} \xrightarrow{5Br_2} 2CO_2 + 5HBr + \begin{matrix}CHBr_2\\|\\C=O\\|\\CBr_3\end{matrix}\downarrow\text{(五溴丙酮，白色)}$$

方法②：取供试品约 5mg，加吡啶-乙酸酐（3∶1）约 5mL，振摇，即生成黄色到红色或紫红色的溶液。

（10）酒石酸盐的鉴别　主要有以下两种鉴别方法。

M2-6 枸橼酸盐鉴别试验与原理

方法①：取供试品的中性溶液，置于洁净的试管中，加氨制硝酸银试液数滴，置于水浴中加热，银即游离并附在试管的内壁成银镜。

$$\begin{matrix}H\\|\\HO-C-COOH\\|\\HO-C-COOH\\|\\H\end{matrix} + 2Ag(NH_3)_2OH \xrightarrow{\triangle} 2Ag + \begin{matrix}HO-C-COONH_4\\\|\\HO-C-COONH_4\end{matrix} + 2NH_3 + 2H_2O$$

方法②：取供试品溶液，加乙酸成酸性后，加硫酸亚铁试液 1 滴、过氧化氢试液 1 滴，溶液褪色后，用氢氧化钠试液碱化，溶液即显紫色。

$$\begin{matrix}HO-CHCOOH\\|\\HO-CHCOOH\end{matrix} + H_2O_2 \longrightarrow \begin{matrix}HO-C-COOH\\\|\\HO-C-COOH\end{matrix} + 2H_2O$$

$$3\begin{matrix}HO-C-COOH\\\|\\HO-C-COOH\end{matrix} + Fe(CH_3COO)_3 + 6NaOH \longrightarrow$$

$$\left[\begin{matrix} & \begin{matrix}HO\quad OH\\OOC-C=C-COO\end{matrix} & \\ \begin{matrix}OH-C-COO\\\|\\OH-C-COO\end{matrix} & Fe & \begin{matrix}OOC-C-OH\\\|\\OOC-C-OH\end{matrix}\end{matrix}\right]Na_3\text{(紫色)} + 3CH_3COONa + 6H_2O$$

（11）乙酸盐的鉴别　主要有以下两种鉴别方法。

方法①：取供试品，加硫酸和乙醇后，加热，即产生乙酸乙酯的香气。

方法②：取供试品的中性溶液，加三氯化铁试液 1 滴，溶液呈深红色，加稀无机酸，红色即褪去。

M2-7 酒石酸盐鉴别试验与原理

一般鉴别试验只能证实是某一类药物，而不能证实是哪一种药物。通常一般鉴别试验不适用于数种化学药物的混合物鉴别或在有干扰物质存在时的鉴别。

3. 专属鉴别试验

药物的专属鉴别试验，是证实某一种药物的依据，它是根据每一种药物的化学结构的差异或理化性质的不同，选用某些特有的灵敏的定性反应，来鉴别药物的真伪。

巴比妥类药物含有丙二酰脲母核，主要的区别在于5,5-取代基和2-取代基的不同——苯巴比妥含有苯环、司可巴比妥含有双键、硫喷妥钠含有硫原子，可根据这些取代基的性质，采用各自的专属反应进行鉴别；又如，维生素 $B_1$ 的鉴别，可采用硫色素反应——维生素 $B_1$ 在氢氧化钠溶液中，与铁氰化钾作用，被氧化为硫色素，在正（异）丁醇中显蓝色荧光，加酸，荧光消失，加碱，荧光又出现，这是维生素 $B_1$ 的专属反应。

综上所述，一般鉴别试验是以某些类别药物的共同化学结构为依据，根据其相同的物理化学性质进行药物真伪的鉴别，用于不同类别药物的区别；而专属鉴别试验，则是在一般鉴别试验的基础上，利用各种药物的化学结构差异，来鉴别药物，以区别同类药物或具有相同化学结构部分的各个药物单体，达到最终确证药物真伪的目的。

## 三、鉴别试验的条件

鉴别试验是根据药物的物理化学性质来进行的，因此，为保证试验的可靠性，凡可能影响鉴别结果的条件都需要严格控制。

1. 溶液的浓度

溶液的浓度主要指被鉴别药物的浓度及所用试剂的浓度。由于鉴别试验多采用观测沉淀、颜色或各种光学参数（$\lambda_{max}$、$A$、$E_{1cm}^{1\%}$ 等）的变化，来判定结果，而药物和有关试剂的浓度会直接影响上述各种变化，因此必须严格规定溶液的浓度。

2. 溶液的温度

温度影响反应速率，一般温度每升高10℃，反应速率增加2～4倍。不同的鉴别反应对反应温度的要求不同，因此，需对溶液的温度进行控制。

3. 溶液的酸碱度

许多鉴别反应都需要在一定酸碱度的条件下才能进行。在鉴别试验中，应调节溶液的酸碱度使反应物有足够的浓度处于利于鉴别反应进行的状态，并使反应生成物处于稳定和易于观测的状态。

4. 干扰成分

药物组成中的其他成分或药物制剂中的其他共存组分也可能参与鉴别反应，对试验结果产生干扰，使结果难以准确判断。当出现此种情况时，须选择专属性更高的鉴别反应，或掩蔽、分离后再进行鉴别。

5. 试验时间

有机化合物的化学反应速率一般较慢，反应条件也较多，需要一定的时间才能获得结果。此外，在化学反应过程中，有时存在着许多中间阶段，甚至需加入催化剂才能启动反应。因此，使鉴别反应完成，往往需要一定的时间。

6. 反应介质

大多数鉴别试验是以水为溶剂的，但一些药物可在乙醇或其他溶剂中发生反应。反应介质不同，可得到不同的试验结果，因此，鉴别试验中应注意控制。

药物的鉴别方法要求专属性强、重现性好、灵敏度高，以及操作简便、快速等。常用的鉴别方法有化学法、光谱法、色谱法和生物学法。

## 四、化学鉴别法

化学鉴别法，简称化学法，系指供试品与规定的试剂发生化学反应，通过观察反应现象（如颜色、沉淀、产生气体、荧光等）或测定生成物的熔点，对药物进行定性分析。化学鉴别法必须具有专属性较强、反应迅速、现象明显的特点才有使用价值，而反应是否完全并不是主要的。

化学鉴别法操作简便、快速、试验成本低，是药物鉴别时最常用的方法。根据试验条件的不同，化学鉴别法可分为干法和湿法两种类型。

1.干法

干法，系将供试品加适当试剂在规定的温度条件下（一般为高温）进行试验，观测此时所发生的特异现象。常用的方法有焰色试验和加热分解试验。

（1）焰色试验　利用某些元素所特有的焰色，可鉴别它们为哪一类盐类药物。其方法为：取铂丝，用盐酸湿润后，蘸取供试品，在无色火焰中燃烧，使火焰显出特殊的颜色。

钠盐通常使火焰显出特殊的鲜黄色，钾盐使火焰显紫色（如有少量的钠盐混存时，须隔蓝色玻璃透视，方能辨认）。青霉素类药物和头孢菌素类药物大多为钠盐或钾盐形式，鉴别时可以利用钠、钾的焰色反应。

（2）加热分解试验　在适当的温度条件下，加热供试品使其分解，生成有特殊气味的气体。

舒林酸的鉴别：取本品约15mg，置于试管中，小火加热数分钟，即产生二氧化硫的刺激性特臭，并能使湿润的碘-淀粉试纸（取滤纸条浸入100mL含碘0.5g的新制淀粉指示液中，湿透后取出，干燥，即得）蓝色消褪。

2.湿法

湿法，系指将供试品和试剂在适当的溶剂中，于一定条件下进行反应，发生易于观测的化学变化，如颜色、沉淀、气体、荧光等。常见的方法有以下几种：

（1）呈色反应鉴别法　系指向供试品溶液中加入适当试剂，在一定条件下发生化学反应，生成易于观测的有色产物的方法。常见的反应类型有以下几种：

① 茚三酮呈色反应。多为含脂肪氨基或$\alpha$-氨基酸结构的药物。

② 异羟肟酸铁反应。多为含芳酸及其酯类和酰胺类结构的药物。

③ 三氯化铁呈色反应。多为含酚羟基或水解后产生酚羟基的药物。

④ 重氮化偶合呈色反应。多为芳伯氨基或能产生芳伯氨基结构的药物。

⑤ 氧化还原呈色反应或其他颜色反应。

向乙酰氨基酚的水溶液中加三氯化铁试液，即显蓝紫色。盐酸普鲁卡因可发生芳香第一胺类的鉴别反应。

（2）沉淀生成反应鉴别法　系指向供试品溶液中加入适当试剂，在一定条件下发生化学反应，生成不同颜色的沉淀物，有的具有特殊的沉淀形状。常见的反应类型有以下几种：

① 与硫氰化铬铵（雷氏盐）的沉淀反应。多为生物碱及其盐类药物和具有芳香环的有机碱及其盐类药物。

② 与重金属离子的沉淀反应。在一定条件下，药物和重金属离子反应，生成不同形式的沉淀物。

③ 其他沉淀反应。如：氯化物的银盐沉淀反应；苯甲酸盐类的三氯化铁反应；磺胺类药物的铜盐反应；还原性基团的银镜反应（如异烟肼）等。

(3) 荧光反应鉴别法 系指将供试品溶解在适当的溶剂中，直接观察或加入试剂反应后观察荧光的鉴别方法。常见的荧光发射形式有以下几种类型：

① 药物本身在可见光下发射荧光。

② 药物溶液加硫酸呈酸性后，在可见光下发射荧光。

③ 药物和溴反应后，在可见光下发射荧光。

④ 药物和间苯二酚反应后以及经其他反应后，发射荧光。

维生素 $B_1$ 的鉴别：取本品约 5mg，加氢氧化钠试液 2.5mL 溶解后，加铁氰化钾试液 0.5mL、正丁醇 5mL，强力振摇 2min，静置使其分层；上面的醇层显强烈的蓝色荧光，加酸使其呈酸性，荧光即消失；再加碱使其呈碱性，荧光又显出。

(4) 气体生成反应鉴别法 系利用药物与某些试剂在一定条件下反应可生成特征气体的原理，通过对此种气体的鉴别来确定药物种类的方法。常见的反应类型有以下几种：

① 大多数的胺（铵）类、酰脲类和某些酰胺类药物经强碱处理后，加热，产生氨气。

② 含硫的药物经强酸处理后，加热，产生 $H_2S$ 气体。

③ 含碘的有机药物，加热，生成紫色碘蒸气。

④ 含乙酸酯、乙酰胺类的药物水解后，加乙醇，产生乙酸乙酯的香味。

取碘他拉酸约 10mg，置于坩埚中，小火加热，即分解产生紫色的碘蒸气。

取氯磺丙脲约 0.1g，加 50%（质量分数）硫酸 8mL，加热回流 30min，冷却，过滤，取滤液，加 20%氢氧化钠溶液使其呈碱性，加热，即产生氨臭。

(5) 测定生成物的熔点 该法操作烦琐、费时，应用较少。

## 五、光谱鉴别法

### 1. 紫外-可见分光光度法

多数有机药物分子中含有能吸收紫外-可见光的基团而显示特征吸收光谱，即不同结构的药物分子可产生不同的紫外-可见吸收光谱，因而，紫外-可见吸收光谱可作为药物鉴别的依据。紫外-可见分光光度法适用于具有共轭双键结构药物的鉴别。紫外-可见分光光度法需借助紫外-可见分光光度计来完成相关的鉴别任务。

(1) 紫外-可见分光光度计的校正和检定

① 波长。由于环境因素对机械部分的影响，仪器的波长经常会略有变动，因此除应定期对所用的仪器进行全面校正检定外，还应于测定前校正测定波长。常用汞灯中的 237.83nm、253.65nm、275.28nm、296.73nm、313.16nm、334.15nm、365.02nm、404.66nm、435.83nm、546.07nm 与 576.96nm 谱线进行校正，或用仪器中氘灯的 486.02nm 与 656.10nm 谱线进行校正；钬玻璃在 279.4nm、287.5nm、333.7nm、360.9nm、418.5nm、460.0nm、484.5nm、536.2nm 与 637.5nm 波长处有尖锐吸收峰，也可作波长校正用，但因其来源不同或随着时间的推移会有微小的变化，使用时应注意。近年来，常使用高氯酸钬溶液校正双光束仪器，以 10%高氯酸溶液为溶剂，配制含氧化钬（$Ho_2O_3$）4% 的溶液，该溶液的吸收峰波长为 241.13nm、278.10nm、287.18nm、333.44nm、345.47nm、361.31nm、416.28nm、451.30nm、485.29nm、536.64nm 和 640.52nm。仪器波长的允许误差为：紫外光区±1nm，500nm 附近±2nm。

② 吸光度的准确度。可用重铬酸钾的硫酸溶液检定。其方法为：取在 120℃干燥至恒重的基准重铬酸钾约 60mg，精密称定，用 0.005mol/L 硫酸溶液溶解并稀释至 1000mL，在规定的波长处测定并计算其吸收系数，并与规定的吸收系数比较，应符合表 2-1 中的规定。

**表 2-1 吸光度的准确度检定要求**

| 波长/nm | 235(最小) | 257(最大) | 313(最小) | 350(最大) |
| --- | --- | --- | --- | --- |
| 吸收系数($E_{1cm}^{1\%}$)的规定值 | 124.5 | 144.0 | 48.6 | 106.6 |
| 吸收系数($E_{1cm}^{1\%}$)的许可范围 | 123.0～126.0 | 142.8～146.2 | 47.0～50.3 | 105.5～108.5 |

③ 杂散光的检查。可按表 2-2 的试剂和浓度，配制水溶液，置于 1cm 石英吸收池中，在规定的波长处测定透光率，应符合表中的规定。

**表 2-2 杂散光的检查要求**

| 试剂 | 浓度/(g/mL) | 测定用波长/nm | 透光率/% |
| --- | --- | --- | --- |
| 碘化钠 | 1.00 | 220 | <0.8 |
| 亚硝酸钠 | 5.00 | 340 | <0.8 |

（2）对溶剂的要求 含有杂原子的有机溶剂，通常均具有很强的末端吸收。因此，当作溶剂使用时，它们的使用范围均不能小于截止使用波长。例如甲醇、乙醇的截止使用波长为 205nm。另外，当溶剂不纯时，也可能增加干扰吸收。因此，在测定供试品前，应先检查所用的溶剂在供试品所用的波长附近是否符合要求，即将溶剂置于 1cm 石英吸收池中，以空气为空白（即空白光路中不置任何物质）测定其吸光度。溶剂和吸收池的吸光度，在 220～240nm 范围内不得超过 0.40，在 241～250nm 范围内不得超过 0.20，在 251～300nm 范围内不得超过 0.10，在 300nm 以上时不得超过 0.05。

（3）常用的鉴别方式 紫外-可见分光光度法常用的鉴别方式主要有以下几种：

① 测定最大吸收波长，或同时测定最小吸收波长。

② 规定浓度的供试液在最大吸收波长处测定吸光度。

③ 规定吸收波长和吸收系数法。

④ 规定吸收波长和吸光度比值法。

⑤ 经化学处理后，测定其反应产物吸收光谱特性。

以上方法可以单个应用，也可以几个结合起来使用，以提高方法的专属性。

尼美舒利的鉴别：取本品，精密称定，加氢氧化钠（0.05mol/L）溶解，并定量稀释成每 1mL 中约含 12μg 本品的溶液，按照紫外-可见分光光度法，在 393nm 波长处测定吸光度，吸收系数（$E_{1cm}^{1\%}$）为 445～475。

但通常紫外吸收光谱较为简单，曲线形状变化不大，用作鉴别的专属性较差。因此，宜采用在指定溶剂中测 2～3 个特定波长处的吸光度比值（峰值与峰值比或峰值与峰谷值比）的方法，以提高专属性。当一个药物多个吸收峰的峰值相差较大时，采用单一浓度不易观察到全部吸收峰，可采用两种浓度的供试液分别测定其最大吸收波长。

氯贝丁酯的鉴别：取本品，用无水乙醇制成每 1mL 中含 0.10mg 本品的溶液①与每 1mL 中含 10μg 本品的溶液②，按照紫外-可见分光光度法测定，溶液②在 226nm 波长处有最大吸收，溶液①在 280nm 与 288nm 波长处有最大吸收。

### 2. 红外分光光度法

红外分光光度法是一种专属性很强、应用较广（固体、液体、气体样品均可采用）、准确率较高的鉴别方法，它能够反映出药物分子的结构特点，主要用于组分单一、结构明确的原料药，特别适合于用其他方法不易区分的同类药物，如磺胺类、甾体激素类和半合成抗生素类药品。红外分光光度法也用于制剂鉴别。红外分光光度法需使用红外分光光度计来完成相关的鉴别任务。

（1）红外分光光度计及其检定　红外分光光度计分为色散型和傅里叶变换型两种。前者主要由光源、单色器（通常为光栅）、样品室、检测器、记录仪、控制和数据处理系统组成。以光栅为色散元件的红外分光光度计，以波数为线性刻度；以棱镜为色散元件的仪器，以波长为线性刻度。傅里叶变换红外光谱仪（简称FT-IR）则由光学台（包括光源、干涉仪、样品室和检测器）、记录装置和数据处理系统组成，因干涉图变为红外光谱需经快速傅里叶变换，该型仪器现已成为最常用的仪器。

红外分光光度计应按现行国家质量技术监督局“色散型红外分光光度计检定规程”“傅里叶变换红外光谱仪检定规程”和《中国药典》通则规定，并参考仪器说明书，定期进行校正检定。

① 波数准确度

a. 波数准确度的允差范围。傅里叶变换红外光谱仪在3000cm$^{-1}$附近的波数误差应不大于±5cm$^{-1}$，在1000cm$^{-1}$附近的波数误差应不大于±1cm$^{-1}$。

b. 波数准确度的检定方法。主要有以下两种检定方法。

方法①：以聚苯乙烯膜校正。按仪器使用说明书要求设置参数，以常用的扫描速度记录厚度为50μm的聚苯乙烯膜红外光谱图。测量有关谱带的位置，其吸收光谱图应符合《药品红外光谱集》所附聚苯乙烯图谱的要求，并与参考波数（表2-3）比较，计算波数准确度。

**表2-3　聚苯乙烯吸收光谱常用的波数值**

| 波数/cm$^{-1}$ | 3027.1 | 2850.7 | 1944.0 | 1801.6 | 1601.4 |
|---|---|---|---|---|---|
| 波数/cm$^{-1}$ | 1583.1 | 1154.3 | 1028.0 | 906.7 | |

方法②：以液体池用液体茚校正。液体茚在3900～690cm$^{-1}$范围内有较多的吸收峰可供比较，适于检定中等分辨率的仪器。一般需用适当液层厚度的固定厚度密封液体池，所用液体池的窗片材料应能保证在测量波数范围内有良好的红外光透过率、窗片应有良好的光洁度和平面平行度，注入样品时将液体池放在一楔形板上，打开两个进样孔塞，把样品用专用注射器从下部进样孔缓缓注入。同时观察池内液面缓缓上升而不夹带气泡，至液体在上进样孔内接近满溢时，取下注射器，先盖好下进样孔塞，再盖上上进样孔塞，吸去外溢液体后即可在仪器上测定吸收光谱，其主要谱带见表2-4。

**表2-4　茚主要吸收谱带的波数值**（50μm液层）

| 波数/cm$^{-1}$ | 3926.5 | 3139.5 | 2771.0 | 1915.3 | 1553.2 |
|---|---|---|---|---|---|
| 波数/cm$^{-1}$ | 1361.1 | 1205.1 | 1018.5 | 830.5 | 590.8 |

② 波数重现性。用与波数准确度测量相同的仪器参数，对同一张聚苯乙烯膜进行反复重叠扫描，一般扫描3～5次。从扫描所得光谱测定波数的重现性。测得的各吸收峰的重现性应符合国家质量技术监督局的要求。

③ 分辨率。以聚苯乙烯膜检定。色散型红外光谱仪可用常规狭缝程序，通常的扫描速度；或用较狭缝程序，较慢的扫描速度，记录聚苯乙烯的图谱。傅里叶红外光谱仪设置2cm$^{-1}$的分辨率和适宜的扫描次数，依法记录光谱图。在3110～2850cm$^{-1}$范围内，应能显示7个吸收带，其中峰2851cm$^{-1}$与谷2870cm$^{-1}$之间的分辨深度应不少于12%透光率。仪器的标称分辨率应不低于2cm$^{-1}$。

④ 100%线平直度。调节100%控制旋钮，使记录笔置于95%透光率处，以快速扫描速度扫描全波段，其100%线的偏差应小于4%透光率。

⑤ 噪声。调节100%控制旋钮，使记录笔置于95%透光率处，在1000cm$^{-1}$处定波数连续扫描5min，其最大噪声（峰-峰值）应小于1%透光率。

⑥ 其他。杂散光水平和透光率准确度检查，因需要特殊器件，且对药品测定影响不大，故通常不作硬性要求。

（2）试样制备方法 红外光谱技术主要分两类：一类是指检测方法，如透射、衰减全反射、漫反射、光声及红外发射等；另一类是指制样技术。在药物分析中，通常测定的都是透射光谱，采用的制样技术主要有压片法、糊法、膜法、溶液法和气体吸收池法等。

① 压片法。取供试品约 1～1.5mg，置于玛瑙研钵中，加入干燥的溴化钾或氯化钾细粉约 200～300mg（与供试品的比约为 200∶1）作为分散剂，充分研磨混匀，置于直径为 13mm 的压片模具中，使其铺布均匀，抽真空约 2min，加压至 $0.8\times10^{6}$kPa，保持压力 2min，撤去压力并放气后取出制成的供试片，目视检测，片子应呈透明状，其中样品分布应均匀，并无明显的颗粒状样品。亦可采用其他直径的压模制片，样品与分散剂的用量需相应调整以制得浓度合适的片子。

② 糊法。取供试品约 5mg，置于玛瑙研钵中，粉碎研细后，滴加少量液状石蜡或其他适宜的糊剂，研成均匀的糊状物，取适量糊状物夹于两个窗片或空白溴化钾片（每片约 150mg）之间，作为供试片，另以溴化钾约 300mg 制成空白片作为补偿，亦可用专用装置夹持糊状物。制备时应注意尽量使糊状样品在窗片间分布均匀。

③ 膜法。参照上述糊法所述的方法，将能形成薄膜的液体样品铺展于适宜的盐片中，形成薄膜后测定。若为高分子聚合物，可制成适宜厚度的高分子薄膜，直接置于样品光路中测定。熔点较低的固体样品可采用熔融成膜的方法制样。

④ 溶液法。将供试品溶于适宜的溶剂中，制成 1%～10%浓度的溶液，灌入适宜厚度的液体池中测定。常用的溶剂有四氯化碳、三氯甲烷、二硫化碳、己烷、环己烷及二氯乙烷等。选用的溶液应在测定区域中透明或仅有中至弱的吸收，且与样品间的相互作用应尽可能小。

⑤ 气体吸收池法。测定气体样品需使用气体吸收池，常用气体吸收池的光路长度为 10cm。通常先把气体吸收池抽空，然后充以适当压力（约 50mmHg，1mmHg＝133.322Pa）的供试品测定。也可用注射器向气体吸收池内注入适量的样品，待样品完全气化后测定。

注意：试样的制备方法除另有规定外，用作鉴别的试样应按照药典委员会编订的《药品红外光谱集》第一卷（1995 年版）、第二卷（2000 年版）、第三卷（2005 年版）、第四卷（2010 年版）和第五卷（2015 年版）收载的各光谱图所规定的制备方法制备。具体操作技术可参见《药品红外光谱集》的说明。当新卷收载旧卷相同谱号的光谱图时，旧卷图谱作废。

（3）原料药的鉴别 采用固体制样技术时，最常碰到的问题是多晶型现象，固体样品的晶型不同，其红外光谱往往也会产生差异。当供试品的实测光谱与《药品红外光谱集》所收载的对照图谱不一致时，在排除各种可能影响光谱的外在或人为因素后，应按该药品光谱图中备注的方法或各品种项下规定的方法进行预处理，再绘制光谱，进行比对。如未规定该品种供药用的晶型或预处理方法，则可使用对照品，并采用适当的溶剂对供试品与对照品在相同的条件下同时进行重结晶，然后依法绘制光谱，进行比对。如已规定特定的药用晶型，则应采用相应晶型的对照品依法进行比对。当采用固体制样技术不能满足鉴别需要时，可改用溶液法绘制光谱后进行对比。

各国药典采用的红外光谱鉴别方法略有不同。《中国药典》采用标准图谱对照法，即参照国家药典委员会编订的《药品红外光谱集》，比较被测药物的红外光谱图与对照图谱是否一致。如，布美他尼的质量标准中规定：本品的红外光吸收图谱应与对照的图谱（光谱集 86 图）一致。《中国药典》收载的红外光谱图，系用分辨率为 $2cm^{-1}$ 的条件绘制，基线一般控制在 90%透光率以上，供试品取样量一般控制在使其最强吸收峰在 10%透光率以下。

（4）制剂的鉴别

① 不同类型制剂的鉴别方法

a. 不加辅料的制剂。如无菌原料直接分装的注射用粉针制剂及不加辅料的冻干剂和胶囊剂等其他成品，可直接取内容物绘制光谱图进行鉴别。

b. 单方制剂。一般采用简单的提取分离手段就能有效去除辅料，可根据不同剂型的特点选择不同的分离提取方法，取干燥后的提取物绘制光谱图进行鉴别。

c. 复方制剂。一般情况比较复杂，根据具体问题具体分析。

② 图谱比对注意事项

a. 辅料无干扰，待测成分的晶型不变化，此时可直接与对照品图谱或对照图谱进行比对。

b. 辅料无干扰，但待测成分的晶型有变化，此种情况可用对照品经同法处理后的图谱比对。

c. 待测成分的晶型不变化，而辅料存在不同程度的干扰时，可参照原料药的对照图谱，在指纹区内选择 3～5 个不受辅料干扰的待测成分的特征谱带作为鉴别的依据。鉴别时，实测谱带的波数误差应小于规定值的 0.5%。

d. 待测成分的晶型有变化，辅料也存在干扰时，此种情况一般不宜采用红外光谱鉴别。

（5）多组分原料药的鉴别　不能采用全光谱比对，可借鉴上述“图谱比对注意事项”c 项的方法，选择主要成分的若干个特征谱带，用于组成相对稳定的多组分原料药的鉴别。

（6）红外光谱鉴别操作注意事项

① 背景补偿或空白校正。记录供试品光谱时，双光束仪器的参比光路中应置相应的空白对照物（空白盐片、溶剂或糊剂等）；单光束仪器（常见的傅里叶变换红外光谱仪）应先进行空白背景扫描，扫描供试品后扣除背景吸收，即得供试品光谱。

② 采用压片法时，以溴化钾最常用。若供试品为盐酸盐，可比较氯化钾压片和溴化钾压片法的光谱，若二者没有区别，则使用溴化钾。

所使用的溴化钾或氯化钾在中红外区应无明显的干扰吸收；应预先研细，过 200 目筛，并在 120℃干燥 4h 后分装并在干燥器中保存备用；若发现结块，则须重新干燥。

③ 使用红外光谱仪测定时，应注意大气中二氧化碳和水汽的影响，必要时，可采用适当措施（如采用干燥氮气进行吹扫）予以改善。

④ 测定样品时的扫描速度应与波长校正时的条件一致（快速扫描将使波长滞后）。制成图谱的最强吸收峰透光率应在 10%以下，图谱的质量应符合《药品红外光谱集》的要求。

⑤ 样品的纯度。提取后活性成分的纯度在 90%～95%的范围内就能基本满足制剂红外鉴别的要求。

⑥ 整体性。红外光谱与分子结构有密切关系，谱带之间相互关联，特别是指纹区体现的是整体结构。图谱比较时，应主要从整体上比较谱带最大吸收的位置、相对强度、形状与参考图谱的一致性。

红外分光光度法在药品分析中，主要用于定性鉴别和物相分析。定性鉴别时，主要着眼于供试品光谱与对照光谱全谱谱形的比较，即首先是谱带的有与无，然后是各谱带的相对强弱。若供试品的光谱图与对照光谱图一致，通常可判定两化合物为同一物质（只有少数例外，如有些光学异构体或大分子同系物等）。若两光谱图不同，则可判定两化合物不同，但下此结论时，须考虑供试品是否存在多晶现象、纯度如何，以及其他外界因素的干扰。

## 六、色谱鉴别法

色谱鉴别法，简称色谱法，系利用药物在一定色谱条件下产生特征色谱行为（比移值或保留时间）进行鉴别试验，比较色谱行为和检测结果是否与药品质量标准一致来验证药物真伪的方法。此法操作较费时，一般在检查或含量测定项下已采用色谱法的情况下，采用该法鉴别。常用的方法有薄层色谱鉴别法、气相色谱鉴别法、高效液相色谱鉴别法等。

### 1. 薄层色谱鉴别法

薄层色谱法（TLC），系将供试品溶液点样于薄层板上，经展开、检视后所得的色谱图，与适宜的对照物按同法所得的色谱图作比对，用于药品的鉴别或杂质检查的方法。该方法简便、快速、易普及，具有分离和分析双重功能，且采用共薄层对照分析法，故专属性亦较强。薄层色谱鉴别法是色谱鉴别法中应用最广的一种方法。

（1）系统适用性试验　所谓系统适用性试验，系指在测试样品之前，按各品种项下规定，用样品和对照品对实验条件进行试验和调整，使斑点的检测灵敏度、比移值（$R_f$）和分离效能达到规定要求。

① 检测灵敏度。系指杂质检查时，供试品溶液中被测物质能被检出的最低量。一般采用对照溶液稀释若干倍（10 倍）的溶液与供试品溶液、对照溶液在规定的色谱条件下，在同一块薄层板上点样、展开、检视，前者应显示清晰的斑点。

② 比移值（$R_f$）。系指从基线至展开斑点中心的距离与从基线至展开剂前沿的距离的比值。鉴别时，可用供试品溶液主斑点与对照品溶液主斑点的比移值进行比较，或用比移值来说明主斑点或杂质斑点的位置。

$$R_f=\frac{\text{从基线至展开斑点中心的距离}}{\text{从基线至展开剂前沿的距离}} \tag{2-1}$$

除另有规定外，比移值（$R_f$）应在 0.2～0.8 之间。

③ 分离效能。鉴别时，在对照品与结构相似药物的对照品制成混合对照溶液的色谱图中，应显示两个清晰分离的斑点。

（2）操作方法

① 薄层板制备

a. 自制薄层板。除另有规定外，将 1 份固定相和 3 份水在研钵中按同一方向研磨混合，去除表面的气泡后，倒入涂布器中，在玻璃板上平稳地移动涂布器进行涂布（厚度为 0.2～0.3mm），取下涂好薄层的玻璃板，置水平台上于室温下晾干后，在 110℃ 活化 30min，即置于有干燥剂的干燥箱中备用。使用前检查其均匀度（可通过透射光和反射光检视）。

b. 市售薄层板。临用前一般应在 110℃ 活化 30min，如为聚酰胺薄膜，则不需活化。铝基片薄层板可根据需要剪裁，但须注意剪裁后的薄层板底边的硅胶层不得有破损。如在贮存期间被空气中的杂质污染，使用前可用适宜的溶剂在展开容器中上行展开预洗，110℃ 活化后，置于干燥器中备用。

② 点样。除另有规定外，用点样器点样于薄层板上，一般为圆点，点样基线距底边 2.0cm，点样直径为 2～4mm（高效薄层板为 1～2mm），点间距离可视斑点扩散情况而定，以不影响检出为宜，一般为 1.0～2.0cm（高效薄层板不小于 5mm）。点样时必须注意勿损伤薄层板表面。

③ 展开。展开槽如需预先用展开剂饱和，可在槽中加入足够量的展开剂，必要时在壁上贴两条与槽一样高、宽的滤纸条，一端浸入展开剂中，密封顶盖，使系统平衡或按各品种项下的规定操作。

将点好供试品的薄层板放入展开槽中，浸入展开剂的深度为距薄层板底边 0.5～1cm（切勿将样点浸入展开剂中），密封顶盖，待展开至适宜的展距（如 20cm 的薄层板，展距一般为 10～15cm；10cm 的高效薄层板，展距一般为 5cm 左右）取出薄层板，晾干，按各品种项下的规定检测。

展开可以单向展开，即向一个方向进行；也可以进行双向展开，即先向一个方向展开，取出，待展开剂完全挥发后，将薄层板转动 90°，再用原展开剂进行展开；亦可多次展开。

④ 显色与检视。荧光薄层板可用荧光猝灭法；普通薄层板，有色物质可直接检视，无色物质可用物理或化学方法检视。物理方法是检出斑点的荧光颜色及强度；化学方法一般用化学试剂显色后，立即覆盖同样大小的玻璃板，检视。

（3）鉴别方法　可采用与对照品同浓度的溶液，在同一块薄层板上点样、展开与检视，供试品溶液所显主斑点的颜色（或荧光）与位置（$R_f$）应与对照品溶液的主斑点一致，而且主斑点的大小与颜色的深浅也应大致相同；或采用供试品溶液与对照品溶液等体积混合，应显示单一、紧密的斑点；或选用与供试品化学结构相似的药物对照品与供试品溶液的主斑点比较，两者 $R_f$ 应不同；或将上述两种溶液等体积混合，应显示两个清晰分离的斑点。

银杏叶提取物鉴别主要有以下两种方法。

① 取本品 0.2g，加正丁醇 15mL，置于水浴中温浸 15min 并时时振摇，放冷，过滤，滤液蒸干，残渣加乙醇 2mL 溶解，作为供试品溶液。另取银杏叶对照提取物 0.2g，同法制成对照提取物溶液。按照薄层色谱法试验，吸取上述两种溶液各 3μL，分别点于同一以含 0.4%乙酸钠的羧甲基纤维素钠溶液为黏合剂的硅胶 G 薄层板上，以乙酸乙酯-丁酮-甲酸-水（5∶3∶1∶1）为展开剂，展开，取出，晾干，喷以 3%三氯化铝乙醇溶液，置紫外光灯（365nm）下检视。供试品色谱中，在与对照提取物色谱相应的位置上，显相同颜色的荧光斑点。

② 按照薄层色谱法试验，吸取萜类内酯的供试品溶液和对照品溶液各 15μL，分别点于同一以含 0.4%乙酸钠的羧甲基纤维素钠溶液为黏合剂的硅胶 G 薄层板上，以甲苯-乙酸乙酯-丙酮-甲醇（10∶5∶5∶0.6）为展开剂，在 15℃以下展开，取出，晾干，用乙酸酐蒸气熏 15min，在 140～160℃加热 30min，放冷，置紫外光灯（365nm）下检视。供试品色谱中，在与对照品色谱相应的位置上，显相同颜色的荧光斑点。

银杏叶提取物鉴别时所用的对照品溶液和供试品溶液的制备方法如下：

① 对照品溶液的制备。分别取白果内酯对照品、银杏内酯 A 对照品、银杏内酯 B 对照品和银杏内酯 C 对照品适量，精密称定，加甲醇制成每 1mL 各含对照品 2mg、1mg、1mg、1mg 的混合溶液，作为对照品溶液。或取已标示白果内酯、银杏内酯 A、银杏内酯 B 和银杏内酯 C 含量的银杏叶对照提取物约 0.15g，精密称定，按照供试品溶液的制备方法，制成对照提取物溶液。

② 供试品溶液的制备。取本品约 0.15g，精密称定，加水 10mL，置于水浴中温热使其溶散，加 2%盐酸溶液 2 滴，用乙酸乙酯振摇提取 4 次（15mL、10mL、10mL、10mL），合并提取液，用 5%乙酸钠溶液 20mL 洗涤，分取乙酸钠溶液，用乙酸乙酯 10mL 洗涤。合并乙酸乙酯提取液及洗涤液，用水洗涤 2 次，每次 20mL，分取水液，用乙酸乙酯 10mL 洗涤，合并乙酸乙酯液，回收溶剂至干，残渣用甲醇溶解并转移至 5mL 容量瓶中，加甲醇至刻度，摇匀，过滤，取续滤液，即得。

### 2. 气相色谱鉴别法

在一定的色谱条件下，相同的物质应具有相同的色谱特性（分配系数）和色谱行为（保留值）。因此，在同一色谱条件下，将供试品溶液和对照品溶液分别注入气相色谱仪，对二者的气相色谱图进行比对，供试品应呈现与对照品保留时间相同的色谱峰，从而对样品作出定性鉴别。这种方法可称为保留时间比较法，《中国药典》即采用此法对某些中成药进行真伪鉴别。保留时间（$t_R$）系指从进样开始，到该组分色谱峰顶点的时间间隔。

气相色谱法（GC）具有高分辨率、高灵敏度、快速、准确等特点，尤其适合分析制剂中的挥发性成分，如麝香酮、薄荷醇、冰片、水杨酸甲酯等。一般情况下气相色谱不适合分析蒸气压较低的成分，即挥发性较小的成分，因此该法在实际工作中具有一定的局限性。

（1）色谱系统适用性试验　按各品种项下要求对色谱系统进行适用性试验，即用规定的对照品溶液或系统适用性试验溶液在规定的色谱系统进行试验，必要时，可对色谱系统进行适当调整，以符合要求。色谱系统的适用性试验通常包括理论板数、分离度、重复性和拖尾因子四个指标。其中，分离度和重复性尤为重要。

① 色谱柱的理论板数（$n$）。用于评价色谱柱的分离效能。由于不同物质在同一色谱柱上的色谱行为不同，采用理论板数作为衡量柱效能的指标时，应指明测定物质，一般为待测组分或内标物质的理论板数。

在规定的色谱条件下，注入供试品溶液或各品种项下规定的内标物质溶液，记录色谱图，量出供试品主成分峰或内标物质峰的保留时间 $t_R$（以分钟或长度计，下同，但应取相同单位）和峰宽（$W$）或半高峰宽（$W_{h/2}$），计算色谱柱的理论板数。

$$n=16\left(\frac{t_R}{W}\right)^2 \tag{2-2}$$

或

$$n=5.54\left(\frac{t_R}{W_{h/2}}\right)^2 \tag{2-3}$$

② 分离度（$R$）。用于评价待测组分与相邻共存物或难分离物质之间的分离程度，是衡量色谱系统效能的关键指标。可以通过测定待测物质与已知杂质的分离度；也可以通过测定待测组分与某一添加的指标性成分（内标物质或其他难分离物质）的分离度；或将供试品或对照品用适当的方法降解，通过测定待测组分与某一降解产物的分离度，对色谱系统进行评价与控制。

无论是定性鉴别还是定量分析，均要求待测峰与其他峰、内标峰或特定的杂质对照峰之间有较好的分离度。除另外有规定外，待测组分与相邻共存物之间的分离度应大于1.5。分离度的计算公式为：

$$R=\frac{2(t_{R_2}-t_{R_1})}{W_1+W_2}=\frac{2(t_{R_2}-t_{R_1})}{1.7(W_{1,h/2}+W_{2,h/2})} \tag{2-4}$$

式中，$t_{R_2}$——相邻两峰中后一峰的保留时间（见图2-2）；

$t_{R_1}$——相邻两峰中前一峰的保留时间；

$W_1$——相邻两峰中前一峰的峰宽；

$W_2$——相邻两峰中后一峰的峰宽；

$W_{1,h/2}$——相邻两峰中前一峰的半高峰宽；

$W_{2,h/2}$——相邻两峰中后一峰的半高峰宽。

当对测定结果有异议时，色谱柱的理论板数（$n$）和分离度（$R$）均以峰宽（$W$）的计算结果为准。

③ 重复性。用于评价连续进样中，色谱系统响应值的重复性能。采用外标法时，通常取各品种项下的对照品溶液，连续进样5次，除另有规定外，其峰面积测量值的相对标准偏差应不大于2.0%；采用内标法时，通常配制相当于80%、100%和120%的对照品溶液，加入规定量的内标溶液，配成3种不同浓度的溶液，分别至少进样2次，计算平均校正因子，其相对标准偏差也应不大于2.0%。

④ 拖尾因子（$T$）。用于评价色谱峰的对称性。为保证分离效果和测量精度，应检查待测峰的拖尾因子是否符合各品种项下的规定。拖尾因子计算公式为：

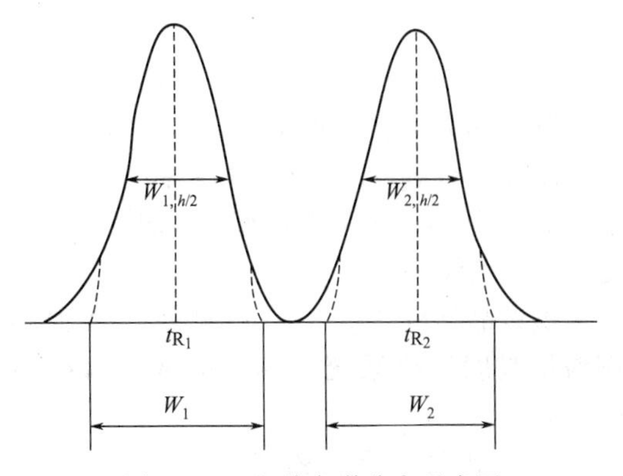


图2-2　双组分色谱分离示意图

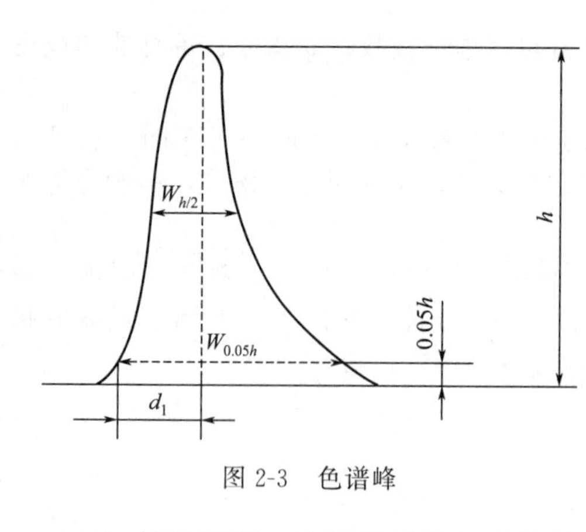


图 2-3　色谱峰

$$T=\frac{W_{0.05h}}{d_1} \tag{2-5}$$

式中　$W_{0.05h}$——5%峰高处的峰宽；

$d_1$——峰顶点至峰前沿之间的距离（见图 2-3）。

除另有规定外，峰高法定量时 $T$ 应在 0.95～1.05 之间。峰面积法测定时，若色谱峰拖尾严重，将影响峰面积的准确测量。

（2）操作方法　配制对照品和供试品溶液，在同一色谱条件下，分别进样，绘制相应的色谱图。

（3）结果判断　比较供试品与对照品色谱图，供试品呈现与对照品保留时间相同的色谱带，则判断为符合药品标准规定。所谓保留时间相同是指基本相同，彼此相差百分之几秒是允许的。

（4）注意事项

① 仪器应先通载气，确保管路无泄漏并使载气通过检测器后，才可打开各部分电路开关，设置气化室、柱箱和检测器温度，开始加热。进样口温度应高于柱温 30～50℃，检测器温度一般高于柱温，并不得低于 100℃，以免水汽凝结，通常为 250～350℃。

② 待各部分温度恒定后，再开启氢气钢瓶和空气压缩机（使用氢火焰检测器），调节载气流速或流量，按下点火按钮，点燃氢气。

③ 调节放大器灵敏度，走基线，待基线稳定后，即可进样测试。进样时，注射器应迅速刺入胶垫，迅速注入测试溶液，迅速拔出胶垫，并尽量保持留针时间的一致性，以保证进样的准确性和重现性。

④ 一般色谱图应于 30min 内记录完毕。

⑤ 测试完毕，先关闭各加热电源以及氢气和空气开关，待检测器和柱箱温度降至 100℃以下时，再关闭载气。

薄荷素油的检测：按照气相色谱法测定。

a. 色谱条件与系统适用性试验。采用以改性聚乙二醇为固定相的毛细管柱（柱长为 30m，内径为 0.25mm，膜厚度为 0.25μm）；柱温为程序升温，初始温度 60℃，保持 4min，以每分钟 1.5℃的速率升温至 130℃，再以每分钟 20℃的速率升温至 200℃；进样口温度 250℃；检测器温度 250℃；分流进样，分流比 100∶1，理论板数按薄荷脑峰计算应不低于 50000。

b. 参照物溶液的制备。取桉油精对照品、(－)-薄荷酮对照品、薄荷脑对照品，精密称定，分别加无水乙醇制成每 1mL 含对照品 5mg 的溶液，即得。

c. 供试品溶液的制备。取本品，即得。

d. 测定法。分别精密吸取参照物溶液 2μL 和供试品溶液 0.2μL，注入气相色谱仪，测定，记录色谱图，即可。

供试品指纹图谱中应分别呈现与参照物色谱峰保留时间相同的色谱峰，按中药色谱指纹图谱相似度评价系统计算，供试品指纹图谱与对照指纹图谱（图 2-4）的相似度不得低于 0.90。

### 3. 高效液相色谱鉴别法

高效液相色谱（HPLC）鉴别法在原理和操作上与气相色谱鉴别法有许多相似之处。鉴

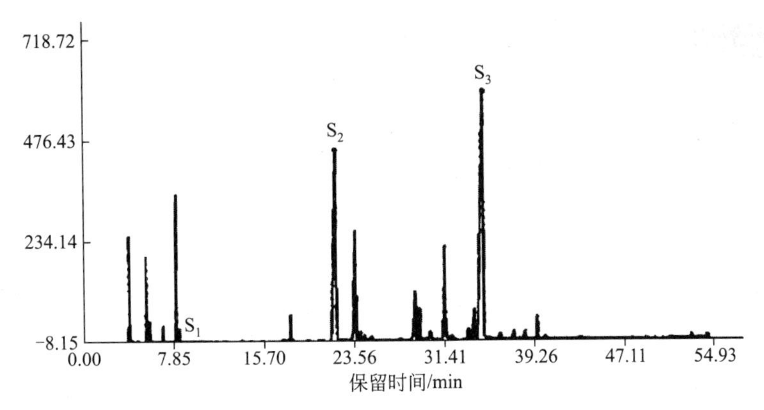


图 2-4 薄荷素油气相色谱峰

$S_1$—桉油精；$S_2$—（－）-薄荷酮；$S_3$—薄荷脑

别时，亦采用保留时间比较法，即在相同的色谱条件下，比较样品和对照品的色谱峰的保留时间（$t_R$）是否一致，从而对被检成分的存在情况做出判断。

高效液相色谱法不受样品挥发性的限制，固定相、流动相的选择范围较宽，检测手段多样，加之高效快速、微量、自动化程度高等特点，所以在药物分析工作中比气相色谱法应用更为广泛，在中药制剂鉴别中的应用也日益增多。不过，目前在中药制剂质量标准中，一般很少单独使用该法做鉴别，而是多与含量测定结合进行。

（1）操作方法 色谱系统适用性实验及操作方法，同气相色谱鉴别法。

（2）结果判断 比较供试品与对照品色谱图，供试品呈现与对照品保留时间相同的色谱带，则判断为符合药品标准规定。所谓保留时间相同是指基本相同，彼此相差百分之几秒是允许的。

（3）注意事项

① 进样前，色谱柱应用流动相充分冲洗平衡，待压力、基线稳定后方可进样。

② 流动相需用微孔滤膜（0.45μm）过滤，并经脱气后，才可使用，打开冲洗键（PURGE）进行泵排气。

③ 测试溶液需用微孔滤膜（0.45μm）过滤。

④ 使用键合硅胶柱，流动相的 pH 值一般应控制在 2～8 之间，否则色谱柱很容易损坏。

⑤ 工作完毕，应先后用水和甲醇或乙腈充分冲洗液路系统，尤其是使用了含盐的流动相时，更应充分冲洗。

甲睾酮的鉴别：用十八烷基硅烷键合硅胶为填充剂，以甲醇-水（72∶28）为流动相，检测波长为 241nm。取标准品，加甲醇溶解并稀释制成每 1mL 中约含标准品 0.6mg 的溶液，作为对照品溶液。取本品约 10mg，精密称定，置于 100mL 容量瓶中，加甲醇溶解并稀释至刻度，摇匀，作为供试品溶液。精密量取对照品和供试品溶液 10μL 注入液相色谱仪，记录色谱图，供试品溶液主峰的保留时间应与对照品溶液主峰的保留时间一致。

药物的鉴别除以上方法外，常用的还有生物学法，即利用微生物或实验动物进行鉴别的方法。在实际工作中，药物鉴别通常采用综合分析试验法，即通过采用化学鉴别法、仪器分析法、生物学法等不同方法鉴别同一种供试品，综合做出判断。一般每种药品选用 2～4 种方法进行鉴别试验，相互取长补短。

## 思考与交流

（1）什么是化学鉴别法？它包含哪两种类型？

（2）紫外-可见分光光度法中，常用的鉴别方式主要有哪几种？

（3）红外分光光度计的检定项目有哪些？

（4）色谱法的定量方法有哪些？

## 练一练测一测

**一、单选题**

（1）鉴别试验鉴别的药物是（　　）。

A. 未知药物　　B. 贮藏在标签容器中的药物

C. 结构不明确的药物　　D. B+C

（2）对于原料药，除了鉴别项下规定的项目，还应结合性状项下的（　　）项目来确证。

A. 外观　　B. 溶解度　　C. 物理常数　　D. A+B+C

（3）在鉴别试验项目中既可反映药物的纯度，又可用于药物鉴别的重要指标是（　　）。

A. 溶解度　　B. 物理常数　　C. 外观　　D. A+B

（4）钠盐焰色反应的颜色为（　　）。

A. 砖红色　　B. 鲜黄色　　C. 紫色　　D. 蓝色

（5）钾盐焰色反应的颜色为（　　）。

A. 砖红色　　B. 鲜黄色　　C. 紫色　　D. 棕色

（6）下列鉴别反应属于一般鉴别反应的是（　　）。

A. 对乙酰氨基酚　　B. 硫喷妥钠　　C. 有机氟化物类　　D. 苯巴比妥

（7）影响鉴别试验的主要因素，不包括下列哪一项（　　）。

A. 溶液的浓度　　B. 溶液的温度　　C. 室内压强　　D. 试验时间

（8）下列叙述中不正确的说法是（　　）。

A. 鉴别反应完成需要一定时间　　B. 鉴别反应不必考虑“量”的问题

C. 鉴别反应需要有一定的专属性　　D. 鉴别反应需在一定条件下进行

（9）下列哪种鉴别方法的专属性最强（　　）。

A. UV　　B. HPLC　　C. GC　　D. IR

**二、填空题**

（1）药物鉴别试验，系根据药物的（　　）、（　　），采用化学、物理化学或生物学方法来判断药物的真伪。

（2）常用的药物鉴别方法有（　　）、（　　）、（　　）和（　　）。

（3）一般鉴别试验是以某些类别药物的（　　）为依据，根据其相同的物理化学性质进行药物真伪的鉴别，用于不同类别药物的区别；而专属鉴别试验，则是在一般鉴别试验的基础上，利用（　　　）来鉴别药物，以区别同类药物或具有相同化学结构部分的各个药物单体，达到最终确证药物真伪的目的。

（4）在鉴别试验中，需要控制的试验条件包括：（　　）、（　　）、（　　）、（　　）及试验时间、反应介质等。

（5）化学鉴别法，是药物鉴别时最常用的方法。根据试验条件的不同，化学鉴别法可分为（　　）和（　　）两种类型。

（6）紫外-可见分光光度法适用于具有（　　）结构药物的鉴别。

（7）红外试样制备方法主要有：（　　）法、（　　）法、（　　）法、（　　）法和（　　）法等。

（8）色谱鉴别法，系利用药物在一定色谱条件下，产生特征色谱行为进行鉴别试验，比较（　　）和（　　）是否与药品质量标准一致来验证药物真伪的方法。常用的方法有：（　　）法、（　　）法和（　　）法等。

（9）薄层色谱系统适用性试验，通常包括：（　　）、（　　）和（　　）三个指标。

（10）色谱系统的适用性试验通常包括（　　）、（　　）、（　　）和（　　）四个指标。

**三、判断题**

（1）高效液相色谱法中以硅胶为载体的一般键合固定相填充剂适用 pH 2～8 的流动相。（　　）

（2）气相色谱分析时，为防止 FID 检测器被污染，检测器温度设置应不低于色谱柱实际工作的最高温度，一般情况下，检测器的温度不应低于 150℃。（　　）

（3）紫外-可见分光光度计的应用波长范围为 200～400nm。（　　）

（4）溶解度是药品的一种物理性质，在一定程度上反映了药品的纯度。（　　）

**四、简答题**

（1）药物鉴别试验的含义是什么？

（2）一般鉴别试验的含义是什么？

（3）专属鉴别试验的含义是什么？

（4）色谱鉴别法的含义是什么？

# 项目三
# 药物杂质检查

了解与掌握药物中一般杂质检查的项目、目的和意义，掌握一般杂质检查法（氯化物检查法、硫酸盐检测法、铁盐检查法、重金属检查法、砷盐检查法、溶液颜色检查法、澄清度检查法、易炭化物检查法、炽灼残渣检查法、干燥失重测定法）的原理、检查方法、注意事项及结果判定；特殊杂质的检查方法；杂质限量检查方法等。

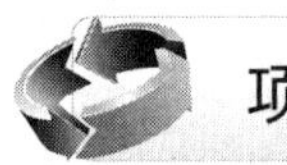

项目引导

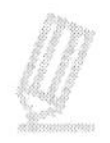

**葡萄糖的一般杂质检查**

## 一、检验原理

本品为无色结晶或白色结晶性或颗粒粉末，无臭，味甜，在水中易溶，乙醇中微溶。

取本品约10g，精密称定，置于100mL容量瓶中，加水适量与氨试液0.2mL，溶解后，用水稀释至刻度，摇匀，放置10min，在25℃时测定比旋度，应为52.5°～53.0°。

葡萄糖分子中具有醛基，还原碱性酒石酸铜生成红色氧化亚铜沉淀。

本品除了检查氯化物、硫酸盐、铁盐、重金属、砷盐等一般杂质外，还需检查溶液的澄清度与颜色（目的是检查水不溶性物质或有色杂质）、乙醇溶液的澄清度（检查醇不溶性杂质如糊精、蛋白质等）、亚硫酸盐与可溶性淀粉（因为制备时使用的酸可能带有亚硫酸盐，而可溶性淀粉是中间体引入的）。

1. 杂质限量

杂质限量即药物中杂质的最大允许量。

$$\text{杂质限量}=\frac{\text{杂质最大允许量}}{\text{供试品量}}\times100\%$$

$$=\frac{\text{标准溶液的浓度}\times\text{标准溶液的体积}}{\text{供试品量}}\times100\%$$

或

$$L=\frac{cV}{S}\times100\%$$

式中，$c$为标准溶液浓度；$V$为标准溶液体积；$S$为供试品质量；$L$为杂质限量。

2. 一般杂质的限量检查

（1）氯化物的限量检查　药物中的氯化物与硝酸银在硝酸酸性溶液中作用，生成氯化银微粒而显白色浑浊，与同一定量的标准氯化钠溶液与硝酸银在同样条件下，用同法处理生成的氯化银浑浊程度相比较，判断药物中含氯化物的限量。

$$Cl^- + Ag^+ \longrightarrow AgCl\downarrow$$

（2）硫酸盐的限量检查　药物中微量硫酸盐与氯化钡在酸性溶液中作用，生成硫酸钡微粒而显白色浑浊，与同一定量标准硫酸钾溶液与氯化钡在同样条件下，用同法处理生成的硫酸钡浑浊程度相比较，判断药物中含硫酸盐的限量。

$$SO_4^{2-} + Ba^{2+} \longrightarrow BaSO_4\downarrow$$

（3）铁盐的限量检查　药物中的三价铁盐（若含有 $Fe^{2+}$，加硝酸煮沸 5min，可使 $Fe^{2+}$ 氧化为 $Fe^{3+}$）与硫氰酸盐在硝酸酸性溶液中作用，生成硫氰酸铁配位离子而显红色，与一定量标准铁溶液与硫氰酸盐在相同条件下，用同法处理生成的硫氰酸铁配位离子溶液进行比色，判断药物中含铁盐的限量。

$$Fe^{3+} + 6SCN^- \longrightarrow [Fe(SCN)_6]^{3-}\text{（红色）}$$

（4）重金属的限量检查　重金属一般是指能与硫代乙酰胺或硫化钠在弱酸性（pH=3～3.5）溶液中作用生成硫化物的金属杂质，如铜、银、铅、镉、汞、砷、锑、铋、锡、锌、钴、镍等。重金属不仅影响药物稳定性，而且在体内容易蓄积，造成慢性中毒，因此必须严格控制其限量。在药品生产过程中遇到铅的机会较多，铅又易积蓄中毒，故以铅为代表。

由于在弱酸性（pH 约为 3.5）溶液中硫代乙酰胺水解，产生硫化氢，硫化氢可与重金属离子作用，生成有色硫化物沉淀，与标准重金属溶液在同样条件下，按同法处理后进行比较。

$$CH_3CSNH_2 + H_2O \longrightarrow CH_3CONH_2 + H_2S\uparrow$$

$$Pb^{2+} + H_2S \longrightarrow PbS\downarrow + 2H^+$$

## 二、主要材料与试剂

主要材料与试剂如表 3-1 所示。

**表 3-1　材料与试剂**

| 原料名称 | 规格 | 用量 |
| --- | --- | --- |
| 葡萄糖 | 普通市售 | 适量 |
| 稀硝酸 | 10μg/mL | 适量 |
| 标准氯化钠溶液 | 10μg $Cl^-$/mL | 6mL |
| 硝酸银试液 | 0.1mol/L | 2mL |
| 标准硫酸钾溶液 | 100μg $SO_4^{2-}$/mL | 2mL |
| 氯化钡溶液 | 25% | 5mL |
| 标准铁溶液 | 0.01% | 2mL |
| 硫氰酸铵溶液 | 30% | 3mL |
| 标准铅溶液 | 10μg Pb/mL | 适量 |
| 乙酸盐缓冲液 | pH 3.5 | 2mL |
| 稀焦糖溶液 | 0.2g/mL | 适量 |
| 硫代乙酰胺试液 | 0.04g/mL | 2mL |

50mL 纳氏比色管、过滤装置、移液管、滴定管。

## 三、方法与步骤

### 1. 干燥失重

干燥失重是指药物在规定条件下经干燥后所损失的重量，根据所损失的重量和取样量计算供试品干燥失重的百分率。干燥失重检查法主要控制药物中的水分，也包括其他挥发性物质如乙醇等。

取本品 1～2g，置于与供试品同样条件下干燥至恒重的扁形称量瓶中，使供试品平铺于瓶底，厚度不超过 5mm，加盖，精密称定，将称量瓶放入洁净的培养皿中，瓶盖半开或置于瓶旁，放入 105℃干燥箱中干燥。取出后迅速盖好瓶盖，置于干燥器中冷至室温，迅速精密称定，再置于 105℃干燥箱中至恒重，即得，损失重量不得超过 9.5%。

① 供试品干燥时，应平铺在扁形称量瓶中，厚度不可超过 5mm，如为疏松物质，厚度不可超过 10mm。

② 放入烘箱或干燥器进行干燥时，应将瓶盖取下并置于称量瓶旁，或将瓶盖半开进行干燥。取出时，须将称量瓶盖好。

③ 置于烘箱内干燥的供试品于较低的温度下干燥至大部分水分除去后，再按规定条件干燥。

2. 酸度

取本品 2.0g，加新沸过的冷蒸馏水 20mL，溶解后，加酚酞指示液 3 滴、0.02mol/L NaOH 滴定液 0.20mL，应显粉红色。

3. 乙醇溶液的澄清度

取本品 1.0g，加 90%乙醇 30mL，置于水浴中加热回流约 10min，溶液应澄清。

4. 亚硫酸盐与可溶性淀粉

取本品 1.0g，加蒸馏水 10mL，溶解后，加碘试液 1 滴，应立即显黄色。

5. 蛋白质

取本品 1.0g，加蒸馏水溶解后，加磺基水杨酸溶液（1→5）3mL，不得产生沉淀。

6. 氯化物

取本品 0.3g，置于 25mL 纳氏比色管中，加蒸馏水溶解使其成约 13mL，再加稀硝酸 5mL，加蒸馏水使其成约 20mL，摇匀，即得供试溶液。另取标准氯化钠溶液（10μg/mL）3.0mL，置于 25mL 纳氏比色管中，加稀硝酸 5mL，加蒸馏水使其成约 20mL，摇匀，即得对照溶液。于供试溶液与对照溶液中，分别加入硝酸银试液 0.5mL，用蒸馏水稀释至 25mL，摇匀，在暗处放置 5min，同置黑色背景下，从比色管上方向下观察、比浊，供试液不得比对照液更浓（0.010%）。

7. 硫酸盐

取本品 2.0g，加蒸馏水溶解使其成约 40mL（溶液如呈碱性，可滴加硝酸使其呈中性；溶液如不澄清，过滤），置于 50mL 纳氏比色管中，加稀盐酸 2mL，摇匀，即得供试品溶液。另取标准硫酸钾溶液（每 1mL 相当于 100μg 的 $SO_4^{2-}$）2.0mL，置于 50mL 纳氏比色管中，加蒸馏水使其成约 40mL，加稀盐酸 2mL，摇匀，即得对照溶液。于供试溶液与对照溶液中，分别加入 25%氯化钡溶液 5mL，用水稀释使其成 50mL，充分摇匀。放置 10min，同置于黑色背景上，从比色管上方向下观察、比较，供试液如发生浑浊，与对照液比较不得更浓（0.010%）。

8. 铁盐

取本品 2.0g，置于 50mL 烧杯中，加蒸馏水 20mL，溶解后，加硝酸 3 滴，缓缓煮沸 5min，放冷，移入 50mL 纳氏比色管中，用蒸馏水洗涤烧杯，洗液并入纳氏比色管中，加蒸馏水稀释使其成 45mL，加硫氰酸铵溶液（30→100）3mL，摇匀。如显色，与标准铁溶液（每 1mL 相当于 10μg Fe）2.0mL 用同一方法制成的对照液比较，不得更深（0.010%）。

9. 重金属

取葡萄糖若干克（取用量按所提供的药品中杂质的限量计算，g），置于 50mL 纳氏比色管中，加蒸馏水 23mL，溶解后，加乙酸盐缓冲液（pH 3.5）2mL，摇匀，即得供试品溶液。另取标准铅溶液（10μgPb/mL）2mL（若供试品溶液带颜色，向对照液中滴加少量的稀焦糖溶液或其他无干扰的有色溶液，使之与供试品颜色一致）与乙酸盐缓冲液（pH 3.5）2mL，置于另一50mL纳氏比色管中，加蒸馏水稀释成25mL，摇匀，即得对照溶液。于供试溶液与对照溶液中，分别加硫代乙酰胺试液各2mL，摇匀，放置2min，同置于白纸上，从比色管上方向下观察、比较，供试溶液不得比对照溶液颜色更深（含重金属不得超过百万分之五）。

10.砷盐的检查

取本品2.0g，加蒸馏水5mL，溶解后，加稀硫酸5mL与溴化钾溴试液0.5mL，置水浴上加热约20min，使保持稍过量的溴存在，必要时，再补加溴化钾溴试液适量，并随时补充蒸散的水分，放冷，加盐酸5mL与蒸馏水适量使其成28mL，依古蔡氏法检查，应符合规定（0.0001%）。

注意事项：

（1）纳氏比色管的选择与洗涤　比色或比浊操作，一般均在纳氏比色管中进行，因此在选用比色管时，必须注意使样品管与标准管玻璃色质一致（最好不带任何颜色），体积相等，管上的刻度均匀，如有差别不得相差2mm。

比色管洗涤时避免用毛刷或去污粉等洗刷，以免管壁划痕影响比色或比浊。

（2）比色、比浊时，样品液与标准液的实验条件应尽可能一致，平行操作。

（3）严格按操作步骤进行试验，注意各种试剂的加入次序。如氯化物检查时，加适量蒸馏水配成约40mL后，再加 $AgNO_3$ 试液。

（4）比色、比浊前应使比色管内试剂充分混匀，主要利用手腕转动360°的旋摇操作来完成。比色方法是将两管同置于白色背景上，从侧面观察；比浊方法是将两管同置于黑色或白色背景上，自上而下观察。

（5）重金属检查中，应注意以下两方面：

① 样品管中“加蒸馏水23mL，溶解后，加乙酸盐缓冲液（pH 3.5）2mL”，实验时采用“加蒸馏水适量，溶解后，加乙酸盐缓冲液（pH 3.5）2mL，再加蒸馏水使其成25mL”，更便于操作。加乙酸盐缓冲溶液前，注意比较样品管与标准管的溶液颜色，若样品管带色，应在对照标准管中滴加少量稀焦糖液，使两管的颜色一致，然后依法操作。

如在标准管中滴加稀焦糖溶液仍不能使颜色一致，可取该药品项下规定的二倍量的供试品和试液，加蒸馏水配成30mL，将溶液分成甲乙二等份，乙管中加蒸馏水稀释成25mL；甲管中加入硫代乙酰胺试液2mL，摇匀，放置2min，经滤膜（孔径3μm）过滤，然后甲管中加入一定量标准铅溶液，加蒸馏水配成25mL；再分别在乙管中加硫代乙酰胺试液2mL，甲管中加蒸馏水2mL，依法比较，即得。

② 标准铅溶液应在临用前精密量取标准铅贮备液新鲜配制，以防止铅的水解而造成误差。

## 项目要求

（1）能根据药品质量标准对药品中的一般杂质进行检查。

（2）能根据药品质量标准对药品中的特殊杂质及杂质限量进行检查，对药物的质量进行判断。

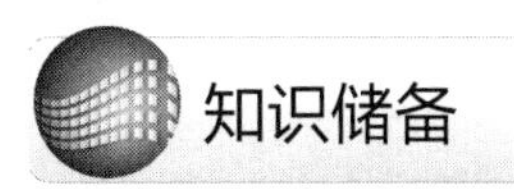
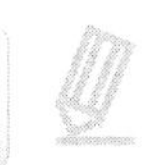

## 知识储备

### 一、杂质的来源

在药物的生产和贮藏过程中，常常会将一些杂质引入到药物中而使药物的纯度受到影响。杂质是指药物中存在的无治疗作用或影响药物的稳定性和疗效，甚至对人健康有害的物质。由于药物中的杂质无治疗作用，或者影响药物的稳定性和疗效，甚至危害人们的健康，因此，必须对药物中的杂质进行检查，以保证药品质量和临床用药的安全、有效，同时也为生产、流通过程中的药品质量保证和企业管理的考核管理提供依据。

药物中的杂质主要有两个来源：一是生产过程中引入的杂质；二是在贮藏过程中受外界条件的影响，引起药物理化特性发生变化而产生的杂质。此外，药物受到污染等也会引入杂质。了解药物中杂质的来源，可以有针对性地制定出药物中杂质的检查项目和检查方法。

### 1. 生产过程中引入的杂质

药物在生产过程中引入杂质，常常是由于原料不纯或反应不完全，以及中间产物和反应的副产物存在，在精制时未能按要求的标准除去。此外，与生产器皿的接触也会不同程度地引入重金属及砷盐等。例如，用水杨酸为原料合成阿司匹林时，由于反应不完全，可能引入水杨酸杂质。

从植物原料中提取分离药物，由于植物中常会含有与产品化学结构及性质相似或不相似的物质，在提取过程中分离不完全而引入产品中。例如，从阿片中提取吗啡时，从原料中可能引入其他生物碱。

在药物生产过程中常需加入试剂、溶剂或催化剂，由于溶解度、吸附、吸留、共沉淀、混晶生成等原因，不可能完全除去，使产品中存在有关杂质。例如，使用酸性或碱性试剂处理后，可能使产品中带有酸性或碱性杂质；用有机溶剂提取或精制后，在产品中就可能有残留的有机溶剂。《中国药典》中规定必须检查药物在生产过程中引入的有害有机溶剂（如苯、氯仿、1,4-二氧六环、二氯甲烷、吡啶等）的残留量。

药物在制剂生产过程中，也可能产生新的杂质。如盐酸普鲁卡因注射剂在高温灭菌过程中，可能水解为对氨基苯甲酸和二乙氨基乙醇，因此《中国药典》中规定盐酸普鲁卡因原料药不检查对氨基苯甲酸，而注射剂要检查此杂质。

### 2. 贮藏过程中引入的杂质

在温度、湿度、日光、空气等外界条件的影响下，或因微生物的作用，药物发生水解、氧化、分解、潮解、异构化、发霉等变化，使药物中产生有关的杂质。

水解反应是药物最容易发生的变质反应。苷类、卤烃类、酯类、酰脲类、酰肼类、酰胺类结构的药物，在水分的存在下容易水解。具有酚羟基、巯基、芳香第一氨基、肼基、醛基以及长链共轭双键等结构的药物，在空气中易被氧化引进杂质而使这些药物降效或失效，甚至产生毒性。

如麻醉乙醚在日光、空气及湿气的作用下，易氧化分解为醛及有毒的过氧化物，药典规定启封后须在24h内使用。在温度、光照等因素的影响下，还可使一些药物产生异构化反应。在水分、温度适宜的条件下，微生物能使某些药物变质。

例如：苯酚类药物的氧化过程。

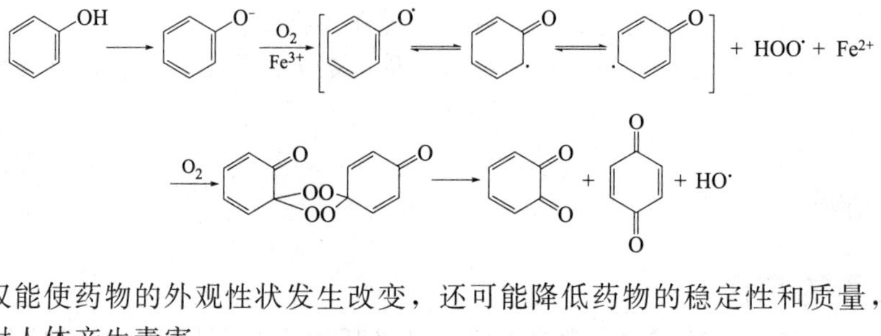

杂质不仅能使药物的外观性状发生改变，还可能降低药物的稳定性和质量，甚至使药物失去疗效或对人体产生毒害。

## 二、杂质的种类

药物中的杂质多种多样，其分类方法也有多种。

### 1.一般杂质和特殊杂质

药物中的杂质按其来源可分为一般杂质和特殊杂质。一般杂质是指在自然界中分布较广泛，在多种药物的生产和贮藏过程中容易引入的杂质，如氯化物、硫酸盐、重金属、砷盐、水分、炽灼残渣、易炭化物、酸碱、铁盐等。特殊杂质是指在药物的生产和贮藏过程中，根据药物的性质和生产工艺而引入的杂质，如阿司匹林中的游离水杨酸，甲硝唑中的2-甲基-5-硝基咪唑等。

### 2.信号杂质和有害杂质

药物中的杂质按其毒性分类，可以分为信号杂质和有害杂质。信号杂质本身一般无害，但其含量的多少可以反映出药物的纯度水平，如含量过多，表明药物的纯度差，提示药物的生产工艺不合理或生产控制存在问题。氯化物、硫酸盐就属于信号杂质。有害杂质如重金属、砷盐等，对人体有毒害或影响药物的稳定性，在质量标准中应严格加以控制，以保证用药安全。

### 3.有机杂质、无机杂质及残留溶剂

药物中的杂质按其理化性质一般可分为三类：有机杂质、无机杂质及残留溶剂。有机杂质包括工艺中引入的杂质和降解产物等，可能是已知的或未知的、挥发性的或不挥发的。由于这类杂质的化学结构一般与活性成分类似或具有渊源关系，故通常又可称之为有关物质。无机杂质是指在原料药及制剂生产或传递过程中产生的杂质，这些杂质通常为已知的，主要包括反应试剂、配位体、催化剂、重金属、其他残留的金属、无机盐、助滤剂、活性炭等。残留溶剂是指在原料药及制剂生产过程中使用的有机溶剂。

## 三、杂质的检查方法

### 1.氯化物检查法

药物的生产过程中，常用到盐酸或将药物制成盐酸盐形式。氯离子对人体无害，但它能反映药物的纯度及生产过程是否正常，因此氯化物常作为信号杂质进行检查。

（1）原理　药物中的微量氯化物在硝酸酸性条件下与硝酸银反应，生成氯化银胶体微粒而显白色浑浊，与一定量的标准氯化钠溶液在相同条件下产生的氯化银浑浊程度比较，判定供试品中氯化物是否符合限量规定。其反应式为：

$$Cl^- + Ag^+ \longrightarrow AgCl\downarrow \text{（白色）}$$

（2）标准氯化钠溶液的制备

① 称取氯化钠0.165g，置于1000mL容量瓶中，加适量蒸馏水使其溶解并稀释至刻度，摇匀，作为贮备液。

② 临用前，精密量取贮备液10mL，置于100mL容量瓶中，加蒸馏水稀释至刻度，摇匀，即得（每1mL相当于10μg的$Cl^-$）。

（3）检查方法　除另有规定外，取各药品项下规定量的供试品，加蒸馏水溶解使其成25mL（溶液如呈碱性，可滴加硝酸使其呈中性），再加稀硝酸10mL；溶液如不澄清，应过滤；置于50mL纳氏比色管中，加蒸馏水使其成约40mL，摇匀，即得供试品溶液。另取各药品项下规定量的标准氯化钠溶液，置于50mL纳氏比色管中，加稀硝酸10mL，加蒸馏水使其成40mL，摇匀，即得对照溶液。于供试品溶液与对照溶液中，分别加入硝酸银试液1.0mL，用蒸馏水稀释至50mL，摇匀，在暗处放置5min，同置于黑色背景上，从比色管上方向下观察、比较，即得。

（4）注意事项

① 供试品溶液如带颜色，除另有规定外，可取供试品溶液两份，分别置于50mL纳氏

比色管中，一份中加硝酸银试液1.0mL，摇匀，放置10min，如显浑浊，可反复过滤，至滤液完全澄清，再加规定量的标准氯化钠溶液与适量蒸馏水使其成50mL，摇匀，在暗处放置5min，作为对照溶液；另一份中加硝酸银试液1.0mL与适量蒸馏水使其成50mL，摇匀，在暗处放置5min，按上述方法与对照溶液比较，即得。

② 以上检查方法中，使用的标准氯化钠溶液每1mL相当于10μg的$Cl^-$。测定条件下，氯化物浓度以50mL中含50～80μg的$Cl^-$为宜，相当于标准氯化钠溶液5～8mL。此范围内氯化物所显浑浊度明显，便于比较。

③ 加硝酸可避免弱酸银盐如碳酸银、磷酸银及氧化银沉淀的干扰，且可加速氯化银沉淀的生成并产生较好的乳浊。酸度以50mL供试溶液中含稀硝酸10mL为宜。

④ 用滤纸过滤时，滤纸中如含有氯化物，可预先用含有硝酸的水溶液洗净后使用。

⑤ 供试品溶液与对照溶液应同时操作，加入试剂的顺序应一致。

⑥ 应将供试品管与对照管同置于黑色背景上，自上而下观察浊度，这样较易判断。必要时，可变换供试品管和对照管的位置后观察。

(5) 结果判定　供试品管的浑浊浅于对照管的浑浊，判为符合规定；如供试品管的浑浊浓于对照管，则判为不符合规定。

2. 硫酸盐检查法

硫酸盐也是一种广泛存在于自然界中的信号杂质，硫酸盐检查是检查药物中的$SO_4^{2-}$。

(1) 原理　药物中微量的硫酸盐在稀盐酸酸性条件下与氯化钡反应，生成硫酸钡微粒显白色浑浊，与一定量标准硫酸钾溶液在相同条件下产生的硫酸钡浑浊程度比较，判定供试品硫酸盐是否符合限量规定。其反应式为：

$$SO_4^{2-} + Ba^{2+} \longrightarrow BaSO_4 \downarrow (白色)$$

(2) 标准硫酸钾溶液的制备　称取硫酸钾0.181g，置于1000mL容量瓶中，加蒸馏水适量使其溶解并稀释至刻度，摇匀，即得（每1mL相当于100μg的$SO_4^{2-}$）。

(3) 检查方法　除另有规定外，取各品种项下规定量的供试品，加蒸馏水溶解使其成约40mL（溶液如呈碱性，可滴加盐酸使遇pH试纸呈中性）；溶液如不澄清，应过滤；置于50mL纳氏比色管中，加稀盐酸2mL，摇匀，即得供试品溶液。另取该品种项下规定量的标准硫酸钾溶液，置于另一50mL纳氏比色管中，加蒸馏水使其成约40mL，加稀盐酸2mL，摇匀，即得对照溶液。于供试品溶液与对照溶液中，分别加入25%氯化钡溶液5mL，用蒸馏水稀释使其成50mL，充分摇匀，放置10min，同置于黑色背景上，从比色管上方向下观察、比较，即得。

(4) 注意事项

① 供试品溶液如带颜色，除另有规定外，可取供试品溶液两份，分别置于50mL纳氏比色管中，一份加25%氯化钡溶液5mL，摇匀，放置10min，如显浑浊，可反复过滤，至滤液完全澄清，再加规定量的标准硫酸钾溶液与适量蒸馏水使其成50mL，摇匀，放置10min，作为对照溶液；另一份加25%氯化钡溶液5mL与适量蒸馏水使其成50mL，摇匀，放置10min，按上述方法比较所产生的浑浊。

② 供试溶液如需过滤，应预先用盐酸酸化的水洗净滤纸中可能带来的硫酸盐，再过滤供试溶液，使其澄清。

③ 加入25%氯化钡溶液后，应充分摇匀，以免影响浊度。25%氯化钡溶液存放时间过久，如有沉淀析出，则不能使用，应予重配。

④ 标准硫酸钾溶液每1mL相当于100μg的$SO_4^{2-}$，本法适宜比浊的浓度范围为每50mL溶液中含0.1～0.5mg的$SO_4^{2-}$，相当于标准硫酸钾溶液1～5mL，在此范围内浊度梯度明显。

⑤ 供试品溶液加盐酸使其呈酸性，可防止碳酸钡或磷酸钡等沉淀的生成；溶液的酸度，以 50mL 中含稀盐酸 2mL，溶液的 pH 值约为 1 为宜。

⑥ 应将供试品管与对照管同置于黑色背景上，自上而下观察浊度，这样较易判断。必要时，可变换供试品管和对照管的位置后观察。

（5）结果判定　供试品管的浑浊浅于对照管的浑浊，判为符合规定；如供试品管的浑浊浓于对照管，则判为不符合规定。

### 3. 铁盐检查法

微量铁盐的存在可能会加速药物的氧化和降解，因而要控制药物中铁盐的限量。《中国药典》采用硫氰酸盐法检查药物中的铁盐杂质。

（1）原理　铁盐在盐酸酸性溶液中与硫氰酸铵生成红色可溶性硫氰酸铁配离子，与一定量标准铁溶液用同法处理后所显的颜色进行比较，以判断供试品中铁盐的量是否超过限量。其反应式为：

$$Fe^{3+} + 6SCN^- \xrightarrow{H^+} [Fe(SCN)_6]^{3-}\text{（红色）}$$

（2）标准铁溶液的制备

① 称取硫酸铁铵 $[FeNH_4(SO_4)_2 \cdot 12H_2O]$ 0.863g，置于 1000mL 容量瓶中，加蒸馏水溶解后，加硫酸 2.5mL，用蒸馏水稀释至刻度，摇匀，作为贮备液。

② 临用前，精密量取贮备液 10mL，置于 100mL 容量瓶中，加蒸馏水稀释至刻度，摇匀，即得（每 1mL 相当于 10μg 的 $Fe^{3+}$）。

（3）检查方法　除另有规定外，取各品种项下规定量的供试品，加蒸馏水溶解使其成 25mL，移至 50mL 纳氏比色管中，加稀盐酸 4mL 与过硫酸铵 50mg，用蒸馏水稀释成 35mL 后，加 30%硫氰酸铵溶液 3mL，再加蒸馏水适量稀释成 50mL，摇匀；如显色，立即与一定量标准铁溶液制成的对照溶液（取该品种项下规定量的标准铁溶液，置于 50mL 纳氏比色管中，加蒸馏水稀释成 25mL，加稀盐酸 4mL 与过硫酸铵 50mg，用蒸馏水稀释成 35mL，加 30%硫氰酸铵溶液 3mL，再加蒸馏水稀释成 50mL，摇匀）比较，即得。

（4）注意事项

① 如供试管与对照管色调不一致，可分别移至分液漏斗中，各加正丁醇 20mL 提取，分层后，将正丁醇层移至 50mL 纳氏比色管中，再用正丁醇稀释至 25mL，比较，即得。

② 在盐酸酸性条件下反应，可防止 $Fe^{3+}$ 的水解。经试验，以 50mL 溶液中含稀盐酸 4mL 为宜。加入氧化剂过硫酸铵氧化供试品中的 $Fe^{2+}$ 成 $Fe^{3+}$，同时可防止光线使硫氰酸铁还原或分解褪色。

③ 反应中加入的硫氰酸铵量较大，这是因为铁盐与硫氰酸根离子的反应为可逆反应，加入过量的硫氰酸铵，不仅可以增加生成的配位离子的稳定性，提高反应灵敏度，还能消除氯化物等与铁盐生成配位化合物所引起的干扰。

④ 本法用硫酸铁铵 $[FeNH_4(SO_4)_2 \cdot 12H_2O]$ 配制标准铁溶液，并加入硫酸防止铁盐水解，使其易于保存。标准铁溶液每 1mL 相当于 10μg 的 $Fe^{3+}$。本法以在 50mL 溶液中含 10～50μg $Fe^{3+}$ 为宜，相当于标准铁溶液 1～5mL。在此范围内，显色梯度明显，易于区别。

⑤ 某些有机药物，特别是具有环状结构的有机药物，在实验条件下不溶解或对检查有干扰，需经炽灼破坏，使铁盐成三氧化二铁留于残渣中，处理后再依法检查。如盐酸普鲁卡因、泛影酸、羧丙纤维素等。

⑥ 标准铁贮备液应存放于阴凉处，存放期间如出现浑浊或其他异常情况，不得再使用。

（5）结果判定　供试管所显的颜色浅于对照管时，判为符合规定；如供试管所显颜色深于对照管，则判为不符合规定。

4. 重金属检查法

重金属，系指在规定实验条件下能与硫代乙酰胺或硫化钠作用显色的金属杂质，如银、铅、汞、铜、镉、铋、锑、锡、钴、镍等。药品在生产过程中遇到铅的机会较多，铅在体内易积蓄使人中毒，故检查时以铅（Pb）作为重金属的代表，以硝酸铅配制标准铅溶液。重金属检查法［《中国药典》（2015 年版）通则］采用硫代乙酰胺试液或硫化钠试液作显色剂，以铅（Pb）的限量表示。

由于实验条件不同，重金属检查法主要分为三种检查方法。

（1）第一法（硫代乙酰胺法） 本法适用于不经有机破坏，能溶于水、稀酸和乙醇的供试品。在酸性溶液中（pH 应为 3.0～3.5）显色的重金属限量检查，为最常用的方法。

① 原理。硫代乙酰胺在弱酸性（pH=3.5 乙酸盐缓冲液）条件下水解，产生硫化氢，与重金属离子（以 $Pb^{2+}$ 为代表）生成黄色到棕黑色的硫化物均匀混悬液，与一定量标准铅溶液经同法处理后所呈颜色比较，以判断供试品中的重金属含量是否超过限量。其反应式为：

$$CH_3CSNH_2 + H_2O \xrightarrow{pH3.0\sim3.5} CH_3CONH_2 + H_2S$$

$$Pb^{2+} + H_2S \longrightarrow PbS\downarrow + 2H^+$$

② 标准铅溶液的制备

a. 称取硝酸铅 0.1599g，置于 1000mL 容量瓶中，加硝酸 5mL 与蒸馏水 50mL，溶解后，用蒸馏水稀释至刻度，摇匀，作为贮备液。

b. 精密量取贮备液 10mL，置于 100mL 容量瓶中，加蒸馏水稀释至刻度，摇匀，即得，（每 1mL 相当于 10μg 的 Pb）。本液仅供当日使用。

注意：配制与贮存用的玻璃容器均不得含铅。

③ 检查方法。除另有规定外，取 25mL 纳氏比色管三支，甲管中加标准铅溶液一定量与乙酸盐缓冲液（pH=3.5）2mL 后，加蒸馏水或各品种项下规定的溶剂稀释成 25mL，乙管中加入按各品种项下规定的方法制成的供试液 25mL，丙管中加入与乙管相同量的供试品，加配制供试品溶液的溶剂适量使其溶解，再加与甲管相同量的标准铅溶液与乙酸盐缓冲液（pH=3.5）2mL 后，用溶剂稀释成 25mL；若供试液带颜色，可在甲管中滴加少量的稀焦糖溶液或其他无干扰的有色溶液，使之与乙管、丙管一致；再在甲、乙、丙三管中分别加硫代乙酰胺试液各 2mL，摇匀，放置 2min，同置于白纸上，自上向下透视，当丙管中显出的颜色不浅于甲管时，乙管中显出的颜色与甲管比较，不得更深。如丙管中显出的颜色浅于甲管，应取样按第二法重新检查。

④ 注意事项

a. 如在甲管中滴加稀焦糖溶液或其他无干扰的有色溶液，仍不能使颜色一致，应取样按第二法检查。

b. 供试品如含高铁盐影响重金属检查时，可在甲、乙、丙三管中分别加入相同量的维生素 C 0.5～1.0g，再照上述方法检查。

c. 配制供试品溶液时，如使用的盐酸超过 1mL，氨试液超过 2mL，或加入其他试剂进行处理的，除另有规定外，甲管溶液应取同样同量的试剂置于瓷皿中蒸干后，加乙酸盐缓冲液（pH=3.5）2mL 与蒸馏水 15mL，微热溶解后，移至纳氏比色管中，加标准铅溶液一定量，再用蒸馏水或各品种项下规定的溶剂稀释成 25mL。

d. 硫代乙酰胺试液与重金属反应的最佳 pH 值是 3.5，故配制乙酸盐缓冲液（pH=3.5）时，要用 pH 计调节，硫代乙酰胺试液加入量以 2.0mL 时呈色最深。

（2）第二法（炽灼残渣法） 本法适用于含芳环、杂环以及不溶于水、稀酸、乙醇的有机药物，供试品需灼烧破坏，取炽灼残渣项下遗留的残渣，经处理后在酸性溶液中进行显色。

① 原理。重金属可能会与芳环、杂环形成较牢固的价键，先将供试品在500～600℃炽灼破坏后，使供试品中与有机分子结合的重金属游离，经处理后，再按第一法进行检查。

② 检查方法。除另有规定外，当需改用第二法检查时，取各品种项下规定量的供试品，按炽灼残渣检查法进行炽灼处理，然后取遗留的残渣或直接取炽灼残渣项下遗留的残渣；如供试品为溶液，则取各品种项下规定量的溶液，蒸发至干，再按上述方法处理后取遗留的残渣；加硝酸0.5mL，蒸干，至氧化氮蒸气除尽后（或取供试品一定量，缓缓炽灼至完全炭化，放冷，加硫酸0.5～1mL，使残渣恰湿润，用低温加热至硫酸除尽后，加硝酸0.5mL，蒸干，至氧化氮蒸气除尽后，放冷，在500～600℃炽灼使完全灰化），放冷，加盐酸2mL，置水浴上蒸干后加蒸馏水15mL，滴加氨试液至对酚酞指示液显微粉红色，再加乙酸盐缓冲液（pH=3.5）2mL，微热溶解后，移至纳氏比色管中，加蒸馏水稀释成25mL，作为甲管；另取配制供试品溶液的试剂，置于瓷皿中蒸干后，加乙酸盐缓冲液（pH=3.5）2mL与蒸馏水15mL，微热溶解后，移至纳氏比色管中，加一定量标准铅溶液，再用蒸馏水稀释成25mL，作为乙管；再在甲、乙两管中分别加硫代乙酰胺试液各2mL，摇匀，放置2min，同置于白纸上，自上向下透视，乙管中显出的颜色与甲管比较，不得更深。

③ 注意事项

a. 炽灼温度越高，重金属损失越多，因此应控制炽灼温度在500～600℃。

b. 炽灼残渣加硝酸处理，必须蒸干，至氧化氮蒸气除尽，防止亚硝酸氧化硫代乙酰胺水解产生的硫化氢而析出硫，影响比色。

c. 含钠盐或氟的有机药物在炽灼时能腐蚀瓷坩埚而引入重金属，应改用铂坩埚或硬质玻璃蒸发皿。

（3）第三法（硫化钠法）　本法适用于能溶于碱而不溶于稀酸（或在稀酸中即生成沉淀）的药物。如磺胺类、巴比妥类药物。

① 原理。以硫化钠为显色剂，$Pb^{2+}$与$S^{2-}$在碱性条件下生成PbS微粒的混悬液，与一定量标准铅溶液经同法处理后所呈颜色比较。

$$Pb^{2+} + Na_2S \xrightarrow{NaOH} PbS\downarrow + 2Na^+$$

② 检查方法。除有另外规定外，取供试品适量，置于纳氏比色管中，加氢氧化钠试液5mL与蒸馏水20mL溶解后，加硫化钠试液5滴，摇匀，与一定量的标准铅溶液同样处理后的颜色比较，不得更深。

甲氨蝶呤中重金属的检查：取本品0.5g，加25%硫酸镁的硫酸溶液（取硫酸镁25g，加1mol/L硫酸溶液100mL使其溶解）4mL，摇匀，置水浴上蒸发至干，于800℃缓缓炽灼至完全炭化，炽灼时间不超过2h，放冷，依法检查，含重金属不得超过百万分之五十。

### 5. 砷盐检查法

砷具有很强的致癌、致突变和致畸作用，药物中的砷盐多由生产过程所使用的无机试剂引入。砷盐和重金属一样，在多种药物中要求检查。砷盐检查法用于药品中微量砷（以As计算）的限度检查。《中国药典》采用古蔡氏法和二乙基二硫代氨基甲酸银法（简称Ag-DDC法）检查药物中微量的砷盐。

（1）第一法（古蔡氏法）

① 原理。古蔡氏法是利用金属锌与酸作用产生新生态的氢与药品中微量亚砷酸盐反应生成具有挥发性的砷化氢，砷化氢遇溴化汞试纸产生黄色至棕色的砷斑，与同一条件下定量标准砷溶液所产生的砷斑比较，以判定砷盐的限量。

$$As^{3+} + 3Zn + 3H^+ \longrightarrow 3Zn^{2+} + AsH_3\uparrow$$

$$AsO_3^{3-}+3Zn+9H^+ \longrightarrow 3Zn^{2+}+3H_2O+AsH_3\uparrow$$

$AsH_3$ 遇溴化汞试纸，产生黄色至棕色的砷斑：

$$AsH_3+2HgBr_2 \longrightarrow 2HBr+AsH(HgBr)_2\text{（黄色）}$$

$$AsH_3+3HgBr_2 \longrightarrow 3HBr+As(HgBr)_3\text{（棕色）}$$

M3-1 砷盐检查法（古蔡氏法）

② 仪器装置。见图 3-1。A 为 100mL 标准磨口锥形瓶；B 为中空的标准磨口塞，上连导气管 C（外径 8.0mm，内径 6.0mm），全长约 180mm；D 为具孔的有机玻璃旋塞，其上部为圆形平面，中央有一圆孔，孔径与导气管 C 的内径一致，其下部孔径与导气管 C 的外径相适应，将导气管 C 的顶端套入旋塞下部孔内，并使管壁与旋塞的圆孔相吻合，黏合固定；E 为中央具有圆孔（孔径 6.0mm）的有机玻璃旋塞盖，与旋塞 D 紧密吻合。

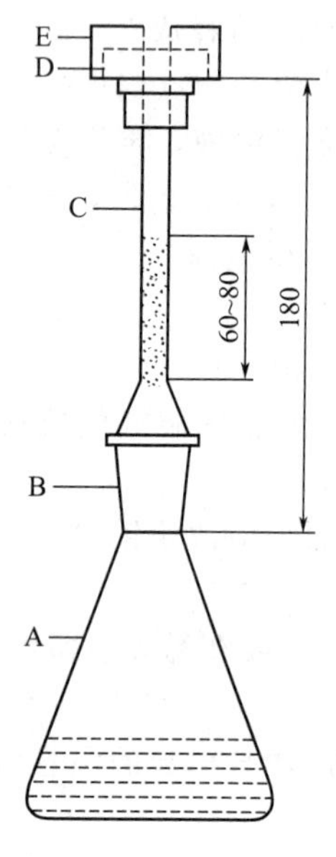


图 3-1　第一法仪器装置（单位：mm）
A—标准磨口锥形瓶；B—标准磨口塞；
C—导气管；D—旋塞；E—旋塞盖

测试时，于导气管 C 中装入乙酸铅棉花 60mg（装管高度为 60～80mm），再于旋塞 D 的顶端平面上放一片溴化汞试纸（试纸大小以能覆盖孔径而不露出平面外为宜），盖上旋塞盖 E 并旋紧，即得。

③ 标准砷溶液的制备

a. 称取三氧化二砷 0.132g，置于 1000mL 容量瓶中，加 20%氢氧化钠溶液 5mL 溶解后，用适量的稀硫酸中和，再加稀硫酸 10mL，用蒸馏水稀释至刻度，摇匀，作为贮备液。

b. 临用前，精密量取贮备液 10mL，置于 1000mL 容量瓶中，加稀硫酸 10mL，用水稀释至刻度，摇匀，即得（每 1mL 相当于 1μg 的 As）。

④ 标准砷斑的制备。精密量取标准砷溶液 2mL，置于 A 瓶中，加盐酸 5mL 与水 21mL，再加碘化钾试液 5mL 与酸性氯化亚锡试液 5 滴，在室温放置 10min 后，加锌粒 2g，立即将照上法装妥的导气管 C 密塞于 A 瓶上，并将 A 瓶置于 25～40℃水浴中，反应 45min，取出溴化汞纸试，即得。

若供试品需经有机破坏后再行检砷，则应取标准砷溶液代替供试品，按照该品种项下规定的方法同法处理后，依法制备标准砷斑。

⑤ 检查方法。取按各品种项下规定方法制成的供试溶液，置于 A 瓶中，按照标准砷斑的制备方法，自“再加碘化钾试液 5mL”起，依法操作。将生成的砷斑与标准砷斑比较，不得更深。

（2）第二法（二乙基二硫代氨基甲酸银法）

① 原理。二乙基二硫代氨基甲酸银法是将生成的砷化氢气体导入盛有二乙基二硫代氨基甲酸银试液的管中，使之还原为红色胶态银，与同一条件下定量的标准砷溶液所制成的对照液比较，或在 510nm 的波长处测定吸光度，以判定含砷盐的限度或测定含量。

$$(C_2H_5)_2N-C(=S)-S-Ag$$

二乙基二硫代氨基甲酸银(Ag-DDC)

$$AsH_3+6Ag(DDC)+3\,C_5H_5N \longrightarrow As(DDC)_3+6Ag+3\,C_5H_5N\cdot HDDC$$

② 仪器装置。见图 3-2。A 为 100mL 标准磨口锥形瓶；B 为中空的标准磨口塞，上连导气管 C（一端的外径为 8mm，内径为 6mm；另一端长 180mm，外径 4mm，内径 1.6mm，尖端内径为 1mm）；D 为平底玻璃接收管（长为 180mm，内径 10mm，于 5.0mL 处有一刻度）。

M3-2 砷盐的鉴别

测试时，于导气管 C 中装入乙酸铅棉花 60mg（装管高度约 80mm），并于 D 管中精密加入二乙基二硫代氨基甲酸银试液 5mL。

③ 标准砷对照液的制备。精密量取标准砷溶液 2mL，置于 A 瓶中，加盐酸 5mL 与水 21mL，再加碘化钾试液 5mL 与酸性氯化亚锡试液 5 滴，在室温放置 10min 后，加锌粒 2g，立即将导气管 C 与 A 瓶密塞，使生成的砷化氢气体导入 D 管中，并将 A 瓶置于 25～40℃水浴中反应 45min，取出 D 管，添加三氯甲烷至刻度，混匀，即得。

若供试品需经有机破坏后再行检砷，则应取标准砷溶液代替供试品，按照各品种项下规定的方法同法处理后，依法制备标准砷对照液。

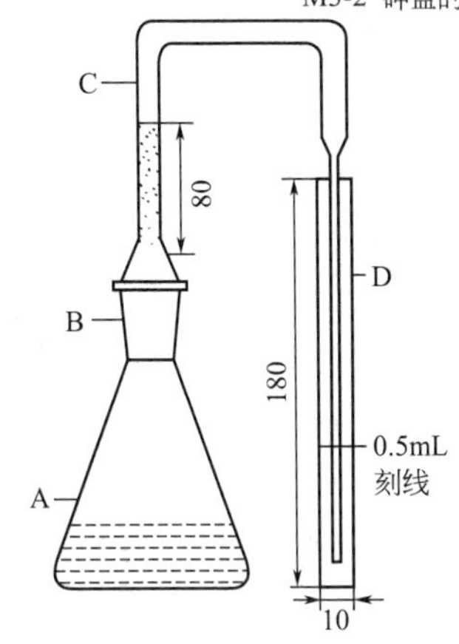


图 3-2　第二法仪器装置（单位：mm）
A—标准磨口锥形瓶；B—标准磨口塞；
C—导气管；D—平底玻璃接收管

④ 检查方法。取按照各品种项下规定方法制成的供试品溶液，置于 A 瓶中，按照标准砷对照液的制备方法，自“再加碘化钾试液 5mL”起，依法操作。将所得溶液与标准砷对照液同置于白色背景上，从 D 管上方向下观察、比较，所得溶液的颜色不得比标准砷对照液更深。必要时，可将所得溶液转移至 1cm 吸收池中，用适宜的分光光度计或比色计在 510nm 波长处以二乙基二硫代氨基甲酸银试液作空白，测定吸收度，与标准砷对照液按同法测得的吸光度比较，即得。

⑤ 注意事项

a. 所用仪器和试液等按照上述方法检查，均不应生成砷斑，或至多生成仅可辨认的斑痕。

b. 制备标准砷斑或标准砷对照液，应与供试品检查同时进行。

c. 测试中所用锌粒应无砷，以能通过一号筛的细粒为宜，如使用的锌粒较大，用量应酌情增加，反应时间亦应延长为 1h。

d. 乙酸铅棉花系取脱脂棉 1.0g，浸入乙酸铅试液与蒸馏水的等容混合液 12mL 中，湿透后，挤压除去过多的溶液，并使之疏松，在 100℃以下干燥后，贮于玻璃塞瓶中备用。

（3）结果判定

① 第一法（古蔡氏法）。供试液生成的砷斑比标准砷斑色浅，判为符合规定。

② 第二法（二乙基二硫代氨基甲酸银）。供试液所得的颜色比标准砷对照液浅，判定为符合规定；或在 510nm 波长处测定吸光度小于标准砷对照液的吸光度，判为符合规定。

砷盐检查法中的第一法（古蔡氏法）用于药品中砷盐的限量检查；第二法（二乙基二硫代氨基甲酸银法）既可检查药品中的砷盐限量，又可作砷盐的含量测定；两法并列，可根据需要选用。

## 6. 溶液颜色检查法

药物溶液的颜色及其与规定颜色的差异能在一定程度上反映药物的纯度。有色杂质的来源一是由生产工艺中引入，二是在贮存过程中由于药品不稳定降解产生。溶液颜色检查法系控制药品有色杂质限量的方法，该法系将药物溶液的颜色与规定的标准比色液相比较，或在规定的波长处测定其吸光度，以检查其颜色。

《中国药典》（2015 年版）四部溶液颜色检查法项下规定了三种检查方法——目视法、分光光度法和色差计法，并增加了品种中规定的“无色或几乎无色”的定义。“无色”系指供试品溶液的颜色与所用溶剂相同，“几乎无色”系指供试品溶液的颜色浅于用蒸馏水稀释 1 倍后的相应色调 1 号标准比色液。

（1）第一法

① 相关溶液的制备

a. 比色用重铬酸钾溶液。精密称取在 120℃干燥至恒重的基准重铬酸钾 0.4000g，置于 500mL 容量瓶中，加适量水溶解并稀释至刻度，摇匀，即得。每 1mL 溶液含 0.800mg 的 $K_2Cr_2O_7$。

b. 比色用硫酸铜溶液。取硫酸铜约 32.5g，加适量的盐酸溶液（1→40）使其溶解成 500mL，精密量取 10mL，置于碘瓶中，加水 50mL、乙酸 4mL 与碘化钾 2g，用硫代硫酸钠滴定液（0.1mol/L）滴定，至近终点时，加淀粉指示液 2mL，继续滴定至蓝色消失。每 1mL 的硫代硫酸钠滴定液（0.1mol/L）相当于 24.97mg 的 $CuSO_4 \cdot 5H_2O$。根据上述测定结果，在剩余的原溶液中加适量的盐酸溶液（1→40），使每 1mL 溶液含 62.4mg 的 $CuSO_4 \cdot 5H_2O$，即得。

c. 比色用氯化钴溶液。取氯化钴约 32.5g，加适量的盐酸溶液（1→40）使其溶解成 500mL，精密量取 2mL，置于锥形瓶中，加水 200mL，摇匀，加氨试液至溶液由浅红色转变至绿色后，加乙酸-乙酸钠缓冲溶液（pH=6.0）10mL，加热至 60℃，再加二甲酚橙指示液 5 滴，用乙二胺四乙酸二钠滴定液（0.05mol/L）滴定至溶液显黄色。每 1mL 的乙二胺四乙酸二钠滴定液（0.05mol/L）相当于 11.90mg 的 $CoCl_2 \cdot 6H_2O$。根据上述测定结果，在剩余的原溶液中加适量的盐酸溶液（1→40），使每 1mL 溶液中含 59.5mg 的 $CoCl_2 \cdot 6H_2O$，即得。

d. 各种色调标准贮备液的制备。按表 3-2 精密量取比色用氯化钴溶液、比色用重铬酸钾溶液、比色用硫酸铜溶液与水，摇匀，即得。

**表 3-2　各种色调标准贮备液的配制**

| 色调 | 比色用氯化钴溶液/mL | 比色用重铬酸钾溶液/mL | 比色用硫酸铜溶液/mL | 水/mL |
|---|---|---|---|---|
| 黄绿色 | 1.2 | 22.8 | 7.2 | 68.8 |
| 黄色 | 4.0 | 23.3 | 0 | 72.7 |
| 橙黄色 | 10.6 | 19.0 | 4.0 | 66.4 |
| 橙红色 | 12.0 | 20.0 | 0 | 68.0 |
| 棕色 | 22.5 | 12.5 | 20.0 | 45.0 |

e. 各种色调色号标准比色液的制备。按表 3-3 精密量取各色调标准贮备液与水，摇匀，即得。

**表 3-3　各种色调色号标准比色液的配制**

| 色号 | 1 | 2 | 3 | 4 | 5 | 6 | 7 | 8 | 9 | 10 |
|---|---|---|---|---|---|---|---|---|---|---|
| 贮备液/mL | 0.5 | 1.0 | 1.5 | 2.0 | 2.5 | 3.0 | 4.5 | 6.0 | 7.5 | 10.0 |
| 加水量/mL | 9.5 | 9.0 | 8.5 | 8.0 | 7.5 | 7.0 | 5.5 | 4.0 | 2.5 | 0 |

② 检查方法。除另有规定外，取各品种项下规定量的供试品，加水溶解，置于25mL的纳氏比色管中，加水稀释至10mL。另取规定色调和色号的标准比色液10mL，置于另一25mL的纳氏比色管中，两管同置于白色背景上，自上向下透视，或同置于白色背景前，平视观察；供试品管呈现的颜色与对照管比较，不得更深。

③ 注意事项

a. 所用比色管应洁净、干燥，洗涤时不能用硬物洗刷，应用铬酸洗液浸泡，然后冲洗，避免表面粗糙。

b. 检查时光线应明亮，光强度应能保证使各相邻色号的标准液清晰分辨。

c. 如供试品管呈现的颜色与对照管的颜色深浅非常接近或色调不尽一致，目视观察无法辨别二者的深浅时，应改用第三法（色差计法）测定，并将其测定结果作为判定依据。

④ 结果判定。供试品溶液如显色，与规定的标准比色液比较，颜色相似或更浅，即判为符合规定；如更深，则判为不符合规定。

（2）第二法

① 检查方法。除另有规定外，取各品种项下规定量的供试品，加水溶解使其成10mL，必要时过滤，滤液按照分光光度法于规定的波长处测定，吸光度不得超过规定值。

② 结果判定。用按规定溶剂与浓度配制成的供试液进行测定，如吸光度小于或等于规定值，判为符合规定；大于规定值，则判为不符合规定。

（3）第三法（色差计法）

① 简述。本法是通过色差计直接测定药品溶液的透射三刺激值，对其颜色进行定量表述和分析的方法。当目视比色法较难判定供试品与标准比色液之间的差异时，应考虑采用本法进行测定与判断。

供试品与标准比色液之间的颜色差异，可以通过分别比较它们与水之间的色差值来得到，也可以通过直接比较它们之间的色差值来得到。

② 检查方法与结果判定。除另有规定外，用水对仪器进行校准，取按各品种项下规定的方法分别制得的供试品溶液和标准比色液，置于仪器上进行测定，供试品溶液与水的色差值 $\Delta E^*$ 应不超过相应色调的标准比色液与水的色差值 $\Delta E^*$。

如各品种项下规定的色调有两种，且供试品溶液的实际色调介于两种规定色调之间，且难以判断更倾向何种色调时，将测得的供试品溶液与水的色差值（$\Delta E^*$）与两种色调标准比色液与水的色差值的平均值［$\Delta E^* \leqslant (\Delta E_{s1}+\Delta E_{s2})/2$］比较，不得更深。

维生素C的溶液颜色检查：取本品3.0g，加水15mL，振摇使其溶解，溶液应无色；如显色，将溶液经4号垂熔玻璃漏斗过滤，取滤液，按照分光光度法，在420nm的波长处测定吸光度，不得超过0.03。

### 7. 澄清度检查法

澄清度检查，是检查药品溶液的浑浊程度，即浊度。它可以反映药物溶液中微量不溶性杂质的存在情况，还可以在一定程度上反映药品的质量和生产工艺水平。溶液澄清度是控制注射用原料药纯度的重要指标。《中国药典》（2015年版）中，澄清度的检查方法为比浊法。

（1）原理　药品溶液中如存在细微颗粒，当直射光通过溶液时，可引致光散射和光吸收的现象，致使溶液微显浑浊，测量光的散射就可以测量溶液的浊度。检查中，实际上是通过比较供试品溶液和浊度标准液的浊度，来判断供试品溶液的澄清度是否符合规定。

（2）相关标准溶液的制备

① 浊度标准贮备液的制备。称取于105℃干燥至恒重的硫酸肼1.00g，置于100mL容量瓶中，加适量水使其溶解，必要时可在40℃的水浴中温热溶解，并用水稀释至刻度，摇匀，放置4～6h；取此溶液与等容量的10%乌洛托品溶液混合，摇匀，于25℃避光静置

24h，即得。本液置于冷处避光保存，可在两个月内使用，用前摇匀。

② 浊度标准原液的制备。取浊度标准贮备液15.0mL，置于1000mL容量瓶中，加水稀释至刻度，摇匀，取适量此液置于1cm吸收池中，按照紫外-可见分光光度法在550nm的波长处测定，其吸光度应在0.12～0.15范围内。本液应在48h内使用，用前摇匀。

③ 浊度标准液的制备。取浊度标准原液与水，按表3-4配制，即得。浊度标准液应临用时制备，使用前充分摇匀。

**表3-4　浊度标准液的配制**

| 级号 | 0.5 | 1 | 2 | 3 | 4 |
|---|---|---|---|---|---|
| 浊度标准原液/mL | 2.50 | 5.0 | 10.0 | 30.0 | 50.0 |
| 水/mL | 97.50 | 95.0 | 90.0 | 70.0 | 50.0 |

（3）检查方法　在室温条件下，将用水稀释至一定浓度的供试品溶液与等量的浊度标准液分别置于配对的比浊用玻璃管（内径15～16mm，平底，具塞，以无色、透明、中性硬质玻璃制成）中，在浊度标准液制备5min后，在暗室内垂直同置于伞棚灯下，照度为1000lx，从水平方向观察、比较，用以检查溶液的澄清度或其浑浊程度，除另有规定外，供试品溶解后应立即检视。

品种项下规定的“澄清”，系指供试品溶液的澄清度与所用试剂相同，或不超过0.5号浊度标准液的浊度。“几乎澄清”，系指供试品溶液的浊度介于0.5号和1号浊度标准液的浊度之间。

（4）注意事项

① 制备澄清度检查用的浊度标准贮备液、原液和标准液，均应用澄清的水（可用0.45μm孔径滤膜或G5垂熔玻璃漏斗过滤而得）。

② 浊度标准贮备液、浊度标准原液、浊度标准液，均应按规定制备、使用，否则影响结果。

③ 温度对浊度标准贮备液的制备影响显著，因此规定两液混合时的反应温度应保持在(25±1)℃。

④ 用于配制供试品溶液的水，均应为注射用水或新沸放冷的澄清水。

⑤ 供试品溶液配制后，应在5min内进行检视。

（5）结果判定　比较结果，如供试品溶液管的浊度浅于或等于浊度标准液0.5号的浊度标准液的浊度，即为澄清；如浅于或等于该品种项下规定级号的浊度标准液的浊度，判为符合规定；如浓于规定级号的浊度标准液的浊度，则判为不合规定。

头孢噻肟钠溶液的澄清度与颜色的检测方法：取本品2.5g，加水25mL，溶解后，溶液应澄清；在430nm波长处测定溶液的吸光度，不得超过0.20；取上述溶液10mL加1mL冰醋酸，立即检查，溶液应澄清。

8. 易炭化物检查法

易炭化物检查法，是检查药品中夹杂的遇硫酸易炭化或易氧化而呈色的有机杂质。这种杂质多为未知结构的化合物，用硫酸呈色的方法可以简单地控制它们的含量。

（1）原理　检查时，将一定量的供试品加入硫酸中溶解后，静置，产生的颜色与标准比色液（或用比色用重铬酸钾溶液、比色用硫酸铜溶液或比色用氯化钴溶液配制的对照液）比较，以控制易炭化物限量。

（2）方法　取内径一致的比色管两支：甲管中加各品种项下规定的对照液5mL；乙管中加硫酸［含$H_2SO_4$ 94.5%～95.5%（质量分数）］5mL后，分次缓缓加入规定量的供试品，振摇使其溶解。除另有规定外，静置15min后，将甲乙两管同置于白色背景前，平视观察，乙管中所显颜色不得较甲管更深。

（3）注意事项

① 比色管应干燥、洁净，如乙管中加硫酸后，在加入供试品之前已显色，应重新洗涤比色管，干燥后再使用。

② 乙管必须先加硫酸而后再加供试品，以防供试品黏结在管底，不易溶解完全。

③ 必须分次向乙管缓缓加入供试品，边加边振摇，使其溶解完全，避免因一次加入量过多而导致供试品结成团，被硫酸炭化液包裹后溶解很困难。

④ 供试品如为固体，应先研成细粉。如药典规定需加热才能溶解时，可取供试品与硫酸混合均匀，加热溶解后，放冷至室温，再移至比色管中。加热条件，应严格按药典规定。

⑤ 易炭化物与硫酸呈现的颜色，与硫酸浓度、温度和放置时间有关，操作中应对实验条件严格控制。

（4）结果判定　乙管中所显颜色如浅于甲管，判为符合规定；乙管中所显颜色如深于甲管，则判为不符合规定。判定有困难时，可交换甲、乙管位置观察。

### 9.炽灼残渣检查法

炽灼残渣，系指将药品（多为有机化合物）经加热灼烧至完全灰化，再加硫酸0.5～1.0mL，并炽灼（700～800℃）至恒重后遗留的金属氧化物或其硫酸盐。炽灼残渣检查法，主要用于检查有机物中所混入的各种无机杂质（如金属的氧化物或盐等）。

（1）检查方法　取供试品1.0～2.0g或各药品项下规定的质量，置于已炽灼至恒重的坩埚（如供试品分子中含有碱金属或氟元素，则应使用铂坩埚）中，精密称定，缓缓炽灼至完全炭化，放冷；除另有规定外，加硫酸0.5～1mL使其湿润，低温加热至硫酸蒸气除尽后，在700～800℃炽灼使其完全灰化，移至干燥器内，放冷，精密称定后，再在700～800℃炽灼至恒重，即得。

（2）结果计算

$$\text{炽灼残渣}(\%)=\frac{\text{残渣及坩埚质量}-\text{空坩埚质量}}{\text{供试品质量}}\times 100\% \tag{3-1}$$

（3）注意事项

① 供试品的取用量，除另有规定外，一般为1.0～2.0g（炽灼残渣限度为0.1%～0.2%）。如有限度较高的品种，可调整供试品的取用量，使炽灼残渣的量为1～2mg。

② 坩埚放冷后干燥器内易形成负压，应小心开启干燥器，以免吹散坩埚内的轻质残渣。

③ 炽灼残渣如需留作重金属检查，则供试品的取用量应为1.0g，炽灼温度必须控制在500～600℃。

④ 炽灼至恒重，除另有规定外，系指在规定温度下连续两次炽灼后的质量差异在0.3mg以下，第二次炽灼时间不少于30min。

（4）结果判定　计算结果按“有效数字和数值的修约及其运算”修约，使其与标准中规定限度的有效数位一致。其数值小于或等于限度值时，判为符合规定（当限度规定为≤0.1%，而实验结果符合规定时，报告数据应为“小于0.1%”或“为0.1%”），其数值大于限度值时，则判为不符合规定。

### 10.干燥失重测定法

干燥失重主要检查药物中的水分及其挥发性物质。药物中若含有较多的水分，不仅使药物的含量降低，还会引起药物的水解或霉变，使药物变质失效。因此，需进行药物的干燥失重测定。干燥失重测定法常采用烘箱干燥法、恒温减压干燥法及干燥器干燥法，干燥器干燥法又分为常压、减压两种。烘箱干燥法适用于对热较稳定的药品；恒温减压干燥法适用于对热较不稳定或其水分较难除尽的药品；干燥器干燥法适用于不能加热干燥的药品，减压有助于除去水分与挥发性物质。

（1）原理 药品的干燥失重，系指药品在规定条件下干燥后所损失质量的百分率。损失的物质主要是水、结晶水及其他挥发性物质，如乙醇等。由损失的质量和取样量计算供试品的干燥失重。

（2）试药与试液

① 干燥器中常用的干燥剂为硅胶、五氧化二磷或无水氯化钙。

② 恒温减压干燥箱中常用的干燥剂为五氧化二磷。

③ 干燥剂应保持在有效状态，硅胶应显蓝色，五氧化二磷应呈粉末状，如表面呈结皮现象时应除去结皮物，无水氯化钙应呈块状。

（3）检查方法 取供试品，混合均匀（如为较大的结晶，应先迅速捣碎使其成 2mm 以下的小粒），取约 1g 或各品种项下规定的质量，置于与供试品相同条件下干燥至恒重的扁形称量瓶中，精密称定，除另有规定外，在 105℃干燥至恒重。由损失的质量和取样量计算供试品的干燥失重。

（4）结果计算

$$\text{干燥失重}(\%)=\frac{\text{称量瓶与加入样品质量}-\text{恒重后称量瓶与样品质量}}{\text{样品质量}}\times 100\% \qquad (3\text{-}2)$$

（5）注意事项

① 供试品干燥时，应平铺在扁形称量瓶中，厚度不可超过 5mm，如为疏松物质，厚度不可超过 10mm。

② 放入烘箱或干燥器进行干燥时，应将瓶盖取下，置于称量瓶旁，或将瓶盖半开进行干燥；取出时，须将称量瓶盖好。

③ 置烘箱内干燥的供试品，应在干燥后取出置于干燥器中放冷，然后称定质量。

④ 供试品如未达规定的干燥温度即融化时，应先将供试品在低于熔点 5～10℃的温度下干燥至大部分水分除去后，再按规定条件干燥。

⑤ 当用减压干燥器或恒温减压干燥器（温度应按品种正文的规定设置）时，除另有规定外，压力应在 2.67kPa（20mmHg）以下。

（6）结果判定 计算结果按“有效数字和数值的修约及其运算”进行修约，有效位数应与标准规定相一致，其数值小于或等于限度时，判为符合规定；其数值大于限度时，判为不符合规定。

### 11. 水分测定法

根据碘和二氧化硫在吡啶和甲醇溶液中与水定量反应的原理来测定水分。所用仪器应干燥，并能避免空气中水分的侵入；测定应在干燥处进行。

费休氏试液的制备与标定

（1）制备 称取碘（置于硫酸干燥器内 48h 以上）110g，置于干燥的具塞锥形瓶（或烧瓶）中，加无水吡啶 160mL，注意冷却，振摇至碘全部溶解，加无水甲醇 300mL，称定质量，将锥形瓶（或烧瓶）置于冰浴中冷却，在避免空气中水分侵入的条件下，通入干燥的二氧化硫至质量增加 72g，再加无水甲醇使其成 1000mL，密塞，摇匀，在暗处放置 24h。也可以使用稳定的市售费休氏试液。市售的费休氏试液可以是不含吡啶的其他碱化试剂，或不含甲醇的其他伯醇类等制成；也可以是单一的溶液或由两种溶液临用前混合而成。

本试液应遮光、密封，在阴凉干燥处保存，临用前应标定滴定度。

（2）标定 精密称取纯化水 10～30mg，用水分测定仪直接标定；或精密称取纯化水 10～30mg，置于干燥的具塞锥形瓶中，除另有规定外，加无水甲醇适量，在避免空气中水分侵入的条件下，用费休氏试液滴定至溶液由浅黄色变为红棕色，或用电化学方法［如永停滴定法（通则 0701）等］指示终点；另做空白试验，按下式计算：

$$F=\frac{W}{A-B} \tag{3-3}$$

式中 $F$——每1mL费休氏试液相当于水的质量，mg；

$W$——称取纯化水的质量，mg；

$A$——滴定所消耗费休氏试液的体积，mL；

$B$——空白所消耗费休氏试液的体积，mL。

精密称取供试品适量（约消耗费休氏试液1～5mL），除另有规定外，溶剂为无水甲醇，用水分测定仪直接测定。或精密称取供试品适量，置于干燥的具塞锥形瓶中，加溶剂适量，在不断振摇（或搅拌）下用费休氏试液滴定至溶液由浅黄色变为红棕色，或用永停滴定法（通则0701）指示终点；另做空白试验，按下式计算：

$$供试品中水分含量(\%)=\frac{(A-B)F}{W}\times 100\% \tag{3-4}$$

式中 $A$——供试品所消耗费休氏试液的体积，mL；

$B$——空白所消耗费休氏试液的体积，mL；

$F$——每1mL费休氏试液相当于水的质量，mg；

$W$——供试品的质量，mg。

如供试品吸湿性较强，可称取供试品适量置于干燥的容器中，密封（可在干燥的隔离箱中操作），精密称定，用干燥的注射器注入适量无水甲醇或其他适宜溶剂，精密称定总质量，振摇使供试品溶解，测定该溶液水分含量。洗净并烘干容器，精密称定其质量。同时测定溶剂的水分含量。按下式计算：

$$供试品中水分含量(\%)=\frac{(W_1-W_3)C_1-(W_1-W_2)C_2}{W_2-W_3}\times 100\% \tag{3-5}$$

式中 $W_1$——供试品、溶剂和容器的质量，g；

$W_2$——供试品、容器的质量，g；

$W_3$——容器的质量，g；

$C_1$——供试品溶液的水分含量（质量分数），%；

$C_2$——溶剂的水分含量（质量分数），%。

对热稳定的供试品，亦可将水分测定仪和市售卡氏干燥炉联用测定水分。即将一定量的供试品在干燥炉或样品瓶中加热，并用干燥气体将蒸发出的水分导入水分测定仪中测定。

### 12. 残留溶剂检查方法的选择和验证

药物中的残留溶剂系指在原料药或辅料的生产中，以及制剂制备过程中使用的，但在工艺过程中未能完全去除的有机溶剂。

按有机溶剂的毒性和对环境的危害，将有机溶剂分为避免使用、限制使用、低毒和毒性依据尚不足四种情况（见表3-5）。因残留溶剂会影响产品的安全性，故需对其进行研究。

**表3-5 药物中常见的残留溶剂及限度**

| 溶剂名称 | | 浓度限度/(mg/L) |
|---|---|---|
| 第一类溶剂（应该避免使用） | 苯 | 2 |
| | 四氯化碳 | 4 |
| | 1,2-二氯乙烷 | 5 |
| | 1,1-二氯乙烯 | 8 |
| | 1,1,1-三氯乙烷 | 1500 |

续表

| 溶剂名称 | | 浓度限度/(mg/L) |
|---|---|---|
| 第二类溶剂（应该限制使用） | 乙腈 | 410 |
| | 氯苯 | 360 |
| | 氯仿 | 60 |
| | 环己烷 | 3880 |
| | 1,2-二氯乙烯 | 1870 |
| | 二氯甲烷 | 600 |
| | 1,2-二甲氧基乙烷 | 100 |
| | *N*,*N*-二甲氧基乙酰胺 | 1090 |
| | *N*,*N*-二甲氧基甲酰胺 | 880 |
| | 1,4-二氧六环 | 380 |
| | 2-乙氧基乙醇 | 160 |
| | 乙二醇 | 62 |
| | 甲酰胺 | 220 |
| | 正己烷 | 290 |
| | 甲醇 | 3000 |
| | 2-甲氧基乙醇 | 50 |
| | 甲基丁基酮 | 50 |
| | 甲基环己烷 | 1180 |
| | *N*-甲基吡咯烷酮 | 4840 |
| | 硝基甲烷 | 50 |
| | 吡啶 | 200 |
| | 四氢噻砜 | 160 |
| | 四氢化萘 | 100 |
| | 四氢呋喃 | 720 |
| | 甲苯 | 890 |
| | 1,1,2-三氯乙烯 | 80 |
| | 二甲苯 | 2170 |
| 第三类溶剂（GMP或其他质控要求限制使用） | 乙酸 | 5000 |
| | 丙酮 | 5000 |
| | 甲氧基苯 | 5000 |
| | 正丁醇 | 5000 |
| | 仲丁醇 | 5000 |
| | 乙酸丁酯 | 5000 |
| | 叔丁基甲基醚 | 5000 |
| | 异丙基苯 | 5000 |
| | 二甲亚砜 | 5000 |
| | 乙醇 | 5000 |

续表

| 溶剂名称 | | 浓度限度/(mg/L) |
|---|---|---|
| 第三类溶剂（GMP或其他质控要求限制使用） | 乙酸乙酯 | 5000 |
| | 乙醚 | 5000 |
| | 甲酸乙酯 | 5000 |
| | 甲酸 | 5000 |
| | 正庚烷 | 5000 |
| | 乙酸异丁酯 | 5000 |
| | 乙酸异丙酯 | 5000 |
| | 乙酸甲酯 | 5000 |
| | 3-甲基-1-丁醇 | 5000 |
| | 丁酮 | 5000 |
| | 甲基异丁基酮 | 5000 |
| | 异丁醇 | 5000 |
| | 正戊烷 | 5000 |
| | 正戊醇 | 5000 |
| | 正丙醇 | 5000 |
| | 异丙醇 | 5000 |
| | 乙酸丙酯 | 5000 |
| 第四类溶剂（尚无足够毒理学资料） | 1,1-二乙氧基丙烷 | |
| | 1,1-二甲氧基甲烷 | |
| | 2,2-二甲氧基丙烷 | |
| | 异辛烷 | |
| | 异丙醚 | |
| | 甲基异丙基酮 | |
| | 甲基四氢呋喃 | |
| | 石油醚 | |
| | 三氯乙酸 | |
| | 三氟乙酸 | |

注：二甲苯通常含有60%间二甲苯，14%对二甲苯，9%邻二甲苯和17%乙苯。

（1）残留溶剂检查方法的选择　残留溶剂的测定一般采用气相色谱法，推荐使用毛细管色谱柱-顶空进样系统，当然也可以使用普通填充柱，溶液直接进样方法。对不宜采用气相色谱法测定的含氮碱性化合物，如*N*-甲基吡咯烷酮等可采用其他方法，如离子色谱法等。测定残留溶剂应从以下几个方面考虑：确定被测的有机溶剂、选择合适的色谱柱、制备供试品溶液和对照品溶液、选择合适的进样方法和满足检测灵敏度要求的检测器。

（2）确定被测的有机溶剂　根据制备工艺确定被测有机溶剂的范围。通常应对制备工艺过程中使用的二类以上溶剂和重结晶用溶剂，以及根据工艺特点要求的其他溶剂进行残留量的研究。建议对合成最后三步使用的三类溶剂也进行研究，这样能更好地对未知峰进行归属；对制剂过程中使用的有机溶剂也建议考察其残留情况，特别是缓、控释微丸包衣过程使用的有机溶剂更应引起注意。

（3）选择合适的色谱柱　按照相似相溶的原理选择色谱柱。毛细管柱有极性柱、非极性柱、弱极性柱和中等极性柱。填充柱有高分子多孔小球或涂渍适宜固定液的填充柱。

测定含氮的碱性有机溶剂时，由于普通气相色谱仪的不锈钢管路、进样器衬管等对有机胺等含氮的碱性化合物具有较强的吸附作用，致使其检出的灵敏度降低。通常采用弱极性色谱柱或经碱处理过的色谱柱分析含氮的碱性有机溶剂，如果采用胺分析专用柱进行分析，则效果更好。

（4）供试品和对照品的制备　顶空进样方法通常以水为溶剂，对于非水溶性的药物，可采用 DMF、DMSO 或其他适宜溶剂。溶液直接进样方法用水或合适的溶剂溶解样品。

制备供试品的溶剂的选择应兼顾供试品和被测有机溶剂的溶解度，且所用溶剂应不干扰被测有机溶剂的测定。水是首选溶剂，特别是顶空进样系统。因为水中不含有机溶剂，故干扰较少，且在 FID 检测器上，以水为溶剂时，各残留溶剂的灵敏度最高。当药物不溶于水时，可加入适当的酸或碱以增加药物的溶解度，最好选用不挥发的酸或碱。以 DMSO 等为溶剂时，可加入一定量的水以增加检测的灵敏度，或用盐析的方法增加灵敏度。测定含氮的碱性溶剂时，供试品溶液应不呈酸性，以免被测物与酸反应后不易汽化。

对照品的制备方法应与供试品的制备方法相同。在申报资料中发现对照品（溶液）为直接进样，供试品则为固体直接顶空进样，供试品和对照品不但制备方法不同，而且进样方法和进样量也不同，无法进行比较。

（5）供试品溶液和对照品溶液浓度的确定　配制供试品溶液的浓度应满足定量测定的需要，一般供试品取样量在 0.1～1g 之间。限度检查时对照品溶液的浓度可按规定的限度配制，定量测定时按实际残留量配制，浓度相差最好以不超过 2 倍为宜。

（6）检测器的选择　一般选用 FID 检测器，对含卤素的有机溶剂如氯仿等，采用 ECD 检测器可得到更高的灵敏度。

通常可根据药物溶剂的残留情况选择合适的检查方法。当需要检查的有机溶剂数量不多，且极性差异较小时，可选择毛细管色谱柱-顶空进样-等温法。当需要检查的有机溶剂数量较多，且极性、沸点差异较大时，可选择毛细管色谱柱-顶空进样-程序升温法；也可选择填充柱或适宜极性的毛细管柱直接进样法。

限度检查（一类、部分二类溶剂）时采用内标法或外标法；定量测定（含量超过 0.1% 的二类或需要定量控制的三类溶剂）时采用内标法或标准加入法。

顶空进样法还要对顶空温度和顶空时间进行选择。

顶空温度应根据溶解供试品溶剂的特性及供试品中残留溶剂的沸点选择。以水为溶剂及测定低沸点残留溶剂时，顶空温度不宜超过 85℃；测定沸点较高的残留溶剂时，通常选择较高的顶空温度，但此时应兼顾供试品的热分解特性，尽量避免供试品产生的挥发性热分解产物干扰测定结果。以 DMSO 为溶剂时，顶空温度不宜超过 115℃。例如以水为溶剂，顶空温度为 100℃，柱温 60℃，结果高浓度的乙腈比低浓度的二氯甲烷的峰面积还小，原因是顶空温度太高，大量的水被蒸发（或浓度被稀释），随着水蒸气的凝结，在水中溶解度大的乙腈的灵敏度下降，产生了与事实不符的实验结果。

顶空时间是要确保供试品溶液的气-液两相达到平衡，一般通过测定顶空时间与顶空气体浓度的浓度-时间曲线来确定。顶空时间不宜过长，一般为 30～45min，如果超过 60min，可能引起顶空瓶的气密性变差，导致定量的准确性降低。如果平衡时间选择 10min，就不能保证气-液两相达到平衡。

注意对照品溶液与供试品溶液必须使用相同的顶空条件。

甲酰胺、2-甲氧基乙醇、2-乙氧基乙醇、乙二醇、*N*-甲基吡咯烷酮等不适宜用顶空法测定。

（7）残留溶剂检查方法的验证

① 系统适用性试验

a. 柱效。用被测物的色谱峰计算，填充柱法的理论板数应大于 1000，毛细管色谱柱的理论板数应大于 5000。

b. 分离度。色谱图中被测物色谱峰与其相邻色谱峰的分离度应大于 1.5。

c. 重复性。以内标法测定时，对照品溶液连续进样 5 次，所得被测物与内标物峰面积之比的相对标准偏差（*RSD*）应不大于 5%；以外标法测定时，所得被测物峰面积的相对标准偏差（*RSD*）应不大于 10%。

② 准确度。在规定的范围内，至少有 9 个测定结果。设计三个不同的浓度进行测定，计算回收率和相对标准偏差，含量测定的回收率应大于 98%。

进行回收率试验时，由于采用顶空进样系统，供试品与对照品处于不完全相同的基质中，此时应考虑气-液平衡过程中的基质效应。标准加入法可以消除供试品溶液基质与对照品溶液基质不同所致的基质效应的影响，故通常采用标准加入法验证定量方法的准确性。当标准加入法与其他定量方法的结果不一致时，应以标准加入法的结果为准。

## 13. 特殊杂质的检查方法

药物中的特殊杂质是指该药物在生产和贮藏过程中可能引入的中间体、副产物以及分解产物等特有杂质。特殊杂质因药物的品种不同而异，如阿司匹林中的游离水杨酸、硫酸阿托品中的莨菪碱、肾上腺素中的酮体等。

药物中含有特殊杂质可能会降低疗效和影响稳定性，有的甚至对人体健康有害或产生其他不良反应。因此，特殊杂质检查是确保用药安全、有效，保证药物质量的一个重要方面。药物中特殊杂质的检查，主要根据药物和杂质在理化性质上的差异来进行的。特殊杂质的检查方法列入各药品质量标准的检查项下。

（1）利用药物和杂质在物理性质上的差异　物理性质包括臭味、挥发性、颜色、溶解行为及旋光性等。

① 臭味及挥发性的差异。利用药物中存在的杂质具有特殊的臭味，来判断该杂质的存在。如乙醇中杂醇油的检查：不得有杂醇油的异臭。

利用药物和杂质在挥发性方面的差异，可检查乙醇、麻醉乙醚、樟脑和碘等挥发性药物中的不挥发物，用以控制不挥发性杂质的量。

② 颜色的差异。利用药物和杂质在一定的溶剂中所显颜色的不同，来控制其有色杂质的量。

③ 溶解行为的差异。有些药物可溶于水、有机溶剂或酸、碱中，而其杂质不溶，或杂质可溶而药物不溶，利用该性质可检查药物中的杂质。

④ 旋光性质的差异。利用药物与杂质在旋光性质上的差异，测定比旋度（或旋光度）来检查杂质的限量。如硫酸阿托品为消旋体，无旋光性，而莨菪碱为左旋体，因此硫酸阿托品中莨菪碱的检查，是将硫酸阿托品配制成每 1mL 中含 50mg 的溶液，规定测得的旋光度不得过−0.40°。

⑤ 对光吸收性质的差异。药物和杂质的结构不同，因而对光吸收的性质也不同，可以利用它们对光吸收性质上的差异来检查药物中的杂质。

（2）利用药物和杂质在化学性质上的差异进行检查　利用药物与杂质在化学反应现象上的差异，选择杂质特有的反应，检查杂质是否符合规定。

① 杂质与一定试剂反应产生颜色。利用该性质检查杂质时，是规定一定反应条件下不得产生某种颜色；或与杂质对照品在相同条件下所呈现的颜色进行目视比色；也可用分光光度法测定其吸光度，应符合规定。如：阿扑吗啡可被碘氧化，氧化产物在水层显绿色，醚层

显红色；在检查盐酸吗啡中的阿扑吗啡时，要求乙醚层不得显红色，水层不得显绿色。

② 杂质与一定试剂反应产生沉淀。如药物中钡离子的检查，可利用钡离子与硫酸根离子的沉淀反应进行检查。

③ 杂质与一定试剂反应产生气体。如药物中铵盐的检查，可利用在碱性条件下，铵盐可生成氨气使石蕊试纸变蓝的性质进行检查。

④ 氧化还原性的差异。利用药物和杂质的氧化性或还原性的不同来检查杂质。如维生素E中生育酚的检查，利用生育酚具有还原性，可被硫酸铈定量氧化来控制生育酚的限量。

⑤ 酸碱性的差异。利用药物与杂质的酸碱性不同，来检查杂质的限量。如苯巴比妥中酸性杂质的检查，加甲基橙指示剂不得显红色。

（3）利用药物和杂质在色谱行为上的差异进行检查　近年来，色谱法被广泛地应用于特殊杂质的检查，它是利用药物和杂质在色谱行为上的差异将杂质分离和检测的。常用的方法有薄层色谱法、高效液相色谱法和气相色谱法等。如盐酸奎宁中金鸡纳碱的检查，以辛可尼丁为对照品，规定按照薄层色谱法测定，供试品溶液中的杂质斑点与对照品溶液的主斑点比较，不得更深；甲硝唑中2-甲基-5-硝基咪唑的检查，以2-甲基-5-硝基咪唑为对照品，规定按照高效液相色谱法测定，供试品溶液的色谱图中，2-甲基-5-硝基咪唑不得大于1.0%；苯甲醇中苯甲醛的检查，以苯甲醛为对照品，规定按照气相色谱法测定，在柱温130℃下测定，含苯甲醛不得超过0.2%。

## 四、杂质限量及表示方法

### 1. 杂质检查的要求

杂质虽然是无效甚至是有害的，但药物中仍然允许有少量的杂质存在，这是因为要完全除掉药物中的杂质，既不可能也没有必要。绝对纯净的药物是不存在的，药物中的杂质也不可能完全除掉；另外，从药物的使用、调制和贮藏来看，杂质也没有必要除尽。只要把杂质的量控制在一定的限度以内，仍然能够保证用药的安全和有效。因此在不影响疗效、不产生毒性和保证药品质量的原则下，综合考虑杂质的安全性、生产的可行性与产品的稳定性，对于药物中可能存在的杂质，允许有一定限量，这一允许量被称为杂质的限量。通常不要求测定其准确含量。

### 2. 杂质限量及其表示方法

杂质限量，系指药物中所含杂质的最大容许量。通常用百分之几或百万分之几来表示。

$$\text{杂质限量}(\%)=\frac{\text{杂质最大允许量}}{\text{供试品量}}\times 100\% \tag{3-6}$$

### 3. 杂质限量检查方法

药物中杂质限量的控制方法一般分为两种：一种为限量检查法；另一种是对杂质进行定量测定。限量检查法通常不要求测定其准确含量，只需检查杂质是否超过限量。进行限量检查时，多数采用对照法，此外还可采用灵敏度法和比较法。

（1）对照法　对照法，系指取一定量的被检杂质标准溶液和一定量供试品溶液，在相同条件下处理，比较反应结果，以确定杂质含量是否超过限量的方法。

本法的特点是只需通过供试液与对照液比较，即可判断药物中所含杂质是否符合限量规定，无须测定杂质的准确含量。目前，各国药典主要采用该法作为药物中杂质的检查方法。

由于供试品（$S$）中所含杂质的最大允许量可以通过杂质标准溶液的浓度（$c$）和体积（$V$）的乘积来表达。所以，杂质限量（$L$）的计算为：

$$\text{杂质限量}(\%)=\frac{\text{标准溶液的浓度}\times\text{标准溶液的体积}}{\text{供试品量}}\times 100\% \tag{3-7}$$

或
$$L(\%)=\frac{cV}{S}\times 100\% \tag{3-8}$$

采用对照法时，须注意平行原则，即供试品溶液和对照溶液应在完全相同的条件下反应，如加入的试剂、反应的温度、放置的时间等均应相同，这样检查结果才有可比性。

茶苯海明中氯化物的检查：取本品 0.30g，置于 200mL 容量瓶中，加水 50mL、氨试液 3mL 与 10%硝酸铵溶液 6mL，置于水浴上加热 5min，加硝酸银试液 25mL，摇匀，再置水浴上加热 15min，并时时振摇。放冷，加水稀释至刻度，摇匀，放置 15min，过滤，取续滤液 25mL，置于 50mL 纳氏比色管中，加稀硝酸 10mL，并加水稀释成 50mL，摇匀，在暗处放置 5min，依法检查，与标准氯化钠溶液 1.5mL（10μg/mL）制成的对照液比较，求氯化物的限量。

$$L(\%)=\frac{cV}{S}\times 100\%=\frac{10\times 10^{-6}\times 1.5}{0.30\times \frac{25}{200}}\times 100\%=0.04\%$$

对乙酰氨基酚中硫酸盐的检查：取本品 2.0g，加水 100mL，加热溶解后，冷却、过滤，取滤液 25mL，依法检查，与标准硫酸钾溶液 1.0mL（每 1mL 相当于 100μg 的 $SO_4^{2-}$）制成的对照液比较，不得更浓。求硫酸盐的限量。

$$L=\frac{cV}{S}\times 100\%=\frac{100\times 10^{-6}\times 1.0}{2.0\times \frac{25}{100}}\times 100\%=0.02\%$$

检查葡萄糖中的重金属：取葡萄糖 4.0g，加水 23mL 溶解，加乙酸盐缓冲液（pH 3.5）2mL，依法检查重金属，含重金属不得超过百万分之五，问应取标准铅溶液（每 1mL 含铅 10μg）多少毫升？

根据 $L=\frac{cV}{S}\times 100\%$得

$$V=\frac{LS}{c}=\frac{5\times 10^{-6}\times 4.0}{10\times 10^{-6}}=2\text{mL}$$

（2）灵敏度法　灵敏度法，系指在供试品溶液中加入一定量的试剂，在一定反应条件下，不得有正反应出现，从而判断供试品中所含杂质是否符合限量规定的方法。

本法的特点是以该检测条件下的灵敏度来控制杂质限量，不需对照物质。

（3）比较法　比较法，系取一定量供试品依法检查，测定特定待检杂质的参数（如旋光度、吸光度、pH 值等），然后与规定的限量比较，不得更大。

本法的特点是可以准确地测得杂质的相关参数，并与规定限量比较，不需要对照物质。

## 思考与交流

（1）药物中杂质的主要来源是什么？

（2）什么是一般杂质和特殊杂质？试举例说明。

（3）重金属检查法，主要有哪几种检查方法？它们各适用于何种情况？

（4）杂质限量的检查方法有哪几种？它们各有何特点？

（5）砷盐的检查方法有哪些？古蔡氏法检查砷盐，能适用于所有的药物吗？为什么？

## 练一练测一测

### 一、单选题

（1）药物中的重金属是指（　　）。

A. $Pb^{2+}$

B. 影响药物安全性和稳定性的金属离子

C. 原子量大的金属离子

D. 在规定条件下与硫代乙酰胺或硫化钠作用显色的金属杂质

(2) 药品杂质限量是指（　　）。

A. 药物中所含杂质的最小允许量　　B. 药物中所含杂质的最大允许量

C. 药物中所含杂质的最佳允许量　　D. 药物的杂质含量

(3) 氯化物检查中加入硝酸的目的是（　　）。

A. 加速氯化银的形成　　B. 加速氧化银的形成

C. 除去 $CO_3^{2-}$、$SO_4^{2-}$、$C_2O_4^{2-}$、$PO_4^{3-}$ 的干扰　　D. 改善氯化银的均匀度

(4) 关于药物中杂质及杂质限量的叙述正确的是（　　）。

A. 杂质限量指药物中所含杂质的最大允许量

B. 杂质限量通常只用百万分之几表示

C. 杂质的来源主要是由生产过程中引入的，其他方面可不考虑

D. 检查杂质，必须用标准溶液进行比对

(5) 砷盐检查法中，在检砷装置导气管中塞入乙酸铅棉花的作用是（　　）。

A. 吸收砷化氢　　B. 吸收溴化氢　　C. 吸收硫化氢　　D. 吸收氯化氢

(6) 重金属检查中，加入硫代乙酰胺时溶液控制最佳的 pH 值是（　　）。

A. 1.5　　B. 3.5　　C. 7.5　　D. 11.5

(7) 硫氰酸盐法可用来检查药品中的（　　）。

A. 氯化物　　B. 铁盐　　C. 重金属　　D. 砷盐

(8) 检查药品中的杂质在酸性条件下加入锌粒的目的是（　　）。

A. 使产生新生态的氢　　B. 增加样品的溶解度

C. 将五价砷还原为三价砷　　D. 抑制锑化氢的生产

(9) 检查药品中的铁盐杂质，所用的显色试剂是（　　）。

A. $AgNO_3$　　B. $H_2S$　　C. 硫氰酸铵　　D. $BaCl_2$

(10) 对药物中的氯化物进行检查时，所用的显色剂是（　　）。

A. $BaCl_2$　　B. $H_2S$　　C. $AgNO_3$　　D. 硫代乙酰胺

(11) 检查药品中的重金属杂质，所用的显色剂是（　　）。

A. $AgNO_3$　　B. 硫氰酸铵　　C. 氯化亚锡　　D. $H_2S$

(12) 在碱性条件下检查重金属，所用的显色剂是（　　）。

A. $H_2S$　　B. $Na_2S$　　C. $AgNO_3$　　D. 硫氰酸铵

(13) 干燥失重检查法主要是控制药物中的水分，其他挥发性物质，对于含有结晶水的药物其干燥温度为（　　）。

A. 105℃　　B. 180℃　　C. 140℃　　D. 102℃

(14) 有的药物在生产和贮存过程中易引入有色杂质，《中国药典》采用（　　）。

A. 与标准比色液比较的检查法　　B. 用 HPLC 法检查

C. 用 TLC 法检查　　D. 用 GC 法检查

(15) 药物的干燥失重测定法中的热重分析用（　　）表示。

A. TGA　　B. DTA　　C. DSC　　D. TLC

(16) 氯化物检查是在酸性条件下与 $AgNO_3$ 作用，生成 AgCl 的浑浊，所用的酸为（　　）。

A. 稀乙酸　　B. 稀硫酸　　C. 稀硝酸　　D. 稀盐酸

(17) 药典规定检查砷盐时，应取标准砷盐溶液 2.0mg（每 1mL 相当于 1μg 的 As）制

备标准砷斑，今依法检查溴化钠中的砷盐，规定砷量不得超过 0.000490。问应取供试品多少克？（　　）

A. 0.25g　　B. 0.50g　　C. 0.3g　　D. 0.6g

（18）利用硫氰酸盐的原理，铁盐在酸性溶液中可与硫氰酸盐生成红色可溶性配离子与一定量标准铁盐溶液同法处理后进行比色，所用的酸应为（　　）。

A. $H_2SO_4$　　B. HAc　　C. $HNO_3$　　D. HCl

（19）《中国药典》检查残留有机溶剂采用的方法为（　　）。

A. TLC 法　　B. HPLC 法　　C. UV 法　　D. GC 法

（20）利用药物和杂质在化学性质上的差异进行特殊杂质的检查，不属于此法的检查法是（　　）。

A. 氧化还原性的差异　　B. 酸碱性的差异

C. 杂质与一定试剂生产沉淀　　D. 溶解行为的差异

（21）检查某药品杂质限量时，称取供试品 $W$(g)，量取待检杂质的标准溶液，体积为 $V$(mL)，浓度为 $c$(g/mL)，则该药品的杂质限量是（　　）。

A. $W/cV \times 100\%$　　B. $cVW \times 100\%$　　C. $Vc/W \times 100\%$　　D. $cW/V \times 100\%$

**二、填空题**

（1）药典中规定的杂质检查项目，是指该药品在（　　）和（　　）中可能含有并需要控制的杂质。

（2）砷盐检查中若供试品中含有锑盐，为了防止锑化氢产生锑斑的干扰，可改用（　　）法。

（3）氯化物检查是根据氯化物在（　　）介质中与（　　）作用，生成（　　）浑浊，与一定量标准（　　）溶液在（　　）条件和操作下生成的浑浊液比较浊度大小。

（4）重金属和砷盐检查时，常把标准铅和标准砷先配成贮备液，这是为了（　　）。

（5）药物的一般鉴别试验包括（　　）法、（　　）法和（　　）法。

（6）《中国药典》规定检查药物中重金属时以（　　）为代表。多数药物是在酸性条件下检查重金属，其溶液的 pH 值应在（　　），所用的显色剂为（　　）。

（7）药物中存在的杂质主要有两个来源：一是（　　）引入，二是（　　）过程中产生。

**三、判断题**

（1）药物检查项目中不要求检查的杂质，说明药物中不含此类杂质。（　　）

（2）凡溶于碱不溶于稀酸的药物，可在碱性溶液中以硫化氢试液为显色剂检查重金属。（　　）

（3）药物中的杂质的检查，一般要求测定其准确含量。（　　）

（4）易炭化物检查法是检查药物中遇硫酸易炭化或易氧化而呈色的微量有机杂质。（　　）

（5）易炭化物检查法是检查药物中遇硫酸易炭化或易氧化而呈色的微量无机杂质。（　　）

（6）药物的干燥失重测定法是属于药物的特殊杂质的检查法。（　　）

（7）干燥失重检查法是仅仅控制药物中的水分的方法。（　　）

（8）用药物和杂质的溶解行为的差异进行杂质检查，是属于特殊杂质检查法。（　　）

（9）干燥失重检查法主要控制药物中的水分，也包括其他挥发性的物质如乙醇等。（　　）

（10）药物的杂质检查也可称作纯度检查。（　　）

（11）重金属检查法常用显色剂有硫化氢、硫代乙酰胺、硫化钠。（　）

（12）药物必须绝对纯净。（　）

（13）药典中所规定的杂质检查项目是固定不变的。（　）

（14）在碱性溶液中检查重金属时以硫代氢为显色剂。（　）

**四、计算题**

（1）取葡萄糖 4.0g，加水 30mL，溶解后，加乙酸盐缓冲溶液（pH 3.5）2.6mL，依法检查重金属（《中国药典》），含重金属不得超过百万分之五，问应取标准铅溶液多少毫升？（每 1mL 相当于 10μg Pb）

（2）检查某药物中的砷盐，取标准砷溶液 2mL（每 1mL 相当于 1μg 的 As）制备标准砷斑，砷盐的限量为 0.0001%，应取供试品的量为多少？

（3）依法检查枸橼酸中的砷盐，规定含砷量不得超过百万分之一，问应取检品多少克？（标准砷溶液每 1mL 相当于 1μg 砷）

（4）配制每 1mL 中含 10μg Cl 的标准溶液 500mL，应取纯氯化钠多少克？（已知 Cl：35.45；Na：23）

（5）检查磷酸可待因中的吗啡：取本品 0.1g，加盐酸溶液（9→10000）使其溶解成 5mL，加 $NaNO_2$ 试液 2mL，放置 15min，加氨试液 3mL，所显颜色与吗啡溶液［吗啡 2.0mg 加 HCl 溶液（9→10000）使其溶解成 100mL］5mL，用同一方法制成的对照溶液比较，不得更深。问其限量为多少？

# 项目四
# 药物定量分析

了解与掌握定量分析样品的前处理方法与药品质量标准分析方法的验证，根据质量标准的规定，选择和采用适当的样品处理方法，对药物进行前处理与定量分析，并对得到的数据进行验证。

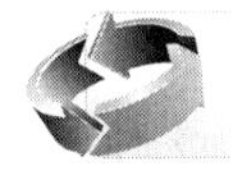

## 项目引导

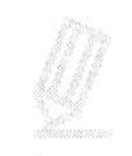

**富马酸亚铁的测定**

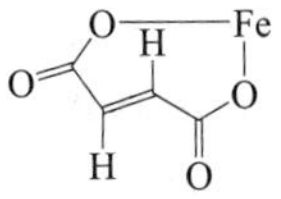

富马酸亚铁是一种治疗贫血的药物。它能提高抗应激能力和抗病能力，与各种营养物质、抗生素相容性好，具有协同作用。分子式为 $C_4H_2FeO_4$，分子量为 169.90，熔点大于 280℃。

### 一、鉴别

① 取本品 50mg，置于瓷蒸发皿中，加间苯二酚 100mg，混匀，加硫酸 3～5 滴，缓缓加热直至成暗红色半固体状，放冷，加水 25mL 溶解，过滤，取滤液 1mL，加水 10mL，摇匀，溶液显橙红色并有绿色荧光；再加氢氧化钠试液数滴使其呈碱性，溶液即显红色并有荧光。

② 取本品约 2g，加盐酸溶液（1→8）100mL，加热使其溶解，冷却，过滤，沉淀以盐酸溶液（1→100）洗涤 3 次，每次 5mL，再用水洗至滤液无黄色，在 105℃干燥后，取本品 0.1g，加碳酸钠试液 2mL，溶解后，加高锰酸钾试液数滴，即显褐色。

③ 取上述沉淀适量，加水制成每 1mL 中含 5μg 的溶液，按照分光光度法测定，在 206nm 的波长处有最大吸收。

④ 本品的红外光吸收图谱（图 4-1）应与对照的图谱（光谱集 513 图）一致。

⑤ 取鉴别②项下的滤液，显亚铁盐的鉴别反应（通则 0301）。

### 二、检查

(1) 硫酸盐　取本品 0.30g，加稀盐酸 4mL，加热至溶解，立即加水 25mL，继续加热煮沸，放冷，过滤，滤液分成两等份：一份中加 25％氯化钡溶液 5mL，摇匀，放置 10min，

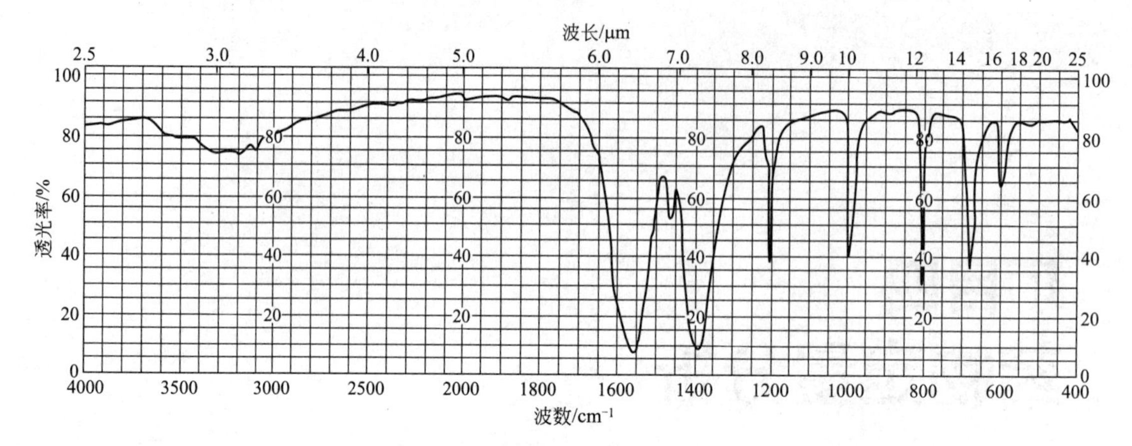


图 4-1　富马酸亚铁红外光吸收图谱

如显浑浊，反复过滤，至滤液澄清，置于 50mL 纳氏比色管中，加水使其成 42mL，再加标准硫酸钾溶液 3.0mL 与水适量使其成 50mL，摇匀，放置 10min，作为对照液；另一份置于 50mL 纳氏比色管中，加水使其成 42mL，加 25％氯化钡溶液 5mL 与水适量使其成 50mL，摇匀，放置 10min，与上述对照液比较，不得更浓（0.2％）。

（2）干燥失重　取本品，在 120℃干燥至恒重，质量损失率不得超过 1.5％。

（3）高铁盐　取本品约 2g，精密称定，置于 250mL 碘瓶中，加水 25mL 与盐酸 4mL，加热使其溶解，迅速冷却至室温；加碘化钾 3g，密塞，摇匀，在暗处放置 5min，加水 75mL，立即用硫代硫酸钠滴定液（0.1mol/L）滴定，至近终点时，加淀粉指示液 2mL，继续滴定至蓝色消失，并将滴定的结果用空白试验校正。每 1mL 硫代硫酸钠滴定液（0.1mol/L）相当于 5.585mg 的 Fe。本品含高铁盐不得超过 2％。

（4）铅盐　取本品 0.40g，置于 50mL 烧杯中，加硝酸 3mL 与高氯酸 5mL，加热微沸至干，冷却，加盐酸溶液（1→2）15mL，再加热微沸 1min，放冷，移至分液漏斗中，用乙醚提取 3 次，每次 20mL，弃去乙醚层（如溶液仍有黄色，再用乙醚提取）；分取酸液，置于水浴上加热，蒸去残留的乙醚，冷却，加氨试液使其呈碱性，加氰化钾试液 1mL，加水至 50mL，加硫化钠试液 5 滴，摇匀，与标准铅溶液 2.0mL 用同一方法处理后的颜色比较，不得更深（0.005％）。

（5）砷盐　取本品 0.50g，加无水碳酸钠 0.5g，混匀，加溴试液 4mL，混合，置于水浴上蒸干后，在 500～600℃炽灼 2h，放冷，残渣加溴-盐酸溶液（取溴化钾溴试 1mL，加盐酸至 100mL）10mL 与水 15mL 溶解，移至蒸馏瓶中，加酸性氯化亚锡试液 1mL，蒸馏，馏出液导入贮有水 5mL 的接收器中，至蒸馏瓶中约剩 5mL 溶液时，停止蒸馏，馏出液加水适量使其成 28mL，依法检查，应符合规定（0.0004％）。

## 三、含量测定

本品在水中几乎不溶，但能溶于热稀硫酸，同时分解释放出亚铁离子，可选用硫酸铈滴定液进行滴定，指示剂邻二氮菲与亚铁离子形成红色配位化合物，遇微过量氧化剂（硫酸铈）被氧化生成浅蓝色高铁离子配位化合物指示终点。此时所生成的富马酸没有干扰。取本品约 0.3g，精密称定，加稀硫酸 15mL，加热溶解后，放冷，加新沸过的冷水 50mL 与邻二氮菲指示液 2 滴，立即用硫酸铈滴定液（0.1mol/L）滴定，并将滴定的结果用空白试验校正。每 1mL 硫酸铈滴定液（0.1mol/L）相当于 16.99mg 的 $C_4H_2FeO_4$。

## 项目要求

（1）能掌握一般的定量分析的前处理方法，并能根据药物的结构选择处理方法。

（2）能根据测定的结果，对处理方法与质量标准进行验证。

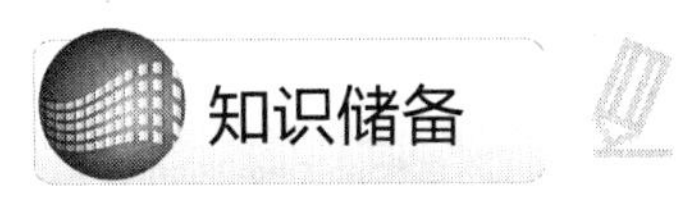


## 一、定量分析样品的前处理方法

由于所含金属或卤素在药物分子结构中的结合状态不同，在分析前需要经过不同方法处理之后，方可进行测定。处理方法因金属或卤素在分子中结合的牢固程度而异，如：有机卤素药物，所含卤素原子均直接与碳原子相连，但不同药物中卤素所处的位置不同，则与碳原子结合的牢固程度就有差异。如果卤素和芳环相连接，则结合牢固，与脂肪链的碳原子相连接，则结合不牢固；而含金属的有机药物，有两种情况：一是金属原子不直接与碳原子相连，通常为有机酸及酚的金属盐或配位化合物，称为含金属的有机药物，如酒石酸锑钾等，其分子结构中的金属原子结合不够牢固，在水溶液中即可离解出金属离子，若有机结构部分不干扰分析，可在溶液中直接进行其金属的鉴别或含量测定；二是金属原子直接与碳原子以共价键相连接，结合状态比较牢，称为有机金属药物，如卡巴胂等，在溶液中其金属一般不能解离成离子状态，应该根据共价键的牢固程度，经适当处理，将其金属转变为适于分析的状态（多转变为无机的金属盐或离子），方可进行其金属的鉴别或含量测定。

由此可见，在分析含金属或卤素的有机药物之前，需要做适当处理。这些药物的分析方法可分为两大类：①不经有机破坏的分析方法；②经有机破坏的分析方法。

## 二、不经有机破坏的分析方法

### 1. 直接测定法

凡金属原子不直接与碳原子相连的含金属药物或某些 C－M（金属原子直接与碳原子相连）键结合不牢固的有机金属药物，在水溶液中可以电离，因而不需有机破坏，可直接选用适当的方法进行测定。

（1）葡萄糖酸锑钠含量测定　取本品约 0.3g，精密称定，置于具塞锥形瓶中，加水 100mL、盐酸 15mL 与碘化钾试液 10mL，密塞，振摇后，在暗处静置 10min，用硫代硫酸钠滴定液（0.1mol/L）滴定，至近终点时，加淀粉指示液，继续滴定至蓝色消失，并将滴定的结果用空白试验校正。每 1mL 硫代硫酸钠滴定液（0.1mol/L）相当于 6.088mg 的 Sb（氧化还原滴定分析）。

$$Sb^{5+} + 2KI \longrightarrow Sb^{3+} + I_2 + 2K^+$$

$$I_2 + 2Na_2S_2O_3 \longrightarrow 2NaI + Na_2S_4O_6$$

（2）葡萄糖酸钙含量测定　取本品 0.5g，精密称定，加水 100mL 微温使其溶解，加氢氧化钠试液 15mL、钙紫红素指示剂 0.1g，用乙二胺四乙酸二钠滴定液（0.05mol/L）滴定至溶液自紫色转变为纯蓝色。每 1mL 乙二胺四乙酸二钠滴定液（0.05mol/L）相当于 22.42mg 的葡萄糖酸钙一水合物（络合滴定分析）。

### 2. 经水解后测定法

（1）直接回流后测定法　是将含卤素的有机药物溶于适当溶剂（如乙醇）中，加氢氧化钠溶液或硝酸银溶液后，加热回流使其水解，将有机结合的卤素经水解作用转变为无机的卤素离子，然后选用间接银量法进行测定。该法适用于含卤素有机药物结构中卤素原子结合不牢固的药物，如卤素和脂肪碳链相连者。

三氯叔丁醇的测定：

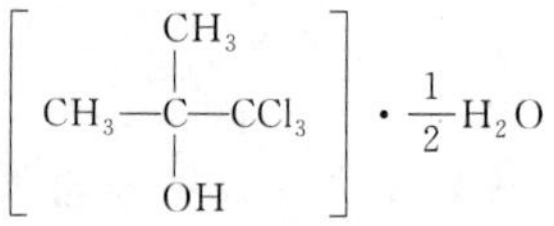

$$\left[ \begin{array}{c} CH_3 \\ | \\ CH_3-C-CCl_3 \\ | \\ OH \end{array} \right] \cdot \frac{1}{2}H_2O$$

原理：本品在氢氧化钠溶液中加热回流分解产生氯化钠，氯化钠与硝酸银生成氯化银沉淀，过量的硝酸银用硫氰酸铵溶液回滴定。

$$CCl_3-C(CH_3)_2-OH+4NaOH \longrightarrow (CH_3)_2CO+3NaCl+HCOONa+2H_2O$$

$$NaCl+AgNO_3 \longrightarrow AgCl\downarrow+NaNO_3$$

$$AgNO_3+NH_4SCN \longrightarrow AgSCN\downarrow+NH_4NO_3$$

取本品约0.1g，精密称定，加乙醇5mL，溶解后，加20%氢氧化钠溶液5mL，加热回流15min，放冷至室温，加水20mL与硝酸5mL，精密加硝酸银滴定液（0.1mL/L）30mL，再加邻苯二甲酸二丁酯5mL，密塞、强力振摇后，加硫酸铁铵指示液2mL，用硫氰酸铵滴定液（0.1mol/L）滴定，并将滴定的结果用空白试验校正。每1mL的硝酸银滴定液（0.1mol/L）相当于6.216mg的$C_4H_7Cl_3O \cdot 1/2H_2O$。

加入的邻苯二甲酸二丁酯5mL作为滴定时的凝聚剂，取代了传统采用的硝基苯。

三氯叔丁醇的其他定量方法，据文献报道有氢氧化钾乙醇溶液水解后，过量的氢氧化钾用盐酸滴定，以甲基红指示液指示终点；在碱性水溶液中与碘作用生成碘仿，过量的碘用硫代硫酸钠溶液滴定；气相色谱法也可用于药品制剂中三氯叔丁醇的测定。

（2）用硫酸水解后测定法　硬脂酸镁含量测定，与定量硫酸液共沸、水解生成硬脂酸和硫酸镁，剩余的酸以氢氧化钠溶液滴定。

$$Mg(C_{12}H_{35}COO)_2+H_2SO_4 \xrightarrow{\text{加热回流}} MgSO_4+2C_{17}H_{35}COOH$$

$$2NaOH+H_2SO_4 \longrightarrow Na_2SO_4+2H_2O$$

测定方法：取本品约1g，精密称定，精密加硫酸滴定液（0.05mol/L）50mL，煮沸至油层澄清，继续加热10min，放冷至室温，加甲基橙指示液1～2滴，用氢氧化钠滴定液（0.1mol/L）滴定。每1mL的硫酸滴定液（0.05mol/L）相当于2.016mg的MgO。

### 3.经氧化还原后测定法

（1）碱性还原　卤素结合于芳环上时，由于分子中碘的结合较牢固，需在碱性溶液中加还原剂（如锌粉）回流，使碳—碘键断裂，形成无机碘化物后测定。

碘他拉酸的含量测定：

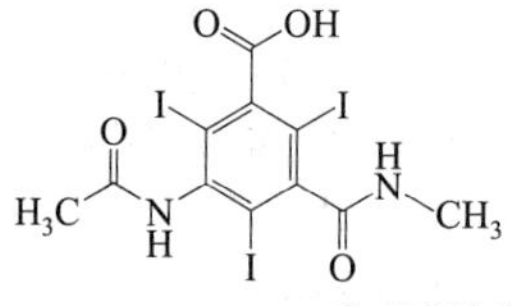

$C_{11}H_9I_3N_2O_4$　613.92

取本品约0.4g，精密称定，加氢氧化钠试液30mL与锌粉1.0g，加热回流30min，放冷，冷凝管用少量水洗涤，过滤，烧瓶与滤器用水洗涤3次，每次15mL，洗液与滤液合并，加冰醋酸5mL与曙红钠指示液5滴，用硝酸银滴定液（0.1mol/L）滴定。每1mL硝酸银滴定液（0.1mol/L）相当于20.46mg的碘他拉酸。

碘他拉酸测定的还原反应式如下：

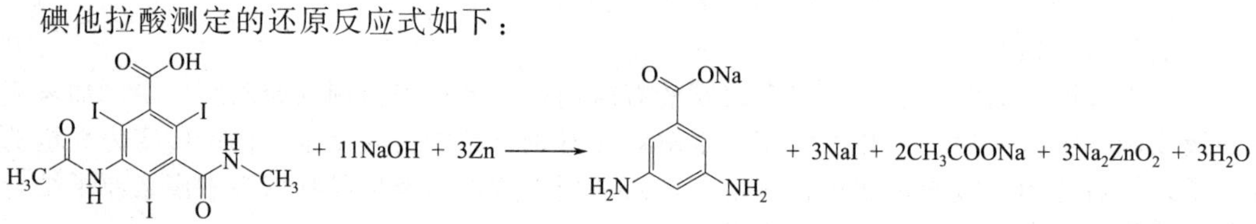

$$\text{碘他拉酸} + 11NaOH + 3Zn \longrightarrow \text{3,5-二氨基苯甲酸钠} + 3NaI + 2CH_3COONa + 3Na_2ZnO_2 + 3H_2O$$

$$NaI + AgNO_3 \longrightarrow AgI\downarrow + NaNO_3$$

《中国药典》收载的泛影酸、泛影酸钠、胆影酸、碘番酸、胆影葡胺、泛影葡胺等均采用同法测定。

（2）酸性还原　碘番酸在乙酸酸性条件下用锌粉还原，使碳—碘键断裂，形成无机碘化物后用银量法测定。

测定方法：取本品的干燥品约 0.4g，精密称定，加锌粉 1g 及冰醋酸 10mL，在回流冷凝器中煮沸 30min 后，用水 30mL 洗涤冷凝器，用脱脂棉过滤。烧瓶及脱脂棉用水洗 2 次，每次 20mL，合并滤液和洗液，冷却后，加四溴酚酞乙酯指示液 1mL，用硝酸银滴定液（0.1mol/L）滴定，终点时黄色沉淀变为绿色。每 1mL 的硝酸银滴定液（0.1mol/L）相当于 19.031mg 的碘番酸（$C_{11}H_{12}I_3NO_2$）。测定条件下，终点时黄色沉淀变为绿色很明显。

（3）汞齐化法　本法为还原反应。在酸性或碱性溶液中，加锌粉、加热回流，将药物中有机结合的汞还原析出金属汞，并与过量的锌生成锌汞齐。将锌汞齐溶于硝酸后，选用适当的方法测定汞的含量，并换算成含汞有机药物的含量。

乙酸苯汞的含量测定方法如下：

取本品约 0.5g，精密称定，置于 100mL 烧瓶中，加水 15mL、甲酸 5mL 与锌粉 1g，在回流冷凝器中煮沸 30min，放冷，过滤，滤纸和锌汞齐用蒸馏水洗涤至洗液对石蕊试纸不显酸性反应。将锌汞齐溶解在 40mL 稀硝酸（1∶2）中，置于蒸汽浴上加热 3min，加尿素 0.5g 和足够的高锰酸钾试液至显桃红色。冷却后，加过氧化氢溶液脱色，加硫酸铁铵指示剂 1 滴，用硫氰酸铵滴定液（0.1mol/L）滴定，即得。每 1mL 硫氰酸铵滴定液（0.1mol/L）相当于 16.84mg 的乙酸苯汞（$C_8H_8O_2Hg$）。

## 三、经有机破坏的分析方法

含金属有机药物及有机卤素药物结构中的金属原子、卤素与碳原子结合牢固者，用上述方法难以将有机结合的金属原子及卤素转变为无机的金属化合物及卤素化合物，此时必须采用有机破坏的方法将药物分子破坏，使有机结合状态的金属及卤素转变为可测定的无机化合物，方可选用合适的分析方法进行测定。有机破坏方法，一般包括湿法破坏、干法破坏及氧瓶燃烧法三种方法。

### 1.湿法破坏

根据所用试剂的不同，湿法破坏可分为以下几种：

（1）硝酸-高氯酸法　破坏能力强，反应比较激烈。故进行破坏时，必须严密注意切勿将容器中的内容物蒸干，以免发生爆炸。

本法适用于血、尿、组织等生物样品的破坏。经本法破坏后，所得的无机金属离子，一般为高价态。本法对含氮杂环药物的破坏不够完全，此时宜选用干法灼烧进行破坏。

（2）硝酸-硫酸法　适用于大多数有机物质的破坏，如染料、中间体或药物等。经本法破坏分解所得的无机金属离子均为高价态。

因碱土金属可与硫酸形成不溶性的硫酸盐，将会吸附被测定的金属离子，使测定结果偏低，所以本法不适用于含碱土金属有机药物的破坏。此时，可改用硝酸-高氯酸法进行破坏。

（3）硫酸-硫酸盐法　所用硫酸盐为硫酸钾或硫酸钠，因硫酸钠为含水化合物，不利于有机破坏，故一般多采用硫酸钾。加入硫酸盐的目的，是为了提高硫酸的沸点，以使样品破坏完全。同时，也防止硫酸在加热过程中过早地分解为三氧化硫而损失。

经本法破坏分解所得的金属离子，多为低价态。本法常用于含砷或锑有机药物的破坏分解。因在有机物破坏时须经炭化过程，最后得到低价态的三价砷或锑离子。如用本法破坏低碳化合物，宜添加适量的淀粉等多碳化合物，以保证在破坏过程中，经炭化，将金属离子都转变为低价态。

其他湿法除了以上三种试剂组合的方式之外，还有硝酸-硫酸-高氯酸法、硫酸-过氧化氢法、硫酸-高锰酸钾法等，其根据都是增加氧化剂。硫酸加氧化剂，加热，使有机物破坏分解完全，破坏后，金属在溶液中均以高价态（如砷酸）存在。

湿法破坏所用的仪器，一般为硅玻璃或硼玻璃制成的凯氏烧瓶；所用试剂及蒸馏水均不应含有被测金属离子或干扰测定的其他金属离子等组分；由于整个操作过程所用硫酸量数倍于样品，所以必须按相同条件进行空白试验校正；操作时应在通风橱内进行。

氮测定法包括以下两种：

① 第一法（常量法）。取供试品适量（相当于含氮量25～30mg），精密称定，供试品如为固体或半固体，可用滤纸称取，并连同滤纸置于干燥的500mL凯氏烧瓶中；然后依次加入硫酸钾（或无水硫酸钠）10g和硫酸铜粉末0.5g，再沿瓶壁缓缓加硫酸20mL；在凯氏烧瓶口放一小漏斗并使凯氏烧瓶成45°斜置，用直火缓缓加热，使溶液的温度保持在沸点以下，等泡核沸腾停止，强热至沸腾，待溶液成澄明的绿色后，除另有规定外，继续加热30min，放冷。沿瓶壁缓缓加水250mL，振摇使混合，放冷后，加40%氢氧化钠溶液75mL，注意使其沿瓶壁流至瓶底，自成一液层，加锌粒数粒，用氮气球将凯氏烧瓶与冷凝管连接；另取2%硼酸溶液50mL，置于500mL锥形瓶中，加甲基红-溴甲酚绿混合指示液10滴；将冷凝管的下端插入硼酸溶液的液面下，轻轻摆动凯氏烧瓶，使溶液混合均匀，加热蒸馏，至接收液的总体积约为250mL时，将冷凝管尖端提出液面，使蒸气冲洗约1min，用水淋洗尖端后停止蒸馏；馏出液用硫酸滴定液（0.05mol/L）滴定至溶液由蓝绿色变为灰紫色，并将滴定的结果用空白试验校正。每1mL硫酸滴定液（0.05mol/L）相当于1.401mg的N。

② 第二法（半微量法）。蒸馏装置如图4-2所示。图中A为1000mL圆底烧瓶，B为安全瓶，C为连有氮气球的蒸馏器，D为漏斗，E为直形冷凝管，F为100mL锥形瓶，G、H为橡皮管夹。

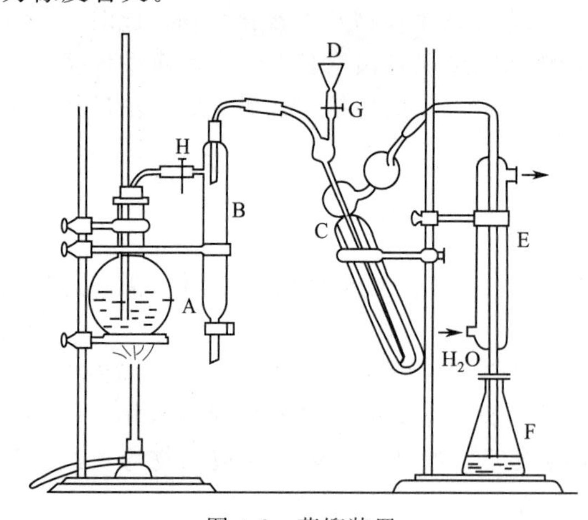

图4-2 蒸馏装置

连接蒸馏装置，A瓶中加水适量与甲基红指示液数滴，加稀硫酸使其呈酸性，加玻璃珠或沸石数粒，从D漏斗加水约50mL，关闭G夹，开放冷凝水，煮沸A瓶中的水，当蒸汽从冷凝管尖端冷凝而出时，移去火源，关H夹，使C瓶中的水反抽到B瓶，开G夹，放出B瓶中的水，关B瓶及G夹，将冷凝管尖端插入约50mL水中，使水自冷凝管尖端反抽至C瓶，再抽至B瓶，如上法放去。如此将仪器内部洗涤2～3次。

取供试品适量（相当于含氮1.0～2.0mg），精密称定，置于干燥的30～50mL凯氏烧瓶中，加硫酸钾（或无水硫酸钠）0.3g与30%硫酸铜溶液5滴，再沿瓶壁滴加硫酸2.0mL；在凯氏烧瓶口放一小漏斗，并使烧瓶成45°斜置，用小火缓缓加热使溶液保持在沸点以下，等泡核沸腾停止，逐步加大火力，沸腾至溶液成澄明的绿色后，除另有规定外，继续加热10min，放冷，加水2mL。

取2%硼酸溶液10mL，置100mL锥形瓶中，加甲基红-溴甲酚绿混合指示液5滴，将冷凝管尖端插入液面下。然后，将凯氏烧瓶中内容物经由D漏斗转入C蒸馏瓶中，用少量水淋洗凯氏烧瓶及漏斗数次，再加入40%氢氧化钠溶液10mL，用少量水再洗漏斗数次，关G夹，加热A瓶进行蒸汽蒸馏，至硼酸液开始由酒红色变为蓝绿色时起，继续蒸馏约10min后，将冷凝管尖端提出液面，使蒸气继续冲洗约1min，用水淋洗尖端后停止蒸馏。

馏出液用硫酸滴定液（0.005mol/L）滴定至溶液由蓝绿色变为灰紫色，并将滴定的结果用空白（空白和供试品所得馏出液的容积应基本相同，70～75mL）试验校正。每1mL硫酸滴定液（0.005mol/L）相当于0.1401mg的N。

取用的供试品如在0.1g以上，应适当增加硫酸的用量，使消解作用完全，并相应地增加40%氢氧化钠溶液的用量。

关于样品的取用量，应视被测含金属有机药物中所含金属元素的量和破坏后所用测定方法而定。一般来说，含金属元素量在10～100μg范围内时，取样量为10g；如果测定方法灵敏度较高，取样量可相应减少。对于生物样品，一般血样10～15mL或尿样50mL。

### 2. 干法破坏

将有机物灼烧灰化以达分解的目的。将适量样品置于瓷坩埚或镍坩埚、铂坩埚中，常加无水碳酸钠或轻质氧化镁等以助灰化，混合均匀后，先小火加热，使样品完全炭化，然后放入高温炉中灼烧，使其灰化完全，即可。

应用本法时要注意以下几个问题：

① 加热或灼烧时，应控制温度在420℃以下，以防止某些被测金属化合物的挥发。

② 灰化完全与否，直接影响测定结果的准确性。如欲检查灰化是否完全，可将灰分放冷后，加入稍过量的稀盐酸-水（1∶3）或硝酸-水（1∶3）的混合液，振摇，注意观察溶液是否呈色或有无有机物不溶成分存在。若呈色或有不溶有机物，可于水浴上将溶液蒸干，并用小火炭化后，再行灼烧。

③ 经本法破坏后，所得灰分往往不易溶解，但此时切勿弃去。

该法适用于湿法不易破坏完全的有机物（如含氮杂环类有机药物）以及某些不能用硫酸进行破坏的有机药物，不适用于含易挥发性金属（如汞、砷等）有机药物的破坏。

### 3. 氧瓶燃烧法

将有机药物放入充满氧气的密闭的燃烧瓶中进行燃烧，并将燃烧所产生的欲测物质吸收于适当的吸收液中，然后根据欲测物质的性质，采用适宜的分析方法进行鉴别、检查或测定含卤素有机药物或含硫、氮、硒等其他元素的有机药物。

本法是快速分解有机物的简单方法，它不需要复杂设备，就能使有机化合物中的待测元素定量分解成离子型。该方法被各国药典所收载。

（1）仪器装置　燃烧瓶为500mL、1000mL或2000mL磨口、硬质玻璃锥形瓶，瓶塞应严密、空心、底部熔封铂丝一根（直径为1mm），铂丝下端做成网状或螺旋状，长度约为瓶身长度的2/3，如图4-3（a）所示。

燃烧瓶容积大小的选择，主要取决于被燃烧分解样品量的多少。一般取样量（10～20mg）使用500mL燃烧瓶，加大样品量（200mg）时可选用1000mL或2000mL燃烧瓶。使用燃烧瓶前，应检查瓶塞是否严密。

（2）称样

① 称取固体样品时，应先研细，精密称取各药品项下的规定量，置于无灰滤纸［图4-3（b）］中心，按虚线折叠［图4-3（c）］后，固定于铂丝下端的网内或螺旋处，使尾部露出。

② 称取液体样品时，将供试品滴在用透明胶纸和无灰滤纸做成的纸袋中。纸袋的做法是：将透明胶纸剪成规定大小和形状［图4-3（d）］，中部贴一条约16mm×6mm的无灰滤纸条，并于其突出部分贴一条6mm×35mm的无灰滤纸条［图4-3（e）］，将胶纸对折，紧粘住底部及另一边，并使上口敞开［图4-3（f）］，精密称定质量，用滴管将供试品从上口滴在无灰滤纸条上，立即捏紧粘住上口，精密称定质量，两次质量之差即为供试品量。将含有液体供试品的纸袋固定于钳丝下端的网内或螺旋处，使尾露出。

（3）燃烧分解操作法　在燃烧瓶内加入规定的吸收液，并将瓶口用水润湿；小心急速通

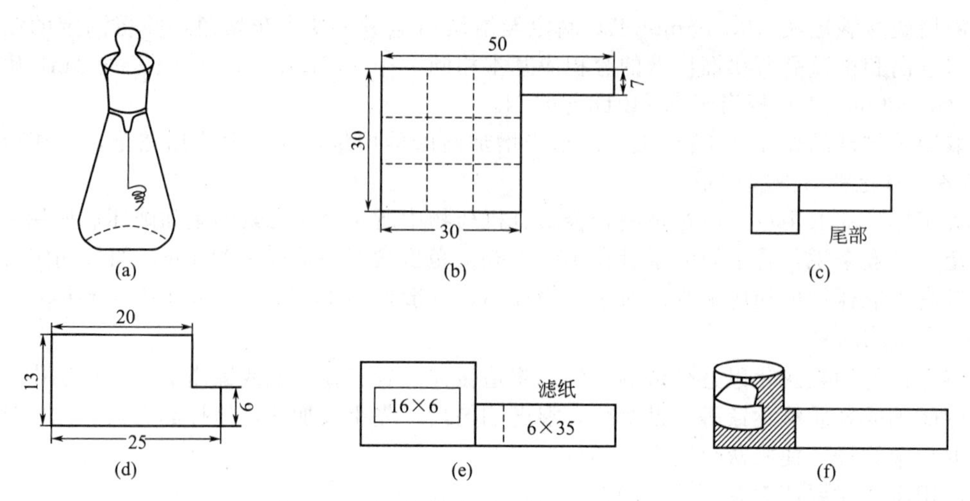


图 4-3 氧瓶燃烧法示意图（单位：mm）

入氧气约 1min（通气管口应接近液面，使瓶内空气排尽），立即用表面皿覆盖瓶口，备用；点燃包有样品的滤纸包或纸袋尾部，迅速放入燃烧瓶中，按紧瓶塞，用少量水封闭瓶口，待燃烧完毕（应无黑色碎片），充分振摇，使生成的烟雾完全吸入吸收液中，放置 15min，用少量水冲洗瓶塞及铝丝，合并洗液及吸收液。用相同的方法另做空白试验。

（4）吸收液的选择　吸收液可使样品经燃烧分解所产生的各种价态的卤素，定量地被吸收并使其转变为一定的便于测定的价态，以适应所选择的分析方法，根据被测物质的种类及所用分析方法来选择合适的吸收液。《中国药典》用于卤素、硫、硒等的鉴别、检查及含量测定的吸收液多数是水或水与氢氧化钠的混合液，少数是水-氢氧化钠-浓过氧化氢的混合液或硝酸溶液（1→30）。

表 4-1 为氧瓶燃烧法采用的吸收液及测试方法。

**表 4-1　氧瓶燃烧法采用的吸收液及测试方法**

| 样品 | 吸收液 | 测定方法 |
|---|---|---|
| 含氟有机药物 | 水 | pH＝4.3 乙酸与乙酸钠缓冲液，茜素氟蓝分光光度法 |
| 含氯氟有机药物 | 氢氧化钠溶液 | 银量法、汞量法、分光法 |
| 含溴有机药物 | $H_2O_2$-NaOH 溶液或氢氧化钠液与硫酸肼饱和液 | 银量法、分光法 |
| 含碘有机药物 | 氢氧化钠液与硫酸肼饱和液 | 银量法、汞量法、碘量法、分光法 |

（5）应当注意的有关问题　氧气要充足，确保燃烧完全。燃烧产生的烟雾应完全被吸收液吸收。注意防爆。为了保证安全，操作中可戴防护面罩。一般情况下，由于取样量很少，燃烧又在瞬间即可完成，因此，如果按规定方法操作，实际上几乎没有爆破危险。操作中，应将燃烧瓶洗涤干净，不得残留有机溶剂，也不能用有机润滑剂涂抹瓶塞；燃烧中产生的热气往往使塞子被顶动，因此点燃后，必须立即用手按紧瓶塞，直到火焰熄灭为止。

测定氟化物时应用石英燃烧瓶。因为含氟有机药物燃烧后生成的氟化氢气体可腐蚀玻璃，同时与玻璃中的硼生成的硼氟化物（如 $BF_3$）在水溶液中仅部分解离成氟离子而使氟的测定结果偏低。

碘苯酯含量的测定：

碘苯酯系有机碘化物，用氧瓶燃烧分解，转变为碘化物，继而氧化为游离的碘，并被定量地吸收于吸收液中，和氢氧化钠反应，生成碘化物与碘酸盐，加入溴-乙酸溶液，使其全部转变为碘酸盐，过量的溴以甲酸及通空气去除。加入碘化钾，使其与碘酸盐反应析出游离碘，用硫代硫酸钠溶液滴定，碘与淀粉结合所显的蓝色消失即为终点。

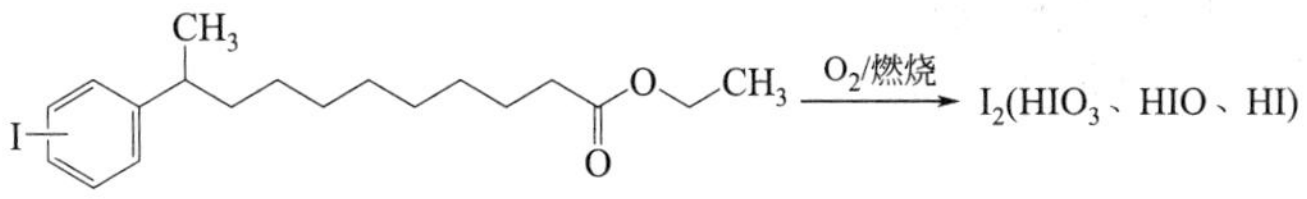

CH$_3$　I　O　CH$_3$　O　$\xrightarrow{O_2/燃烧}$ $I_2(HIO_3、HIO、HI)$

$$I_2 + 2NaOH \longrightarrow NaIO + NaI + H_2O$$

$$3NaIO \xrightarrow{OH^-} NaIO_3 + 2NaI$$

$$3Br_2 + I^- + 3H_2O \longrightarrow IO_3^- + 6HBr$$

$$Br_2(过量的) + HCOOH \longrightarrow 2HBr + CO_2\uparrow$$

$$IO_3^- + 5I^- + 6H^+ \longrightarrow 3I_2 + 3H_2O$$

$$I_2 + 2Na_2S_2O_3 \longrightarrow 2NaI + Na_2S_4O_6$$

碘苯酯主要为10-对碘苯基十一酸乙酯及邻、间位的碘苯基十一酸乙酯的混合物。

测定方法：取本品约 20mg，精密称定，按照氧瓶燃烧法进行有机破坏，用氢氧化钠试液 2mL 与水 10mL 为吸收液，待吸收完全后，加溴-乙酸溶液（取乙酸钾 10g，加冰醋酸适量使其溶解，加溴 0.4mL，再加冰醋酸使其成 100mL）10mL，密塞，振摇，放置数分钟，加甲酸约 1mL，用水洗涤瓶口，并通入空气流约 3～5min 以除去剩余的溴蒸气，加碘化钾 2g，密塞，摇匀，用硫代硫酸钠滴定液（0.02mol/L）滴定，至近终点时，加淀粉指示液，继续滴定至蓝色消失，并将滴定的结果用空白试验校正。每 1mL 的硫代硫酸钠滴定液（0.02mol/L）相当于 1.388mg 的碘苯酯（$C_{19}H_{29}IO_2$）。

## 四、仪器分析在药物分析过程中的定量方法

### 1.紫外分光光度法用于含量测定的方法

（1）对照品比较法　采用相同的溶剂和步骤，分别配制供试品和对照品溶液，在规定波长处分别测定吸光度，按下式计算供试品溶液中被测组分浓度。

$$c_X = (A_X/A_R)c_R \tag{4-1}$$

式中，$c_X$、$c_R$ 为供试品溶液和对照品溶液的浓度；$A_X$、$A_R$ 为供试品和对照品溶液的吸光度。

对照品比较法可以在一定程度上克服条件对测定结果的影响，测定时，供试品溶液和对照品溶液的浓度及测定的条件应尽可能一致。

（2）吸收系数法　按各品种质量标准方法配制供试品溶液，在规定波长处测定其吸光度，再根据吸收系数按下式计算供试品溶液的浓度。

$$c = \frac{A}{E_{1cm}^{1\%}L} \tag{4-2}$$

使用吸收系数法测定时，仪器须进行严格的校正和检定，如波长的准确度、狭缝宽度等必须符合要求，以保证吸光度测定的准确性。

（3）计算分光光度法　本法系将分光光度法测得的吸收度进行适当的数学处理，以获得供试品中待测物的量，如双波长分光光度法、导数光谱法等。计算分光光度法主要用于消除样品中干扰组分的干扰。

### 2.液相色谱法用于含量测定的方法

（1）内标法　按各品种项下的规定，精密称（量）取对照品和内标物质，分别配成溶液，分别精密量取适量，混合配成校正因子测定用的对照溶液。取一定量注入仪器，记录色谱图，测量对照品和内标物质的峰面积或峰高，按下式计算校正因子：

$$f=\frac{A_S/c_S}{A_R/c_R} \tag{4-3}$$

式中　$f$——校正因子；

$A_S$——内标物质的峰面积或峰高；

$A_R$——对照品的峰面积或峰高；

$c_S$——内标物质的浓度；

$c_R$——对照品的浓度。

再取各品种项下含有内标物质的供试品溶液，注入仪器，记录色谱图，测量供试品中待测成分和内标物质的峰面积或峰高，按下式计算含量：

$$c_X=f\frac{A_X}{A'_S/c'_S} \tag{4-4}$$

式中　$A_X$——供试品的峰面积或峰高；

$c_X$——供试品的浓度；

$A'_S$——内标物质的峰面积或峰高；

$c'_S$——内标物质的浓度；

$f$——校正因子。

采用内标法，可避免因样品前处理及进样体积误差对测定结果的影响。

（2）外标法　按各品种项下的规定，精密称（量）取对照品和供试品，配制成溶液，分别精密取一定量，注入仪器，记录色谱图，测量对照品溶液和供试品溶液中待测成分的峰面积（或峰高），按下式计算含量：

$$c_X=c_R\frac{A_X}{A_R} \tag{4-5}$$

由于微量注射器不易精确控制进样量，当用外标法测定供试品中成分或杂质含量时，以定量环或自动进样器进样为好。

（3）加校正因子的主成分自身对照法　测定杂质含量时，可采用加校正因子的主成分自身对照法。在建立方法时，按各品种项下的规定，分别精密称（量）取杂质对照品和待测成分对照品适量，配制测定杂质校正因子的溶液，进样，记录色谱图，按上述（1）法计算杂质的校正因子。此校正因子可直接载入各品种项下，用于校正杂质的实测峰面积。这些需作校正计算的杂质，通常以主成分为参照，采用相对保留时间定位，其数值一并载入各品种项下。

测定杂质含量时，按各品种项下规定的杂质限度，将供试品溶液稀释成与杂质限度相当的溶液作为对照溶液，进样，调节检测灵敏度（以噪声水平可接受为限）或进样量（以柱子不过载为限），使对照溶液的主成分色谱峰的峰高约达满量程的10%～25%或其峰面积能准确积分［通常含量低于0.5%的杂质，峰面积的相对标准偏差（*RSD*）应小于10%；含量在0.5%～2%的杂质，峰面积的*RSD*应小于5%；含量大于2%的杂质，峰面积的*RSD*应小于2%］。然后，取供试品溶液和对照品溶液适量，分别进样，供试品溶液的记录时间，除另有规定外，应为主成分色谱峰保留时间的2倍，测量供试品溶液色谱图上各杂质的峰面积，分别乘以相应的校正因子后与对照溶液主成分的峰面积比较，依法计算各杂质含量。

（4）不加校正因子的主成分自身对照法　测定杂质含量时，若没有杂质对照品，也可采用不加校正因子的主成分自身对照法。同上述（3）法配制对照溶液并调节检测灵敏度后，取供试品溶液和对照溶液适量，分别进样，前者的记录时间，除另有规定外，应为主成分色谱峰保留时间的2倍，测量供试品溶液色谱图上各杂质的峰面积并与对照溶液主成分的峰面积比较，计算杂质含量。

若供试品所含的部分杂质未与溶剂峰完全分离，则按规定先记录供试品溶液的色谱图Ⅰ，再记录等体积纯溶剂的色谱图Ⅱ。色谱图Ⅰ上杂质峰的总面积（包括溶剂峰）减去色谱图Ⅱ上的溶剂峰面积，即为总杂质峰的校正面积，然后依法计算。

（5）面积归一化法　按各品种项下的规定，配制供试品溶液，取一定量注入仪器，记录色谱图。测量各峰的面积和色谱图上除溶剂峰以外的总色谱峰面积，计算各峰面积占总峰面积的百分率。

用于杂质检查时，由于峰面积归一化法测定误差大，因此，通常只用于粗略考察供试品中的杂质含量。除另有规定外，一般不宜用于微量杂质的检查。

3. 液相色谱法用于含量测定的方法

内标法、外标法以及面积归一化法同液相色谱法相同。

标准溶液加入法：精密称（量）取某个杂质或待测成分对照品适量，配制成适当浓度的对照品溶液，取一定量，精密加入供试品溶液中，根据外标法或内标法测定杂质或主成分含量，再扣除加入的对照品溶液含量，即得供试品溶液中某个杂质和主成分的含量。

也可按下述公式进行计算，加入对照品溶液前后校正因子应相同，即：

$$\frac{A_{is}}{A_X}=\frac{c_X+\Delta c_X}{c_X} \tag{4-6}$$

则待测组分的浓度 $c_X$ 可通过下式进行计算：

$$c_X=\frac{\Delta c_X}{(A_{is}/A_X)-1} \tag{4-7}$$

式中　$c_X$——供试品中组分 X 的浓度；

$A_X$——供试品中组分 X 的色谱峰面积；

$\Delta c_X$——所加入的已知浓度的待测组分对照品的浓度；

$A_{is}$——加入对照品后组分 X 的色谱峰面积。

由于气相色谱法的进样量一般仅数微升，为减小进样误差，尤其当采用手工进样时，由于留针时间和室温等对进样量也有影响，故以采用内标法定量为宜；当采用自动进样器时，由于进样重复性的提高，在保证分析误差的前提下，也可采用外标法定量。当采用顶空进样时，由于供试品和对照品处于不完全相同的基质中，故可采用标准溶液加入法以消除基质效应的影响，当标准溶液加入法与其他定量方法结果不一致时，应以标准溶液加入法结果为准。

## 五、药品质量标准分析方法的验证

验证药品质量标准分析方法的目的是证明采用的方法适合于相应的检测要求，包括原料药及制剂的性状、鉴别、检查、含量测定等有关项目。方法验证是一个持续的发展过程，在药品生产工艺变更、制剂的组成改变、原分析方法进行修订或药典规定的常规方法用于新药时，质量标准分析方法均需要验证。验证应证明分析方法能够保持其性能（如专属性），适用于相应的检测要求。验证内容包括：准确度、精密度、专属性、检测限、定量限、线性、范围和耐用性等。

1. 准确度

准确度，系指用该方法测定的结果与真实值或参考值接近的程度，一般以回收率（%）表示。准确度应在规定的范围内建立。

（1）含量测定方法的准确度

① 原料药。原料药可用已知纯度的对照品或样品进行测定，按式（4-8）计算回收率；或用本法测定所得结果与已知准确度的另一方法测定的结果进行比较。

$$回收率(\%)=\frac{测得量}{加入量}\times 100\% \tag{4-8}$$

② 制剂。制剂可用含已知量被测物的制剂各组分混合物（包括制剂辅料）进行测定，回收率的计算同原料药。

如不能得到制剂的全部组分，可向制剂中加入已知量的被测物进行测定，按式（4-9）计算回收率；或与另一个已建立准确度的方法的结果进行比较。

$$回收率(\%)=\frac{测得量-本底量}{加入量}\times 100\% \tag{4-9}$$

如该法已建立了精密度、线性和专属性，准确度有时也能推算出来，该项目可不再进行验证。

（2）杂质定量测定的准确度　杂质定量测定的方法多采用色谱法，其准确度可通过向原料药或制剂中加入已知量杂质进行测定。如果不能得到杂质或降解产物，可用本法测定结果与另一成熟的方法进行比较，如药典标准方法或经过验证的方法。如不能测得杂质或降解产物的相对响应因子，则可用原料药的响应因子。同时，应明确表示单个杂质和杂质总量相当于主成分的质量比（%）或面积比（%）。

（3）数据要求　在规定范围内，至少用 9 次测定结果进行评价，例如制备 3 个不同浓度的样品，各测定 3 次。应报告已知加入量的回收率（%），或测定结果平均值与真实值之差及其可信限。

## 2. 精密度

精密度，系指在规定的测试条件下，同一个均匀样品，经多次取样测定所得结果之间的接近程度。精密度一般用偏差（$d$）、标准偏差（$SD$）或相对标准偏差（$RSD$）表示。含量测定和杂质定量测定应考虑方法的精密度。

（1）重复性　在相同条件下，由一个分析人员测定所得结果的精密度称为重复性。

在规定范围内，至少用 9 次测定结果进行评价，如制备 3 个不同浓度的样品，各测定 3 次；或把被测物浓度当作 100%，用至少测定 6 次的结果进行评价。

（2）中间精密度　在同一个实验室，不同时间由不同分析人员用不同设备测定结果的精密度，称为中间精密度。

为考察随机变动因素对精密度的影响，应设计方案进行中间精密度试验。变动因素为不同日期、不同分析人员、不同设备。

（3）重现性　在不同实验室由不同分析人员测定结果的精密度，称为重现性。

当分析方法将被法定标准采用时，应进行重现性试验。如建立药典分析方法时通过协同检验得出重现性结果，协同检验的过程、重现性结果均应记载在起草说明中。

（4）数据要求　均应报告标准偏差、相对标准偏差和可信限。

## 3. 专属性

专属性，系指在其他成分（如杂质、降解产物、辅料等）可能存在下，采用的方法能准确测定出被测物的特性。鉴别反应、杂质检查、含量测定方法，均应考察其专属性。如方法不够专属，则应采用多个方法予以补充。

（1）鉴别反应　应能与可能共存的物质或结构相似的化合物区分。不含被测成分的样品，以及结构相似或组分中的有关化合物，均应呈负反应。

（2）含量测定和杂质测定　色谱法和其他分离方法，应附代表性图谱，以说明专属性。图中应标明诸成分的位置，色谱法中的分离度应符合要求。

在杂质可获得的情况下，对于含量测定，试样中可加入杂质或辅料，考察测定结果是否受干扰，并可与未加杂质和辅料的试样比较测定结果。对于杂质测定，也可向试样中加入一定量的杂质，考察杂质能否得到分离。在杂质或降解产物不能获得的情况下，可对含有杂质或降解产物的试样进行测定，与另一个已经验证了的或药典方法比较结果；用强光照射、高温、高湿、酸、碱水解或氧化的方法进行加速破坏，以研究降解产物。含量测定方法应比对两方法的结果，杂质测定应比对检出的杂质个数，必要时可采用光二极管阵列检测和质谱检测，进行纯度检查。

4. 检测限

检测限（limit of detection，*LOD*），系指试样中被测物能被检测出的最低量。常用的方法如下。

（1）目视法　用含已知浓度被测物的试样进行分析，目视确定能被可靠地检测出的被测物的最低浓度或量。

该方法适用于可用目视法直接评价结果的分析方法，如显色鉴别法、薄层色谱法等。

（2）信噪比法　用于能显示基线噪声的分析方法，即把已知低浓度试样测出的信号与空白样品测出的信号进行比较，计算出能被可靠地检测出的最低浓度或量。一般以信噪比为 3∶1 或 2∶1 时相应浓度或注入仪器的量确定检测限。

（3）数据要求　无论用何种方法，均应使用一定数量（如 5～6 份）的试样进行分析，其浓度为近于或等于检测限目标值，以可靠地测定检测限。同时，报告应附测试图谱，说明测试过程和检测限结果。

5. 定量限

定量限（limit of quantity，*LOQ*），系指样品中被测物能被定量测定的最低量，其测定结果应具有一定的准确度和精密度。

杂质和降解产物用定量测定方法研究时，应确定定量限。常用信噪比法确定定量限，一般以信噪比为 10∶1 时相应的浓度或注入仪器的量进行确定。

数据要求：除附测试图谱，并说明测试过程和定量限结果外，还应说明测试结果的准确度和精密度。

6. 线性

线性，系指在设计的范围内，测试结果与试样中被测物浓度直接呈正比关系的程度。

如果变量之间有某种确定的关系，回归就是根据实验数据计算出变量之间的定量关系。如果两个变量 $x$ 和 $y$ 之间有线性关系，它们应符合如下的线性方程式：

根据实验数据用统计学方法计算线性方程式中的截距 $a$ 和斜率 $b$ 以及相关系数 $r$ 称为线性回归。

一般采用最小二乘法进行线性回归。如果进行了 $n$ 次测定，得到 $n$ 对数据：$(x_1, y_1)$、$(x_2, y_2)$、…、$(x_n, y_n)$，最小二乘法的基本思路是计算出的直线与各点偏差的平方和为最小，并由此推导出计算 $a$、$b$ 的公式。

$$a=\frac{\sum y_i - b\sum x_i}{n} \tag{4-10}$$

$$b=\frac{n\sum x_i y_i - \sum x_i \sum y_i}{n\sum x_i^2 - (\sum x_i)^2} \tag{4-11}$$

现在，使用计算机或计算器，可以很方便地进行线性回归的计算，常用的软件包括 Origin lab 或 Excel 等。只需在线性回归的模式下，把各对数据输入，就可以很快地计算出 $a$、$b$ [根据式（4-10）和式（4-11）]和相关系数 $r$。

应在规定的范围内测定线性关系。可用贮备液经精密稀释，或分别精密称样，制备一系列（至少 5 份）供试样品的方法进行测定。以测得的响应信号作为被测物浓度的函数作图，观察是否呈线性，再用最小二乘法进行线性回归。必要时，响应信号可经数学转换，再进行线性回归计算。

数据要求：应列出回归方程、相关系数和线性图。

相关是研究两个变量之间是否存在确定关系的统计学方法，研究两变量关系的最直观的方法是把它们描绘在直角坐标纸上，每个变量占1个坐标，两个变量的每一组对应值在图上都可以作出1个点，若干个点连成的线可以反映出变量之间的关系。如果各点的排布接近一条直线，表明两个变量的线性关系较好，如果各点的排布接近一条曲线，说明两个变量可能存在某种非线性关系，如果各点的排布杂乱无章，两个变量之间可能没有确定的关系。

两个变量之间是否存在线性关系可以用相关系数（$r$）来度量。设两个变量 $x$ 和 $y$ 的 $n$ 次测量值为（$x_1$，$y_1$）、（$x_2$，$y_2$）、（$x_3$，$y_3$）…（$x_n$，$y_n$），可按下式计算 $r$ 值：

$$r=\frac{\sum_{i=1}^{n}(x_i-\overline{x})(y_i-\overline{y})}{\sqrt{\sum_{i=1}^{n}(x_i-\overline{x})^2\sum_{i=1}^{n}(y_i-\overline{y})^2}} \tag{4-12}$$

可以证明，相关系数 $r$ 的值介于0和±1之间，即 $0<|r|<1$。当 $r=+1$ 或 $-1$ 时，表示（$x_1$，$y_1$）、（$x_2$，$y_2$）…点在一条直线上；当 $r=0$ 时，表示这些点杂乱无章或在一条曲线上。多数情况下，$|r|$ 在0和1之间，变量 $x$ 和 $y$ 之间可能存在相关性。由于 $r$ 是随样本的不同而不同的，两个变量之间是否存在相关性，还要经过统计检验来确定。在相关系数临界值表中，根据自由度（$f=n-2$）查出一定显著性水平（$\alpha$）下的 $r$ 的临界值（$r_{\alpha,f}$），当样本的 $r>r_{\alpha,f}$ 时，两个变量有显著的相关性。当 $r>0$ 时，称为正相关，即当变量 $x$ 的值增大时，$y$ 的值也增大；当 $r<0$ 时，称为负相关，即当 $x$ 的值增大时，$y$ 的值减小，$r$ 可以反映 $x$ 和 $y$ 两个变量之间线性关系的密切程度。

不少情况下，两个变量在理论上呈正比关系，如吸光度和吸光物质的浓度，色谱法中，色谱峰面积和进样量等。由于测定误差的存在，测定值的点偏离了直线，相关系数也可以用来表示测定值的点偏离直线的程度。当我们根据一组测定值计算线性回归方程时，需要同时计算相关系数 $r$，$r$ 越接近于1，说明数据的点偏离直线的程度越小。

7. 范围

范围，系指能达到一定精密度、准确度和线性，测试方法适用的高低限浓度或量的区间。

范围应根据分析方法的具体应用和线性、准确度、精密度结果和要求确定。原料药和制剂含量测定，范围应为测试浓度的80%～120%；制剂含量均匀度检查，范围应为测试浓度的70%～130%，根据剂型特点，如气雾剂、喷雾剂，范围可适当放宽；溶出度或释放度中的溶出量测定，范围应为限度的±20%，如规定了限度范围，则应为下限的－20%至上限的＋20%；杂质测定，范围应根据初步实测，拟订出规定限度的±20%；如果含量测定与杂质检查同时测定，用百分归一化法，则范围应为杂质规定限度的－20%至含量限度（或上限）的＋20%。

8. 耐用性

耐用性，系指在测定条件有小的变动时，测定结果不受影响的承受程度，为使方法可用于常规检查提供依据。

开始研究分析方法时，就应考虑其耐用性。如果测试条件要求苛刻，则应在方法中写明。典型的变动因素有：被测溶液的稳定性、样品提取次数、时间等。液相色谱法中典型的变动因素有：流动相的组成和pH值、不同品牌或不同批号的同类色谱柱、柱温、流速等。

气相色谱法的变动因素有：不同品牌或批号的色谱柱、固定相、不同类型的担体、柱温、进样口和检测器温度等。经试验，应说明小的变动能否通过设计的系统适用性试验，以确保方法有效。

验证一种分析方法，并不一定对上述八项指标都有要求，而应视方法使用对象拟订验证的内容。大体有以下三种情况，详细见表 4-2。

（1）非定量分析方法 如鉴别试验和杂质的限度检查法，一般需要验证专属性、检测限和耐用性三项。

（2）定量分析方法 如原料药中主成分或制剂中有效组分的含量测定及含量均匀度、溶出度或释放度的测定方法，除检测限和定量限外，其余六项均须验证。

（3）微量定量分析方法 如杂质的定量测定方法，除检测限视情况而定外，其余七项内容均须验证。

**表 4-2 方法学验证的选择**

| 项目 | 精密度 | 准确度 | 检测限 | 定量限 | 专属性 | 线性 | 范围 | 耐用性 |
|---|---|---|---|---|---|---|---|---|
| 鉴别试验 | | | | | √ | | | √ |
| 杂质限度检查 | | | √ | | √ | | | √ |
| 杂质含量测定 | √ | √ | | √ | √ | √ | √ | √ |
| 原料药主要成分含量测定 | √ | √ | | | √ | √ | √ | √ |
| 制剂中主要成分含量测定 | √ | √ | | | √ | √ | √ | √ |
| 溶出度和药物释放度测定 | √ | √ | | | √ | √ | √ | √ |
| 生物样品含量测定 | √ | √ | √ | √ | √ | √ | √ | √ |

注："√"表示需验证的内容。

## 思考与交流

（1）定量的方法包括哪些？

（2）定量的方法如何选择？

（3）有机破坏的分析方法包括哪些？如何选择？

（4）药品质量分析方法的验证？

## 练一练测一测

### 一、单选题

（1）氧瓶燃烧法测定盐酸胺碘酮含量，其吸收液应选（ ）。

A. $H_2O_2$(30%) -NaOH(0.05mol/L)[1∶40] 20mL

B. 20% $H_2O_2$ 溶液 20mL

C. 水 20mL

D. NaOH(1mol/L)＋水 10mL＋硫酸肼饱和液 0.3mL

（2）用氧瓶燃烧法破坏有机药物，燃烧瓶的塞底部熔封的是（ ）。

A. 铁丝　　B. 铜丝　　C. 银丝　　D. 铂丝

（3）氧瓶燃烧法破坏有机含溴/碘化合物时，吸收液中加入（ ）可将 $Br_2$ 或 $I_2$ 还原成离子。

A. 硫酸肼　　B. 过氧化氢　　C. 硫代硫酸钠　　D. 硫酸氢钠

（4）准确度表示测量值与真值的差异，常用（　　）反映。

A. *RSD*　　B. 回收率　　C. 标准对照液　　D. 空白实验

（5）常用的蛋白沉淀剂为（　　）

A. 甲醇　　B. 丙酮　　C. 乙腈　　D. 氟利昂

（6）标定滴定液的准确浓度时，需用（　　）。

A. 对照品　　B. 标准品　　C. 纯净物质　　D. 基准物质

（7）磺溴酞钠氧瓶燃烧法时采用的吸收液是（　　）。

A. $H_2O_2$(30%)-NaOH(0.05mol/L)[1∶40]20mL

B. 20% $H_2O_2$ 溶液 20mL

C. 水 20mL

D. NaOH(1mol/L)＋水 10mL＋硫酸肼饱和液 0.3mL

（8）以硅胶为固定相的薄层色谱法通常属于（　　）。

A. 分配色谱　　B. 吸附色谱　　C. 离子抑制色谱　　D. 离子交换色谱

（9）氟烷氧瓶燃烧法时采用的吸收液是（　　）。

A. $H_2O_2$(30%)-NaOH（0.05mol/L)[1∶40] 20mL

B. 20% $H_2O_2$ 溶液 20mL

C. 水 20mL

D. NaOH(1mol/L)＋水 10mL＋硫酸肼饱和液 0.3mL

**二、填空题**

（1）破坏有机药物进行成分分析，可采用（　　）、（　　）和（　　）。

（2）杂质定量测定的方法多采用（　　），其准确度可通过向原料药或制剂中加入已知量杂质进行测定。

（3）有机破坏方法，一般包括（　　）、干法破坏及氧瓶燃烧法三种方法。

（4）硝酸-高氯酸法破坏能力强，反应（　　）。

（5）硫酸-硫酸盐法加入硫酸盐的目的是为了（　　）。

（6）快速分解有机物的简单方法是（　　）。

（7）干法破坏将有机物（　　）以达分解的目的。

（8）杂质和降解产物用定量测定方法研究时，应确定（　　）。

（9）（　　）适用于含卤素有机药物结构中卤素原子结合不牢固的药物。

（10）检测限指检测样中被测物能被检测出的（　　）。

**三、判断题**

（1）准确度通常也可采用回收率来表示。　（　　）

（2）用氧瓶燃烧法测定盐酸胺碘酮含量吸收液应选水。　（　　）

（3）检测限，系指试样中被测物能被检测出的量。　（　　）

**四、简答题**

（1）常用的分析方法效能评价指标有哪几项？

（2）简述氧瓶燃烧法测定药物的实验过程。

（3）简述色谱系统适用性试验。

# 项目五
# 巴比妥类药物分析

本项目主要介绍巴比妥类药物的结构特征、巴比妥类药物的理化性质、苯巴比妥的杂质、巴比妥类药物含量测定原理。

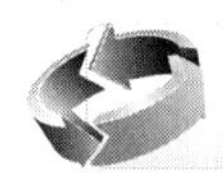

## 项目引导

**苯巴比妥的检验**

其化学名称为5-乙基-5-苯基-2,4,6-(1H,3H,5H)-嘧啶三酮，分子式为$C_{12}H_{12}N_2O_3$，主要用作镇静和催眠药物，适用于治疗神经过度兴奋引起的失眠症，能引起安稳的睡眠。为白色有光泽的结晶性粉末，无臭，味微苦。饱和水溶液呈酸性反应。在乙醇或乙醚中溶解，在氯仿中略溶，在水中极微溶解，在氢氧化钠或碳酸溶液中溶解。熔点为174.5～178℃。

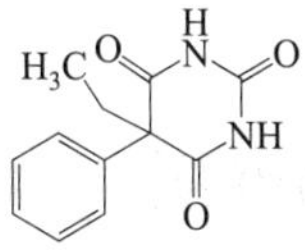

苯巴比妥的质量检验内容包括：性状、鉴别、检查（酸度、乙醇溶液的澄清度、有关物质、中性或碱性物质、干燥失重、炽灼残渣）及含量测定。苯巴比妥的含量测定采用银量法（电位滴定法）。

### 一、药物鉴别

① 取本品约10mg，加硫酸2滴与亚硝酸钠约5mg，混合，即显橙黄色，随即转橙红色。

② 取本品约50mg，置于试管中，加甲醛试液1mL，加热煮沸，冷却，沿管壁缓缓加硫酸0.5mL，使其成两液层，置于水浴中加热，接界面显玫瑰红色。

③ 本品的红外光吸收图谱应与对照的图谱（光谱集227图）一致。

④ 本品显丙二酰脲类的鉴别反应。

### 二、药物检查

（1）酸度　取本品0.20g，加水10mL，煮沸搅拌1min，放冷，过滤，取滤液5mL，加甲基橙指示液1滴，不得显红色。

（2）乙醇溶液的澄清度　取本品1.0g，加乙醇5mL，加热回流3min，溶液应澄清。

（3）有关物质　取本品，加流动相溶解并稀释制成每1mL中含1mg的溶液，作为供试品溶液；精密量取 1mL，置于 200mL 容量瓶中，用流动相稀释至刻度，摇匀，作为对照溶液。按照高效液相色谱法试验，用辛烷基硅烷键合硅胶为填充剂；以乙腈-水（25：75）为流动相，检测波长为 220nm；理论板数按苯巴比妥峰计算不低于 2500，苯巴比妥峰与相邻杂质峰的分离度应符合要求。取对照溶液 5μL 注入液相色谱仪，调节检测灵敏度，使主成分色谱峰的峰高约为满量程的 15%；精密量取供试品溶液与对照溶液各 5μL，分别注入液相色谱仪，记录色谱图至主成分峰保留时间的 3 倍，供试品溶液色谱图中如有杂质峰，单个杂质峰面积不得大于对照溶液主峰面积（0.5%），各杂质峰面积的和不得大于对照溶液主峰面积的 2 倍（1.0%）。

（4）中性或碱性物质　取本品 1.0g，置于分液漏斗中，加氢氧化钠试液 10mL 溶解后，加水 5mL 与乙醚 25mL，振摇 1min，分取醚层，用水振摇洗涤 3 次，每次 5mL，取醚液经干燥滤纸过滤，滤液置于 105℃恒重的蒸发皿中，蒸干，在 105℃干燥 1h，遗留残渣不得超过 3mg。

（5）干燥失重　取本品，在 105℃干燥至恒重，质量损失率不得超过 1.0%。

（6）炽灼残渣　不得超过 0.1%。

## 三、含量测定

取本品约 0.2g，精密称定，加甲醇 40mL 使其溶解，再加新制的 3%无水碳酸钠溶液 15mL，按照电位滴定法，用硝酸银滴定液（0.1mol/L）滴定。每 1mL 硝酸银滴定液（0.1mol/L）相当于 23.22mg 的 $C_{12}H_{12}N_2O_3$。

## 项目要求

（1）能对巴比妥类的典型药物进行鉴别。

（2）能对巴比妥药物中的杂质进行检查。

（3）能选择与利用银量法、溴量法、高效液相等方法测定巴比妥类药物的含量。

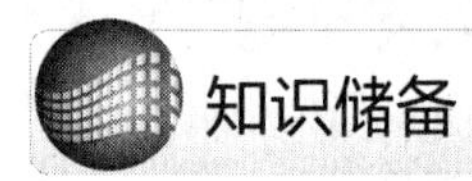
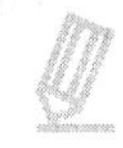

## 知识储备

## 一、巴比妥类药物的结构与性质

### 1. 基本结构

巴比妥类药物为镇静催眠药，具有中枢神经抑制作用，是巴比妥酸的衍生物，其基本结构如下：

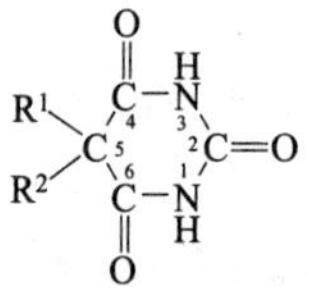

母核为巴比妥酸的环状丙二酰脲结构，是巴比妥类药物的共同部分，决定了巴比妥类药物所具有的共同特性，可用于与其他药物相区别。C5 位的取代基 $R^1$ 和 $R^2$ 不同，形成不同的巴比妥类药物，体现不同的理化性质，可用于各种巴比妥类药物之间的相互区别。临床上常用的本类药物多为巴比妥酸的 5,5-二取代衍生物，少数为 1,5,5-三取代或 C2 位为硫取代巴比妥酸的 5,5-二取代衍生物。巴比妥类药物已合成了数百种，《中国药典》（2015 年版）二部收载的本类药物有苯巴比妥及其钠盐、异戊巴比妥及其钠盐、司可巴比妥钠及注射用硫喷妥钠等。BP（2010 年版）还收载了巴比妥、甲苯巴比妥、戊巴比妥及其钠盐。常见的巴比妥类药物及其结构列于表 5-1 中。

**表 5-1 常见巴比妥类药物及其结构**

| 药名 | $R^1$ | $R^2$ | 结构特点 |
|---|---|---|---|
| 巴比妥 | $-C_2H_5$ | $C_2H_5$ | 苯环 |
| 苯巴比妥 | $-C_2H_5$ | $-C_6H_5$ | |
| 司可巴比妥 | $-CH_2CH=CH_2$ | $-CH(CH_3)(CH_2)_2CH_3$ | 丙烯基 |
| 异戊巴比妥 | $-C_2H_5$ | $-CH_2CH_2CH(CH_3)_2$ | |
| 戊巴比妥 | $-C_2H_5$ | $-CH(CH_3)(CH_2)_2CH_3$ | |
| 己琐巴比妥 | $-CH_3$ | 环己烯基 | N1 上$-CH_3$ 取代物 |
| 环己烯巴比妥 | $-C_2H_5$ | 环己烯基 | |
| 硫喷妥钠 | $-C_2H_5$ | $-CH(CH_3)(CH_2)_2CH_3$ | C2 上 S 取代物的钠盐 |

## 2. 理化性质

巴比妥类药物一般为白色结晶或结晶性粉末，具有一定的熔点，且大多在 96～205℃范围内。在空气中稳定，加热多能升华。游离巴比妥类药物微溶或极微溶于水，易溶于乙醇、三氯甲烷等有机溶剂；其钠盐则易溶于水，而难溶于有机溶剂。巴比妥类药物的主要理化性质如下：

（1）弱酸性　巴比妥类药物的环状结构中含有 1,3-二酰亚胺基团，因而其分子结构能发生酮式-烯醇式互变异构，在水溶液中能发生二级电离。所以，本类药物呈弱酸性（$pK_a$ 值为 7.3～8.4），可与强碱反应生成水溶液的盐类，一般为钠盐，反应方程式如下：

$$R^1R^2C(CO-N=C(OH)-NH-CO) + NaOH \xrightarrow{\triangle} R^1R^2C(CO-N=C(ONa)-NH-CO) + H_2O$$

巴比妥类药物钠盐的水溶液呈碱性，加酸酸化后，析出结晶性的游离巴比妥类药物，可用有机溶剂将其提取出来。这一性质可用于巴比妥类药物的提取分离、鉴别、检查和含量测定。

（2）水解反应

① 巴比妥类药物的水解。巴比妥类药物的六元环结构比较稳定，遇酸、氧化剂、还原剂时，一般情况下环不会破裂。但与碱液共沸时，酰亚胺（—CONH—）基团将水解开环，产生氨气，可使湿润的红色石蕊试纸变蓝。

$$\text{巴比妥钠盐} \xrightarrow{H_2O} R^1R^2C(COONa)(CONHCONH_2) \xrightarrow[\triangle]{H_2O} R^1R^2CHCOONa + 2NH_3\uparrow$$

② 巴比妥类药物钠盐的水解。本类药物的钠盐，在吸湿的情况下也能水解。一般情况下，在室温和 pH 值为 10 以下水解较慢；在 pH 为 11 以上随着碱性的增强，水解速度加快。

（3）与重金属离子的反应　巴比妥类药物分子结构中的二酰亚胺结构（—CONHCON-HCO—）或酰亚胺（—CONH—）基团，在适宜的 pH 值溶液中，可与一些重金属离子，

如 $Ag^{+}$、$Cu^{2+}$、$Co^{2+}$、$Hg^{2+}$ 等反应呈色或产生有色沉淀。这一性质多用于本类药物的鉴别和含量测定。

① 与银盐的反应。巴比妥类药物分子结构中含有酰亚胺基团，在碳酸钠溶液中，生成钠盐而溶解，再与硝酸银溶液反应，首先生成可溶性的一银盐，加入过量的硝酸银溶液，则生成难溶性的二银盐白色沉淀。此反应可用于本类药物的鉴别和含量测定。

$$R^1R^2C(CO-N=C(ONa)-NH-CO) + AgNO_3 + Na_2CO_3 \longrightarrow R^1R^2C(CO-N=C(ONa)-N(Ag)-CO) + NaHCO_3 + NaNO_3$$

$$R^1R^2C(CO-N=C(ONa)-N(Ag)-CO) + AgNO_3 \longrightarrow R^1R^2C(CO-N(Ag)-C(ONa)-N(Ag)-CO)\downarrow + NaNO_3$$

② 与铜盐的反应。巴比妥类药物在吡啶溶液中生成的烯醇式异构体，与铜离子吡啶溶液反应生成稳定的配位化合物，产生类似双缩脲的呈色反应。

$$R^1R^2C(OC-NH-C(=O)-NH-OC) \xrightleftharpoons{\text{水-吡啶}} R^1R^2C(OC-N=C(OH)-NH-OC) \xrightleftharpoons{\text{部分离子化}} [R^1R^2C(OC-N-C(=O)-NH-OC)]^- + H^+$$

$$2\,C_5H_5N + CuSO_4 \rightleftharpoons [(C_5H_5N)_2Cu]^{2+} + SO_4^{2-}$$

$$2[R^1R^2C(OC-N-C(=O)-NH-OC)]^- + [(C_5H_5N)_2Cu]^{2+} \longrightarrow [R^1R^2C(OC-N-C(=O)-NH-OC)]_2Cu(C_5H_5N)_2\ (\text{紫色})$$

③ 与钴盐的反应。巴比妥类药物在碱性溶液中可与钴盐反应，生成紫堇色配位化合物。此反应在无水条件下较灵敏，且形成的有色产物也比较稳定，因此所用试剂均应不含水分。常用溶剂为无水乙醇或甲醇；钴盐为乙酸钴、硝酸钴或氯化钴；碱以有机碱为好，一般采用异丙胺。

M5-1 巴比妥类药物的鉴别

$$2\,R^1R^2C(CO-NH-CO-NH-CO) + Co^{2+} + 4(CH_3)_2CHNH_2 \longrightarrow [R^1R^2C(CO-NH-CO-N-CO)]_2Co[NHCH(CH_3)_2]_2 + 2(CH_3)_2CHN^{+}H_3$$

④ 与汞盐的反应。巴比妥类药物与硝酸汞或氯化汞试液反应，可生成白色汞盐沉淀，此沉淀能溶于氨液中。

$$\text{巴比妥} + Hg(NO_3)_2 \xrightarrow{-HNO_3} R^1R^2C(CO-NH-CO-N(HgNO_3)-CO) \rightleftharpoons R^1R^2C(CO-N=C(OH)-N(HgNO_3)-CO)\downarrow$$

$$R^1R^2C(CO-N=C(OH)-N(HgNO_3)-CO) + NH_3 + H_2O \longrightarrow R^1R^2C(CO-N=C(O^-NH_4^+)-N(HgOH)-CO) + HNO_3$$

（4）与香草醛的反应　巴比妥类药物分子结构中丙二酰脲的氢比较活泼，可与香草醛在浓硫酸存在下发生缩合反应，生成棕红色产物。

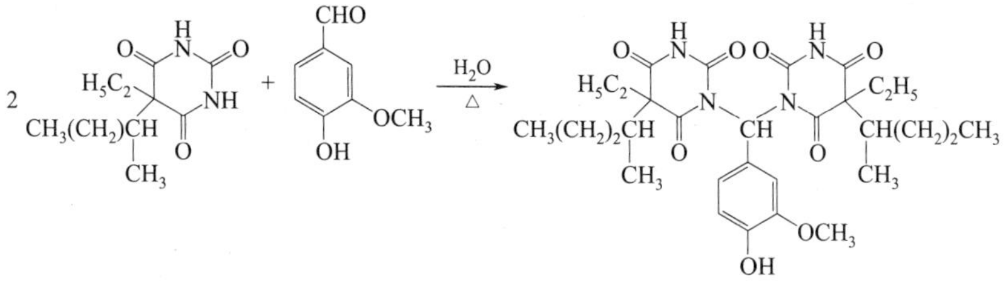

加乙醇后，其反应产物可转变为：

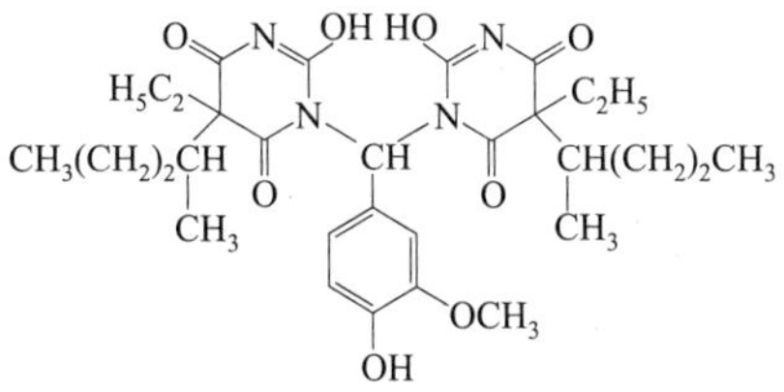

蓝色

（5）紫外吸收光谱特征　巴比妥类药物的紫外吸收光谱随着其电离级数不同，发生显著的变化，如图 5-1 所示。

在酸性溶液中，5,5-二取代和 1,5,5-三取代巴比妥类药物不电离，无明显的紫外吸收；在 pH＝10 的碱性溶液中，发生一级电离，形成共轭体系结构，在 240nm 处出现最大吸收；在 pH＝13 的强碱性溶液中，5,5-二取代巴比妥类药物发生二级电离，共轭体系延长，吸收峰红移至 255nm 处；1,5,5-三取代巴比妥类药物，因 1 位取代基的存在，故不发生二级电离，最大吸收波长仍位于 240nm。

硫代巴比妥类药物则不同，在酸性或碱性溶液中均有较明显的紫外吸收，硫喷妥的紫外吸收光谱如图 5-2 所示。

在 HCl（0.1mol/L）溶液中，两个吸收峰分别在 287nm 和 238nm 处；在 NaOH 溶液（0.1mol/L）中，两个吸收峰分别移至 304nm 和 255nm 处。此紫外吸收特性可用于本类药物的鉴别和含量测定。

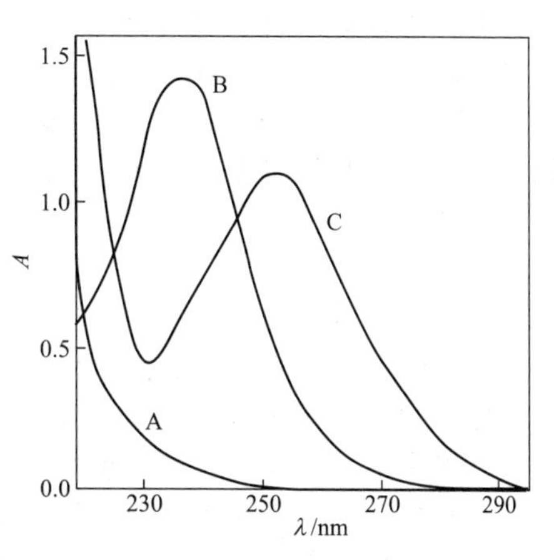


图 5-1　巴比妥类药物的紫外吸收光谱

A—$H_2SO_4$ 溶液（0.5mol/L，未电离）；
B—pH＝9.9 的缓冲溶液（一级电离）；
C—NaOH 溶液（0.1 mol/L，二级电离）

## 二、巴比妥类药物的鉴别

巴比妥类药物的鉴别试验主要是利用丙二酰脲基团及取代基的特征反应而进行的。

### 1. 丙二酰脲类的鉴别

丙二酰脲类反应是巴比妥类药物母核的反应，是本类药物共有的反应，收载在《中国药典》（2015 年版）二部“一般鉴别试验”项下。该鉴别试验主要用于苯巴比妥、异戊巴比妥及其钠盐、司可巴比妥的鉴别。

（1）与银盐的反应　取供试品约 0.1g，加碳酸钠试液 1mL 与水 10mL，振摇 2min，过滤，滤液中逐滴加入硝酸银试液，即生成白色沉淀，振摇，沉淀即溶解；继续滴加过量的硝酸银试液，沉淀不再溶解。

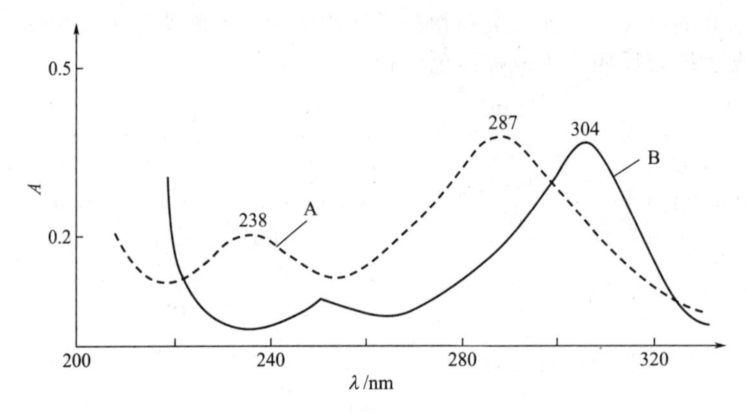


图 5-2 硫喷妥的紫外吸收光谱

A—HCl 溶液（0.1 mol/L）；B—NaOH 溶液（0.1 mol/L）

（2）与铜盐的反应 取供试品约 50mg，加吡啶溶液（1→10）5mL，溶解后，加铜吡啶试液（硫酸铜 4g，水 90mL，溶解后，加吡啶 30mL，即得）1mL，即显紫色或生成紫色沉淀。

2. 利用特殊取代基或元素的鉴别

巴比妥类药物的 C5 上的取代基一般为苯基、环烯烃、烯烃、小脂肪烃及卤素，N1 上的取代基为甲基，C2 上的氧元素可被硫元素取代而形成硫代巴比妥。因此取代基的鉴别反应主要体现在 C5 上的芳环取代基、不饱和取代基和硫元素上。

（1）利用芳环取代基的鉴别

① 与亚硝酸钠-硫酸的反应。苯巴比妥含有苯环取代基，可与亚硝酸钠-硫酸反应，生成橙黄色产物，并随即转为橙红色。此鉴别试验为《中国药典》收载的方法，可用于区别苯巴比妥和其他巴比妥类药物。

其鉴别试验方法为：取本品约 10mg，加硫酸 2 滴与亚硝酸钠约 5mg，混合，即显橙黄色，随即转为橙红色。

② 与甲醛-硫酸的反应。苯巴比妥与甲醛-硫酸反应，生成玫瑰红色产物。此鉴别试验也为《中国药典》收载的方法，可用于区别苯巴比妥和其他巴比妥类药物。

其鉴别试验方法为：取本品约 50mg，置于试管中，加甲醛试液 1mL，加热煮沸，冷却，沿管壁缓缓加硫酸 0.5mL，使其成两液层，置于水浴中加热，接界面显玫瑰红色。

（2）利用不饱和取代基的鉴别 具有不饱和取代基的巴比妥类药物，如司可巴比妥钠，因其分子结构中含有丙烯基，分子中的不饱和键可与碘、溴或高锰酸钾作用，发生加成或氧化反应，而使碘、溴或高锰酸钾褪色。

取司可巴比妥钠加水溶解后，加碘试液，所显棕黄色应在 5min 内消失。

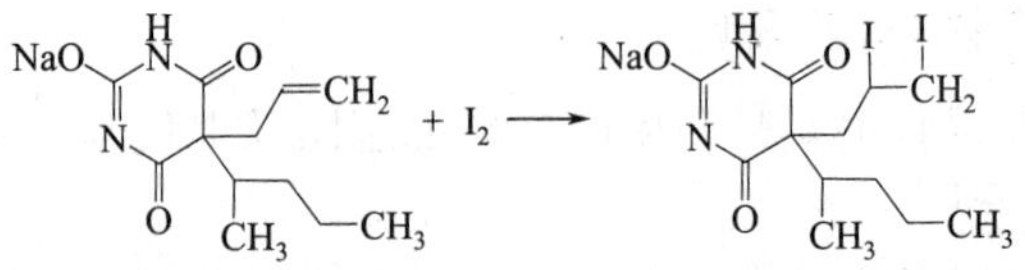

含有不饱和烃取代基的巴比妥类药物具有还原性，在碱性溶液中与高锰酸钾反应，使紫色的高锰酸钾转变为棕色的二氧化锰。

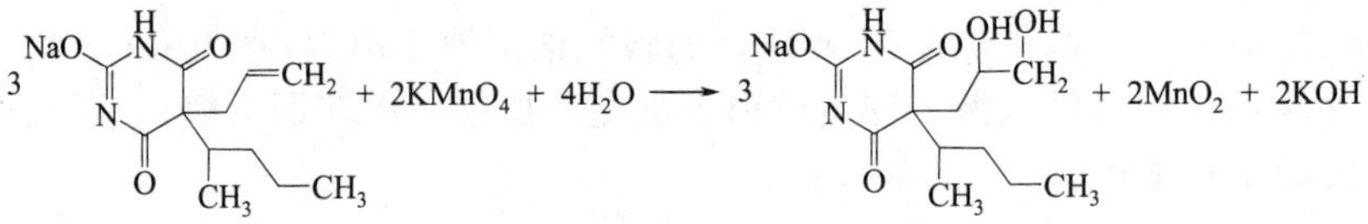

（3）利用硫元素的鉴别　巴比妥类分子结构中含有硫的药物，如硫喷妥钠，可将其硫元素转变为无机游离的硫离子，而显硫化物的反应。如硫喷妥钠在氢氧化钠溶液中与铅离子反应生成白色沉淀，加热后，沉淀转变成为黑色的硫化铅。此鉴别试验可用于硫代巴比妥类与巴比妥类药物的区别。

M5-2 具有不饱和取代基的巴比妥类药物的鉴别

其鉴别试验方法为：取本品约 0.2g，加氢氧化钠试液 5mL 与乙酸铅试液 2mL，生成白色沉淀；加热后，沉淀变为黑色。

$$\text{硫喷妥钠} + Pb^{2+} \longrightarrow [\text{硫喷妥}]_2Pb\downarrow \xrightarrow{\triangle} PbS\downarrow$$

（白色）　（黑色）

### 3. 测定熔点的鉴别

纯物质的熔点是一定的，作为物理常数，其常用于药物的鉴别；同时，熔点也可反映药物的纯杂程度。巴比妥类药物可直接用药典方法测定熔点；其钠盐易溶于水，酸化后析出相应的游离巴比妥母体，将沉淀过滤干燥后，可测定熔点；或者将本类药物制备成衍生物后，再测定衍生物的熔点。利用测定熔点的方法可用于鉴别苯巴比妥及其钠盐、司可巴比妥钠、异戊巴比妥及其钠盐等。

M5-3 巴比妥类分子结构中含有硫的药物的鉴别

取巴比妥 0.5g，加 1mol/L 碳酸钠溶液 5mL 使其溶解，加 45g/L 的对硝基氯苄的乙醇溶液 10mL，水浴加热回流 30min，放置 1h 后，过滤，所得沉淀用乙醇进行重结晶后，在 100～105℃干燥，测定衍生物的熔点，应为 150℃左右。

$$\text{巴比妥} + \text{对硝基氯苄} + Na_2CO_3 \xrightarrow{\triangle} \text{N-对硝基苄基巴比妥} + NaHCO_3 + NaCl$$

### 4. 红外分光光度法鉴别

《中国药典》（2015 年版）二部对巴比妥类药物原料均采用红外分光光度法鉴别。供试品的红外吸收光谱应与收载的标准图谱一致。苯巴比妥及异戊巴比妥的红外吸收（KBr 压片法）图谱见图 5-3、图 5-4。

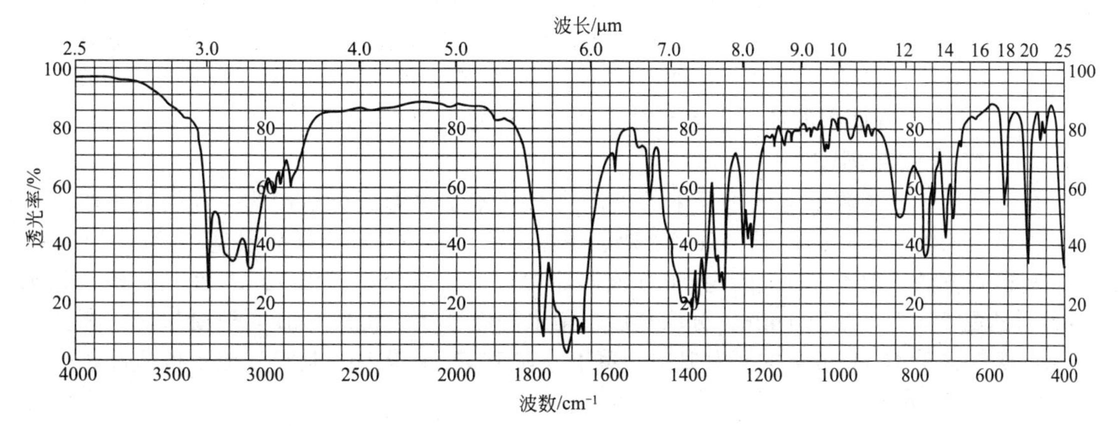


图 5-3　苯巴比妥红外吸收图谱

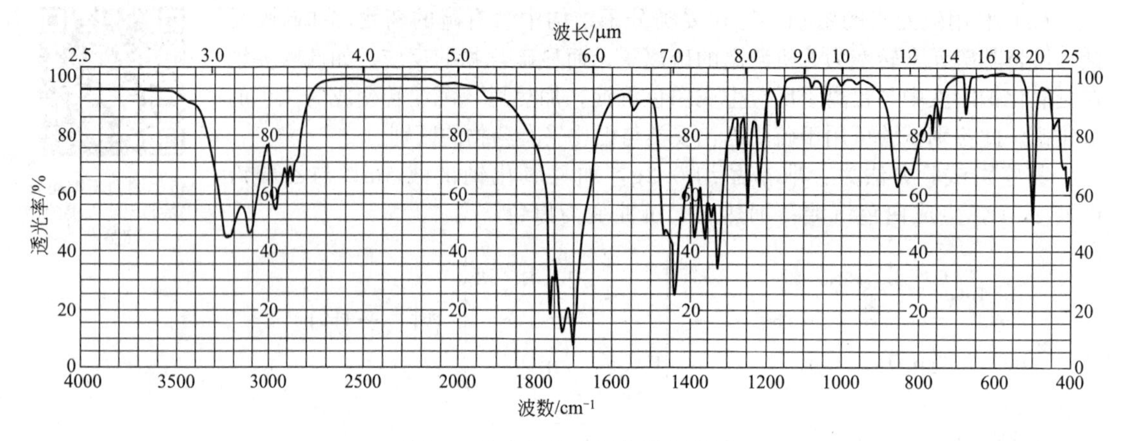


图 5-4 异戊巴比妥红外吸收图谱

## 三、巴比妥类药物的检查

以代表性药物苯巴比妥为例，本品中的杂质主要由生产过程中产生的中间体和副产物所组成。《中国药典》（2015 年版）二部苯巴比妥的质量标准要求，须对酸度、乙醇溶液的澄清度、有关物质、中性或碱性物质、干燥失重及炽灼残渣等项目进行检查。

### 1. 酸度

酸度的检查主要是控制副产物苯基丙二酰脲。

其检查方法为：取本品 0.20g，加水 10mL，煮沸搅拌 1min，放冷，过滤，取滤液 5mL，加甲基橙指示液 1 滴，不得显红色。

### 2. 乙醇溶液的澄清度

本项检查主要是控制苯巴比妥中乙醇不溶性杂质。苯巴比妥在乙醇中溶解，而苯巴比妥酸在乙醇中的溶解度很小，利用二者之间溶解度的差异检查苯巴比妥酸杂质的量。

其检查方法为：取本品 1.0g，加乙醇 5mL，加热回流 3min，溶液应澄清。

### 3. 有关物质

本项检查主要是控制苯巴比妥合成过程中所产生的中间体及副产物。

其检查方法为：取本品，加流动相溶解并稀释制成每 1mL 中含 1mg 的溶液，作为供试品溶液；精密量取 1mL，置于 200mL 容量瓶中，用流动相稀释至刻度，摇匀，作为对照溶液。按照液相色谱法试验，用辛烷基硅烷键合硅胶为填充剂；以乙腈-水（25∶75）为流动相，检测波长为 220nm；理论塔板按苯巴比妥峰计算不低于 2500，苯巴比妥峰与相邻杂峰的分离度应符合要求。取对照溶液 5μL，分别注入液相色谱仪，记录色谱图至主成分峰保留时间的 3 倍，供试品溶液色谱图中如有杂质峰，单个杂质峰面积不得大于对照溶液主峰面积（0.5%），各杂质峰面积的和不得大于对照溶液主峰面积的 2 倍（1.0%）。

### 4. 中性或碱性物质

这类杂质主要来源于合成过程中的副产物 2-苯基丁酰脲或分解产物。利用其不溶于氢氧化钠试液而溶于乙醚的性质，采用提取、干燥、称重的方法检查杂质限量。

其检查方法：取本品 1.0g，置于分液漏斗中，加氢氧化钠试液 10mL 使其溶解，加水 5mL 与乙醚 25mL，振摇 1min，分取醚层，用水洗涤 3 次，每次 5mL，取醚层经干燥滤纸过滤，滤液置于 105℃恒重的蒸发皿中，蒸干，在 105℃干燥 1h，遗留残渣不得超过 3mg。

### 5. 干燥失重

取本品，在 105℃干燥至恒重，质量损失率不得超过 1.0%。

6. 炽灼残渣

炽灼残渣不得超过0.1%。

## 四、巴比妥类药物的含量测定

巴比妥类药物含量的测定方法很多，《中国药典》（2015年版）采用的方法主要有银量法、溴量法、紫外-可见分光光度法和高效液相色谱法等。

1. 银量法

巴比妥类药物在适当的碱性条件下，可与硝酸银定量反应。随着硝酸银滴定液的加入，首先形成可溶性的一银盐，当被测定的巴比妥类药物完全形成一银盐后，稍过量的硝酸银与巴比妥类药物形成难溶性的二银盐沉淀，使溶液变浑浊，指示终点到达。苯巴比妥及其钠盐、异戊巴比妥及其钠盐均采用此法测定含量。本法操作简便，专属性强，但不易观察出现浑浊的终点。

苯巴比妥的含量测定：取本品约0.2g，精密称定，加甲醇40mL使其溶解，再加新制的3%无水碳酸钠溶液15mL，按照电位滴定法，用硝酸银滴定液（0.1mol/L）滴定。每1mL硝酸银滴定液（0.1mol/L）相当于23.22mg的$C_{12}H_{12}N_2O_3$。

结果计算方法如下：

$$苯巴比妥(\%)=\frac{VTF\times10^{-3}}{m_s}\times100\% \tag{5-1}$$

式中　$V$——滴定液体积，mL；

$T$——滴定度，每1mL滴定液相当于多少克数；

$F$——浓度校正因子，本测定中为滴定液实际浓度，$F=0.1$；

$m_s$——供试品质量，g。

2. 溴量法

凡5位取代基上含有不饱和键的巴比妥类药物，其不饱和键可与溴定量地发生加成反应，故可采用溴量法测定其含量（测定条件见表5-2）。

司可巴比妥钠的含量测定：取本品约0.1g，精密称定，置于250mL碘量瓶中，加水10mL，振摇使其溶解，精密加溴滴定液（0.05mol/L）25mL，再加盐酸5mL，立即密塞并振摇1min，在暗处放置15min后，注意微开瓶塞，加碘化钾试液10mL，立即密塞，摇匀后，用硫代硫酸钠滴定液（0.1mol/L）滴定，至近终点时，加淀粉指示液，继续滴定至蓝色消失，并将滴定结果用空白试验校正。每1mL溴滴定液（0.05mol/L）相当于13.01mg的$C_{12}H_{17}N_2NaO_3$。

3. 紫外-可见分光光度法

巴比妥类药物在碱性介质中具有特征性的紫外吸收，故可采用紫外-可见分光光度法测定其含量（测定条件见表5-2）。本法灵敏度较高，专属性较强，广泛用于巴比妥类药物原料和制剂的含量测定，同时也可用于固体制剂的溶出度和含量均匀度检查。

**表5-2　巴比妥类药物紫外分光光度法测定条件**

| 药名 | $\lambda_{max}$/nm | $E_{1cm}^{1\%}$ | 溶剂 |
|---|---|---|---|
| 巴比妥 | 240 | 538 | pH9.4的硼酸盐缓冲液 |
| 苯巴比妥 | 253 | 320 | NaOH溶液(0.1mol/L) |
| 戊巴比妥 | 240 | 310 | |
| 异戊巴比妥 | 238 | 440 | |
| 司可巴比妥 | 240 | 330 | pH 9.4的硼酸盐缓冲液 |
| 硫喷妥 | 305 | 930 | |

注射用硫喷妥钠的含量测定：取装量差异项下的内容物，混合均匀，精密称取适量（约相当于硫喷妥钠 0.25g），置于 500mL 容量瓶中，加水使硫喷妥钠溶解并稀释至刻度，摇匀，精密量取适量，用 0.4%氢氧化钠溶液定量稀释制成每 1mL 中约含 5μg 的溶液，在 304nm 的波长处测定吸光度；另取硫喷妥钠对照品，精密称定，加 0.4%氢氧化钠溶液溶解并定量稀释制成每 1mL 中约含 5μg 的溶液，同法测定。根据每支的平均装量计算。每 1mg 硫喷妥钠相当于 1.091mg 的 $C_{11}H_{17}N_2NaO_2S$。

结果计算方法如下：

$$含量(\%)=\frac{\dfrac{c_R\dfrac{A_X}{A_R}DV}{w}\overline{w}}{标示量}\times100\%=\frac{\dfrac{1.091c_R\dfrac{A_X}{A_R}D\times500\times10^{-6}}{w}\overline{w}}{标示量}\times100\% \tag{5-2}$$

式中 $c_R$——对照品溶液的浓度，μg/mL；

$A_X$——供试品溶液的吸光度；

$A_R$——对照品溶液的吸光度；

$V$——供试品溶液的体积，mL；

$D$——溶液的稀释倍数；

$w$——供试品的取样量，g；

$\overline{w}$——平均装量，g/支；

标示量——制剂的规格，g/支。

本法为直接紫外分光光度法，即将供试品溶解后，根据溶液的 pH 值，在最大的吸收波长（$\lambda_{max}$）处直接测定对照品和供试品溶液的吸光度，再计算药物含量的方法。

4. 高效液相色谱法

苯巴比妥片含量的测定：

（1）色谱条件与系统适用性试验　用辛烷基硅烷键合硅胶为填充剂，以乙腈-水（30∶70）为流动相，检测波长为 220nm。理论板数按苯巴比妥峰计算不低于 2000，苯巴比妥与相邻色谱峰的分离度应符合要求。

（2）测定方法　取本品 20 片，精密称定，研细，精密称取适量（约相当于苯巴比妥 30mg），置于 50mL 容量瓶中，加流动相适量，超声处理 20min 使苯巴比妥溶解，放冷，用流动相稀释至刻度，摇匀，过滤。精密量取续滤液 1mL，置于 10mL 容量瓶中，用流动相稀释至刻度，摇匀，精密量取 10μL，注入液相色谱仪，记录色谱图。另取苯巴比妥对照品，精密称定，加流动相溶解并定量稀释制成每 1mL 中约含苯巴比妥 60μg 的溶液，同法测定。按外标法以峰面积计算，即得。

结果计算方法如下：

$$含量(\%)=\frac{\dfrac{c_R\dfrac{A_X}{A_R}DV}{w}\overline{w}}{标示量}\times100\%=\frac{\dfrac{c_R\dfrac{A_X}{A_R}\times10\times50\times10^{-3}}{w}\overline{w}}{标示量}\times100\% \tag{5-3}$$

式中 $c_R$——对照品溶液的浓度，μg/mL；

$A_X$——供试品溶液的峰面积；

$A_R$——对照品溶液的峰面积；

$V$——供试品溶液的体积，mL；

$D$——溶液的稀释倍数；

$w$——供试品的取样量，g；

$\overline{w}$——平均片重，mg；

标示量——制剂的规格，mg/片。

## 思考与交流

（1）说明巴比妥类药物的母体结构并说出其主要取代基团。

（2）紫外-可见分光光度法分析巴比妥类药物时其定性依据是什么？

（3）银量法测定巴比妥类药物的原理是什么？

（4）巴比妥类药物的鉴别方法有哪些？

（5）说明溴量法测定司可巴比妥钠含量的原理及含量计算方法。

## 练一练测一测

**一、单选题**

（1）在碱性条件下加热水解产生氨气使红色石蕊试纸变蓝的药物是（　　）。

A. 乙酰水杨酸　B. 异烟肼　C. 对乙酰氨基酚　D. 巴比妥类

（2）药典规定用银量法测定巴比妥类药物的含量，所采用的指示终点的方法为（　　）。

A. 永停滴定法　B. 内指示剂法　C. 外指示剂法　D. 电位滴定法

（3）在碱性条件下与 $AgNO_3$ 反应生成不溶性二银盐的药物是（　　）。

A. 咖啡因　B. 尼可杀米　C. 安定　D. 巴比妥类

（4）非水液中滴定巴比妥类药物，其目的是（　　）。

A. 使巴比妥类的 $K_a$ 值增大，酸性增强　B. 增加巴比妥类的溶解度

C. 使巴比妥类的 $K_a$ 值减小　D. 除去干扰物的影响

（5）巴比妥类药物的酸碱滴定法的介质为（　　）。

A. 水-乙醚　B. 水-乙腈　C. 水-乙醇　D. 水-丙酮

（6）司可巴比妥与碘试液发生反应，使碘试液颜色消失的原因是（　　）。

A. 由于结构中含有酰亚胺基　B. 由于结构中含有不饱和取代基

C. 由于结构中含有饱和取代基　D. 由于结构中含有酚羟基

（7）在胶束水溶液中滴定巴比妥类药物，其目的是（　　）。

A. 增加巴比妥类的溶解度　B. 使巴比妥类的 $K_a$ 值减小

C. 除去干扰物的影响　D. 以上都不对

（8）巴比妥类药物与银盐反应是由于结构中含有（　　）。

A. $\Delta^4$-3-酮基　B. 芳香伯氨基　C. 酰亚胺基　D. 酰肼基

（9）与碘试液发生加成反应，使碘试液颜色消失的巴比妥类药物是（　　）。

A. 苯巴比妥　B. 司可巴比妥　C. 巴比妥　D. 戊巴比妥

（10）巴比妥类药物与 $AgNO_3$ 作用下生成二银盐沉淀的反应，是由于基本结构中含有（　　）。

A. R 取代基　B. 酰肼基　C. 芳香伯氨基　D. 酰亚胺基

（11）根据巴比妥类药物的结构特点可采用以下方法对其进行定量分析，其中不对的方法是（　　）。

A. 银量法　B. 溴量法　C. 紫外分光光度法　D. 三氯化铁比色法

（12）苯巴比妥与吡啶-硫酸铜作用，生成物的颜色为（　　）。

A. 黄色　B. 蓝色　C. 紫色　D. 绿色

（13）银量法测定苯巴比妥含量时，1mL 硝酸银滴定液（0.1mol/L）相当于苯巴比妥

的量是（苯巴比妥的分子量是232.24）(　　)。

A. 23.22mg　　B. 232.24mg　　C. 11.61 mg　　D. 5.85mg

(14) 取苯巴比妥0.20g，加水10mL，煮沸搅拌1min，放冷，过滤，取滤液5mL，加甲基橙指示液1滴，不得显红色。该试验可检查（　　）。

A. 苯巴比妥酸　　B. 中性物质　　C. 碱性物质　　D. 酸度

**二、填空题**

(1) 巴比妥类药物的母核为（　　）结构。巴比妥类药物常为（　　）结晶或结晶性粉末，环状结构与（　　）共沸时，可发生水解开环，并产生（　　），可使红色石蕊试纸变（　　）。巴比妥类药物本身（　　）溶于水，（　　）溶于乙醇等有机溶剂，其钠盐（　　）溶于水，而（　　）溶于有机溶剂。

(2) 巴比妥类药物的环状结构中含有（　　），易发生（　　），在水溶液中发生（　　）级电离，因此本类药物的水溶液呈（　　）性。

(3) 硫喷妥钠在氢氧化钠溶液中与铅离子反应，生成（　　）色沉淀，加热后，沉淀转变成为（　　）色的（　　）。

(4) 苯巴比妥的酸度检查主要是控制副产物（　　）。酸度检查主要是控制（　　）的量。

(5) 巴比妥类药物的含量测定方法有（　　）、（　　）、（　　）、（　　）、提取重量法、HPLC法及电泳法等。

(6) 巴比妥类药物的基本结构可分为两部分：一部分为（　　）结构；另一部分为（　　）部分。

(7)《中国药典》规定采用银量法测定含量的药物是（　　）。

(8)《中国药典》规定检查苯巴比妥的乙醇溶液的澄清度，其目的是（　　）。

(9) 巴比妥类药物的共同反应是（　　）。

**三、判断题**

(1) 巴比妥类药物与重金属离子的反应是由于结构中含有丙二酰脲基团。（　　）

(2) 巴比妥类药物在酸性条件下发生一级电离而有紫外吸收。（　　）

(3) 用差示紫外分光光度法测定巴比妥类药物，其目的是消除杂质吸收的干扰。（　　）

(4) 药物的酸碱度检查法采用蒸馏水为溶剂。（　　）

(5) 巴比妥类药物含有丙二酰脲结构，在碱性条件下，可与某些重金属离子反应，生成沉淀或有色物质。（　　）

**四、简答题**

(1) 简述苯巴比妥中酸度检查的目的。

(2) 溴量法的原理是什么？

(3) 说明巴比妥类药物的含量测定方法。

(4) 巴比妥类药物包括哪些？

**五、计算题**

(1) 银量法测定苯巴比妥含量时，1mL硝酸银滴定液（0.1mol/L）相当于苯巴比妥的量是多少？(苯巴比妥的分子量是232.24)

(2) 溴量法测定司可巴比妥钠含量时，1mL溴滴定液（0.05mol/L）相当于司可巴比妥钠的量应为多少？(司可巴比妥钠的分子量为260.27)

# 项目六
# 芳酸及其酯类药物分析

掌握水杨酸类、苯甲酸类以及布洛芬类药物的典型结构与特点，能对药物进行鉴别、杂质检查与含量测定。

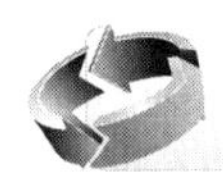

## 项目引导

**布洛芬的检验**

本品通过抑制环氧化酶，减少前列腺素的合成，而产生镇痛、抗炎作用；通过下丘脑体温调节中枢而起解热作用。分子量为206.28，分子式$C_{13}H_{18}O_2$，为白色结晶性粉末，稍有特异臭。本品在乙醇、丙酮、三氯甲烷或乙醚中易溶，在水中几乎不溶，在氢氧化钠或碳酸钠试液中易溶。

### 一、鉴别

① 取本品，加0.4%氢氧化钠溶液制成每1mL中约含0.25mg的溶液，按照紫外-可见分光光度法（通则0401）测定，在265nm与273nm的波长处有最大吸收，在245nm与271nm的波长处有最小吸收，在259nm的波长处有一肩峰。

② 本品的红外光吸收图谱应与对照的图谱（光谱集943图）一致。

③ 本品的熔点（通则0612第一法）为74.5～77.5℃。

### 二、检查

（1）氯化物　取本品1.0g，加水50mL，振摇5min，过滤，取续滤液25mL，依法检查（通则0801），与标准氯化钠溶液5.0mL制成的对照液比较，不得更浓（0.010%）。

（2）有关物质　取本品，用三氯甲烷制成每1mL中含100mg的溶液，作为供试品溶液；精密量取适量，用三氯甲烷定量稀释制成每1mL中含1mg的溶液，作为对照溶液。按照薄层色谱法（通则0502）试验，吸取上述两种溶液各5μL，分别点于同一硅胶G薄层板上，以正己烷-乙酸乙酯-冰醋酸（15：5：1）为展开剂，展开，晾干，喷以1%高锰酸钾的稀硫酸溶液，在120℃加热20min，置于紫外光灯（365nm）下检视。供试品溶液如显杂质斑点，与对照溶液的主斑点比较，不得更深。

（3）干燥失重　取本品，以五氧化二磷为干燥剂，在60℃减压干燥至恒重，质量损失率不得超过0.5%（通则0831）。

（4）炽灼残渣　不得超过0.1%（通则0841）。

（5）重金属　取本品1.0g，加乙醇22mL溶解后，加乙酸盐缓冲液（pH 3.5）2mL与水适量使其成25mL，依法检查（通则0821第一法），含重金属不得超过百万分之十。

## 三、含量测定

取本品约0.5g，精密称定，加中性乙醇（对酚酞指示液显中性）50mL溶解后，加酚酞指示液3滴，用氢氧化钠滴定液（0.1mol/L）滴定。每1mL氢氧化钠滴定液（0.1mol/L）相当于20.63mg的布洛芬。

## 项目要求

（1）能对芳酸及其酯类药物进行分类与鉴别。

（2）能对芳酸及其酯类药物中的杂质进行检查。

（3）能对芳酸及其酯类药物的含量测定的方法进行选择与含量测定。

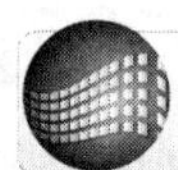

## 知识储备

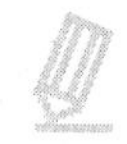

## 一、水杨酸类药物的检验

### 1.基本结构

水杨酸分子结构中既含有苯环和羧基，又含有邻位酚羟基，游离羧基可合成盐或酯，酚羟基也可合成酯，苯环上还可发生取代反应。《中国药典》（2015年版）二部收载的水杨酸类药物有水杨酸、阿司匹林、对氨基水杨酸（钠）、贝诺酯、双水杨酯、二氟尼柳等。其结构式如下：

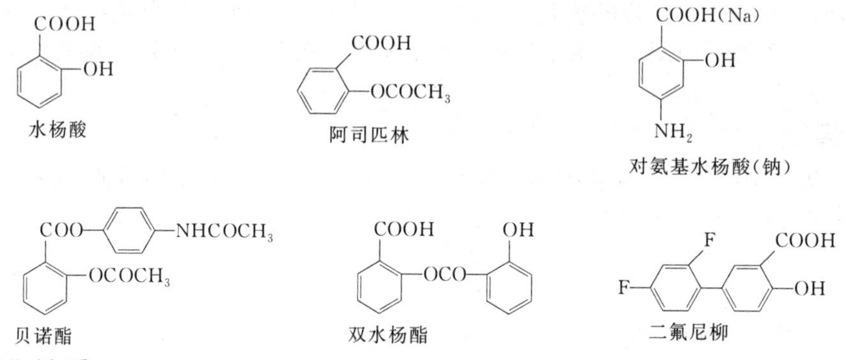


### 2.理化性质

（1）溶解性　水杨酸类药物均为固体，具有一定的熔点。除对氨基水杨酸易溶于水外，其他药物在水中微溶或几乎不溶，能溶于乙醇、乙醚和三氯甲烷等有机溶剂。溶解行为可作为供试品溶液的配制或含量测定时滴定介质选择的依据。

（2）酸性　该类药物苯环上具有羧基及酚羟基，所以具有酸性，属于中等强度的酸或弱酸，其酸性受苯环、羧基及取代基的影响。取代基为卤素、硝基、羟基时能降低苯环电子云密度，使羧基中羟基氧原子的电子云密度降低，从而增加氧氢键极性，较易离解出质子使酸性较苯甲酸强；反之，取代基为甲基、氨基时能增加苯环电子云密度，从而降低氧氢键极性，使酸性较苯甲酸弱。因此水杨酸的酸性（$pK_a$2.95）比苯甲酸（$pK_a$4.26）强得多。阿司匹林为乙酰水杨酸，酸性（$pK_a$3.49）比水杨酸弱，但比苯甲酸强。这一性质可用于本类药物的鉴别和含量测定。

（3）水解性　含有酯键的本类药物在通常情况下其水解速度较慢。有酸或碱存在和加热时，可加速水解反应的进行。在酸性介质中，水解和酯化反应可达到平衡，因此，不可能全部水解。在碱性介质中，由于碱能中和反应中生成的酸，使平衡破坏，因此在过量碱存在的条件下，水解可以进行完全。利用水解得到酸和醇的性质，可鉴别相应的药物。利用水解反应，本类药物亦可用水解后剩余滴定法测定含量。由于本类药物易水解，在生产和贮藏过程中容易引入水解产物，故对其原料和制剂通常应检查水解产生的杂质，如阿司匹林应检查游离水杨酸。

（4）官能团反应　含酚羟基的水杨酸类药物可与三氯化铁作用形成有色的配位化合物，故可用三氯化铁反应鉴别；含芳伯氨基的对氨基水杨酸钠、水解产生芳伯氨基的贝诺酯，均可用重氮化-偶合反应鉴别，亚硝酸钠滴定法测定含量。

（5）光谱特征　水杨酸类药物分子结构中含有苯环和特征官能团，具有紫外和红外特征吸收，可用于含量测定和定性鉴别。

### 3. 水杨酸类药物的鉴别

（1）三氯化铁反应　此反应为芳环上酚羟基的反应，水杨酸、阿司匹林与对氨基水杨酸钠的结构中都具有酚羟基，可与三氯化铁试液作用显色。

水杨酸及其盐、具有酚羟基的水杨酸及其盐在中性或弱酸性条件下，可与三氯化铁试液反应，生成紫堇色配位化合物。其反应式为：

$$6\,C_6H_4(COOH)(OH) + 4FeCl_3 \longrightarrow \left[\left(C_6H_4(COO^-)(O^-)\right)_2 Fe\right]_3 Fe + 12HCl$$

反应适宜的 pH 值为 4～6，在强酸性溶液中此配位化合物可分解。反应灵敏度高，适宜在稀溶液中进行试验。

水杨酸的水溶液，加三氯化铁试液 1 滴，即显紫堇色。

阿司匹林分子结构中无游离的酚羟基，不能直接与三氯化铁试液反应，需加水煮沸，酯键受热水解后生成水杨酸，与三氯化铁试液反应，呈紫堇色。

对氨基水杨酸钠加稀盐酸呈酸性后，与三氯化铁试液反应，呈紫红色。

贝诺酯与双水杨酯加氢氧化钠试液煮沸水解后都能与三氯化铁试液发生反应呈紫堇色。

（2）水解反应　阿司匹林在碳酸钠试液中加热，酯键水解生成水杨酸钠和乙酸钠，加过量稀硫酸酸化后，析出水杨酸白色沉淀，并有乙酸臭气。沉淀物于 100～105℃干燥后，熔点为 156～161℃。其反应式为：

$$C_6H_4(COOH)(OCOCH_3) + Na_2CO_3 \longrightarrow C_6H_4(COONa)(OH) + CH_3COONa + CO_2$$

$$2\,C_6H_4(COONa)(OH) + H_2SO_4 \longrightarrow 2\,C_6H_4(COOH)(OH) + Na_2SO_4$$

$$2CH_3COONa + H_2SO_4 \longrightarrow 2CH_3COOH\downarrow + Na_2SO_4$$

（3）重氮化-偶合反应　该反应为对氨基水杨酸钠芳伯氨基的反应。对氨基水杨酸钠具有芳伯氨基结构，在酸性溶液中，与亚硝酸钠试液进行重氮化反应，生成的重氮盐与碱性$\beta$-萘酚偶合产生橙红色沉淀。其反应式为：

$$NaOOC\text{—}C_6H_3(HO)\text{—}NH_2 + HCl \longrightarrow HOOC\text{—}C_6H_3(HO)\text{—}NH_2 + NaCl$$

$$HOOC\text{—}C_6H_3(HO)\text{—}NH_2 + NaNO_2 + 2HCl \longrightarrow HOOC\text{—}C_6H_3(HO)\text{—}\overset{+}{N}\equiv NCl^- + NaCl + 2H_2O$$

$$HOOC-C_6H_3(OH)-\overset{+}{N}\equiv NCl^- + C_{10}H_7OH + NaOH \longrightarrow C_{10}H_6(OH)-N=N-C_6H_3(OH)-COOH\downarrow + NaCl + H_2O$$

（橙红色）

贝诺酯分子结构中无芳伯氨基，但加酸水解后可产生芳伯氨基，在酸性溶液中，亦可发生重氮偶合反应，产生橙红色沉淀。其反应式为：

$$C_6H_4(OCOCH_3)-COO-C_6H_4-NHCOCH_3 + 3H_2O + HCl \longrightarrow C_6H_4(OH)-COOH + HO-C_6H_4-NH_2 \cdot HCl + 2CH_3COOH$$

$$HO-C_6H_4-NH_2 + NaNO_2 + 2HCl \longrightarrow HO-C_6H_4-\overset{+}{N_2}Cl^- + NaCl + 2H_2O$$

$$HO-C_6H_4-\overset{+}{N_2}Cl^- + C_{10}H_7OH \longrightarrow HO-C_6H_4-N=N-C_{10}H_6(OH)\downarrow + HCl$$

（4）紫外-可见分光光度法　水杨酸类药物具有特征的紫外吸收光谱，常用于鉴别。如二氟尼柳分子结构中具有苯环和羧基，其紫外吸收光谱具有一定的特征性，可用于鉴别。

M6-1 水杨酸类药物的鉴别

二氟尼柳加 0.1mol/L 的盐酸乙醇溶液溶解并稀释制成每 1mL 中含有 20μg 的溶液，按照紫外-可见分光光度法测定，在 251nm 与 315nm 的波长处有最大吸收，吸光度比值应为 4.2～4.6。

（5）红外分光光度法　在《中国药典》（2015 年版）中，水杨酸、阿司匹林、贝诺酯、对氨基水杨酸均采用红外分光光度法鉴别，其红外吸收图谱应依次与药典所附标准图谱（光谱集 57 图、5 图、42 图、132 图）一致。

水杨酸的红外吸收光谱见图 6-1，阿司匹林的红外吸收光谱见图 6-2。

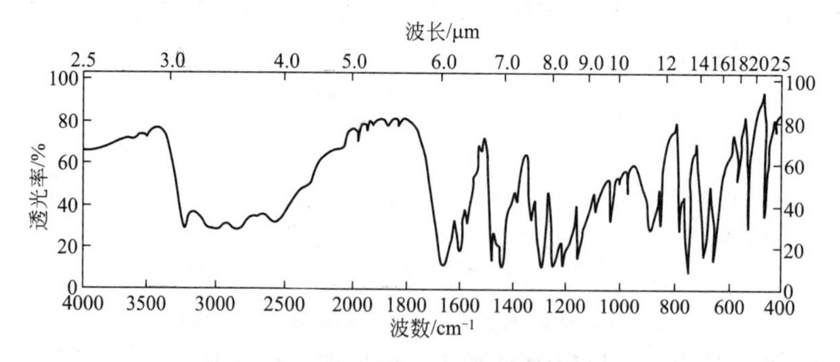


图 6-1　水杨酸红外吸收图谱

（6）薄层色谱法　薄层色谱法设备简单、操作简便，具有分离功能，可排除制剂中辅料的干扰，可用于水杨酸类相关药物的鉴别。《中国药典》（2015 年版）二部中二氟尼柳胶囊的鉴别即采用该法。

（7）杂质检查　在阿司匹林合成过程中，经常会由于原料不纯或未反应完全、中间产物、副产物及在贮藏过程中水解等原因而引入杂质。《中国药典》（2015 年版）二部中除控制重金属、干燥失重、炽灼残渣、易炭化物等一般杂质外，还须对以下特殊杂质进行检查。

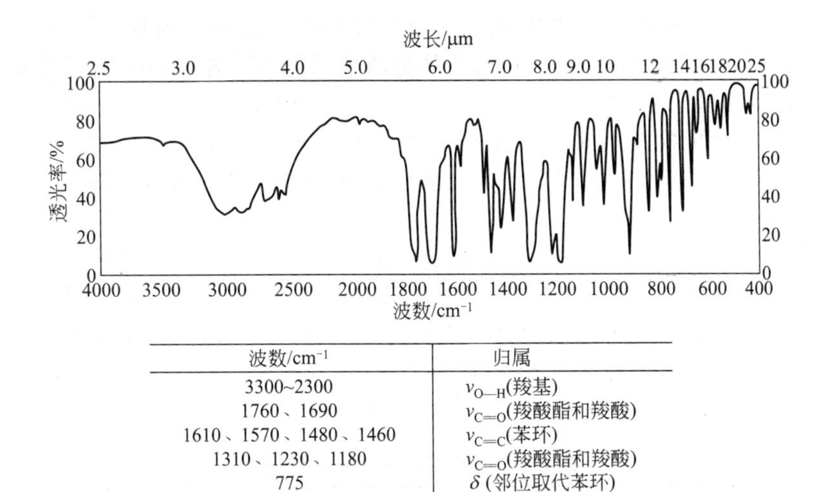


| 波数/$cm^{-1}$ | 归属 |
|---|---|
| 3300~2300 | $\nu_{O-H}$(羧基) |
| 1760、1690 | $\nu_{C=O}$(羧酸酯和羧酸) |
| 1610、1570、1480、1460 | $\nu_{C=C}$(苯环) |
| 1310、1230、1180 | $\nu_{C=O}$(羧酸酯和羧酸) |
| 775 | $\delta$(邻位取代苯环) |

图 6-2　阿司匹林红外吸收图谱

阿司匹林的合成工艺流程如下：

$$C_6H_5ONa \xrightarrow[\triangle]{CO_2} \text{(邻-}ONa\text{)}C_6H_4COONa \xrightarrow{H^+} \text{(邻-}OH\text{)}C_6H_4COOH$$

$$\text{(邻-}OH\text{)}C_6H_4COOH + (CH_3CO)_2O \xrightarrow{\text{乙酰化}} \text{(邻-}OCOCH_3\text{)}C_6H_4COOH + CH_3COOH$$

① 溶液的澄清度。该项是检查碳酸钠试液中的不溶物。此类不溶物杂质主要包括未反应完全的酚类、水杨酸精制时由于温度过高发生脱羧副反应而产生的苯酚，以及合成工艺中的其他副反应生成的乙酸苯酯、水杨酸苯酯和乙酰水杨酸苯酯等。这些杂质均不含羧基，不溶于碳酸钠试液，而阿司匹林可溶解。利用杂质与阿司匹林溶解性的差异控制限量。

其检查方法为：取本品 0.50g，加温热至约 45℃的碳酸钠试液 10mL 溶解后，溶液应澄清。

② 游离水杨酸。阿司匹林生产过程中乙酰化不完全或贮藏过程中水解均会产生水杨酸，水杨酸对人体有毒性，分子中的酚羟基在空气中易被氧化生成一系列淡黄、红棕甚至深棕色的醌式有色物质，而使阿司匹林药品变色。

阿司匹林中的游离水杨酸，按照高效液相色谱法测定。其测定方法如下：

a. 色谱条件与系统适用性试验。用十八烷基硅烷键合硅胶为填充剂，以乙腈-四氢呋喃-冰醋酸-水（20∶5∶5∶70）为流动相，检测波长为 303nm。理论板数按水杨酸峰计算不低于 5000，阿司匹林主峰与水杨酸主峰分离度应符合要求。

b. 供试品溶液的制备。取本品约 100mg，精密称定，置于 10mL 容量瓶中，加 1％冰醋酸甲醇溶液适量，振摇使其溶解，并稀释至刻度，摇匀，即得（临用前新配）。

c. 对照品溶液的制备。取水杨酸对照品约 10mg，精密称定，置于 100mL 容量瓶中，加 1％冰醋酸甲醇溶液适量使其溶解，并稀释至刻度，摇匀；精密量取 5mL，置于 50mL 容量瓶中，用 1％冰醋酸甲醇溶液稀释至刻度，摇匀，即得。

d. 测定法。立即精密量取供试品溶液、对照品溶液各 10μL，分别注入液相色谱仪，记录色谱图。供试品溶液色谱图中如显水杨酸色谱峰，按外标法以峰面积计算供试品中水杨酸含量，含水杨酸不得超过 0.1％。

《中国药典》(2015年版）二部中规定阿司匹林制剂也要做此项检查。阿司匹林片、阿司匹林肠溶片、阿司匹林肠溶胶囊、阿司匹林泡腾片及阿司匹林栓均采用高效液相色谱法检查游离水杨酸，其限量分别为0.3%、1.5%、1.0%、3.0%、3.0%。

③ 有关物质。该项检查的是乙酰水杨酸酐、乙酰水杨酸和水杨酰水杨酸等相关物质。这类杂质的存在容易引起不良反应，临床上主要表现为过敏性荨麻疹、哮喘、胃肠道出血、鼻息肉等。

阿司匹林中的有关物质，按照高效液相色谱法测定。其测定方法如下：

a. 色谱条件与系统适用性试验。用十八烷基硅烷键合硅胶为填充剂，以乙腈-四氢呋喃-冰醋酸-水（20∶5∶5∶70）为流动相A，乙腈为流动相B，按表6-1进行线性梯度洗脱；检测波长为276nm。阿司匹林峰的保留时间约为8min，理论板数按阿司匹林峰计算不低于5000，阿司匹林峰与水杨酸峰分离度应符合要求。

**表6-1　流动相的线性梯度洗脱**

| 时间/min | 流动相A/% | 流动相B/% |
|---|---|---|
| 0.0 | 100 | 0 |
| 60.0 | 20 | 80 |

b. 测定法。取本品约0.1g，精密称定，置于10mL容量瓶中，加1%冰醋酸甲醇溶液适量，振摇使其溶解，并稀释至刻度，摇匀，即得供试品溶液；精密量取供试品溶液1mL，置于200mL容量瓶中，用1%冰醋酸甲醇溶液稀释至刻度，摇匀，即得对照溶液；精密量取对照溶液10mL，置于100mL容量瓶中，用1%冰醋酸甲醇溶液稀释至刻度，摇匀，即得灵敏度试验溶液。分别精密量取供试品溶液、对照溶液、灵敏度试验溶液及水杨酸检查项下的水杨酸对照品溶液各10μL，注入液相色谱仪，记录色谱图。供试品溶液色谱图中如显杂质峰，除小于灵敏度试验溶液中阿司匹林主峰面积的单个杂质峰、溶剂峰及水杨酸峰不计外，其余各杂质峰面积的和不得大于对照溶液主峰峰面积（0.5%）。

## 4. 水杨酸类药物的含量测定

（1）酸碱滴定法　含有游离羧基的芳酸类药物，呈酸性，且酸性较强，如水杨酸、双水杨酯、阿司匹林原料药均可用碱滴定液直接滴定测定其含量。

阿司匹林的含量测定：

取本品约0.4g，精密称定，加中性乙醇（对酚酞指示液显中性）20mL溶解后，加酚酞指示液3滴，用氢氧化钠滴定液（0.1mol/L）滴定。每1mL氢氧化钠滴定液（0.1mol/L）相当于18.02mg的$C_9H_8O_4$。

其反应式为：

$$C_6H_4(OCOCH_3)COOH + NaOH \longrightarrow C_6H_4(OCOCH_3)COONa + H_2O$$

此法为直接滴定法，测定结果计算如下：

$$\text{阿司匹林含量}(\%)=\frac{VTF}{m_s}\times 100\% \tag{6-1}$$

式中　$T$——滴定度，每1mL滴定液相当于多少克数；

$V$——滴定液体积，mL；

$m_s$——供试品质量，g；

$F$——浓度校正因子，本测定中为滴定液实际浓度，$F=0.1$。

为了增加阿司匹林的溶解性，且防止阿司匹林酯结构在滴定时水解，致使测定结果偏高，故选用中性乙醇溶液溶解样品进行滴定。本品是弱酸，用氢氧化钠滴定时，化学计量点偏碱性，故指示剂选用在碱性区变色的酚酞。滴定应在不断振摇下稍快地进行，否则会因碱局部浓度过大引起阿司匹林水解，温度应控制在0～40℃之间。本法简便、快速，但缺乏专属性，易受水杨酸及乙酸的干扰，因此不宜用于水杨酸含量较高样品的测定。

（2）高效液相色谱法　高效液相色谱法具有在线分离分析的功能，能消除药物制剂中的杂质、辅料等成分所产生的干扰，因此被广泛应用于药物制剂的含量测定。《中国药典》（2015年版）二部采用高效液相色谱法测定阿司匹林片、阿司匹林肠溶片、阿司匹林肠溶胶囊、阿司匹林泡腾片、阿司匹林栓的含量。

阿司匹林片的含量测定：

（1）色谱条件与系统适用性试验　用十八烷基硅烷键合硅胶为填充剂，以乙腈-四氢呋喃-冰醋酸-水（20：5：5：70）为流动相，检测波长为276nm。理论塔板数按阿司匹林峰计算不低于3000，阿司匹林峰与水杨酸峰之间的分离度应符合要求。

（2）测定法　取本品10片，精密称定，充分研细，精密称取细粉适量（约相当于阿司匹林10mg），置于100mL容量瓶中，加1%冰醋酸的甲醇溶液强烈振摇使其溶解，并用1%冰醋酸的甲醇溶液稀释至刻度，摇匀，用有机相滤膜（孔径为0.45μm）过滤，精密量取续滤液10μL，注入液相色谱仪，记录色谱图；另取阿司匹林对照品约20mg，精密称定，置于200mL容量瓶中，加1%冰醋酸的甲醇溶液强烈振摇使其溶解，并用1%冰醋酸的甲醇溶液稀释到刻度，摇匀，同法测定，按外标法以峰面积计算，即得。

$$\text{阿司匹林的含量}(\%)=\frac{c_X(A_X/A_R)\overline{m}}{m\times\text{标示量}}\times 100\% \qquad (6\text{-}2)$$

式中　$c_X$——对照品溶液的浓度，mg/mL；

$A_X$，$A_R$——供试品和对照品阿司匹林的峰面积；

$m$——阿司匹林泡腾片样品的称取量，g；

$\overline{m}$——供试品的平均片重，g；

标示量——片“规格”项下的标示值。

## 二、苯甲酸类药物的结构与性质

### 1. 基本结构

本类药物分子结构中均具有苯环和羧基。《中国药典》（2015年版）二部收载的苯甲酸类药物主要有苯甲酸及其钠盐、布美他尼、羟基乙酯、泛影酸、甲芬那酸及丙磺舒等。其部分结构式如下：

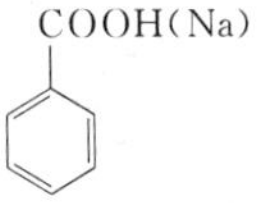

苯甲酸（钠） 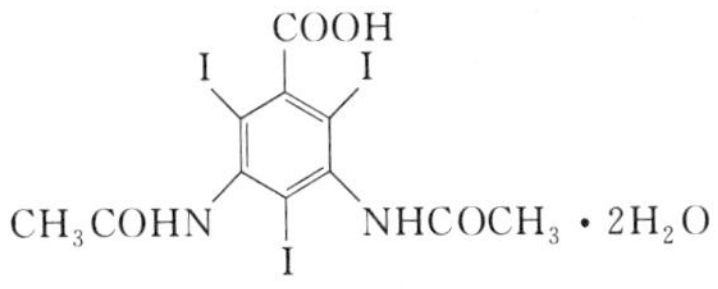　泛影酸 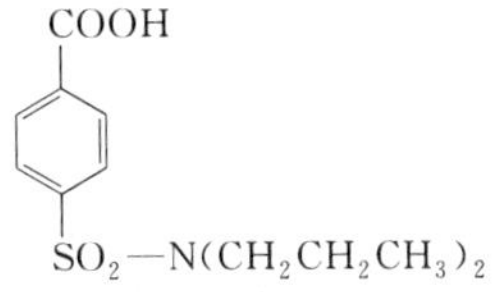　丙磺舒

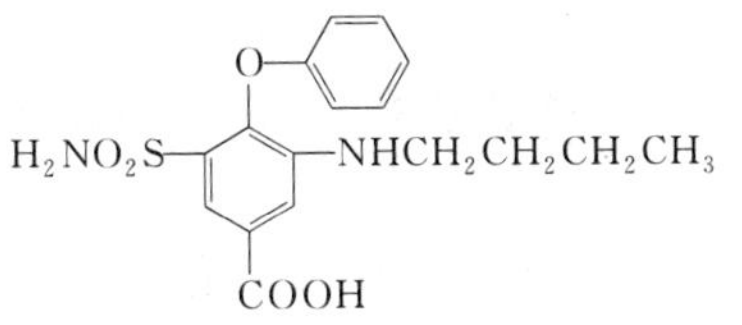

布美他尼 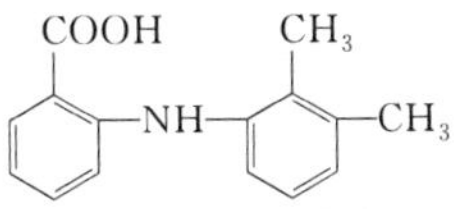　甲芬那酸

### 2. 理化性质

（1）溶解性　本类药物除苯甲酸钠溶于水外，其他药物在水中微溶或几乎不溶；苯甲酸、羟苯乙酯易溶于乙醇、乙醚等有机溶剂；丙磺舒、甲芬那酸在乙醇、乙醚、氯仿等有机

溶剂中略溶、微溶或难溶，但均溶于氢氧化钠溶液。

（2）酸性　本类药物分子结构中含有苯环和羧基，且羧基与苯环直接相连，因此具有较强的酸性。故可利用其酸性，用酸碱滴定法测定含量。

（3）与三氯化铁反应　苯甲酸盐、丙磺舒的中性溶液，与三氯化铁反应，可生成赭色沉淀，可用于鉴别。

（4）分解性　某些药物因其特殊的结构，在一定条件下发生分解，分解产物发生特殊反应，可用于鉴别。如丙磺舒的硫酸盐反应。

（5）紫外和红外光谱特征　药物结构中的苯环及其取代基，具有特征的紫外和红外吸收光谱，可用于鉴别和含量测定。

### 3. 苯甲酸类药物的鉴别

（1）与三氯化铁反应

① 苯甲酸。苯甲酸的碱性水溶液或苯甲酸钠的中性溶液，与三氯化铁试液生成碱性苯甲酸铁的赭色沉淀。其反应式为：

$$7\,C_6H_5\text{—}COONa + 3FeCl_3 + 2OH^- \longrightarrow \left[\left(C_6H_5\text{—}COO\right)_6 Fe_3(OH)_2\right]OOC\text{—}C_6H_5 \downarrow + 7NaCl + 2Cl^-$$

其鉴别试验方法为：取本品约 0.2g，加 0.4%氢氧化钠溶液 15mL，振摇，过滤，滤液中加三氯化铁试液 2 滴，即生成赭色沉淀。

② 丙磺舒。与氢氧化钠试液反应生成钠盐，在中性溶液中，可与三氯化铁试液反应，形成米黄色沉淀，可用于鉴别。其反应式为：

$$3(CH_3CH_2CH_2)_2N\text{—}SO_2\text{—}C_6H_4\text{—}COONa + FeCl_3 \longrightarrow$$

$$[(CH_3CH_2CH_2)_2N\text{—}SO_2\text{—}C_6H_4\text{—}COO]_3Fe + 3NaCl$$

其鉴别试验方法为：取本品约 5mg，加 0.1mol/L 氢氧化钠溶液 0.2mL，用水稀释至 2mL（pH 约 5.0～6.0），加三氯化铁试液 1 滴，即生成米黄色沉淀。

M6-2 丙磺舒与三氯化铁的反应

（2）硫酸盐反应　丙磺舒具有磺酰胺结构，与氢氧化钠共熔融，可分解生成亚硫酸钠，经硝酸氧化成硫酸盐，而显硫酸盐反应。

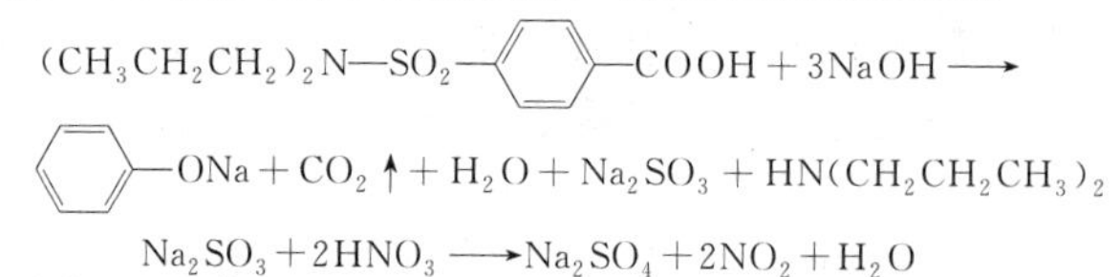


（3）氧化反应　甲芬那酸的硫酸溶液，加热后显黄色，并有绿色荧光；与重铬酸钾试液反应，呈深蓝色，随即变为棕绿色。

M6-3 丙磺舒与硫酸盐的反应

（4）紫外-可见分光光度法

① 丙磺舒。取本品，加含有盐酸的乙醇［取盐酸溶液（9→1000）2mL，加乙醇制成 100mL］制成每 1mL 中含 20μg 的溶液，按照紫外-可见分光光度法测定，在 225nm 与 249nm 的波长处有最大吸收，在 249nm 波长处的吸光度约为 0.67。

② 甲芬那酸。取本品，加 1mol/L 盐酸溶液-甲醇（1∶99）混合液溶解并稀释制成每 1mL 中含 20μg 的溶液，按照紫外-可见分光光度法测定，在 279nm 与 350nm 的波长处有最大吸收，其吸光度分别为 0.69～0.74 与 0.56～0.60。

M6-4 甲芬那酸的氧化反应

（5）红外分光光度法　《中国药典》（2015 年版）二部采用红外分光

光度法鉴别苯甲酸、丙磺舒，其红外吸收光谱应依次与药典所附标准图谱（光谱集 233 图、73 图）一致。苯甲酸的红外吸收谱图见图 6-3，丙磺舒的红外吸收谱图见图 6-4。

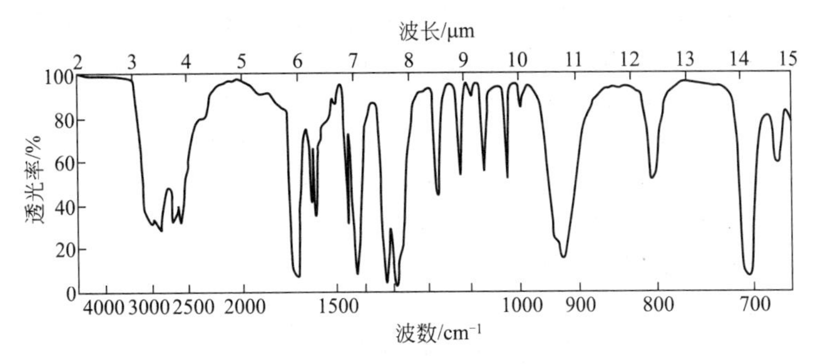


图 6-3　苯甲酸红外吸收光谱图

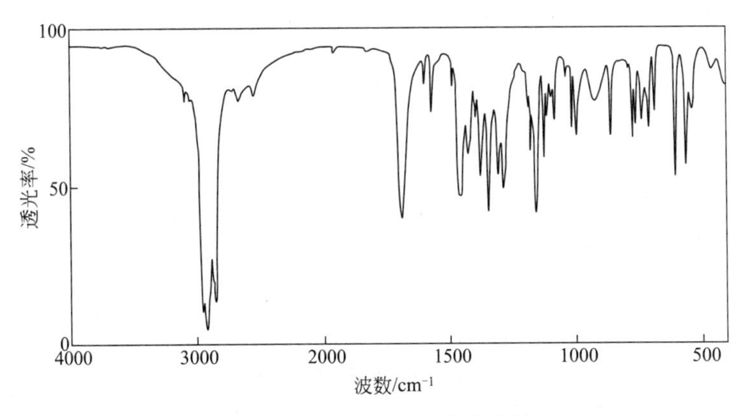


图 6-4　丙磺舒红外吸收光谱图

### 4. 苯甲酸类药物的含量测定

（1）酸碱滴定法　苯甲酸、甲芬那酸等分子结构中苯环直接与羧基相连，显酸性，可将其溶解在中性乙醇中，用氢氧化钠滴定液直接滴定。

取苯甲酸约 0.25g，精密称定，加中性乙醇（对酚酞指示液显中性）25mL 溶解后，加酚酞指示液 3 滴，用氢氧化钠滴定液（0.1mol/L）滴定。每 1mL 氢氧化钠滴定液（0.1mol/L）相当于 12.21mg 的 $C_7H_6O_2$。

（2）双相滴定法　苯甲酸钠为芳酸碱金属盐，易溶于水，其水溶液呈碱性，可用盐酸标准滴定溶液滴定，但在滴定过程中析出的游离酸不溶于水，并且使滴定终点的 pH 突跃不明显，不利于终点的正确判断。因此，《中国药典》（2015 年版）二部收载的苯甲酸钠含量的测定采用双相滴定法，即利用苯甲酸能溶于有机溶剂的性质，在水相中加入与水不相混溶的有机溶剂，并置于分液漏斗中进行滴定反应，将滴定过程中产生的苯甲酸不断萃取入有机溶剂层中，减少苯甲酸在水中的浓度，使滴定反应完全，终点清晰，同时可降低苯甲酸的离解。

其方法为：取本品 1.5g，精密称定，置于分液漏斗中，加水 25mL 、乙醚 50mL 及甲基橙指示液 2 滴，用盐酸标准滴定溶液（0.5mol/L）滴定，随滴定随振摇，至水层显橙红色，分取水层，置于具塞锥形瓶中，乙醚层用水 5mL 洗涤，洗液并入锥形瓶中，加乙醚 20mL，继续用盐酸标准滴定溶液（0.5mol/L）滴定，随滴定随振摇，至水层显持续的橙红色。每 1mL 盐酸标准滴定溶液（0.5mol/L）相当于 72.06mg 的 $C_7H_5O_2Na$。

（3）非水滴定法　利用双相滴定法测定苯甲酸钠的含量，在测定时需消耗乙醚，在提取时易带来微小损失，而且终点颜色观察略显困难。因此，在《中国药典》（2015年版）中，苯甲酸钠的含量测定方法改为非水滴定法。

其方法为：取本品，经105℃干燥至恒重，取约0.12g，精密称定，加冰醋酸20mL使其溶解，加结晶紫指示液1滴，用高氯酸滴定液（0.1mol/L）滴定至溶液显绿色，并将滴定的结果用空白试验校正。每1mL高氯酸滴定液（0.1mol/L）相当于14.41mg的$C_7H_5O_2Na$。

（4）银量法　泛影酸为有机碘化物，测定时要进行预处理，使其中的有机碘转变为无机碘化物，再用银量法测定含量。含卤素的有机药物分子中，如果卤素与有机分子结合得不太牢固（如卤素结合在脂肪族碳链上），可加碱回流，使卤素脱下后用银量法测定。也可在适当溶剂中加过量硝酸银直接回流，使卤素脱下生成卤化银沉淀，再用硫氰酸铵回滴剩余硝酸银，测定含量。如果卤素结合在芳环上，卤素与有机分子结合得比较牢固，用上述方法不能使卤素脱下，就要在碱性溶液中用锌粉还原，使碳卤键断裂，形成无机卤化物，再用银量法测定。《中国药典》（2015年版）中，规定用锌粉和碱液还原泛影酸分子中碳碘键中的碳，使碘脱下，经乙酸酸化后，以曙红钠为指示剂，用硝酸银溶液滴定测定含量。其反应式如下：

$$C_6I_3(COOH)(NHCOCH_3)_2 \cdot 2H_2O + 3Zn + 12NaOH \xrightarrow[\text{回流}]{\triangle} C_6H_3(COONa)(NH_2)_2 + 3NaI + 2CH_3COONa + 3Na_2ZnO_2 + 6H_2O$$

$$I^- + Ag^+ \longrightarrow AgI\downarrow$$

其方法为：取本品约0.4g，精密称定，加氢氧化钠试液30mL与锌粉1.0g，加热回流30min，放冷，冷凝管用少量水洗涤，过滤，烧瓶与滤器用水洗涤3次，每次15mL，合并洗液与滤液，加冰醋酸5mL与曙红钠指示液5滴，用硝酸银滴定液（0.1mol/L）滴定。每1mL硝酸银滴定液（0.1mol/L）相当于20.46mg的$C_{11}H_9I_3N_2O_4$。

《中国药典》（2015年版）规定泛影酸钠注射液、泛影葡胺注射液也用上述碱性还原法使有机碘转化为无机碘，再用银量法测定。

（5）紫外-可见分光光度法　丙磺舒片剂中含量的测定是利用其在249nm波长处有最大吸收，采用紫外-可见分光光度法测定含量。

其方法为：取本品10片，精密称定，研细，精密称取适量（约相当于丙磺舒60mg），置于200mL容量瓶中，加乙醇150mL与盐酸溶液（9→100）4mL，置于70℃水浴上加热30min，放冷，用乙醇稀释至刻度，摇匀，过滤，精密量取续滤液5mL，置于100mL容量瓶中，加盐酸溶液（9→100）2mL，用乙醇稀释至刻度，摇匀。按照紫外-可见分光光度法，在249nm的波长处测定吸光度，按$C_{13}H_{19}NO_4S$的吸收系数（$E_{1cm}^{1\%}$）为338计算，即得。

（6）高效液相色谱法　《中国药典》（2015年版）二部丙磺舒含量的测定采用高效液相色谱法。

其测定方法如下：

① 色谱条件与系统适用性试验。用十八烷基硅烷键合硅胶为填充剂，以0.05mol/L磷酸二氢钠（加1%冰醋酸，用磷酸调节pH值至3.0）-乙腈（50∶50）为流动相，检测波长为245nm。理论塔板数按丙磺舒峰计算不低于3000。

② 测定方法。取本品适量，精密称定，加流动相溶解并定量稀释制成每1mL中含60μg的溶液，精密量取20μL，注入液相色谱仪，记录色谱图；另取丙磺舒对照品，同法测定。按外标法以峰面积计算，即得。

## 三、布洛芬类药物的结构与性质

### 1. 基本结构

本类药物为2-苯基丙酸的衍生物，《中国药典》（2015年版）二部收载的布洛芬类药物包括布洛芬、酮洛芬和非诺洛芬钙等，属非甾体类消炎镇痛药。其结构式如下：

$(CH_3)_2CHCH_2$—C₆H₄—$CH(CH_3)$—COOH

布洛芬

C₆H₅—CO—C₆H₄—$CH(CH_3)$—COOH

酮洛芬

$[C_6H_5$—O—$C_6H_4$—$CH(CH_3)$—$COO^-]_2$ $Ca \cdot 2H_2O$

非诺洛芬钙

### 2. 性质

（1）酸性　本类药物为2-苯基丙酸的衍生物，羧基通过亚甲基与苯环相连，具有酸性，但酸性与水杨酸及苯甲酸类比较相对较弱。在氢氧化钠或碳酸钠试液中易溶；溶于中性乙醇后，可用氢氧化钠滴定液直接滴定，测定其含量。

（2）光谱特征　布洛芬具有苯环和特征官能团，具有紫外和红外吸收光谱特征，可用于鉴别；也可用紫外吸收光谱法测定含量。

### 3. 布洛芬类药物的鉴别

（1）紫外-可见分光光度法

① 布洛芬。取本品，加0.4%氢氧化钠溶液制成每1mL中含0.25mg的溶液，在265nm与273nm的波长处有最大吸收，在245nm与271nm的波长处有最小吸收，在259nm的波长处有一肩峰。其吸收曲线见图6-5。

② 非诺洛芬钙。取本品约0.1g，加冰醋酸5mL溶解后，用甲醇稀释至100mL，摇匀，量取适量，用甲醇稀释制成每1mL中约含50μg的溶液，在272nm与278nm的波长处有最大吸收，在266nm的波长处有一肩峰。

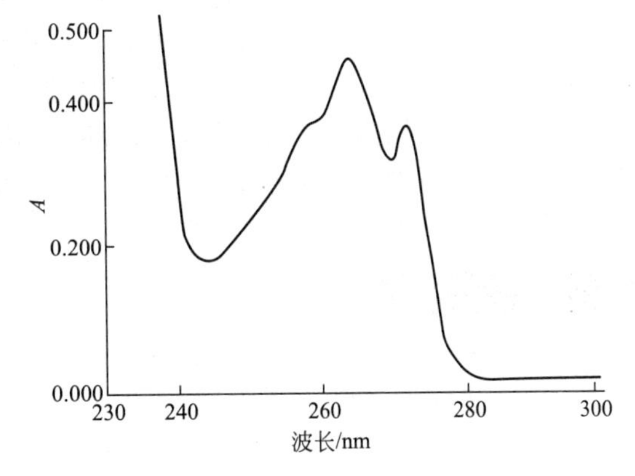


图6-5　布洛芬的紫外吸收曲线

（2）红外分光光度法　布洛芬的红外光吸收图谱应与对照的图谱（光谱集943图）一致。

布洛芬的红外吸收图谱，如图6-6所示。

### 4. 布洛芬类药物的含量测定

（1）酸碱滴定法　布洛芬结构中具有羧基，遇碱发生中和反应，可采用酸碱滴定法测定含量。《中国药典》（2015年版）二部对布洛芬、酮洛芬原料药的测定均采用此法。

① 布洛芬的含量测定。取本品约0.5g，精密称定，加中性乙醇（对酚酞指示液显中性）50mL溶解后，加酚酞指示液3滴，用氢氧化钠滴定液（0.1mol/L）滴定。每1mL氢氧化钠滴定液（0.1mol/L）相当于20.63mg的$C_{13}H_{18}O_2$。

② 酮洛芬的含量测定。取本品约0.5g，精密称定，加中性乙醇（对酚酞指示液显中性）25mL溶解后，加酚酞指示液3滴，用氢氧化钠滴定液（0.1mol/L）滴定。每1mL氢氧化钠滴定液（0.1mol/L）相当于25.43mg的$C_{16}H_{14}O_3$。

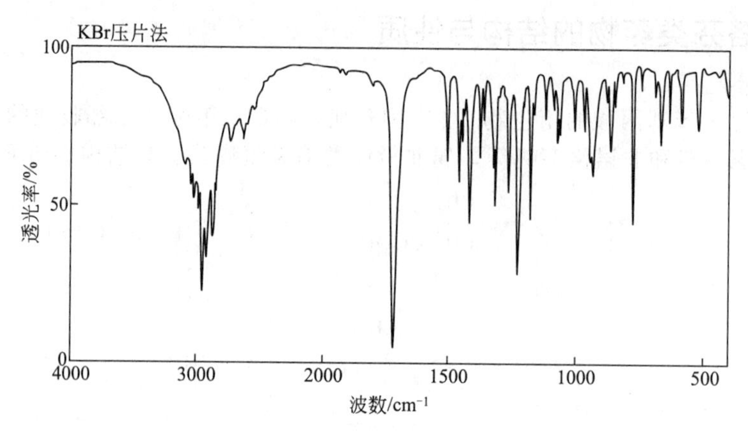


图 6-6　布洛芬的红外吸收图谱

（2）紫外-可见分光光度法　非诺洛芬钙片含量的测定是利用其在 272nm 波长处有最大吸收，采用紫外-可见分光光度法测定含量。

其方法为：取本品 20 片，精密称定，研细，精密称取适量（约相当于非诺洛芬 0.2g），置于 200mL 容量瓶中，加冰醋酸 5mL，振摇 1min，加甲醇 100mL，振摇 5min，用甲醇稀释至刻度，摇匀，过滤，精密量取续滤液 5mL，置于 100mL 容量瓶中，用甲醇稀释至刻度，摇匀，在 272nm 的波长处测定吸光度，按 $C_{15}H_{14}O_3$ 的吸收系数（$E_{1cm}^{1\%}$）为 80.7 计算，即得。

（3）高效液相色谱法　《中国药典》（2015 年版）二部中，布洛芬片剂测定采用高效液相色谱法。

布洛芬片剂的含量测定如下：

① 色谱条件与系统适用性试验。用十八烷基硅烷键合硅胶为填充剂，以乙酸钠缓冲液（取乙酸钠 6.13g，加水 750mL 使其溶解，用冰醋酸调节 pH 值至 2.5）-乙腈（40∶60）为流动相，检测波长为 263nm。理论塔板数按布洛芬计算不低于 2500。

② 测定法。用内容量移液管，精密量取本品适量，用甲醇定量稀释制成每 1mL 中含布洛芬 0.5mg 的溶液，精密量取 20μL，注入液相色谱仪，记录色谱图；另取布洛芬对照品，同法测定。按外标法以峰面积计算，即得。

## 思考与交流

（1）简述水杨酸类药物的结构特点和主要理化性质。

（2）水杨酸类药物的鉴别试验方法有哪些？

（3）阿司匹林及其制剂中的游离水杨酸是如何引入的？简述游离水杨酸检查方法的原理及其限量。

（4）苯甲酸类药物的含量测定主要有哪些方法？

（5）如何鉴别布洛芬？

## 练一练测一测

**一、单选题**

（1）双相滴定法可适用的药物为（　　）。

A. 阿司匹林　　B. 对乙酰氨基酚

C. 水杨酸　　D. 苯甲酸钠

(2) 两步滴定法测定阿司匹林片的含量时，每1mL氢氧化钠溶液（0.1mol/L）相当于阿司匹林（分子量为180.16）的量是（ ）。

A. 18.02mg B. 180.2mg C. 90.08mg D. 45.04mg

(3) 下列（ ）类药物，不能用三氯化铁反应鉴别。

A. 水杨酸 B. 苯甲酸钠 C. 布洛芬 D. 丙磺舒

(4) 乙酰水杨酸用中和法测定时，用中性乙醇溶解供试品的目的是为了（ ）。

A. 防止供试品在水溶液中滴定时水解 B. 防腐消毒

C. 使供试品易于溶解 D. 控制pH值

(5) 对氨基水杨酸钠中的特殊杂质间氨基酚的检查是采用（ ）。

A. 紫外分光光度法 B. TLC法 C. GC法 D. 双相滴定法

(6) 阿司匹林中特殊杂质检查包括溶液的澄清度和水杨酸的检查。其中溶液的澄清度检查是利用（ ）。

A. 药物与杂质溶解行为的差异 B. 药物与杂质旋光性的差异

C. 药物与杂质颜色的差异 D. 药物与杂质臭味及挥发性的差异

(7) 药物结构中与$FeCl_3$发生反应的活性基团是（ ）。

A. 甲酮基 B. 酚羟基 C. 芳伯氨基 D. 乙酰基

(8) 阿司匹林用中性醇溶解后用NaOH滴定，用中性醇的目的是（ ）。

A. 防止滴定时阿司匹林水解 B. 使溶液的pH值等于7

C. 使反应速率加快 D. 防止在滴定时吸收$CO_2$

(9) 苯甲酸与三氯化铁反应生成的产物是（ ）。

A. 紫堇色配位化合物 B. 赭色沉淀

C. 红色配位化合物 D. 白色沉淀

(10) 下列（ ）可用于检查阿司匹林中的水杨酸杂质。

A. 重氮化-偶合反应 B. 与变色酸共热呈色

C. 与三价铁显色 D. 与$HNO_3$显色

(11) 下列（ ）药物不能用重氮化反应鉴别。

A. 盐酸普鲁卡因 B. 对乙酰氨基酚

C. 对氨基苯甲酸 D. 乙酰水杨酸

**二、填空题**

(1) 芳酸类药物的酸性强度与（ ）有关。芳酸分子中苯环上如果具有等电负性大的取代基，由于这些取代基的吸电子效应能使苯环电子云密度降低，进而引起羧基中羟基氧原子上的电子云密度降低，使氧氢键极性增加，质子较易解离，故酸性（ ）。

(2) 具有水杨酸结构的芳酸类药物在中性或弱酸性条件下，与三氯化铁反应，生成（ ）色配位化合物。反应适宜的pH值为（ ），在强酸性溶液中配位化合物分解。

(3) 阿司匹林的特殊杂质检查主要包括（ ）、（ ）以及（ ）检查。

(4) 对氨基水杨酸钠在潮湿的空气中，露置于日光下或遇热受潮时，易发生（ ），可生成（ ），并可被进一步氧化成（ ），色渐变深，其氨基容易被羟基取代而生成3,5,3′,5′-四羟基联苯醌，呈明显的（ ）色。《中国药典》采用（ ）法进行检查。

(5) 阿司匹林的含量测定方法主要有（ ）、（ ）和（ ）。

(6) 阿司匹林（ASA）易水解产生（ ）。

(7) 两步滴定法用于阿司匹林片剂的含量测定，第一步为（ ），第二步为（ ）。

(8) 直接酸碱滴定法测定阿司匹林含量时，适用酚酞指示液指示终点的根据是（ ）。

(9) 直接酸碱滴定法测定阿司匹林含量时，指示剂选用（ ）。

（10）阿司匹林制剂（片、肠溶片）中需要检查的杂质是（　）。

## 三、判断题

（1）水杨酸、乙酰水杨酸均易溶于水，所以以水作为滴定介质。（　）

（2）水杨酸类药物均可以与三氯化铁在适当的条件下产生有色的铁配位化合物。（　）

（3）乙酰水杨酸中仅含有一种特殊杂质水杨酸。（　）

（4）乙酰水杨酸中水杨酸的检查采用 $FeCl_3$ 比色法。（　）

## 四、简答题

（1）简述阿司匹林片剂含量测定《中国药典》采用的方法。

（2）简述阿司匹林的特殊杂质。

（3）举例说明能用三氯化铁反应鉴别的药物。

（4）简述布洛芬的鉴别试验。

## 五、计算题

阿司匹林中检查游离水杨酸的方法为：取本品 0.1g，加乙醇 1mL 溶解后，加水稀释成 100mL，立即加新配制的稀硫酸铁铵试液 1mL，30s 内如显色，与水杨酸对照液（0.1mg/mL）1mL 同法制备溶液比较，颜色不得更深。求其游离水杨酸的限量。

# 项目七
# 芳香胺类药物分析

掌握芳胺类、苯乙胺与氨基醚衍生物类药物的鉴别、澄清度与颜色检查、有关物质的检查及其含量测定方法。

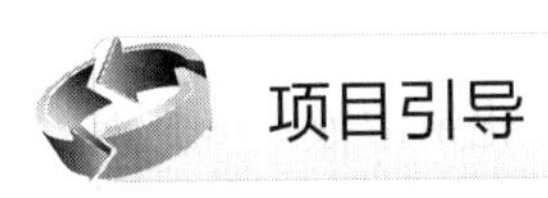

## 项目引导

### 对乙酰氨基酚的分析

对乙酰氨基酚，是非那西丁的主要代谢产物，属乙酰苯胺衍生物，又名扑热息痛、醋氨酚，为解热镇痛药，常用作抗感冒药的主要成分。其化学名称为 *N*-(4-羟基苯基) 乙酰胺，分子式为 $C_8H_9NO_2$，分子量为 151.170。

## 一、性状

对乙酰氨基酚为白色结晶或结晶性粉末，无臭，味微苦。在热水或乙醇中易溶，在丙酮中溶解，在水中略溶。熔点为 168～172℃。

## 二、鉴别试验

① 本品的水溶液加三氯化铁试液，即显蓝紫色。

② 取本品约 0.1g，加稀盐酸 5mL，置于水浴中加热 40min，放冷；取 0.5mL，滴加亚硝酸钠试液 5 滴，摇匀，用水 3mL 稀释后，加碱性 $\beta$-萘酚试液 2mL，振摇，即显红色。

③ 本品的红外光吸收图谱应与对照的图谱（光谱集 131 图）一致。

## 三、检查

（1）酸度　取本品 0.10g，加水 10mL 使其溶解，依法测定，pH 值应为 5.5～6.5 。

（2）乙醇溶液的澄清度与颜色　取本品 1.0g，加乙醇 10mL 溶解后，溶液应澄清无色；如显浑浊，与 1 号浊度标准液比较，不得更浓；如显色，与棕红色 2 号或橙红色 2 号标准比色液比较，不得更深。

（3）氯化物　取本品 2.0g，加水 100mL，加热溶解后，冷却，过滤，取滤液 25mL，依法检查，与标准氯化钠溶液 5.0mL 制成的对照液比较，不得更浓（0.01%）。

（4）硫酸盐　取氯化物项下剩余的滤液 25mL，依法检查，与标准硫酸钾溶液 1.0mL

制成的对照液比较，不得更浓（0.02%）。

## 四、有关物质检查

（1）取本品的细粉 1.0g，置于具塞离心管或试管中，加乙醚 5mL，立即密塞，振摇 30min，离心或放置至澄清，取上清液作为供试品溶液；另取每 1mL 中含对氯苯乙酰胺 1.0mg 的乙醇溶液适量，用乙醚稀释成每 1mL 中含 50μg 的溶液作为对照溶液。按照薄层色谱法试验，吸取供试品溶液 200μL 与对照溶液 40μL，分别点于同一硅胶 GF254 薄层板上。以三氯甲烷-丙酮-甲苯（13∶5∶2）为展开剂，展开，晾干，置于紫外光灯（254nm）下检视，供试品溶液如显杂质斑点，与对照溶液的主斑点比较，不得更深。

（2）对氨基酚　取本品 1.0g，加甲醇溶液（1→2）20mL 溶解后，加碱性亚硝基铁氰化钠试液 1mL，摇匀，放置 30min；如显色，与对乙酰氨基酚对照品 1.0g 加对氨基酚 50μg 用同一方法制成的对照液比较，不得更深（0.005%）。

（3）干燥失重　取本品，在 105℃干燥至恒重，质量不得超过 0.5%。

（4）炽灼残渣　不得超过 0.1%。

（5）重金属　取本品 1.0g，加水 20mL，置于水浴中加热使其溶解，放冷，过滤，取滤液加乙酸盐缓冲液（pH=3.5）2mL 与水适量使其成 25mL，依法检查，含重金属不得过百万分之十。

## 五、含量测定

取本品约 40mg，精密称定，置于 250mL 容量瓶中，加 0.4%氢氧化钠溶液 50mL 溶解后，加水至刻度，摇匀，精密量取 5mL，置于 100mL 容量瓶中，加 0.4%氢氧化钠溶液 10mL，加水至刻度，摇匀，按照紫外-可见分光光度法，在 257nm 的波长处测定吸光度，按 $C_8H_9NO_2$ 的吸收系数（$E_{1cm}^{1\%}$）为 715 计算，即得。

## 项目要求

（1）能够依据药典与质量标准，对芳胺类、苯乙胺以及氨基醚衍生物类典型药物进行鉴别。

（2）能够依据药典与质量标准，对芳胺类、苯乙胺以及氨基醚衍生物类典型药物中的杂质进行检查。

（3）能够利用亚硝酸钠滴定法测定盐酸普鲁卡因的含量，利用非水滴定法测定盐酸丁哌卡因、盐酸异丙肾上腺素、苯海拉明的含量，利用紫外-可见分光光度法测定对乙酰氨基酚、盐酸甲氧明注射液的含量，利用溴量法测定盐酸去氧肾上腺素的含量以及利用高效液相色谱法测定盐酸丁哌卡因注射液、重酒石酸去甲肾上腺素注射液的含量。

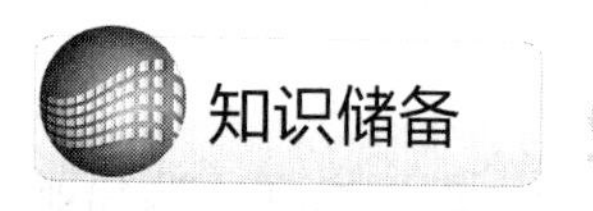


## 一、芳胺类药物的分析

### 1. 芳胺类药物的基本结构与性质

芳胺类药物是氨基直接取代在芳环上的药物，具有芳伯胺、仲胺或取代的芳伯氨基的基本结构。根据基本结构的不同，主要分为两类：酰胺类和对氨基苯甲酸酯类。

（1）酰胺类药物的基本结构与性质

① 基本结构。本类药物主要包括对乙酰氨基酚、盐酸利多卡因、盐酸丁哌卡因、醋氨苯砜和盐酸妥卡尼等，均系苯胺的酰基衍生物，结构共性是具有芳酰氨基，基本结构通式为：

典型药物及其结构如下：

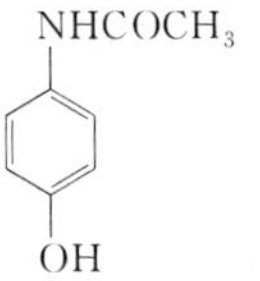

对乙酰氨基酚

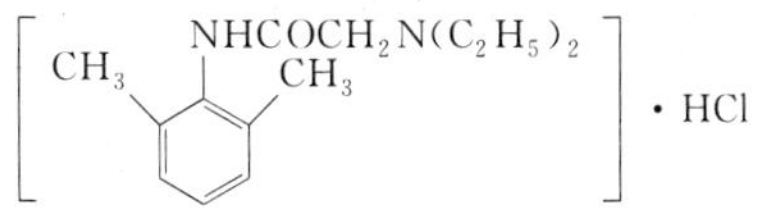

盐酸利多卡因

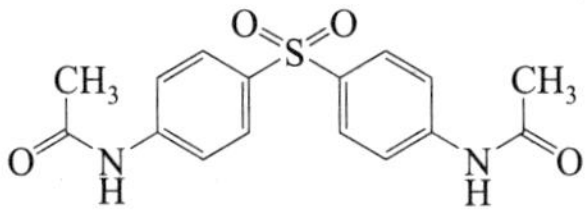

醋氨苯砜

② 性质

a.弱碱性。利多卡因和丁哌卡因的脂烃胺侧链有叔胺氮原子，显弱碱性，可与酸成盐，与生物碱沉淀剂三硝基苯酚反应生成沉淀，并具有一定的熔点，这一性质可用于鉴别和含量测定。

b.水解后显芳伯氨基特性。本类药物的分子结构中均具有芳酰氨基，在酸性溶液中易水解生成具有芳伯氨基的产物，可发生重氮化-偶合反应，即芳伯氨基的特性反应。水解反应速率受分子结构的影响，对乙酰氨基酚的水解反应相对较容易，利多卡因和丁哌卡因在酰氨基邻位存在两个甲基，由于空间位阻影响，较难水解，故其盐的水溶液比较稳定。

c.水解产物的酯化反应。对乙酰氨基酚和醋氨苯砜水解后生成乙酸，可在硫酸介质中与乙醇反应，产生乙酸乙酯的香味，可用于鉴别。

d.与三氯化铁发生呈色反应。对乙酰氨基酚中含有酚羟基，与三氯化铁发生呈色反应，可与利多卡因和醋氨苯砜区别。

e.与重金属离子发生沉淀反应。盐酸利多卡因、盐酸丁哌卡因和盐酸妥卡尼分子结构中酰氨基上的氮原子可在水溶液中与铜离子或钴离子反应，生成有色的配位化合物沉淀。此沉淀溶于氯仿等有机溶剂后呈色，可用于鉴别。

f.吸收光谱特征。本类药物均具有苯环等共轭结构，在紫外光区有特征吸收，且苯环、羰基、氨基等均具有特征红外吸收。

（2）对氨基苯甲酸酯类药物的基本结构与性质

① 基本结构。本类药物主要包括盐酸普鲁卡因、盐酸丁卡因和苯佐卡因等常用局部麻醉药。其分子结构中均含有对氨基苯甲酸酯的母体，基本结构为：

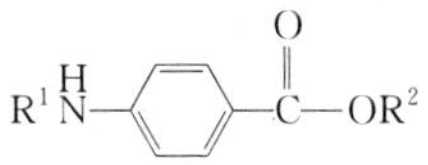

典型药物及其结构如下：

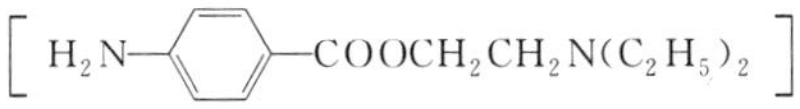

盐酸普鲁卡因

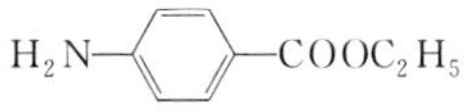

苯佐卡因

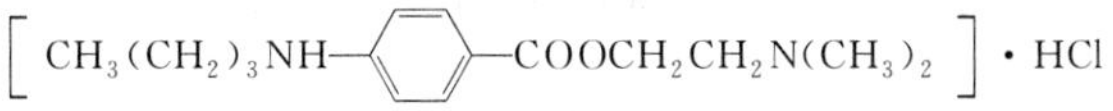

盐酸丁卡因

② 性质

a.弱碱性。除苯佐卡因外，本类药物分子结构中因其脂烃胺侧链为叔胺氮原子，故具有弱碱性，可与生物碱沉淀剂发生沉淀反应。但由于其碱性较弱，不宜在水溶液中直接用标准酸进行滴定，可采用非水滴定法测定其含量。

b.水解性。因分子结构中有酯键或酰胺键，易发生水解反应。光、热或碱性条件可促进其水解，影响药物质量，因此必须控制其水解产物的限量。盐酸丁卡因水解产物为对丁氨基苯甲酸，苯佐卡因、盐酸普鲁卡因的水解产物均为对氨基苯甲酸，可利用其水解产物的性质进行鉴别试验。

c.芳伯氨基特性。苯佐卡因、盐酸普鲁卡因的结构中具有芳伯氨基，可发生重氮化-偶合反应；可与芳醛缩合，生成席夫碱。这一性质可用于定性鉴别和含量测定。

d.吸收光谱特征。本类药物分子结构中含有芳环等共轭体系，故具有紫外吸收和红外吸收光谱特征。

### 2.芳胺类药物的鉴别试验

（1）重氮化-偶合反应　分子结构中具有芳伯氨基和潜在芳伯氨基的药物，均可发生重氮化-偶合反应。即在酸性条件下与亚硝酸钠试液发生重氮化反应，生成的重氮盐再与碱性 $\beta$-萘酚偶合生成有色的偶氮染料。

① 苯佐卡因、盐酸普鲁卡因、盐酸氯普鲁卡因和盐酸普鲁卡因胺。苯佐卡因、盐酸普鲁卡因、盐酸氯普鲁卡因和盐酸普鲁卡因胺，结构中含有芳伯氨基，可直接用该反应鉴别。

$$Ar{-}NH_2 + NaNO_2 + 2HCl \longrightarrow Ar{-}N_2^+Cl^- + NaCl + 2H_2O$$

$$Ar{-}N_2^+Cl^- + \beta\text{-萘酚} + NaOH \longrightarrow \text{偶氮染料} + NaCl + H_2O$$

猩红色沉淀

M7-1 芳胺类药物的鉴别(盐酸普鲁卡因鉴别)

盐酸普鲁卡因的鉴别：取供试品约 50mg，加稀盐酸 1mL，必要时缓缓煮沸使其溶解，放冷，加 0.1mol/L 亚硝酸钠溶液数滴，滴加碱性 $\beta$-萘酚试液数滴，视供试品不同，生成橙黄到猩红色沉淀。

② 对乙酰氨基酚和醋氨苯砜。对乙酰氨基酚和醋氨苯砜结构中具有潜在的芳伯氨基，在盐酸或硫酸中加热水解后也能用该反应鉴别。

M7-2 对乙酰氨基酚的鉴别

对乙酰氨基酚的鉴别：取本品约 0.1g，加稀盐酸 5mL，置于水浴中加热 40min，放冷；取 0.5mL，滴加亚硝酸钠试液 5 滴，摇匀，用水 3mL 稀释后，加碱性 $\beta$-萘酚试液 2mL，振摇，即显红色。

丁卡因虽无芳伯氨基，但可与 $NaNO_2$ 反应生成 $N$-亚硝基化合物的乳白色沉淀。

$$\text{对乙酰氨基酚} + HCl + H_2O \longrightarrow [\text{对氨基酚}]\cdot HCl + CH_3COOH$$

$$[\text{对氨基酚}]\cdot HCl + HNO_2 \longrightarrow \text{对羟基苯重氮盐}(N_2^+Cl^-) + 2H_2O$$

$$\text{对羟基苯重氮盐}(N_2^+Cl^-) + \beta\text{-萘酚} + NaOH \longrightarrow \text{偶氮染料}\downarrow + NaCl + H_2O$$

$$\text{NHC}_4\text{H}_9\text{-C}_6\text{H}_4\text{-}(\text{CH}_3)_2\text{NH}_2\text{CH}_2\text{COOC} + \text{HNO}_2 \longrightarrow \text{C}_4\text{H}_9\text{N(NO)-C}_6\text{H}_4\text{-COOCH}_2\text{CH}_2\text{N(CH}_3)_2\downarrow + \text{H}_2\text{O}$$

（乳白色）

M7-3 丁卡因的鉴别

（2）三氯化铁反应　对乙酰氨基酚结构中含有酚羟基，可与三氯化铁试液反应显蓝紫色。其反应式如下：

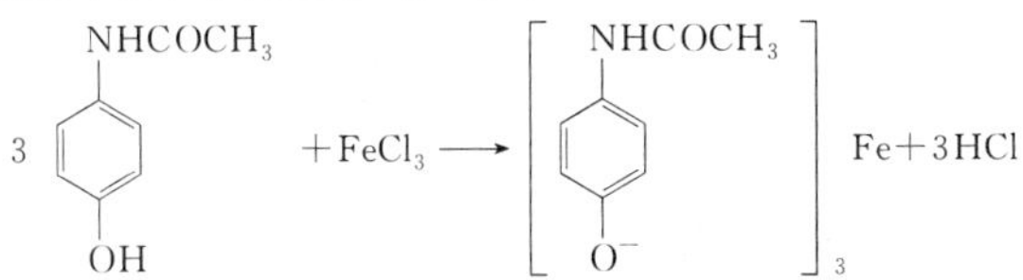

M7-4 芳胺类药物的鉴别试验(对乙酰氨基酚鉴别)

（3）水解产物的反应　盐酸普鲁卡因和苯佐卡因结构中具有酯键结构，可利用其水解产物的特性进行鉴别。

① 盐酸普鲁卡因。其具有对氨基苯甲酸酯的结构，遇氢氧化钠试液即析出普鲁卡因白色沉淀，加热变为油状物，继续加热则水解，产生挥发性的二乙氨基乙醇，能使湿润的红色石蕊试纸变为蓝色，同时生成可溶于水的对氨基苯甲酸钠，放冷，加盐酸酸化，即析出对氨基苯甲酸白色沉淀。

$$\text{H}_2\text{N-C}_6\text{H}_4\text{-COOCH}_2\text{CH}_2\text{N(C}_2\text{H}_5)_2\cdot\text{HCl} \xrightarrow{\text{NaOH}} \text{H}_2\text{N-C}_6\text{H}_4\text{-COOCH}_2\text{CH}_2\text{N(C}_2\text{H}_5)_2\downarrow$$

$$\xrightarrow{\text{NaOH}} \text{H}_2\text{N-C}_6\text{H}_4\text{-COONa} + \text{HOCH}_2\text{CH}_2\text{N(C}_2\text{H}_5)_2\uparrow$$

$$\text{H}_2\text{N-C}_6\text{H}_4\text{-COONa} \xrightarrow{\text{HCl}} \text{H}_2\text{N-C}_6\text{H}_4\text{-COOH}\downarrow \xrightarrow{\text{HCl}} \text{HCl}\cdot\text{H}_2\text{N-C}_6\text{H}_4\text{-COOH}$$

其鉴别试验方法为：取本品约 0.1g，加水 2mL 溶解后，加 10％氢氧化钠溶液 1mL，即生成白色沉淀；加热，变为油状物；继续加热，产生的蒸气能使湿润的红色石蕊试纸变为蓝色；加热至油状物消失后，放冷，加盐酸酸化，即析出白色沉淀。

M7-5 芳胺类药物的鉴别(盐酸利多卡因1)

② 苯佐卡因。其在氢氧化钠试液中加热水解生成乙醇，乙醇可与碘发生碘仿反应，生成黄色的碘仿沉淀，并具有特殊臭气。

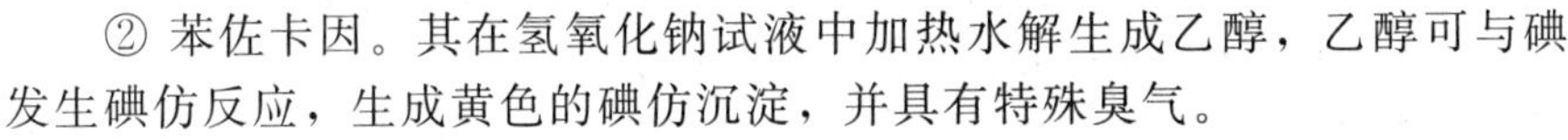

$$\text{C}_2\text{H}_5\text{OH} + 4\text{I}_2 + 6\text{NaOH} \longrightarrow \text{CHI}_3\downarrow 5\text{NaI} + \text{HCOONa} + 5\text{H}_2\text{O}$$

其鉴别试验方法为：取本品约 0.1g，加氢氧化钠试液 5mL，煮沸，即有乙醇生成；加碘试液，加热，即生成黄色沉淀，并产生碘仿的臭气。

M7-6 芳胺类药物的鉴别(苯佐卡因鉴别)

（4）与重金属离子反应

① 与铜和钴离子反应。分子中含有芳酰胺结构的盐酸利多卡因，在碳酸钠试液中与硫酸铜反应生成蓝紫色配位化合物，该配合物转溶入氯仿中显黄色。

其鉴别试验方法为：取本品 0.2g，加水 20mL 溶解后，取溶液 2mL，加硫酸铜试液 0.2mL 与碳酸钠试液 1mL，即显蓝紫色；加三氯甲烷 2mL，振摇后放置，三氯甲烷层显黄色。

$$2\ (\text{CH}_3)_2\text{C}_6\text{H}_3\text{-NH-CO-CH}_2\text{N(C}_2\text{H}_5)_2 + \text{Cu}^{2+} \longrightarrow [(\text{CH}_3)_2\text{C}_6\text{H}_3\text{-N-CO-CH}_2\text{N(C}_2\text{H}_5)_2]_2\text{Cu} + 2\text{H}^+$$

此外，盐酸利多卡因，还可在酸性溶液中与氯化钴试液反应，生成亮绿色细小钴盐沉淀。

$$2\ \text{(2,6-}(CH_3)_2C_6H_3\text{)}-NH-\overset{O}{\overset{\|}{C}}-CH_2N(C_2H_5)_2 + CoCl_2 \longrightarrow [\text{(2,6-}(CH_3)_2C_6H_3\text{)}-N-\overset{O}{\overset{\|}{C}}-CH_2N(C_2H_5)_2]_2Co + 2HCl$$

M7-7 芳胺类药物的鉴别(盐酸利多卡因2)

② 羟肟酸铁盐反应。盐酸普鲁卡因分子中具有芳酰胺结构，加入浓过氧化氢溶液，缓缓加热至沸后，先被氧化为羟肟酸，再与三氯化铁作用形成配位化合物羟肟酸铁，其溶液显紫红色，随即变为暗棕色至棕黑色。

$$H_2N-C_6H_4-CONHCH_2CH_2N(C_2H_5)_2 \cdot HCl + H_2O_2 \longrightarrow H_2N-C_6H_4-\underset{OH}{\underset{|}{CON}}CH_2CH_2N(C_2H_5)_2 + H_2O + HCl$$

$$3H_2N-C_6H_4-\underset{OH}{\underset{|}{CON}}CH_2CH_2N(C_2H_5)_2 + FeCl_3 \longrightarrow \left[H_2N-C_6H_4-\underset{O}{\underset{|}{CON}}CH_2CH_2N(C_2H_5)_2\right]_3 Fe + 3HCl$$

M7-8 芳胺类药物的鉴别(羟肟酸铁盐反应)

③ 与汞离子反应。盐酸利多卡因的水溶液加硝酸酸化后，加硝酸汞试液煮沸，显黄色；对氨基苯甲酸酯类药物显红色或橙黄色，可与之区别。

（5）紫外-可见分光光度法　本类药物分子结构中均具有苯环，因此具有紫外吸收特征。紫外-可见分光光度法，也是本类药物常用的鉴别方法之一。

盐酸丁哌卡因的鉴别：取本品，精密称定，按干燥品计算，加 0.01mol/L 盐酸溶液溶解并定量稀释制成每 1mL 中约含 0.40mg 的溶液，在 263nm 与 271nm 的波长处有最大吸收；其吸光度分别为 0.53～0.58 与 0.43～0.48。

醋氨苯砜的鉴别：取本品，加无水乙醇制成每 1mL 中约含 5$\mu$g 的溶液，在 256nm 与 284nm 的波长处有最大吸收。

（6）红外分光光度法　本类药物的官能团在红外光区有特征吸收，均可采用红外分光光度法进行鉴别，其红外吸收光谱与对照图谱一致。盐酸普鲁卡因的红外图谱见图 7-1。

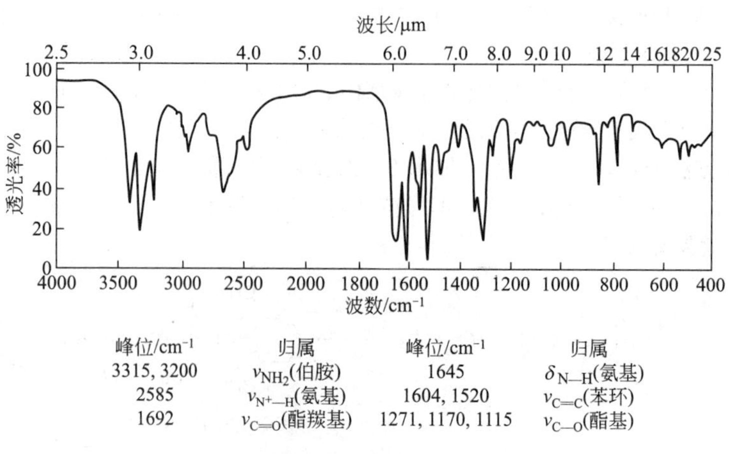


| 峰位/cm$^{-1}$ | 归属 | 峰位/cm$^{-1}$ | 归属 |
|---|---|---|---|
| 3315, 3200 | $\nu_{NH_2}$(伯胺) | 1645 | $\delta_{N-H}$(氨基) |
| 2585 | $\nu_{N^+-H}$(氨基) | 1604, 1520 | $\nu_{C=C}$(苯环) |
| 1692 | $\nu_{C=O}$(酯羰基) | 1271, 1170, 1115 | $\nu_{C-O}$(酯基) |

图 7-1　盐酸普鲁卡因红外图谱（KBr）

### 3. 芳胺类药物的杂质检查

（1）对乙酰氨基酚中的杂质检查 对乙酰氨基酚的合成可以对硝基氯苯为原料，水解后制得对硝基酚，经还原生成对氨基酚，再经乙酰化而制得。反应如下：

$$\underset{Cl}{\overset{NO_2}{\bigcirc}} \xrightarrow[(2)H_2SO_4]{(1)NaOH} \underset{OH}{\overset{NO_2}{\bigcirc}} \xrightarrow{Fe,NaCl} \underset{OH}{\overset{NH_2}{\bigcirc}} \xrightarrow[\triangle]{CH_3COOH} \underset{OH}{\overset{NHCOCH_3}{\bigcirc}}$$

也可以苯酚为原料，经亚硝化及还原反应制得对氨基酚。在生产过程中除可能引入一般杂质外，还可能引入特殊杂质。因此，《中国药典》（2015 年版）二部规定本品除了检查酸度、氯化物、硫酸盐、重金属、水分和炽灼残渣等一般杂质外，还需检查以下项目。

① 乙醇溶液的澄清度与颜色。对乙酰氨基酚的生产工艺中使用铁粉作为还原剂，可能带入成品中，致使乙醇溶液产生浑浊。另外，中间体对氨基酚的有色氧化产物在乙醇中显橙红色或棕色。

乙醇溶液的澄清度与颜色的检查方法为：取本品 1.0g，加乙醇 10mL 溶解后，溶液应澄清无色；如显浑浊，与 1 号浊度标准溶液比较，不得更浓；如显色，与棕红色 2 号或橙红色 2 号标准比色液比较，不得更深。

② 对氨基酚及有关物质。由于本品的生产工艺路线较多，不同的生产工艺所带入的杂质有所不同。这些有机杂质主要包括中间体、副产物及分解产物，如对氨基酚、对氯苯乙酰胺、邻乙酰基对乙酰氨基酚、偶氮苯、氧化偶氮苯、苯酚和酮亚胺等。

对氨基酚及有关物质的检查，采用高效液相色谱法。其方法为：取本品适量，精密称定，加溶剂［甲醇-水（4∶6）］制成每 1mL 中约含 20mg 的溶液作为供试品溶液；另取对氨基酚对照品和对乙酰氨基酚对照品适量，精密称定，加上述溶剂溶解并制成每 1mL 中约含对氨基酚 1μg 和对乙酰氨基酚 20μg 的混合溶液，作为对照品溶液。用辛烷基硅烷键合硅胶为填充剂，以磷酸盐缓冲液（取磷酸氢二钠 8.95g，磷酸二氢钠 3.9g，加水溶解至 1000mL，加 10%四丁基氢氧化铵溶液 12mL）-甲醇（90∶10）为流动相，检测波长为 245nm，柱温为 40℃，理论板数按对乙酰氨基酚峰计算不低于 2000，对氨基酚色谱峰的峰与对乙酰氨基酚峰的分离度应符合要求。取对照品溶液 20μL，注入液相色谱仪，调节检测灵敏度，使对氨基酚色谱峰的峰高约为满量程的 10%，再精密量取供试品溶液与对照品溶液各 20μL，分别注入液相色谱仪，记录色谱图至主成分峰保留时间的 4 倍；供试品溶液的色谱图中如有与对照品溶液中对氨基酚保留时间一致的色谱峰，按外标法以峰面积计算，含对氨基酚不得超过 0.005%；其他杂质峰面积均不得大于对照品溶液中对乙酰氨基酚的峰面积（0.1%）；杂质总量不得超过 0.5%。

对氨基酚对照溶液不稳定，应临用前配制。

③ 对氯苯乙酰胺。取对氨基酚及有关物质项下的供试品溶液作为供试品溶液；另取对氯苯乙酰胺对照品适量，精密称定，加上述溶剂溶解并制成每 1mL 中约含 1μg 的溶液，作为对照品溶液。按照高效液相色谱法试验。用辛烷基硅烷键合硅胶为填充剂，以磷酸盐缓冲液（取磷酸氢二钠 8.95g，磷酸二氢钠 3.9g，加水溶解至 1000mL，加 10%四丁基氢氧化铵溶液 12mL）-甲醇（60∶40）为流动相，检测波长为 245nm，柱温为 40℃，理论板数按对乙酰氨基酚峰计算不低于 2000，对氯苯乙酰胺峰与对乙酰氨基酚的分离度应符合要求。取对照品溶液 20μL，注入液相色谱仪，调节检测灵敏度，使对氯苯乙酰胺色谱峰的峰高约为满量程的 10%，再精密量取供试品溶液与对照品溶液各 20μL，分别注入液相色谱仪，记录色谱图；按外标法以峰面积计算，含对氯苯乙酰胺不得超过 0.005%。

（2）盐酸普鲁卡因中对氨基苯甲酸的检查 盐酸普鲁卡因易发生水解作用，生成对氨基苯甲酸。经长久贮存或高温加热，对氨基苯甲酸还可进一步脱羧转化为苯胺，苯胺又可被氧化为有色物质，导致药物疗效下降，且毒性增加。

$$H_2N-C_6H_4-COOH \xrightarrow{-CO_2} H_2N-C_6H_5 \xrightarrow{[O]} O=C_6H_4=O$$

其检查方法为：取本品，精密称定，加水溶解并定量稀释制成每1mL中含0.2mg的溶液，作为供试品溶液；另取对氨基苯甲酸对照品，精密称定，加水溶解并定量制成每1mL中含1μg的溶液，作为对照品溶液；取供试品溶液1mL与对照品溶液9mL混合均匀，作为系统适用性试验溶液。用十八烷基硅烷键合硅胶为填充剂，以含0.1%庚烷磺酸钠的0.05mol/L磷酸二氢钾溶液（用磷酸调节pH值至3.0）-甲醇（68∶32）为流动相，检测波长为279nm。取系统适用性试验溶液10μL，注入液相色谱仪，理论板数按对氨基苯甲酸峰计算不低于2000，盐酸普鲁卡因峰和对氨基苯甲酸峰的分离度应大于2.0。取对照品溶液10μL，注入液相色谱仪，调节检测灵敏度，使主成分峰高约为满量程的20%。精密量取供试品溶液与对照品溶液各10μL，分别注入液相色谱仪，记录色谱图。供试品溶液色谱图中如有与对氨基苯甲酸峰保留时间一致的色谱峰，按外标法以峰面积计算，不得超过0.5%。

4. 芳胺类药物的含量测定

（1）亚硝酸钠滴定法　本类药物分子结构中含有芳伯氨基或水解后含有芳伯氨基，在酸性条件下可与亚硝酸钠定量反应，均可用亚硝酸钠滴定法测定含量。

① 原理。具有芳伯氨基或水解后具有芳伯氨基的药物在酸性溶液中与亚硝酸钠定量反应，生成重氮盐，用永停法或外指示剂法指示反应终点。其反应式如下：

$$Ar-NHCOR+H_2O \xrightarrow[\triangle]{H^+} Ar-NH_2+RCOOH$$

$$Ar-NH_2+NaNO_2+2HCl \longrightarrow Ar-\overset{+}{N_2}Cl^-+NaCl+2H_2O$$

② 测定条件。亚硝酸钠滴定液与反应生成的重氮盐均不够稳定，且重氮化反应的速率受多种因素的影响，所以测定中应注意以下主要条件：

a. 酸的种类和浓度。重氮化反应的速率与酸的种类和浓度有关，在氢溴酸中反应速率最快，盐酸中次之，硫酸或硝酸中最慢。由于氢溴酸价格昂贵，且胺类药物的盐酸盐较其硫酸盐的溶解度大，反应速率也快，故多采用盐酸作为酸性条件。

按照重氮化反应的计量关系，1mol的芳伯胺需与2mol的盐酸作用，但实际测定时盐酸用量要大得多，尤其是某些在酸中较难溶解的药物。

加入过量的盐酸的作用主要有：重氮化反应速率加快；重氮盐在酸性溶液中稳定；防止生成偶氮氨基化合物，而影响测定结果。

增大酸度，可防止偶氮氨基化合物的生成；但若酸度过大，又阻碍芳伯氨基的游离，影响重氮化反应速率；此外，酸浓度过高还易使亚硝酸分解。因此加入盐酸的量一般按芳胺类药物与酸的摩尔比为1∶(2.5～6.0)。

b. 加入适量的溴化钾加快反应速率。在测定过程中，一般向供试溶液中加入适量溴化钾，使重氮化反应速率加快。因加入溴化钾后，溴化钾与盐酸作用产生溴化氢，溴化氢与亚硝酸作用生成NOBr，可加快重氮化反应的进行。

c. 反应温度。通常情况下，温度高，重氮化反应的速率快。但温度过高可使亚硝酸逸失，并使重氮盐分解。其反应式为：

$$Ar-N_2^+Cl^-+H_2O \longrightarrow Ar-OH+N_2\uparrow+HCl$$

一般温度每升高10℃，重氮化反应速率则加快2.5倍，但重氮盐分解速率亦相应地加快2倍；若温度过低，反应又太慢。经试验证明，本实验宜在室温（10～30℃）下进行。

d. 滴定方式与速率控制。重氮化反应为分子反应，反应速率较慢，所以滴定不宜过快。为了避免滴定过程中亚硝酸分解和逸失，滴定时将滴定管尖端插入液面下约 2/3 处，一次将大部分亚硝酸钠滴定液在搅拌下迅速加入，使其尽快反应，然后将滴定管尖端提出液面，用少量水淋洗尖端，再缓缓滴定。在近终点时，因尚未作用的芳伯氨基药物的浓度极稀，需缓缓滴定，每滴下 1 滴滴定液后，搅拌 1～5min，再确定终点是否真正到达。这样可以缩短滴定时间，也不影响结果。

③ 指示终点的方法。亚硝酸钠滴定法终点的指示方法有永停滴定法、电位滴定法、外指示剂法和内指示剂法等。《中国药典》(2015 年版) 二部收载的芳胺类药物亚硝酸钠滴定法均采用永停滴定法指示终点。永停滴定仪（也称自动永停滴定仪）见图 7-2。

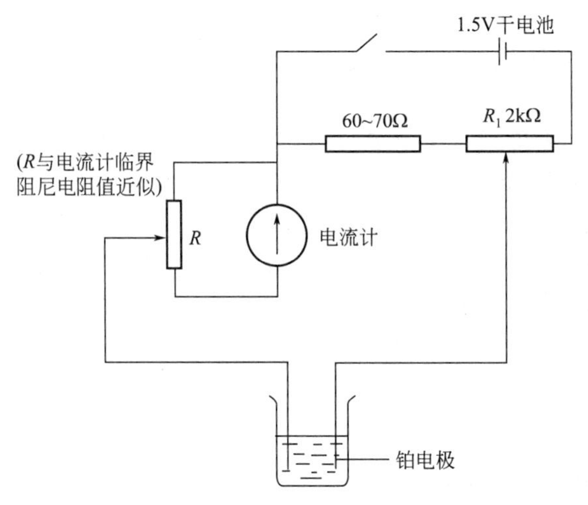


图 7-2　永停滴定仪装置图

永停滴定仪中电流计灵敏度应为 $10^{-9}$ A/格，电极为铂-铂电极系统。此装置用于亚硝酸钠滴定法指示终点时，先将电极插入供试品的盐酸溶液中，调节 $R_1$ 使加于电极上的电压约为 50mV。取供试品适量，精密称定，置于烧杯中，除另有规定外，可加水 40mL 与盐酸溶液 (1→2)15mL，而后置于电磁搅拌器上，搅拌使其溶解，再加溴化钾 2g，插入铂电极后，将滴定管的尖端插入液面下约 2/3 处，用亚硝酸钠滴定液（0.1mol/L 或 0.05mol/L）迅速滴定，随滴随搅拌。滴定过程中，注意观察电流计指针变化情况。终点前，溶液中无亚硝酸，线路无电流通过，电流计指针为零。终点时，溶液中有微量亚硝酸存在，电极即发生氧化还原反应，线路中遂有电流通过，此时电流计指针突然偏转，并不再回复，即为滴定终点。

永停滴定法装置简单，方法准确。但电极易钝化，处理方法为将电极插入浓硝酸（滴加 1～2 滴三氯化铁试液）内煮沸数分钟。

盐酸普鲁卡因的含量测定：取本品约 0.6g，精密称定，按照永停滴定法，在 15～25℃ 用亚硝酸钠滴定液（0.1mol/L）滴定。每 1mL 亚硝酸钠滴定液（0.1mol/L）相对于 27.28mg 的 $C_{13}H_{20}N_2O_2 \cdot HCl$。

(2) 非水滴定法　本类药物分子结构中多具有脂烃胺侧链，显弱碱性，故可采用非水滴定法测定其含量。

盐酸丁哌卡因含量测定：取本品约 0.2g，精密称定，加冰醋酸 20mL 与乙酸酐 20mL 溶解后，按照电位滴定法，用高氯酸滴定液（0.1mol/L）滴定，并将滴定的结果用空白试验校正。每 1mL 高氯酸滴定液（0.1mol/L）相当于 32.49mg 的 $C_{18}H_{28}N_2O \cdot HCl$。

$$(CH_3)_2C_6H_3-NH-CO-C_5H_9N(C_4H_9)\cdot HCl + HClO_4 \longrightarrow (CH_3)_2C_6H_3-NH-CO-C_5H_9N(C_4H_9)\cdot HClO_4 + HCl$$

测定结果可按下式计算：

$$\text{盐酸丁哌卡因含量}(\%)=\frac{(V-V_0)TF}{m}\times 100\% \tag{7-1}$$

式中　$V$——供试品消耗高氯酸滴定液的体积，mL；

$V_0$——空白试验消耗高氯酸滴定液的体积，mL；

$T$——滴定度，mg/mL；

$F$——高氯酸滴定液的浓度校正系数；

$m$——供试品取样量，mg。

(3) 紫外-可见分光光度法　对乙酰氨基酚含有苯环，溶于0.4%氢氧化钠溶液中于257nm波长处有最大吸收，可用于原料及其部分制剂的含量测定。

其方法为：取本品约40mg，精密称定，置于250mL容量瓶中，加0.4%氢氧化钠溶液50mL溶解后，加水至刻度，摇匀，精密量取5mL，置于100mL容量瓶中，加0.4%氢氧化钠溶液10mL，加水至刻度，摇匀，按照紫外-可见分光光度法，在257nm的波长处测得吸光度，按$C_8H_9NO_2$的吸收系数（$E_{1cm}^{1\%}$）为715计算，即得。

测定结果可按下式计算：

$$\text{对乙酰氨基酚的含量}(\%)=\frac{\dfrac{A}{E_{1cm}^{1\%}}\times\dfrac{1}{100}VD}{m}\times 100\% \tag{7-2}$$

式中　$A$——供试品溶液的吸光度；

$V$——供试品溶液稀释前的初始体积，mL；

$D$——稀释倍数；

$m$——供试品的取样量，g。

本法为百分吸收系数法，可测定对乙酰氨基酚原料与各种剂型的含量。

(4) 高效液相色谱法　《中国药典》（2015年版）二部收载的盐酸利多卡因及其注射液、胶浆（Ⅰ），对乙酰氨基酚泡腾片、注射液、滴剂及凝胶，盐酸丁哌卡因注射液，盐酸普鲁卡因注射液的含量测定均采用此法。

盐酸丁哌卡因注射液含量测定：

① 色谱条件与系统适用性试验。用十八烷基硅烷键合硅胶为填充剂（pH值适应范围大于8.0），以0.05mol/L磷酸盐缓冲液（取磷酸二氢钾6.8g与氢氧化钠1.87g，加水至1000mL使其溶解，调节pH值为8.0)-乙腈（35∶65）为流动相，检测波长为240nm，盐酸丁哌卡因峰与相邻杂质峰的分离度应符合要求。

② 测定法。精密量取本品适量，加流动相稀释制成每1mL中约含25μg的溶液，精密量取20μL注入液相色谱仪，记录色谱图；另取盐酸丁哌卡因对照品同法测定。按外标法以峰面积计算，即得。

## 二、苯乙胺类药物的基本结构与性质

### 1. 基本结构

本类药物为拟肾上腺素类药物，其分子结构中具有苯乙胺的基本结构。除盐酸克伦特罗外，其余各药物的苯环上都有酚羟基。其中肾上腺素、盐酸异丙肾上腺素和盐酸多巴胺分子结构中苯环的 3、4 位上都有两个邻位酚羟基，与儿茶酚类似，又属于儿茶酚胺类药物。药典中收载本类原料药物近 20 种，表 7-1 中仅列举了 10 种在鉴别、检查和含量测定等方面有代表性的药物供分析用。本类药物的基本结构为：

$$R^1-\underset{\displaystyle OH}{\underset{|}{CH}}-\underset{\displaystyle R^3}{\underset{|}{CH}}-NH-R^2\cdot HX$$

**表 7-1　苯乙胺类典型药物的结构**

| 药物名称 | $R^1$ | $R^2$ | $R^3$ | HX |
|---|---|---|---|---|
| 肾上腺素 | 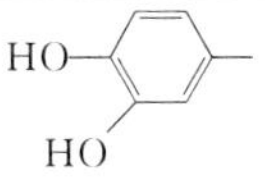 HO, HO | $-CH_3$ | $-H$ | |
| 盐酸异丙肾上腺素 | 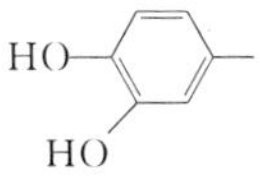 HO, HO | $-CH(CH_3)_2$ | $-H$ | HCl |
| 盐酸多巴胺 | 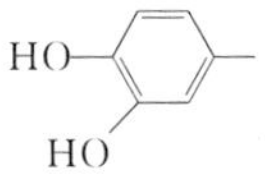 HO, HO | $-H$ | $-H$ | HCl |
| 硫酸特布他林 | 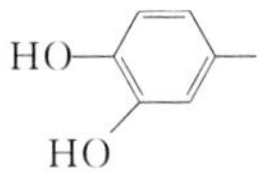 HO, HO | $-C(CH_3)_3$ | $-H$ | $H_2SO_4$ |
| 盐酸去氧肾上腺素 | 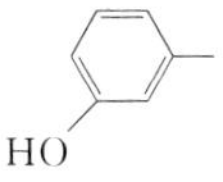 HO | $-CH_3$ | $-H$ | HCl |
| 重酒石酸间羟胺 | 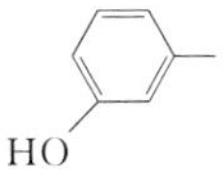 HO | $-H$ | $-CH_3$ | CH(OH)COOH<br>\|<br>CH(OH)COOH |
| 盐酸甲氧明 | 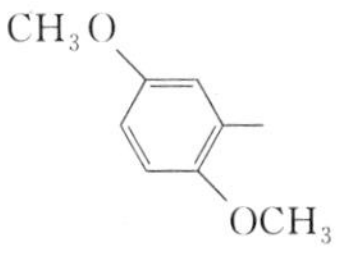 $CH_3O$, $OCH_3$ | $-H$ | $-CH_3$ | HCl |
| 盐酸氯丙那林 | 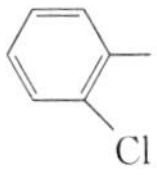 Cl | $-CH(CH_3)_2$ | $-H$ | HCl |
| 盐酸克伦特罗 | 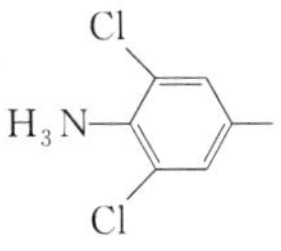 Cl, $H_3N$, Cl | $-C(CH_3)_3$ | $-H$ | HCl |
| 硫酸沙丁胺醇 | 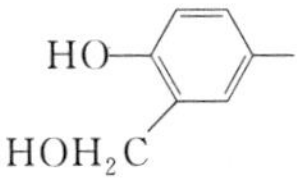 HO, $HOH_2C$ | $-C(CH_3)_3$ | $-H$ | $H_2SO_4$ |

## 2. 理化性质

（1）溶解性　本类药物多数游离碱难溶于水，易溶于有机溶剂，其盐可溶于水。

（2）弱碱性　本类药物结构中含有烃氨基侧链，显弱碱性。

（3）酚羟基特性　本类药物分子结构中多具有苯酚或邻苯二酚结构，可与三氯化铁反应呈色，露置空气中或遇光、热易氧化，色泽变深，在碱性溶液中更易氧化变色。酚羟基邻、对位上的氢较活泼，易被溴取代，可用溴量法测定含量。

（4）光学活性　多数药物结构中含有手性碳原子，具有旋光性，可利用此特性进行药物分析。

（5）光谱特征　本类药物含有共轭体系及苯环、羟基、氨基等，具有特征的紫外吸收和红外吸收，可利用其进行定性或定量分析。

另外，本类药物结构中苯环上的其他取代基，如盐酸克仑特罗的芳伯氨基、重酒石酸间羟胺的脂肪伯氨基都各具特性，可供分析使用。

3. 苯乙胺类药物的鉴别

（1）与三氯化铁反应　肾上腺素和盐酸去氧肾上腺素等药物的分子结构中含有酚羟基，与 $Fe^{3+}$ 配位显色，若加入碱性溶液，随即被 $Fe^{3+}$ 氧化而显紫色或紫红色等，见表7-2。

**表 7-2　苯乙胺类药物与三氯化铁的反应**

| 药物 | 方法与现象 |
| --- | --- |
| 肾上腺素 | 在盐酸溶液(9→1000)中显翠绿色，加氨试液显紫色，最后变成紫红色 |
| 重酒石酸去甲肾上腺素 | 翠绿色，加碳酸氢钠试液显蓝色，最后变成红色 |
| 盐酸去氧肾上腺素 | 紫色 |
| 盐酸多巴胺 | 墨绿色，加1%氨溶液，转变成紫红色 |
| 盐酸异丙肾上腺素/盐酸异丙肾上腺素注射液 | 深绿色，滴加新制的5%碳酸氢钠，显蓝色，然后变成红色 |
| 硫酸沙丁胺醇/硫酸沙丁胺醇片/硫酸沙丁胺醇注射液/硫酸沙丁胺醇胶囊/硫酸沙丁胺醇缓释片 | 紫色，加碳酸氢钠试液，显橙黄色浑浊 |

M7-9 苯乙胺类药物与三氯化铁的反应

（2）氧化反应　本类药物含有酚羟基，易被碘、过氧化氢、高锰酸钾、铁氰化钾等氧化剂氧化而呈现不同的颜色，且随着酸碱条件的不同，氧化反应及现象也有所不同。

盐酸异丙肾上腺素的鉴别：取本品10mg，加水10mL溶解后，取溶液2mL，加盐酸滴定液（0.1mol/L）0.1mL，再加0.1mol/L碘溶液1mL，放置5min，加0.1mol/L硫代硫酸钠溶液4mL，即显淡红色。

重酒石酸去甲肾上腺素的鉴别：取本品约1mg，加酒石酸氢钾的饱和溶液10mL溶解，加碘试液1mL，放置5min后，加硫代硫酸钠试液2mL，溶液为无色或仅显微红色或淡紫色（与肾上腺素或异丙肾上腺素的区别）。

（3）硫酸铜配位反应　某些含有氨基醇结构的本类药物，可在碱性溶液中与硫酸铜溶液反应，生成有色的配位化合物。

盐酸去氧肾上腺素的鉴别：取本品10mg，加水1mL溶解后，加硫酸铜试液1滴与氢氧化钠试液1mL，摇匀，即显紫色；加乙醚1mL振摇，乙醚层不显色。

（4）与亚硝基铁氰化钠反应　重酒石酸间羟氨分子中具有脂肪伯氨基，可用其专属反应——亚硝基铁氰化钠反应进行鉴别。

其鉴别方法为：取本品约5mg，加水0.5mL使其溶解，加亚硝基铁氰化钠试液2滴、丙酮2滴与碳酸氢钠0.2g，在60℃的水浴中加热1min，即显红紫色。

（5）紫外-可见分光光度法与红外分光光度法　《中国药典》（2015年版）二部收载的采用紫外-可见分光光度法进行鉴别的本类药物见表7-3。除肾上腺素、重酒石酸肾上腺素外的苯乙胺类药物均可采用红外吸收光谱法进行鉴别。

**表 7-3　采用紫外-可见分光光度法鉴别的苯乙胺类药物**

| 药物 | 溶剂 | 浓度/(mg/mL) | $\lambda_{max}$/nm | 吸光度(A) |
|---|---|---|---|---|
| 盐酸异丙肾上腺素 | 水 | 0.05 | 280 | 0.50 |
| 盐酸多巴胺 | 0.5%硫酸 | 0.03 | 280 | |
| 硫酸特布他林 | 0.1mol/L 盐酸 | 0.1 | 276 | |
| 重酒石酸间羟胺 | 水 | 0.1 | 272 | |
| 硫酸沙丁胺醇 | 水 | 0.08 | 274 | |
| 盐酸苯乙双胍 | 水 | 0.01 | 234 | 0.60 |
| 盐酸克仑特罗 | 0.1mol/L 盐酸 | 0.03 | 243、296 | |
| 盐酸伪麻黄碱 | 水 | 0.5 | 251、257、263 | |

### 4. 苯乙胺类药物的杂质检查

（1）酮体　本类药物多由其酮体氢化还原制得，若还原不完全则可能在产品中引入酮体杂质。肾上腺素、重酒石酸去甲肾上腺素、盐酸去氧肾上腺素及盐酸异丙肾上腺素等均需检查酮体杂质。《中国药典》（2015 年版）二部采用的检查方法为紫外-可见分光光度法。检查的方法与限度见表 7-4。

**表 7-4　酮体检查的条件与限度**

| 药物名称 | 检查的杂质 | 溶剂 | 供试液质量浓度/(mg/mL) | 测定波长/nm | 吸光度(限度) |
|---|---|---|---|---|---|
| 肾上腺素 | 酮体 | 盐酸(9→2000) | 2.0 | 310 | 0.05 |
| 盐酸去氧肾上腺素 | 酮体 | 水+0.01mol/L 盐酸 | 4.0 | 310 | 0.20 |
| 重酒石酸去甲肾上腺素 | 酮体 | 水 | 2.0 | 310 | 0.05 |
| 盐酸甲氧明 | 酮胺 | 水 | 1.5 | 347 | 0.06 |

盐酸去氧肾上腺素中酮体的检查：取本品 2.0g，置于 100mL 容量瓶中，加水溶解并稀释至刻度，摇匀，取 10mL，置于 50mL 容量瓶中，用 0.01mol/L 盐酸溶液稀释至刻度，摇匀。按照紫外-可见分光光度法，在 310nm 的波长处测定吸光度，不得大于 0.20。

（2）有关物质　本类药物结构中多含有酚羟基，易被氧化，所以除了检查酮体外还需检查有关物质，如盐酸去氧肾上腺素、硫酸沙丁胺醇等。有关物质检查多采用色谱法，以便使药物与结构性质相近的杂质完全分离，避免相互干扰。《中国药典》（2015 年版）二部收载的本类药物除盐酸苯乙双胍采用纸色谱法，盐酸去氧肾上腺素及其注射液采用薄层色谱法，其余均采用高效液相色谱法检查有关物质。

盐酸去氧肾上腺素中有关物质的检查：取本品，加甲醇溶解并定量稀释制成每 1mL 中约含 20mg 的溶液，作为供试品溶液；精密量取适量，加甲醇稀释成每 1mL 中含约 0.10mg 的溶液，作为对照溶液。按照薄层色谱法试验，吸取上述两种溶液各 10μL，分别点于同一硅胶 G 薄层板上，以异丙醇-三氯甲烷-浓氨溶液（80∶5∶15）为展开剂，展开，晾干，喷以重氮苯磺酸试液使其显色。供试品溶液如显杂质斑点，与对照溶液的主斑点比较，颜色不得更深（0.5%）。

该项检查需避光操作。

盐酸多巴胺中有关物质的检查：取本品，加流动相溶解并稀释制成浓度约为 0.3mg/mL 的溶液，作为供试品溶液；精密量取 1mL，置于 100mL 容量瓶中，用流动相稀释至刻度，摇匀，作为对照溶液。取盐酸多巴胺对照品与 4-乙基邻苯二酚适量，加流动相溶解并稀释制成每

1mL 中分别含 6μg 的混合溶液，作为系统适用性试验溶液。按照高效液相色谱法试验，用十八烷基硅烷键合硅胶为填充剂，以 0.005mol/L 十二烷基硫酸钠-乙腈-冰醋酸-0.1mol/L 乙二胺四乙酸二钠（700：300：10：2）为流动相，检测波长为 280nm。取系统适用性试验溶液 20μL，注入液相色谱仪，盐酸多巴胺峰和 4-乙基邻苯二酚峰的分离度应大于 3.0。取对照溶液 20μL，注入液相色谱仪，调节检测灵敏度，使主成分色谱峰的峰高约为满量程的 10%。再精密量取供试品溶液与对照溶液各 20μL，分别注入液相色谱仪，记录色谱图至盐酸多巴胺峰保留时间的 3 倍。供试品溶液的色谱图中如有杂质峰，单个杂质峰面积不得大于对照溶液主峰面积的 0.5 倍（0.5%），各杂质峰面积的和不得大于对照溶液的主峰面积（1.0%）。

### 5. 苯乙胺类药物的含量测定

本类药物的原料药含量测定多采用非水滴定法，少数采用溴量法；其制剂多采用紫外-可见分光光度法和高效液相色谱法。

（1）非水滴定法　本类药物多含有氨基，呈弱碱性，其原料药含量的测定多可以采用非水滴定法。即以冰醋酸为溶剂，加入乙酸汞试液消除干扰，用高氯酸滴定液进行滴定，以甲基紫或结晶紫指示液指示终点。如肾上腺素、盐酸异丙肾上腺素、重酒石酸去甲肾上腺素、盐酸多巴胺、硫酸特布他林、硫酸沙丁胺醇、盐酸甲氧明等均采用此法测定含量。若被测物碱性较弱，例如硫酸特布他林，造成终点突跃不明显，可采用电位滴定法指示终点。

盐酸异丙肾上腺素的含量测定：取本品约 0.15g，精密称定，加冰醋酸 30mL，微温使其溶解，放冷，加乙酸汞试液 5mL 与结晶紫指示液 1 滴，用高氯酸滴定液（0.1mol/L）滴定至溶液显蓝色，并将滴定的结果用空白试验校正。每 1mL 高氯酸滴定液（0.1mol/L）相当于 24.77mg 的 $C_{11}H_{17}NO_3 \cdot HCl$。

硫酸沙丁胺醇的含量测定：取本品约 0.4g，精密称定，加冰醋酸 10mL，微温使其溶解，放冷，加乙酸酐 15mL 与结晶紫指示液 1 滴，用高氯酸滴定液（0.1mol/L）滴定至溶液显蓝绿色，并将滴定的结果用空白试验校正。每 1mL 高氯酸滴定液（0.1mol/L）相当于 57.67mg 的 $(C_{13}H_{21}NO_3)_2 \cdot H_2SO_4$。

$$\left[\text{HO(HOCH}_2\text{)C}_6\text{H}_3\text{CH(OH)CH}_2\overset{+}{\text{N}}\text{H}_2\text{C(CH}_3)_3\right]_2 \cdot SO_4^{2-} + HClO_4 \longrightarrow$$

$$\left[\text{HO(HOCH}_2\text{)C}_6\text{H}_3\text{CH(OH)CH}_2\overset{+}{\text{N}}\text{H}_2\text{C(CH}_3)_3\right] \cdot ClO_4^- + \left[\text{HO(HOCH}_2\text{)C}_6\text{H}_3\text{CH(OH)CH}_2\overset{+}{\text{N}}\text{H}_2\text{C(CH}_3)_3\right] \cdot HSO_4^-$$

下面列出了非水溶液滴定法测定苯乙胺类药物的条件，见表 7-5。

**表 7-5　非水溶液滴定法测定苯乙胺类药物的条件**

| 药物 | 取样量/g | 加冰醋酸量/mL | 加乙酸汞溶液量/mL | 指示终点 | 终点颜色 |
|---|---|---|---|---|---|
| 肾上腺素 | 0.15 | 10 | — | 结晶紫 | 蓝绿色 |
| 重酒石酸去甲肾上腺素 | 0.2 | 10 | — | 结晶紫 | 蓝绿色 |
| 硫酸特布他林 | 0.3 | 30 | —/乙腈(30) | 电位法 | |
| 硫酸沙丁胺醇 | 0.4 | 10 | —/乙酸酐(15) | 结晶紫 | 蓝绿色 |
| 盐酸多巴胺 | 0.15 | 25 | 5 | 结晶紫 | 蓝绿色 |
| 盐酸异丙肾上腺素 | 0.15 | 30 | 5 | 结晶紫 | 蓝色 |

续表

| 药物 | 取样量/g | 加冰醋酸量/mL | 加乙酸汞溶液量/mL | 指示终点 | 终点颜色 |
|---|---|---|---|---|---|
| 盐酸甲氧明 | 0.2 | 10 | 5 | 萘酚苯甲醇 | 黄绿色 |
| 盐酸苯乙双胍 | 0.1 | 20 | —/乙酸酐(20) | 电位法 | |
| 盐酸氯丙那林 | 0.15 | 20 | 3 | 结晶紫 | 蓝绿色 |
| 盐酸麻黄碱 | 0.15 | 10 | 4 | 结晶紫 | 翠绿色 |
| 盐酸伪麻黄碱 | 0.3 | 10 | 6 | 结晶紫 | 蓝绿色 |

（2）溴量法　含有苯酚结构的苯乙胺类药物，其酚羟基邻、对位的氢比较活泼，可以与溴发生定量反应，均可用溴量法进行含量测定。具体方法为在供试品溶液中加入定量过量的溴，再以碘量法测定剩余的溴，根据消耗的硫代硫酸钠滴定液的量，即可计算出供试品的含量。

盐酸去氧肾上腺素的含量测定：取本品约0.1g，精密称定，置于碘瓶中，加水20mL使其溶解，精密加溴滴定液（0.05mol/L）50mL，再加盐酸5mL，立即密塞，放置15min并时时振摇，注意微开瓶塞，加碘化钾试液10mL，立即密塞，振摇后，用硫代硫酸钠滴定液（0.1mol/L）滴定，至近终点时，加淀粉指示液，继续滴定至蓝色消失，并将滴定的结果用空白试验校正。每1mL溴滴定液（0.05mol/L）相当于3.395mg的$C_9H_{13}NO_2 \cdot HCl$。

$$BrO_3^- + 5Br^- + 6H^+ \longrightarrow 3Br_2 + 3H_2O$$

$$\text{(3-HO-C}_6\text{H}_4\text{)}-CH(OH)-CH_2NHCH_3 + 3Br_2 \longrightarrow \text{(2,4,6-Br}_3\text{-3-HO-C}_6\text{H)}-CH(OH)-CH_2NHCH_3 + 3HBr$$

$$Br_2 + 2I^- \longrightarrow 2Br^- + I_2$$

$$I_2 + 2S_2O_3^{2-} \longrightarrow 2I^- + S_4O_6^{2-}$$

测定结果可按下式计算：

$$盐酸去氧肾上腺素的含量(\%)=\frac{(V_0-V)TF}{m}\times100\% \qquad (7\text{-}3)$$

式中　$V$——供试品消耗硫代硫酸钠滴定液的体积，mL；

$V_0$——空白试验消耗硫代硫酸钠滴定液的体积，mL；

$T$——滴定度，mg/mL；

$F$——硫代硫酸钠滴定液的浓度校正系数；

$m$——供试品取样量，mg。

（3）紫外-可见分光光度法　苯乙胺类药物中含有苯环，具有紫外吸收，可用于含量测定，其多应用于制剂。

（4）高效液相色谱法　苯乙胺类药物制剂的含量测定主要采用高效液相色谱法。《中国药典》（2015年版）二部收载的重酒石酸去甲肾上腺素注射液，盐酸异丙肾上腺素注射液，盐酸多巴胺注射液，盐酸苯乙双胍片，硫酸沙丁胺醇片、注射液、胶囊及缓释胶囊等均采用高效液相色谱法测定含量。

重酒石酸去甲肾上腺素注射液的含量测定：

① 色谱条件与系统适用性试验。用十八烷基硅烷键合硅胶为填充剂，以0.14%庚烷磺酸钠溶液-甲醇（65∶35）（用硫酸调节pH值至3.0±0.1）为流动相，检测波长为280nm。理论板数按去甲肾上腺素峰计算不低于3000。

② 测定法。精密量取本品适量（约相当于重酒石酸去甲肾上腺素4mg），置于25mL容

量瓶中，加4%乙酸溶液稀释至刻度，摇匀，精密量取20μL，注入液相色谱仪，记录色谱图；另取重酒石酸去甲肾上腺素对照品适量，精密称定，加4%乙酸溶液制成0.16mg/mL的溶液，同法测定。按外标法以峰面积计算，即得。

## 三、氨基醚衍生物类药物的结构与性质

### 1.典型药物及其结构

氨基醚衍生物类药物的典型代表为盐酸苯海拉明和茶苯海明，其结构如下：

盐酸苯海拉明　　　　茶苯海明

### 2.理化性质

（1）溶解性　本类药物在水中极易溶解，在醇或氯仿中易溶，在乙醚或苯中极微溶。

（2）弱碱性　本类药物中含有脂烃氨基侧链，显弱碱性，能与酸反应显色，可用作鉴别。

（3）与 $AgNO_3$ 反应　本类药物中含有卤素，能与 $AgNO_3$ 反应生成沉淀。其水溶液显氯化物的鉴别反应。

（4）光谱特征　本类药物分子结构中含有特殊官能团，具有紫外和红外特征吸收。

### 3.氨基醚衍生物类药物的鉴别试验

M7-10 氨基醚衍生物类药物的鉴别试验

（1）与酸的呈色反应　盐酸苯海拉明的鉴别：取本品约5mg，加硫酸1滴，初显黄色，随即变成橙红色；滴加水，即成白色乳浊液。

茶苯海明的鉴别：取本品0.1g，加盐酸1mL与氯酸钾0.1g，置于水浴上蒸干，加氨试液数滴，即显紫红色。

（2）紫外-可见分光光度法　盐酸苯海拉明的鉴别：取本品，加0.01mol/L盐酸溶液溶解并稀释制成每1mL中约含0.5mg的溶液，按照紫外-可见分光光度法测定，在253nm与258nm的波长处有最大吸收。

（3）红外分光光度法　盐酸苯海拉明的红外光吸收图谱应与对照的图谱（图7-3，光谱集365图）一致。茶苯海明的红外光吸收图谱应与对照的图谱（图7-4，光谱集271图）一致。

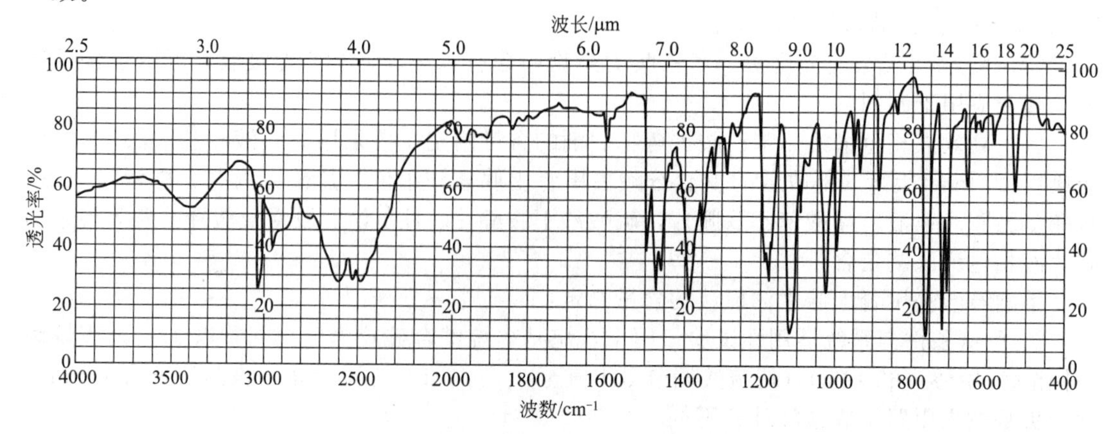


图7-3　盐酸苯海拉明红外光吸收图谱

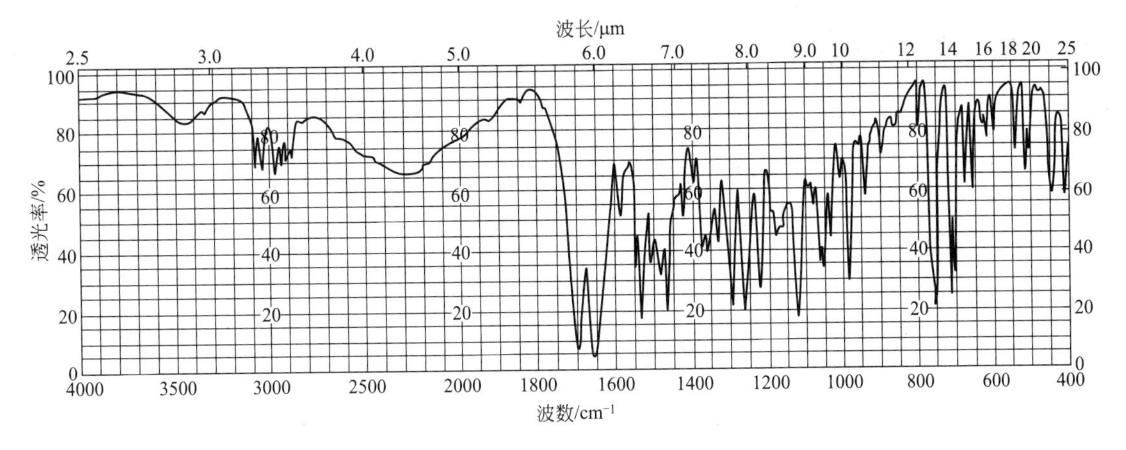


图 7-4　茶苯海明红外光吸收图谱

(4) 氯化物的鉴别反应　盐酸苯海拉明的鉴别：

① 取供试品溶液，加稀硝酸使其呈酸性后，滴加硝酸银试液，即生成白色凝乳状沉淀；分离，沉淀加氨试液即溶解，再加稀硝酸酸化后，沉淀复生成。如供试品为生物碱或其他有机碱的盐酸盐，须先加氨试液使其呈碱性，将析出的沉淀过滤除去，取滤液进行试验。

② 取供试品少量，置于试管中，加等量的二氧化锰，混匀，加硫酸润湿，缓缓加热，即产生氯气，能使用水润湿的碘化钾淀粉试纸显蓝色。

M7-11 氯化物的鉴别

### 4. 盐酸苯海拉明的含量测定

《中国药典》(2015 年版) 二部收载的盐酸苯海拉明原料药及制剂的含量测定均采用高效液相色谱法。

盐酸苯海拉明原料药的含量测定：盐酸苯海拉明的含量，按照高效液相色谱法测定。

① 色谱条件与系统适用性试验。用氰基键合硅胶为填充剂，以乙腈-水-三乙胺（50：50：0.5）(用冰醋酸调节 pH 值至 6.5) 为流动相，检测波长为 258nm。取二苯酮 5mg，置于 100mL 容量瓶中，加乙腈 5mL 使其溶解，用水稀释至刻度，摇匀；另取盐酸苯海拉明 5mg，置于 10mL 容量瓶中，加上述二苯酮溶液 1mL，用水稀释至刻度，摇匀，取 20μL 注入液相色谱仪，记录色谱图。理论板数按盐酸苯海拉明峰计算不低于 5000，盐酸苯海拉明峰与二苯酮的分离度应大于 2.0。

② 测定法。取本品，精密称定，加水溶解并定量稀释制成每 1mL 中约含 0.5mg 的溶液，精密量取 20μL 注入液相色谱仪，记录色谱图；另取盐酸苯海拉明对照品，同法测定。按外标法以峰面积计算，即得。

## 思考与交流

(1) 根据芳香胺类药物的结构，可把该类药物分为哪几类？各类药物的结构特征是怎样的？

(2) 简述利用水解产物反应鉴别盐酸普鲁卡因的基本原理。

(3) 简述亚硝酸钠滴定法测定芳胺类药物的基本原理及测定的主要条件。

(4) 测定盐酸丁卡因和盐酸利多卡因的含量时，为何不采用亚硝酸钠滴定法？

(5) 亚硝酸钠滴定法中为什么要加入过量盐酸？

## 练一练测一测

一、单选题

（1）盐酸普鲁卡因常用的鉴别反应有（ ）。

A. 重氮化-偶合反应 B. 氧化反应

C. 磺化反应 D. 碘化反应

（2）不可采用亚硝酸钠滴定法测定的药物是（ ）。

A. Ar—$NH_2$ B. Ar—$NO_2$ C. Ar—NHCOR D. Ar—NHR

（3）亚硝酸钠滴定法测定时，一般均加入溴化钾，其目的是（ ）。

A. 使终点变色明显 B. 使氨基游离

C. 增加 NOBr 的浓度 D. 增强药物碱性

（4）肾上腺素中酮体的检查，所采用的方法为（ ）。

A. HPLC 法 B. TLC 法 C. GC 法 D. UV 法

（5）用永停滴定法指示亚硝酸钠滴定法的终点，所用的电极系统为（ ）。

A. 甘汞-铂电极系统 B. 铂-铂电极系统

C. 玻璃电极-甘汞电极 D. 玻璃电极-铂电极

（6）盐酸普鲁卡因注射液易水解产生特殊杂质（ ）。

A. 对氨基苯甲酸 B. 苯胺

C. 二乙氨基乙醇 D. 二甲氨基苯甲醛

（7）对乙酰氨基酚由于贮存不当发生水解或酰化不定全均易引入对氨基酚。因此需控制限量，其方法为（ ）。

A. 在酸性条件下与三氯化铁反应

B. 在酸性条件下与亚硝酸钠反应

C. 在碱性条件下与亚硝基铁氰化钠生成蓝色配位化合物

D. 与铜盐反应

（8）对乙酰氨基酚的化学鉴别反应，下列（ ）是正确的。

A. 直接重氮化-偶合反应 B. 直接重氮化反应

C. 重铬酸钾氧化反应 D. 水解后重氮化-偶合反应

（9）亚硝酸钠滴定法可用于测定具有芳伯氨基药物的含量，加酸可使反应速率加快，所用的酸为（ ）。

A. HAc B. $HClO_4$ C. HCl D. $HNO_3$

（10）重氮化-偶合反应所用的偶合试剂为（ ）。

A. 碱性 $\beta$-萘粉 B. 酚酞

C. 碱性酒石酸铜 D. 三硝基酚

（11）根据对乙酰氨基酚的结构特点，不可采用的定量分析法是（ ）。

A. 非水溶液滴定法 B. 亚硝酸钠滴定法 C. 分光光度法 D. 比色法

（12）不属于对氨基苯甲酸酯类药物的是（ ）。

A. 盐酸普鲁卡因 B. 盐酸利多卡因

C. 盐酸普鲁卡因胺 D. 苯佐卡因

（13）重氮化反应的速率受多种因素的影响，测定中的主要条件有多种，以下不正确的条件是（ ）。

A. 加入适当的溴化钾加快反应速率 B. 加过量的盐酸加速反应

C. 滴定管尖端不插入液面下滴定　　D. 滴定管尖端插入液面下滴定

（14）可用作指示亚硝酸钠滴定的指示剂的是（　　）。

A. 酚酞　　B. 甲基橙　　C. 溴甲酚绿　　D. 淀粉-KI

（15）下列（　　）药物不具有重氮化-偶合反应。

A. 盐酸丁卡因　　B. 对乙酰氨基酚

C. 盐酸普鲁卡因　　D. 对氨基水杨酸钠

**二、填空题**

（1）芳胺类药物根据基本结构不同，可分为（　　）和（　　）。

（2）对氨基苯甲酸酯类药物因分子结构中有（　　）结构，能发生重氮化-偶合反应；（　　）结构，易发生水解。

（3）利多卡因在酰氨基邻位存在两个甲基，由于（　　）影响，较（　　）水解，故其盐的水溶液比较（　　）。

（4）对乙酰氨基酚含有（　　）基，与三氯化铁发生呈色反应，可与利多卡因和醋氨苯砜区别。

（5）分子结构中含（　　）或（　　）基的药物，均可发生重氮化-偶合反应。盐酸丁卡因分子结构中不具有（　　）基，无此反应，但其分子结构中的（　　）在酸性溶液中与亚硝酸钠反应，生成（　　）的乳白色沉淀，可与具有（　　）基的同类药物区别。

（6）盐酸普鲁卡因具有（　　）的结构，遇氢氧化钠试液即析出白色沉淀，加热变为油状物（　　），继续加热则水解，产生挥发性（　　），能使湿润的红色石蕊试纸变为蓝色，同时生成可溶于水的（　　），放冷，加盐酸酸化，即生成（　　）的白色沉淀。

（7）亚硝酸钠滴定法中，加入溴化钾的作用是（　　）；加入过量盐酸的作用是：（　　）、（　　）、（　　），但酸度不能过大，一般加入盐酸的量按芳胺类药物与酸的摩尔比约为（　　）。

（8）重氮化反应为（　　），反应速率较慢，所以滴定不宜过快。为了避免滴定过程中亚硝酸挥发和分解，滴定时将滴定管尖端（　　），一次将大部分亚硝酸钠滴定液在搅拌条件下迅速加入使其尽快反应。然后将滴定管尖端（　　），用少量水淋洗尖端，再缓缓滴定。尤其是在近终点时，因尚未反应的芳伯氨基药物的浓度极稀，须在最后一滴加入后，搅拌（　　）分钟，再确定终点是否真正到达。

（9）亚硝酸钠滴定法应用外指示剂时，其灵敏度与反应的体积（　　）（填“有”或“无”）关系。

（10）苯乙胺类药物结构中多含有（　　）的结构，显（　　）基性质，可与重金属离子络合呈色，露置空气中或遇光易（　　），色渐变深，在（　　）性溶液中更易变色。

（11）肾上腺素中肾上腺酮的检查是采用（　　）法。

（12）肾上腺素中的特殊杂质是（　　）。

（13）盐酸普鲁卡因注射液易水解产生（　　）。

**三、判断题**

（1）重氮化反应速率的快慢与芳伯氨基的碱性强弱有关，碱性强反应速率就快。（　　）

（2）对于结构中含有芳伯氨基的药物对其进行鉴别时可采用不加偶合试剂直接进行重氮化反应。（　　）

（3）重氮化反应中加入 KBr 的目的是增加样品的溶解度。（　　）

（4）重氮化法中加入 KBr 的目的是加快反应速率。（　　）

（5）水解反应基于分子结构中的酯键可在碱性条件下水解产生二乙氨基乙醇和对氨基苯

甲酸。 （ ）

**四、简答题**

（1）盐酸普鲁卡因分子结构中具有特征的结构部分有哪些？

（2）经长久贮存或高温加热，盐酸普鲁卡因注射液为什么会变黄？

（3）列举胺类药物的代表性药物。

（4）简述胺类药物的一般特性。

**五、计算题**

采用亚硝酸钠滴定法测定普鲁卡因含量时，1mL 的亚硝酸钠滴定液（0.1mol/L）相当于盐酸普鲁卡因的量是多少？（盐酸普鲁卡因的分子量是 272.77）

# 项目八
# 杂环类药物分析

掌握杂环类药物的鉴别、杂质检验与含量测定的方法，主要包括吡啶类药物的鉴别；异烟肼中游离肼的检查方法及含量测定；吩噻嗪类药物的鉴别、有关物质的检查及含量测定；苯并二氮䓬类药物的鉴别、杂质检查及含量测定等。

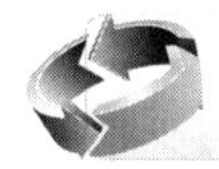

## 项目引导

**异烟肼的检验**

异烟肼，又名异烟酰肼，其化学名称为4-吡啶甲酰肼，为抗结核病药，常与其他抗结核病药联合应用，以增强疗效和克服耐药菌。

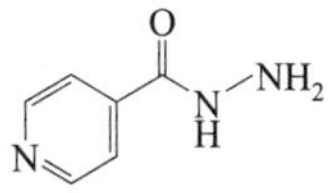

## 一、性状

异烟肼为无色结晶，或白色至类白色的结晶性粉末；无臭，味微甜后苦；遇光渐变质。本品在水中易溶，在乙醇中微溶，在乙醚中极微溶解。本品的熔点为170～173℃。

## 二、药物的鉴别

（1）取本品约10mg，置于试管中，加水2mL溶解后，加氨制硝酸银试液1mL，即产生气泡与黑色浑浊，并在试管壁上生成银镜。

（2）在含量测定项下记录的色谱图中，供试品溶液主峰的保留时间应与对照品溶液主峰的保留时间一致。

（3）本品的红外光吸收图谱应与对照的图谱（光谱集166图）一致。

## 三、检查

（1）酸碱度　取本品0.50g，加水10mL溶解后，依法测定pH值应为6.0～8.0。

（2）溶液的澄清度与颜色　取本品1.0g，加水10mL溶解后，溶液应澄清无色；如显浑浊，与1号浊度标准液比较，不得更浓；如显色，与同体积的对照液（取比色用重铬酸钾溶液3.0mL与比色用硫酸铜溶液0.10mL，用水稀释至250mL）比较，不得更深。

（3）游离肼　取本品，加丙酮-水（1∶1）溶解并稀释制成每1mL中约含100mg的溶液，作为供试品溶液；另取硫酸肼对照品，加丙酮-水（1∶1）溶解并稀释制成每1mL中约含0.08mg（相当于游离肼20μg）的溶液，作为对照品溶液；取异烟肼与硫酸肼各适量，加丙酮-水（1∶1）溶解并稀释制成每1mL中分别含异烟肼100mg及硫酸肼0.08mg的混合溶液，作为系统适用性试验溶液。按照薄层色谱法试验，吸取上述三种溶液各5μL，分别点于同一硅胶G薄层板上，以异丙醇-丙酮（3∶2）为展开剂，展开，晾干，喷以乙醇制对二甲氨基苯甲醛试液，15min后检视。系统适用性试验溶液所显游离肼与异烟肼的斑点应完全分离，游离肼的$R_f$值约为0.75，异烟肼的$R_f$值约为0.56。在供试品溶液主斑点前方与对照品溶液主斑点相应的位置上，不得显黄色斑点。

M8-1 异烟肼中游离肼的检查

（4）有关物质　取本品，加水溶解并稀释制成每1mL中约含0.5mg的溶液，作为供试品溶液；精密量取1mL，置于100mL容量瓶中，用水稀释至刻度，摇匀，作为对照溶液。按照含量测定项下的色谱条件，精密量取对照品溶液与供试品溶液各10μL，分别注入液相色谱仪，记录色谱图至主成分峰保留时间的3.5倍。供试品溶液的色谱图中如有杂质峰，单个杂质峰面积不得大于对照品溶液主峰面积的0.35倍（0.35%），各杂质峰面积的和不得大于对照品溶液主峰面积（1.0%）。

（5）干燥失重　取本品，在105℃干燥至恒重，质量损失率不得超过0.5%。

（6）炽灼残渣　取本品1.0g，依法检查，遗留残渣不得超过0.1%。

（7）重金属　取炽灼残渣项下遗留的残渣，依法检查，含重金属不得超过百万分之十。

（8）无菌　取本品，用适宜溶剂溶解后，经薄膜过滤法处理，依法检查，应符合规定。

## 四、含量检测

按照高效液相色谱法测定。

（1）色谱条件与系统适用性试验　用十八烷基硅烷键合硅胶为填充剂，以0.02mol/L磷酸氢二钠溶液（用磷酸调pH值至6.0）-甲醇（85∶15）为流动相，检测波长为262nm，理论板数按异烟肼峰计算不低于4000。

（2）测定法　取本品，精密称定，加水溶解并定量稀释制成每1mL中约含0.1mg的溶液，精密量取10μL注入液相色谱仪，记录色谱图；另取异烟肼对照品，同法测定。按外标法以峰面积计算，即得。

## 项目要求

（1）能够依据药典与质量标准，对吡啶类、吩噻嗪类、苯并二氮杂䓬类、吩噻嗪类典型药物进行鉴别、检查、杂质检验与含量检测。

（2）能够利用高效液相色谱法测定异烟肼的含量、利用酸碱滴定法测定盐酸异丙嗪的含量以及利用非水滴定法测定地西泮的含量。

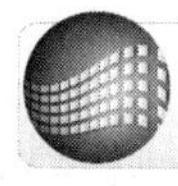

## 知识储备

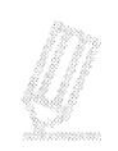

杂环化合物是指碳环中夹杂有非碳原子的环状有机化合物，其中非碳元素原子称为杂原子，一般为氧、硫、氮等。

杂环类药物种类繁多，按其所含有的杂原子种类与数目、环的元数与环数的不同，可将杂环类药物分为许多不同的大类，如呋喃类、吡唑酮类、吡啶及哌啶类、嘧啶类、喹啉类、吩噻嗪类、苯并二氮杂䓬类等。《中国药典》（2015年版）收载的杂环类药物包括：异烟肼、尼可刹米、碘解磷定、盐酸氯丙嗪、盐酸异丙嗪、奋乃静、地西泮、艾司唑仑、奎尼丁、盐酸环丙沙星、硫酸阿托品和氢溴酸东莨菪碱等。

## 一、吡啶类药物的结构和性质

### 1. 基本结构

异烟肼，属于吡啶类药物。吡啶类药物中均含有吡啶环（含有 N 原子的六元单环）。吡啶环的结构如下：

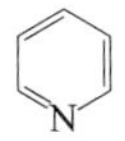

本类药物常见的有抗结核药异烟肼、异烟腙和中枢兴奋药尼可刹米等。常见典型药物的结构如下：

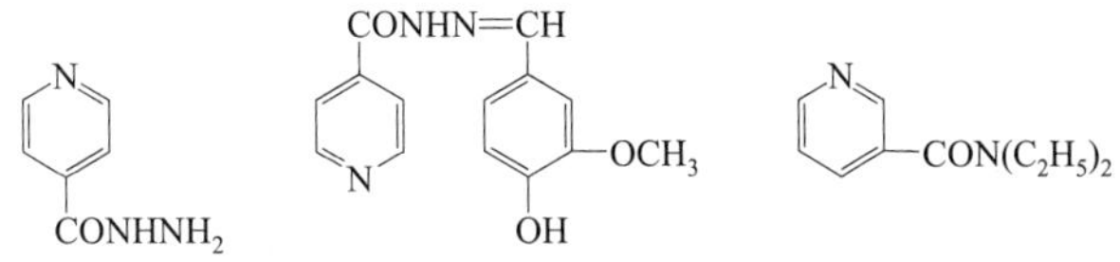

CONHNH=CH　OCH₃　OH　CONHNH₂　CON(C₂H₅)₂

异烟肼　异烟腙　尼可刹米

### 2. 理化性质

（1）吡啶环的特性　本类药物分子结构中均含有吡啶环，可发生开环反应（特性反应），特别是被取代以后。尼可刹米、异烟肼和异烟腙的吡啶环 $\alpha$、$\alpha'$ 位未取代，而 $\beta$ 或 $\gamma$ 位被羧基衍生物所取代；丙硫异烟胺的吡啶环 $\alpha$ 位被丙基取代，$\gamma$ 位被硫代甲酰氨基所取代。

（2）弱碱性　本类药物母核吡啶环上的氮原子为碱性氮原子，吡啶环的 $pK_b$ 值为 8.8（水中），吡啶环上的氮原子具有叔胺性质，可非水滴定。尼可刹米分子结构中，除了吡啶环上的氮原子外，吡啶环 $\beta$ 位上被酰氨基取代，虽然酰氨基的化学性质不甚活泼，但遇碱水解后，释放出具有碱性的二乙胺，能使湿润的红色石蕊试纸变为蓝色，同时也可与生物碱沉淀试剂发生反应，故可以此进行鉴别。

（3）还原性　异烟肼的吡啶环 $\gamma$ 位上被酰肼取代，酰肼基具有较强的还原性，可被不同的氧化剂氧化，也可与某些含羰基的试剂发生缩合反应。

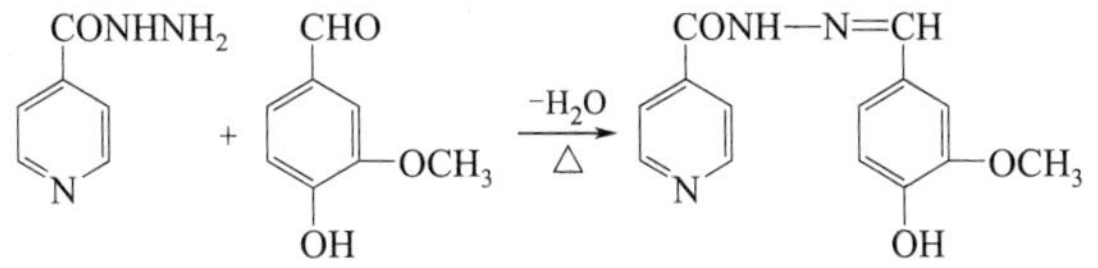

（4）紫外吸收光谱特征　本类药物分子结构中含有吡啶环等芳杂环，在紫外光区有特征吸收，可用于定性分析。

（5）母核反应　母核能与金属盐反应生成有色沉淀。例如异烟肼与硫酸铜-枸橼酸试液（碱性）作用，产生淡绿色异烟铜沉淀，加热得到红棕色氧化亚铜沉淀；尼可刹米与硫酸铜-硫氰酸铵试液作用，产生草绿色沉淀。

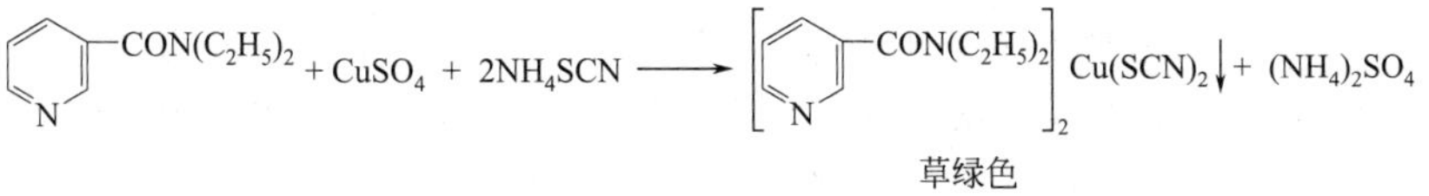

$$\text{尼可刹米} + CuSO_4 + 2NH_4SCN \longrightarrow [\text{尼可刹米}]_2Cu(SCN)_2\downarrow + (NH_4)_2SO_4$$

草绿色

### 3. 吡啶类药物的鉴别

（1）吡啶母核的反应

① 吡啶环的开环反应

a. 戊烯二醛反应。溴化氰作用于吡啶环，吡啶环发生水解反应生成戊烯二醛，再与芳伯胺缩合，生成有色的戊烯二醛衍生物。

本反应适用于吡啶环 $\alpha$、$\alpha'$ 位未取代，以及 $\beta$ 或 $\gamma$ 位为烷基或羧基的衍生物，如异烟肼和尼可刹米。而《中国药典》（2015 年版）只用于尼可刹米的鉴别，所用芳香第一胺为苯胺。

尼可刹米的鉴别：取本品 1 滴，加水 50mL，摇匀，分取 2mL，加溴化氰试液 2mL 与 2.5％苯胺溶液 3mL，摇匀，溶液渐显黄色。

M8-2 吡啶类药物的鉴别(尼可刹米的鉴别)

用于异烟肼鉴别时，应先用高锰酸钾或溴水氧化为异烟酸，再与溴化氰作用，然后再与芳香第一胺缩合形成有色的戊烯二醛衍生物。戊烯二醛衍生物的颜色随所用芳香第一胺不同而有所不同，如与苯胺缩合呈黄至黄棕色；与联苯胺则呈淡红至红色。

b. 二硝基氯苯反应。在无水条件下，将吡啶及其某些衍生物与 2,4-二硝基氯苯混合，加热或使其热至熔融，冷却后，加醇制氢氧化钾溶液将残渣溶解，溶液呈紫红色。

M8-3 吡啶类药物的鉴别(二硝基氯苯反应)

采用本法鉴别尼可刹米、异烟肼和异烟腙时，需经适当处理，即将酰肼氧化成羧基或将酰胺水解为羧基后才有此反应。

异烟腙的鉴别：取异烟腙约 50mg，加 2,4-二硝基氯苯 50mg 与乙醇 3mL，置水浴中煮沸 2～3min，加 10％氢氧化钠溶液 2 滴，静置后，即显鲜明的红色。

用于异烟肼鉴别时，可取其乙醇溶液加入硼砂及 5％的 2,4-二硝基氯苯乙醇溶液，蒸干，继续加热 10min，残渣加甲醇搅拌后，即显紫红色。

② 沉淀反应。本类药物具有吡啶环的结构，可与重金属盐类（如氯化汞、硫酸铜、碘化铋钾）及苦味酸等试剂形成沉淀。如尼可刹米可与硫酸铜及硫氰酸铵作用生成草绿色配位化合物沉淀；异烟肼、尼可刹米可与氯化汞形成白色沉淀。

（2）特性鉴别反应

① 异烟肼的特性鉴别反应

a. 还原反应（银镜反应）。异烟肼与硝酸银生成白色异烟酸银沉淀，并生成氮气和金属银，在管壁上产生银镜。其反应式如下：

$$\text{异烟肼} + AgNO_3 + H_2O \longrightarrow \text{异烟酸银}\downarrow + NH_2{-}NH_2 + HNO_3$$

$$NH_2{-}NH_2 + 4AgNO_3 \longrightarrow 4Ag\downarrow + N_2\uparrow + 4HNO_3$$

M8-4 吡啶类药物的鉴别(异烟肼的缩合反应)

b. 缩合反应。异烟肼的酰肼基与芳醛缩合形成腙，析出结晶，可测定其熔点。最常用的芳醛为香草醛，其次是对二甲氨基苯甲醛、水杨醛等。与1,2-萘醌-4-磺酸在碱性介质中可缩合显红色，凡具有—$NH_2$或活性—$CH_2$—基者均有此反应。其反应式如下：

$$\text{异烟肼} + \text{香草醛} \xrightarrow[\triangle]{-H_2O} \text{异烟腙(黄色结晶)}$$

香草醛　　异烟腙(黄色结晶)

c. 红外分光光度法。本品的红外光吸收图谱应与对照的图谱（光谱集166图）一致。异烟肼的红外图谱见图8-1。

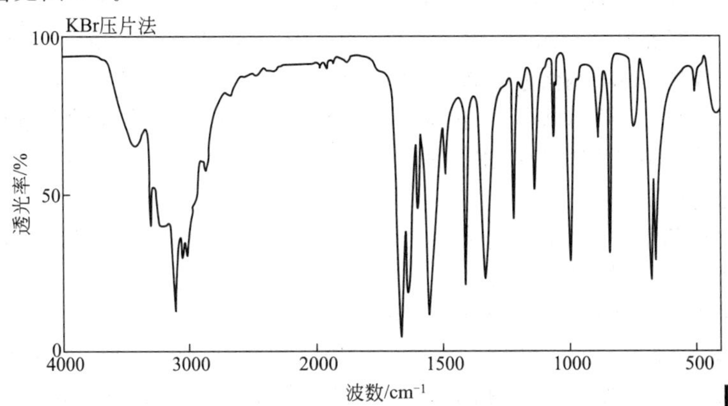


图8-1　异烟肼的红外图谱

M8-5 吡啶类药物的鉴别(异烟肼的还原反应)

d. 异烟肼的其他鉴别反应。异烟肼与亚硒酸作用，可将其还原为红色硒的沉淀。

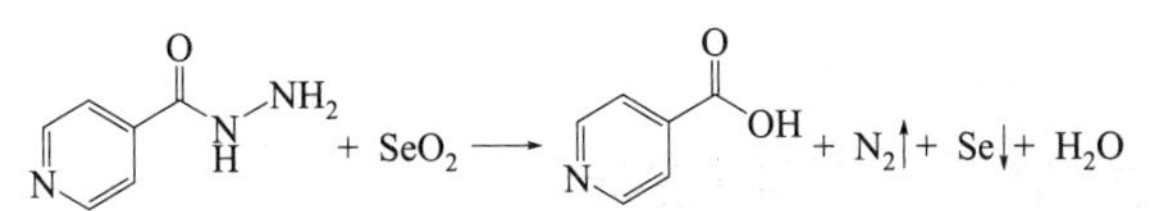

② 尼可刹米的特性鉴别反应

M8-6 吡啶类药物的鉴别(尼可刹米的鉴别)

a. 水解反应。尼可刹米与氢氧化钠试液加热可产生二乙胺臭味，能使湿润的红色石蕊试纸变为蓝色；异烟肼、尼克刹米等与无水碳酸钠或氢氧化钙共热，可发生脱羧降解，并有吡啶臭味逸出。

尼可刹米的鉴别：取本品10滴，加氢氧化钠试液3mL，加热，即产生二乙胺的臭气，能使湿润的红色石蕊试纸变为蓝色。

b. 红外分光光度法。本品的红外光吸收图谱应与对照的图谱（图 8-2，光谱集 135 图）一致。

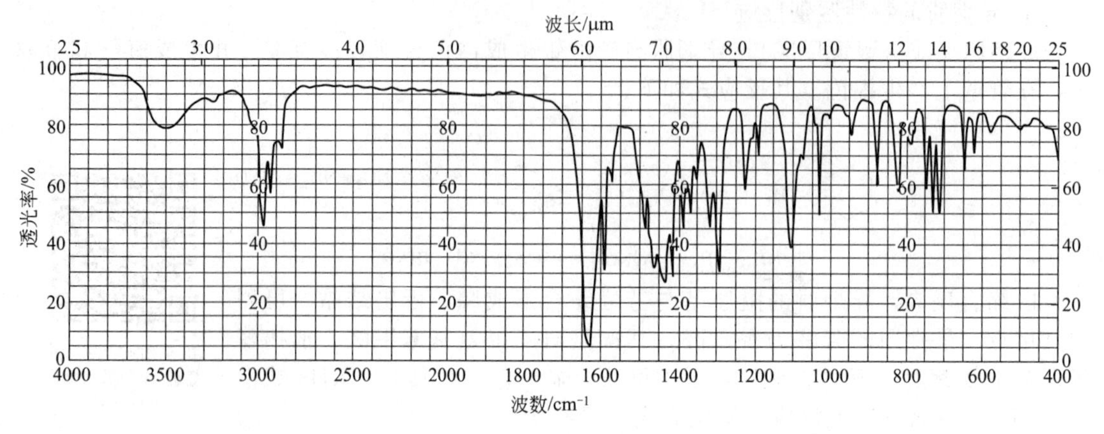


图 8-2　尼可刹米的红外图谱

（3）异烟肼中游离肼的检查　异烟肼是一种不稳定的药物，其中的游离肼是由制备时原料引入，或在贮藏过程中降解而产生。而肼又是一种诱变剂和致癌物质，故对肼应进行严格的限量检查。因此国内外药典多数规定了异烟肼原料药及其制剂中游离肼的限量检查。常用的方法有薄层色谱法和比浊法等。

① 薄层色谱法。《中国药典》（2015 年版）中，对异烟肼及注射用异烟肼中游离肼的检查，均采用薄层色谱法。

② 比浊法。采用样品中加水杨醛的乙醇溶液观察浑浊的方法来检查异烟肼中的游离肼。

其方法为：取异烟肼 0.1g，加水 5mL 使其溶解，加水杨醛乙醇液（1→20）0.1mL，迅速振摇混合，放置 5min 内溶液不浑浊。

此类方法的优点是不用对照品、价廉、简单易行，而缺点是专属性和准确度差。放置时间过长，异烟肼的反应产物也会产生浑浊。

4. 异烟肼的含量测定

（1）高效液相色谱法　《中国药典》（2015 年版）二部收载的异烟肼、异烟肼片、异烟肼注射液含量测定均采用此法。

（2）溴酸钾法　《中国药典》（2015 年版）二部收载的注射用异烟肼含量测定采用此法。

其方法为：取装量差异项下的内容物，混合均匀，精密称取约 0.2g，置于 100mL 容量瓶中，加水使其溶解并稀释至刻度，摇匀；精密量取 25mL，加水 50mL、盐酸 20mL 与甲基橙指示液 1 滴，用溴酸钾滴定液（0.01667mol/L）缓缓滴定（温度保持在 18～25℃）至粉红色消失。每 1mL 的溴酸钾滴定液（0.01667mol/L）相当于 3.429mg 的异烟肼（$C_6H_7N_3O$）。

$$3\ \text{(4-}CONHNH_2\text{-pyridine)} + 2KBrO_3 \xrightarrow{HCl} 3\ \text{(4-}COOH\text{-pyridine)} + 3N_2\uparrow + 3H_2O + 2KBr$$

## 二、吩噻嗪类药物的结构和性质

盐酸异丙嗪，属于吩噻嗪类药物。该类药物能够阻断多巴胺受体，在保持意识清醒的情况下控制幻觉及妄想等症状，主要用于治疗Ⅰ型精神分裂症，属于抗精神病药（又称抗精神分裂症药或神经安定药）。临床上常用的本类药物多为其盐酸盐，《中国药典》（2015 年版）收载的吩噻嗪类药物主要有盐酸异丙嗪、盐酸氯丙嗪、奋乃静、盐酸氟奋乃静、癸氟奋乃静、盐酸三氟拉嗪、盐酸硫利达嗪等。

1.基本结构

吩噻嗪类药物为苯并噻嗪的衍生物，分子结构中均含有硫氮杂蒽母核，基本结构如下：

本类药物在结构上的差异，主要表现在母核 2 位上的 R′取代基和 10 位上的 R 取代基的不同。R′基团通常为—H、—Cl、—$CF_3$、—$COCH_3$、—$SCH_2CH_3$ 等；而 R 基团一般为具有 2～3 碳链的二甲或二乙氨基，或含氮杂环如哌嗪和哌啶的衍生物。典型药物盐酸异丙嗪和盐酸氯丙嗪的结构如下：

盐酸异丙嗪　　盐酸氯丙嗪

2.性质

（1）易氧化呈色　本类药物硫氮杂蒽母核中的二价硫易氧化，遇不同氧化剂如硫酸、硝酸、三氯化铁试液及过氧化氢等，其母核易被氧化成亚砜、砜等不同产物，随取代基不同而呈不同的颜色。可用于本类药物的鉴别。常用吩噻嗪类药物氧化呈色反应情况见表 8-1。

**表 8-1　常用吩噻嗪类药物的氧化呈色反应情况**

| 药物 | 硫酸 | 硝酸 | 过氧化氢 | 三氯化铁 | 硫酸铈铵 |
|---|---|---|---|---|---|
| 盐酸异丙嗪 | 显樱桃红色；放置后，色渐变深 | 生成红色沉淀；加热，沉淀即溶解，溶液由红色变为橙黄色 | — | — | — |
| 盐酸氯丙嗪 | — | 显红色，渐变淡黄色 | — | 显红色 | — |
| 奋乃静 | 显红色；加热，变为深紫红色 | — | 显深红色；放置后，红色渐褪去 | — | — |
| 盐酸氟奋乃静 | 显淡红色；加热，变成红褐色 | — | — | — | — |
| 盐酸三氟拉嗪 | 与重铬酸钾的硫酸溶液共热，产生类似油垢物。加溴水，振摇；滴加硫酸，剧烈搅动，显红色 | 生成微带红色的白色沉淀；放置后，红色变深，加热后变为黄色 | — | — | — |
| 盐酸硫利达嗪 | 显蓝色 | — | — | — | 显蓝色；继续加入试剂。蓝色消失 |

（2）与生物碱沉淀剂反应　本类药物母核 10 位上的烃胺侧链或哌嗪基具有碱性，与生物碱沉淀剂（三硝基苯酚）形成衍生物，测定熔点，可供鉴别。

（3）金属离子配位呈色　本类药物分子结构中未被氧化的硫可与金属钯离子形成有色配合物，其氧化产物亚砜、砜则无此反应。该性质可

M8-7 吩噻嗪类药物易氧化呈色

用于本类药物的鉴别和含量测定，且具有专属性，可消除氧化产物的干扰。

（4）紫外吸收光谱特征　本类药物的紫外特征吸收，主要由母核三环的 π 系统所产生，一般具有三个峰值。《中国药典》（2015 年版）收载的本类药品，其最大吸收峰在 204～209nm（205nm 附近）、250～265nm（254nm 附近）和 300～325nm（300nm 附近）；最强峰多在 250～265nm。2 位、10 位取代基不同，可引起最大吸收峰的位移。例如 2 位上被卤素取代时，可使吸收峰红移 2～4nm，同时使 250～265nm 区段的峰强度增大；10 位上的取代基对最大吸收波长有一定影响，波长位移大小与侧链长短有关，侧链越短，影响越大。

（5）红外吸收光谱特征　取代基 R 和 R′不同，可产生不同的红外光谱，已被《中国药典》用于本类药物多个品种的鉴别。

### 3. 吩噻嗪类药物的鉴别

（1）显色反应

① 氧化剂氧化呈色。硫氮杂蒽母核中的二价硫易氧化，不同的氧化剂如硫酸、硝酸、三氯化铁试液及过氧化氢等，母核易被氧化成亚砜、砜等不同的产物，随取代基的不同，呈现不同的颜色。

盐酸异丙嗪的鉴别：取本品约 5mg，加硫酸 5mL 溶解后，溶液显樱桃红色；放置后，色渐变深。

M8-8 吩噻嗪类药物的鉴别1

M8-9 吩噻嗪类药物的鉴别2

或取本品约 0.1g，加水 3mL 溶解后，加硝酸 1mL，即生成红色沉淀；加热，沉淀即溶解，溶液由红色转变为橙黄色。

盐酸氯丙嗪的鉴别：取本品约 10mg，加水 1mL 溶解后，加硝酸 5 滴即显红色，渐变淡黄色。

奋乃静的鉴别：取本品 5mg，加盐酸与水各 1mL，加热至 80℃，加入过氧化氢溶液数滴，即显深红色；放置后，红色渐褪去。

② 与钯离子配位显色。本类药物分子结构中未被氧化的硫可与金属钯离子形成有色配合物。

癸氟奋乃静的鉴别：取本品约 50mg，加甲醇 2mL 溶解后，加 0.1% 氯化钯溶液 3mL，即有沉淀生成，并显红色，再加过量的氯化钯溶液，颜色变深。

（2）紫外-可见分光光度法　本类药物在国内外药典中常用紫外吸收光谱中最大吸收波长、最小吸收波长进行鉴别，同时还可以利用最大吸收波长处的吸光度或吸收系数进行鉴别。《中国药典》（2015 年版）收载的吩噻嗪类药物的紫外特征吸收鉴别实例见表 8-2。

**表 8-2　吩噻嗪类药物的紫外特征吸收鉴别实例**

| 药物 | 溶剂 | 浓度/(μg/mL) | $\lambda_{max}$/nm | $A$ | $E_{1cm}^{1\%}$ |
|---|---|---|---|---|---|
| 盐酸氯丙嗪 | 盐酸（9→1000） | 5 | 254 | 0.46 | 915 |
| | | | 306 | — | — |
| 盐酸异丙嗪 | 盐酸（0.1mol/L） | 6 | 249 | — | 883～937 |
| 奋乃静 | 无水乙醇 | 7 | 258 | 0.65 | — |
| 盐酸氟奋乃静 | 盐酸（9→1000） | 10 | 255 | — | 553～593 |
| 盐酸三氟拉嗪 | 盐酸（1→20） | 10 | 256 | — | 630 |
| 盐酸硫利达嗪 | 乙醇 | 8 | 264 与 315 | — | — |

盐酸氯丙嗪的鉴别：取本品，加盐酸（9→1000）制成每 1mL 中含 5μg 的溶液，按照紫外-可见分光光度法测定，在 254nm 和 306nm 的波长处有最大吸收，在 254nm 的波长处吸光度约为 0.46。

(3) 红外分光光度法　《中国药典》(2015 年版) 收载的吩噻嗪类原料药均采用红外分光光度法鉴别。本类药物的制剂可提取后采用红外分光光度法鉴别。

盐酸异丙嗪的鉴别：本品的红外光吸收图谱应与对照的图谱（光谱集 350 图）一致。盐酸异丙嗪的红外吸收图谱见图 8-3。

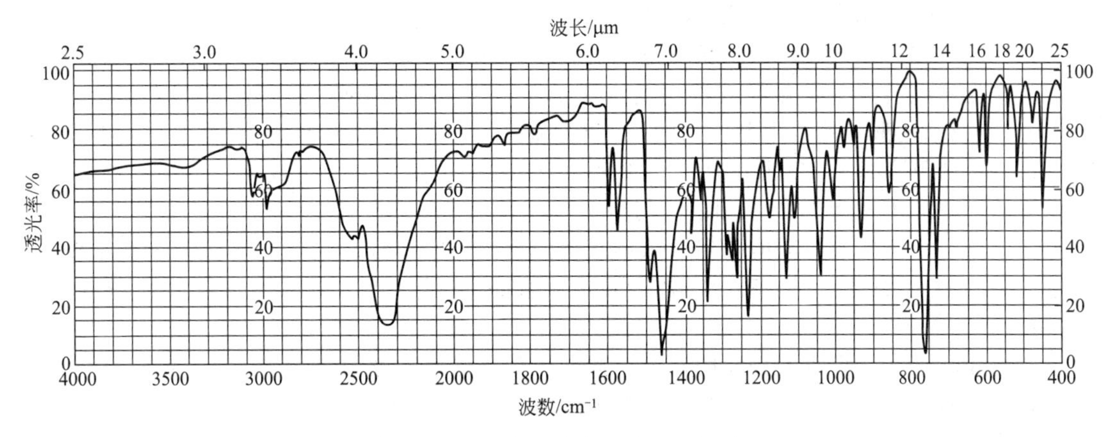


图 8-3　盐酸异丙嗪的红外吸收图谱

(4) 氯化物的鉴别反应　吩噻嗪类药物的盐酸盐及其制剂可通过与 $AgNO_3$ 的沉淀反应或与 $MnO_2$ 等氧化剂的氧化还原反应来进行鉴别。利用 $AgNO_3$ 沉淀反应鉴别时，在硝酸酸性下，滴加硝酸银试液，出现白色凝乳状沉淀，分离后，沉淀溶于氨试液，加稀硝酸酸化，又出现沉淀。由于硫氮杂蒽母核具有还原性，稀硝酸的加入使该类药物发生氧化显色反应。可在供试品溶液中加氨试液使其呈碱性，吩噻嗪类药物析出，滤除沉淀，取滤液进行试验。

如果在吩噻嗪类药物中加入与供试品等量的二氧化锰，混匀后加硫酸润湿，缓慢加热，产生氯气，具有挥发性的氧化产物氯气可使用水润湿的碘化钾淀粉试纸显蓝色。

### 4. 吩噻嗪类药物中有关物质的检查

噻嗪类药物在生产、贮存过程中，可引入多种其他烷基化吩噻嗪杂质及分解产物。吩噻嗪类药物的有关物质主要包括残留的原料及中间产物、副产物和药物的氧化产物等。《中国药典》(2015 年版) 中的吩噻嗪类药物除了盐酸奋乃静无此项检查外，其余的原料药物与部分制剂中均规定了该项检测。

(1) 盐酸异丙嗪有关物质的检查

① 杂质的来源。在异丙嗪的合成过程中易发生副反应，使得最终合成产物变为异丙美沙嗪，该物质在丙酮中溶解度大，精制也不易除去。同时异丙嗪不太稳定，易氧化，贮藏过程中可能分解。

② 检查方法。避光操作，取本品，加 0.1mol/L 盐酸溶液配制成每 1mL 约含 0.2 mg 的溶液，作为供试品溶液；精密量取 1mL，置于 100mL 容量瓶中，用 0.1mol/L 盐酸溶液稀释至刻度，摇匀，作为对照溶液。按照高效液相色谱法试验，以十八烷基硅烷键合硅胶为填充剂，以水（用冰醋酸调 pH 值至 2.3)-甲醇（55∶45）为流动相，检测波长为 254nm。理论板数按盐酸异丙嗪峰计算应不低于 3000，盐酸异丙嗪峰与相对保留时间 1.1～1.2 的杂质峰的分离度应不小于 2.0。取对照溶液 20μL 注入液相色谱仪，调节检测灵敏度，使主成分色谱峰的峰高约为满量程的 20%，再精密量取供试品溶液与对照溶液各 20μL，分别注入液相色谱仪，记录色谱图至主成分色谱峰保留时间的 3 倍。供试品溶液色谱图中如有杂质峰，各杂质峰面积的和不得大于对照溶液主峰面积（1.0%）。

(2) 盐酸氯丙嗪有关物质的检查

① 杂质的来源。在盐酸氯丙嗪的合成过程中易残留的中间产物包括：中间体Ⅰ（3-氯二苯胺）、中间体Ⅱ（2-氯-10H-吩噻嗪）、中间体Ⅲ［3-（2-氯-10H-吩噻嗪-10-基）-*N*-甲基-1-丙胺］等。同时氯丙嗪不太稳定，易氧化，贮藏不当或存放时间过长可能分解产生3-(2-氯-10H-吩噻嗪-10-基)-*N*,*N*-二甲基-1-丙胺S或N的氧化物等。

② 检查方法。避光操作，取本品20mg，置于50mL容量瓶中，加流动相溶解并稀释至刻度，摇匀，作为供试品溶液；精密量取适量，用流动相定量稀释制成每1mL中含2μg的溶液，作为对照溶液。按照高效液相色谱法试验，用辛烷基硅烷键合硅胶为填充剂，以乙腈－0.5%三氟乙酸（用四甲基乙二胺调节pH值至5.3）（50∶50）为流动相，检测波长为254nm。取对照溶液10μL注入液相色谱仪，调节检测灵敏度，使主成分色谱峰的峰高约为满量程的20%。精密量取供试品溶液与对照溶液各10μL，分别注入液相色谱仪，记录色谱图至主成分色谱峰保留时间的4倍。供试品溶液色谱图中如有杂质峰，单个杂质峰面积不得大于对照溶液主峰面积（0.5%），各杂质峰面积的和不得大于对照溶液主峰面积的2倍（1.0%）。

（3）盐酸硫利达嗪有关物质的检查　盐酸硫利达嗪遇光不稳定，在生产、贮存过程中易引入有关物质，因其结构不清，因此《中国药典》（2015年版）采用薄层色谱法，以高低浓度对照法控制其杂质限量。

M8-10 盐酸硫利达嗪有关物质的检查

其检查方法为：避光操作，取本品，加三氯甲烷制成每1mL中约含10mg的溶液，作为供试品溶液；精密量取适量，加三氯甲烷稀释成每1mL中约含50μg的溶液，作为对照溶液。按照薄层色谱法试验，吸取上述两种溶液各5μL，分别点于同一硅胶G薄层板上，以三氯甲烷-异丙醇-浓氨溶液（74∶25∶1）为展开剂，展开，晾干，先用碘化铋钾试液-冰醋酸-水（10∶20∶70）的混合液喷雾，然后喷以过氧化氢试液，立即覆盖同样大小的洁净玻璃板，检视，供试品溶液如显杂质斑点，其颜色与对照溶液所显的主斑点比较，不得更深。

## 5. 吩噻嗪类药物的含量测定

（1）酸碱滴定法　盐酸异丙嗪结构中母核上的氮原子碱性极弱，10位取代基的烃胺（—$NR_2$）具有一定的碱性，可用于定量分析。

其测定方法为：取本品约0.25g，精密称定，加0.01mol/L盐酸5mL与乙醇50mL使其溶解。按照电位滴定法，用氢氧化钠滴定液（0.1mol/L）滴定，出现第一个突跃点时记下消耗的滴定液体积$V_1$，继续滴定至出现第二个突跃点时记下消耗的滴定液体积$V_2$，$V_2$与$V_1$之差即为本品消耗的滴定液体积。每1mL氢氧化钠滴定液（0.1mol/L）相当于32.09mg的$C_{17}H_{20}N_2S \cdot HCl$。

（2）非水滴定法　《中国药典》（2015年版）二部中，盐酸氯丙嗪的含量测定采用非水滴定法。

其测定方法为：取本品约0.2g，精密称定，加冰乙酸10mL与乙酸酐30mL溶解后，按照电位滴定法，用高氯酸滴定液（0.1mol/L）滴定，并将滴定的结果用空白试验校正。每1mL高氯酸滴定液（0.1mol/L）相当于35.53mg的$C_{17}H_{19}ClN_2S \cdot HCl$。

（3）紫外-可见分光光度法　《中国药典》（2015年版）二部中，盐酸氯丙嗪片、盐酸硫利达嗪片和盐酸氯丙嗪注射液等的含量测定均采用紫外-可见分光光度法。

盐酸氯丙嗪注射液的含量测定：避光操作，精密量取本品适量（约相当于盐酸氯丙嗪50mg），置于200mL容量瓶中，用盐酸溶液（9→1000）稀释至刻度，摇匀；精密量取2mL，置于100mL容量瓶中，用盐酸溶液（9→1000）稀释至刻度，摇匀，按照紫外-可见分光光度法，在254nm的波长处测定吸光度，按$C_{17}H_{19}ClN_2S \cdot HCl$的吸收系数（$E_{1cm}^{1\%}$）

为 915 计算，即得。

## 三、苯并二氮杂类䓬药物的结构和性质

### 1. 基本结构

苯并二氮杂䓬类药物均含有苯并二氮杂䓬，为含氮杂原子、六元和七元环双环并合而成的有机药物，其中 1,4-苯并二氮杂䓬类药物是目前临床应用最广泛的抗焦虑、抗惊厥药，如地西泮、硝基地西泮、艾司唑仑、氯氮䓬、阿普唑仑、三唑仑、盐酸氟西泮、氯硝西泮和奥沙西泮等，其中，除了氯氮䓬外，其余均为地西泮的衍生物。1,4-苯并二氮杂䓬的基本结构如下：

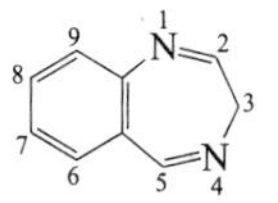

苯并二氮杂䓬类药物中的典型药物主要有地西泮、氯氮䓬、奥沙西泮、阿普唑仑等，其结构如下：

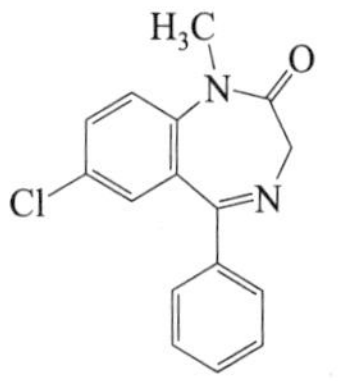

地西泮 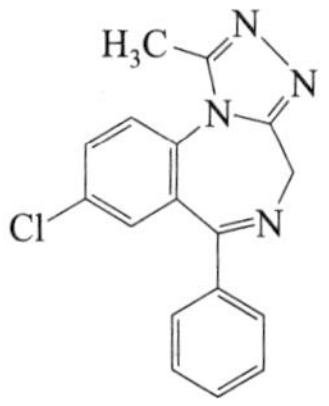　　阿普唑仑 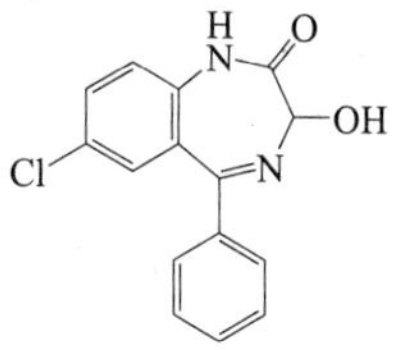　　奥沙西泮 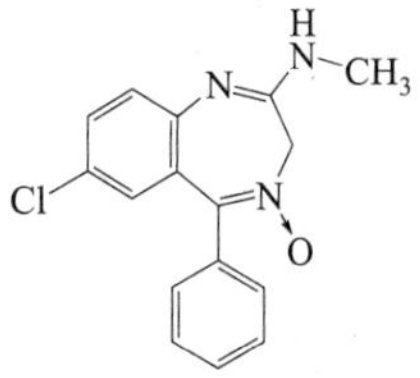　　氯氮䓬

### 2. 理化性质

（1）性状　苯并二氮杂䓬类药物多为游离碱，不溶于水，而溶于甲醇、乙醇和氯仿中；地西泮为白色或类白色的结晶性粉末，在乙醇中溶解，在丙酮或三氯甲烷中易溶，在水中几乎不溶；阿普唑仑为白色或类白色的结晶性粉末，在三氯甲烷中易溶，在乙醇或丙酮中略溶，在水或乙醚中几乎不溶；艾司唑仑也为白色或类白色的结晶性粉末，在甲醇中溶解，在乙酸酐或三氯甲烷中易溶，在乙酸乙酯或乙醇中略溶，在水中几乎不溶。

（2）弱碱性　苯并二氮杂䓬的环氮原子具有碱性，虽然与苯基并合使其碱性降低，但仍可以用非水滴定法测得含量。

（3）水解性　苯并二氮杂䓬类药物结构中的环一般比较稳定，但在强酸性溶液中可水解，形成相应的二苯甲酮衍生物，可用于鉴别和比色测定。

（4）硫酸-荧光反应　苯并二氮杂䓬类药物溶于硫酸后，在紫外光（365nm）下，呈现不同颜色的荧光。

（5）分解产物的性质　苯并二氮杂䓬类药物结构中具有内酰胺和亚胺结构，遇酸、碱或受热易水解开环。地西泮经水解后得到甘氨酸可呈茚三酮反应，溶液显蓝紫色；氯氮䓬水解后呈芳伯胺反应生成沉淀，可供鉴别。苯并二氮杂䓬类药物多为有机氯化合物，用氧瓶燃烧法破坏，生成氯化氢，以 5%氢氧化钠溶液吸收，加硝酸酸化，并缓慢煮沸 2min，显氯化物反应。

（6）沉淀反应　苯并二氮杂䓬类药物可与某些金属离子生成沉淀，已被《中国药典》用于不同品种的鉴别。如地西泮与碘化铋钾生成橙红色沉淀。

（7）紫外吸收光谱特征　苯并二氮杂䓬类药物的结构中具有共轭体系在紫外区有特征吸收，可用于鉴别和含量测定。

### 3. 苯并二氮杂䓬类药物的鉴别

（1）化学鉴别法

① 沉淀反应。苯并二氮杂䓬类药物，在盐酸溶液中可与碘化铋钾试液反应生成红色碘化铋盐沉淀。氯氮䓬和阿普唑仑的盐酸溶液（9→1000）遇碘化铋钾试液，生成橙红色沉淀；盐酸氟西泮的水溶液和氯硝西泮的稀盐酸溶液遇碘化铋钾试液，也生成橙红色沉淀，后者放置后颜色变深；阿普唑仑的盐酸溶液（9→1000），遇硅钨酸试液，生成白色沉淀。

M8-11 苯并二氮杂䓬类药物的鉴别(沉淀反应)

阿普唑仑的鉴别：取本品约 5mg，加盐酸溶液（9→1000）2mL 溶解后，分成两份：一份加硅钨酸试液 1 滴，即生成白色沉淀；另一份加碘化铋钾试液 1 滴，即生成橙红色沉淀。

M8-12 苯并二氮杂䓬类药物的鉴别(芳伯胺反应)

② 水解后呈芳伯胺反应。N1 位上无取代基的本类药物，与盐酸共热水解后，可生成芳伯胺，发生重氮化-偶合反应显色。如氯氮䓬、艾司唑仑和奥沙西泮的盐酸溶液（1→2）缓缓加热煮沸，放冷，加亚硝酸钠和碱性 $\beta$-萘酚试液生成橙红色沉淀。而地西泮 N1 位上有甲基取代，水解产物中无芳伯氨基，因此地西泮无此反应。

氯氮䓬的鉴别反应原理：

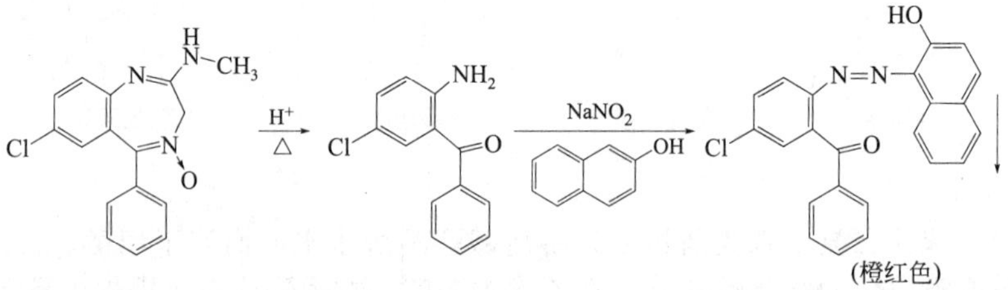

③ 硫酸-荧光反应。苯并二氮杂䓬类常用药物的硫酸-荧光反应，呈色情况见表 8-3。

**表 8-3　常用苯并二氮杂䓬类药物硫酸-荧光反应呈色情况**

| 药　物 | 浓硫酸 | 稀硫酸 |
|---|---|---|
| 地西泮 | 黄绿色 | 黄色 |
| 氯氮䓬 | 黄色 | 紫色 |
| 氯硝西泮 | 淡蓝色 | 蓝绿色 |
| 艾司唑仑 | 亮绿色 | 天蓝色 |

地西泮的鉴别：取本品约 10mg，加硫酸 3mL 振摇使其溶解后，在紫外光（365nm）下检视，显黄绿色荧光。

④ 分解产物的反应。本类药物多为有机氯化合物，用氧瓶燃烧法破坏，显氯化物反应。《中国药典》（2015 年版）将该反应用于地西泮和三唑仑药物的鉴别。

地西泮的鉴别：取本品 20mg，用氧瓶燃烧法进行有机破坏，以 5% 氢氧化钠溶液 5mL 为吸收液，燃烧完全后，用稀硝酸酸化，并缓缓煮沸 2min，溶液显氯化物的鉴别反应。

M8-13 苯并二氮杂䓬类药物的鉴别(硫酸-荧光反应)

（2）光谱鉴别法

① 紫外-可见分光光度法。苯并二氮杂䓬类药物分子结构中有共轭体系，在紫外光区有特征吸收，利用紫外最大吸收波长以及最大吸收波长处的吸光度或吸光度比值可进行鉴别。常用苯并二氮杂䓬类药物紫外特征吸收与鉴别法情况见

表 8-4。

**表 8-4　常用苯并二氮杂䓬类药物紫外特征吸收与鉴别法情况**

| 药物 | 溶剂 | 浓度/(μg/mL) | $\lambda_{max}$/nm |
|---|---|---|---|
| 地西泮 | 0.5%硫酸甲醇溶液 | 5 | 242、284、366 |
| 氯氮䓬 | 盐酸(9→1000)溶液 | 7 | 244～248、306～310 |
| 阿普唑仑 | 盐酸(9→1000)溶液 | 12 | 264 |
| 氯硝西泮 | 0.5%硫酸甲醇溶液 | 10 | 239±2、307±2 |
| 奥沙西泮 | 乙醇 | 10 | 229、315±2(较弱) |

地西泮的鉴别：取本品，加 0.5%硫酸甲醇溶液制成每 1mL 中含 5μg 的溶液，按照紫外-可见分光光度法测定，在 242nm、284nm 与 366nm 的波长处有最大吸收；在 242nm 波长处的吸光度约为 0.51，在 284nm 波长处的吸光度约为 0.23。

② 红外分光光度法。红外分光光度法已用于地西泮、阿普唑仑、艾司唑仑、盐酸氟西泮、氯硝西泮和奥沙西泮等苯并二氮杂䓬类药物的鉴别。

地西泮的鉴别：本品的红外光吸收图谱应与对照的图谱（光谱集 138 图）一致。地西泮的红外吸收图谱见图 8-4。

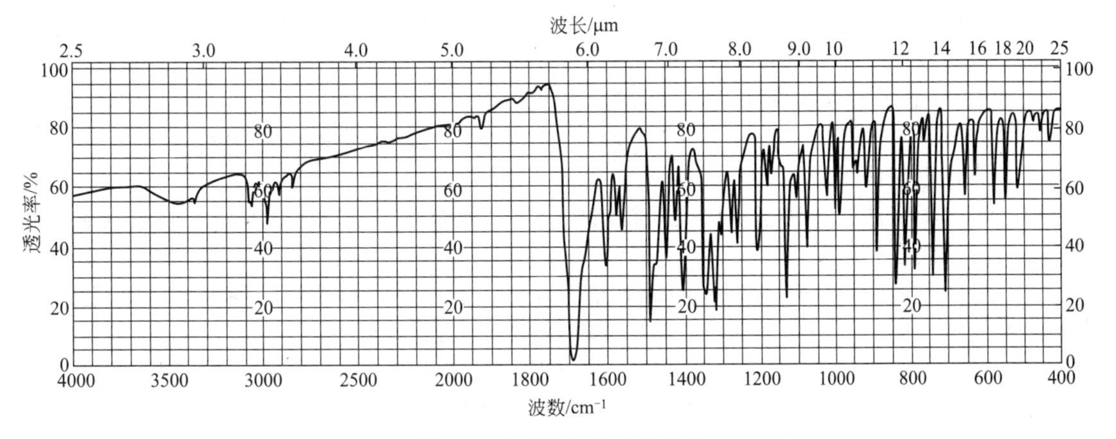


图 8-4　地西泮红外吸收图谱

（3）薄层色谱法　苯并二氮杂䓬类药物发展很快，目前临床应用的品种不断增多。由于本类药物结构相似，不易分离、鉴别，因此薄层色谱法常被用于本类药物的系统鉴别。

① 常用的苯并二氮杂䓬类药物的薄层色谱法。按常规法点样 10μL 于硅胶 G 薄层板上，以苯-丙酮（3∶2）为展开剂，饱和 15min，用上行法展开 15cm，挥发溶剂，用稀硫酸喷雾，于 105℃干燥 30min，置紫外灯下检视荧光斑点，结果见表 8-5。

**表 8-5　常用的苯并二氮杂䓬类药物的薄层鉴别法**

| 药物名称 | $R_f$ 值 | | 斑点颜色 | | |
|---|---|---|---|---|---|
| | 单一点样 | 混合点样 | 自然光 | 254nm | 365nm |
| 地西泮 | 0.80 | 0.78 | 无色 | 黄色(m) | 黄色(m) |
| 氯氮䓬 | 0.34 | 0.34 | 无色 | 蓝紫色(s) | 蓝紫色(w) |
| 奥沙西泮 | 0.49 | 0.52 | 黄色 | 亮灰蓝色(s) | 亮灰蓝色(s) |
| 艾司唑仑 | 0.22 | 0.20 | 无色 | 灰紫色(m) | 蓝紫色(m) |

注：s、m、w 分别表示荧光强度的强、中、弱。

② 酸水解产物的薄层色谱法。利用苯并二氮杂䓬类药物经酸水解产生的二苯甲酮衍生物进行鉴别。由于不同的苯并二氮杂䓬类药物水解后可能会获得相同的二苯甲酮衍生物，因此本法的专属性较差。

### 4.地西泮的杂质检查

（1）乙醇溶液的澄清度与颜色　取本品0.1g，加乙醇20mL，振摇使其溶解，溶液应澄清无色；如显色，与黄色1号标准比色液比较，不得更深。

（2）氯化物　取本品1.0g，加水50mL，振摇10min，过滤，分取滤液25mL，依法检查，与标准氯化钠溶液7.0mL制成的对照液比较，不得更浓（0.014%）。

（3）有关物质　取本品，加甲醇溶解并稀释制成每1mL中含地西泮1mg的溶液作为供试品溶液；精密量取1mL，置于200mL容量瓶中，用甲醇稀释至刻度，摇匀，作为对照溶液。按照高效液相色谱法试验。用十八烷基硅烷键合硅胶为填充剂，以甲醇-水（70∶30）为流动相，检测波长为254nm。理论板数按地西泮峰计算不低于1500。取对照溶液10μL注入液相色谱仪，调节检测灵敏度，使主成分色谱峰的峰高为满量程的25%；再精密量取供试品溶液与对照溶液各10μL，分别注入液相色谱仪，记录色谱图至主成分峰保留时间的4倍。供试品溶液色谱图中如有杂质峰，各杂质峰面积的和不得大于对照溶液主峰面积的0.6倍（0.3%）。

（4）干燥失重　取本品，在105℃干燥至恒重，质量损失率不得超过0.5%。

（5）炽灼残渣　不得超过0.1%。

### 5.苯并二氮杂䓬类药物的含量测定

苯并二氮杂䓬类药物的含量测定，多采用非水滴定法，此外还包括紫外-可见分光光度法及高效液相色谱法等。

（1）非水滴定法　本法基于该类药物结构中，二氮杂䓬七元杂环上氮原子的弱碱性，可用非水滴定法测定其含量。

地西泮的含量测定：取本品约0.2g，精密称定，加冰醋酸与乙酸酐各10mL使其溶解，加结晶紫指示液1滴，用高氯酸滴定液（0.1mol/L）滴定至溶液显绿色。每1mL高氯酸滴定液（0.1mol/L）相当于28.47mg的$C_{16}H_{13}ClN_2O$。

氯硝西泮的含量测定：取本品约0.25g，精密称定，加乙酸酐35mL溶解后，按照电位滴定法，用高氯酸滴定液（0.1mol/L）滴定，并将滴定的结果用空白试验校正。每1mL高氯酸滴定液（0.1mol/L）相当于31.57mg的$C_{15}H_{10}ClN_3O_3$。

（2）紫外-可见分光光度法　奥沙西泮的含量测定：取本品约15mg，精密称定，置于200mL容量瓶中，加乙醇150mL，置于温水浴中加热，并时时振摇，使奥沙西泮溶解，放冷，用乙醇稀释至刻度，摇匀；精密量取5mL，置于100mL容量瓶中，用乙醇稀释至刻度，摇匀，按照紫外-可见分光光度法，在229nm的波长处测定吸光度；另取奥沙西泮对照品约15mg，精密称定，同法测定；计算，即得。

（3）高效液相色谱法　地西泮注射液的含量测定：

① 色谱条件与系统适用性试验。用十八烷基硅烷键合硅胶为填充剂，甲醇-水（70∶30）为流动相，检测波长为254nm。理论板数按地西泮峰计算应不低于1500。

② 测定法。精密量取本品适量（约相当于地西泮10mg），置于50mL容量瓶中，用甲醇稀释至刻度，摇匀。精密量取10μL注入液相色谱仪，记录色谱图；另取地西泮对照品约10mg，精密称定，同法测定。按外标法以峰面积计算，即得。

### 思考与交流

（1）杂环类药物可分为哪些种类？各具有哪些结构特点？

（2）溴酸钾法测定异烟肼含量的原理是什么？如何指示终点？

（3）如何鉴别吩噻嗪类药物？

（4）典型的苯并二氮杂䓬类药物有哪些？其有何共同特征？

## 练一练测一测

### 一、单选题

（1）下列药物中，哪一个药物加氨制硝酸银能产生银镜反应？（　　）

A. 地西泮　　B. 阿司匹林　　C. 异烟肼　　D. 苯佐卡因

（2）硫酸-荧光反应为地西泮的特征鉴别反应之一。地西泮加硫酸溶解后，在紫外光下显（　　）。

A. 红色荧光　　B. 橙色荧光　　C. 黄绿色荧光　　D. 淡蓝色荧光

（3）有氧化剂存在时，吩噻嗪类药物的鉴别或含量测定方法为（　　）。

A. 非水溶液滴定法　　B. 紫外分光光度法

C. 荧光分光光度法　　D. 钯离子比色法

（4）苯并噻嗪类药物易被氧化，这是因为（　　）。

A. 低价态的硫元素　　B. 环上 N 原子

C. 侧链脂肪胺　　D. 侧链上的卤素原子

（5）可与 $AgNO_3$ 作用生成银镜反应的药物有（　　）。

A. 氯丙嗪　　B. 安定　　C 异烟肼　　D. 尼可刹米

（6）采用戊烯二醛反应可以鉴别的药物是（　　）。

A. 巴比妥　　B. 对乙酰氨基酚　　C. 乙酰水杨酸　　D. 异烟肼

（7）尼可刹米属于哪类药物（　　）。

A. 芳酸类　　B. 杂环类　　C. 维生素类　　D. 抗生素类

（8）钯离子比色法是以下药物中哪个药物的定量分析法（　　）。

A. 盐酸氯丙嗪　　B. 异烟肼　　C. 尼可刹米　　D. 乙酰水杨酸

（9）用溴酸钾法测定异烟肼的依据是（　　）。

A. 吡啶环的弱碱性

B. 酰肼基的还原性

C. 吡啶环的特性

D. 遇碱水解后，释放出的二乙胺的特性

（10）对于吩噻嗪类药物可排除氧化产物干扰的鉴别和含量测定方法是（　　）。

A. 与金属离子络合呈色（钯离子比色法）　　B. 与 $Fe^{3+}$ 呈色

C. 非水滴定法　　D. 铈量法

（11）酰肼基团的反应是以下哪个药物的鉴别反应（　　）。

A. 巴比妥类　　B. 维生素 $B_1$　　C. 异烟肼　　D. 尼可刹米

（12）异烟肼与芳醛发生缩合反应其产物是（　　）。

A. 配位化合物　　B. 二乙胺气体　　C. 沉淀　　D. 腙

（13）根据吩噻嗪类药物的结构特点，对其进行定量分析时不宜采用方法是（　　）。

A. 非水溶液滴定法　　B. 在胶束水溶液中滴定

C. 紫外分光光度法　　D. 铈量法

（14）下列方法中可用于异烟肼含量测定的是（　　）。

A. 非水酸量法　　B. 碘量法　　C. 铈量法　　D. 溴酸钾法

(15)《中国药典》中异烟肼含量测定方法常选用（ ）

A. 溴酸钾法 B. 碘量法 C. 紫外分光光度法 D. HPLC

## 二、填空题

(1) TLC 法对异烟肼中游离肼的检查是以（ ）为对照品。

(2) 杂环类药物主要包括（ ）类、（ ）类、（ ）类。

(3)（ ）法可选择性地用于未被氧化的吩噻嗪类药物的测定。

## 三、判断题

(1) 异烟肼加水溶解后，加氨制硝酸银试液，即有黑色浑浊出现，此反应称为银镜反应。（ ）

(2) 异烟肼，加水溶解后，加氨制硝酸银试液，即有黑色浑浊出现，此反应称为麦芽酚反应。（ ）

(3) 戊烯二醛反应为尼可刹米和异烟肼的鉴别反应。（ ）

## 四、简答题

(1) 简述异烟肼的鉴别试验。

(2) 简述硝苯地平应检查的特殊杂质。

(3) 列举盐酸氯丙嗪中检查“有关物质”杂质的主要组分。

(4) 简述异烟肼的结构特点。

## 五、计算题

精密量取盐酸氯丙嗪注射液（规格为 2mL∶50mg）2mL，置于 200mL 容量瓶中，加盐酸溶液（9→1000）稀释至刻度，摇匀，精密量取 2mL 置于另一 100mL 容量瓶中，用盐酸溶液（9→1000）稀释至刻度，摇匀，于 254nm 波长处测得吸光度为 0.435，按吸收系数（$E_{1cm}^{1\%}$）为 915，计算其含量为标示量的百分数。

# 项目九
# 维生素类药物分析

掌握维生素类药物，如维生素 $B_1$、维生素 C、维生素 E 的鉴别试验方法、杂质检查项目与方法及含量测定。

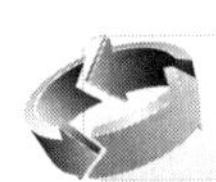

## 项目引导

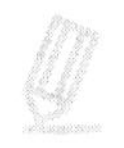

**维生素 $B_1$ 的检验**

其化学名称为氯化 4-甲基-3-[(2-甲基-4-氨基-5-嘧啶基)甲基]-5-(2-羟基乙基)噻唑鎓离子盐酸盐，又名硫胺素、抗神经炎维生素或抗脚气病维生素，分子式为 $C_{12}H_{17}ClN_4OS \cdot HCl$。

### 一、性状

维生素 $B_1$ 为白色结晶或结晶性粉末；有微弱的特臭，味苦；有引湿性，露置在空气中，易吸收水分。在水中易溶，在乙醇中微溶，在乙醚中不溶。

### 二、鉴别

① 取本品约 5mg，加氢氧化钠试液 2.5mL 溶解后，加铁氰化钾试液 0.5mL 与正丁醇 5mL，强力振摇 2min，放置使其分层，上面的醇层显强烈的蓝色荧光；加酸使其呈酸性，荧光即消失；再加碱使其呈碱性，荧光又显出。

② 取本品适量，加水溶解，水浴蒸干，在 105℃ 干燥 2h 测定。本品的红外光吸收图谱应与对照的图谱（光谱集 1205 图）一致。

③ 本品的水溶液显氯化物的鉴别反应。

### 三、检查

(1) 酸度　取本品 0.50g，加水 20mL 溶解后，依法测定，pH 值应为 2.8～3.3。

(2) 溶液的澄清度与颜色　取本品 1.0g，加水 10mL 溶解后，溶液应澄清无色；如显色，与对照液（取比色用重铬酸钾溶液 0.1mL，加水适量使其成 10mL）比较，不得更深。

(3) 硫酸盐　取本品 2.0g，依法检查，与标准硫酸钾溶液 2.0mL 制成的对照液比较，不得更浓（0.01%）。

(4) 硝酸盐　取本品 1.0g，加水溶解使其成 100mL，取 1.0mL，加水 4.0mL 与 10% 氯化钠溶液 0.5mL，摇匀，精密加稀靛胭脂试液［取靛胭脂试液，加等量的水稀释。临用前，量取本液 1.0mL，用水稀释至 50mL，按照紫外-可见分光光度法，在 610nm 的波长处测定，吸光度应为0.3～0.4］1mL，摇匀，沿管壁缓缓加硫酸5.0mL，立即缓缓振摇1min，放置10min，与标准硝酸钾溶液（精密称取在105℃干燥至恒重的硝酸钾81.5mg，置于50mL容量瓶中，加水溶解并稀释至刻度，摇匀，精密量取5mL，置于100mL容量瓶中，加水稀释至刻度，摇匀。每1mL相当于50μg的$NO_3^-$）0.50mL用同一方法制成的对照液比较，不得更浅（0.25%）。

（5）有关物质　精密称取本品约10mg，加流动相稀释制成每1mL中含维生素$B_1$ 1mg的溶液，作为供试品溶液，精密量取1mL，置于100mL容量瓶中，加流动相稀释至刻度，摇匀作为对照溶液。按照高效液相色谱法测定，用十八烷基硅烷键合硅胶为填充剂，以甲醇-乙腈-0.02mol/L庚烷磺酸钠溶液（含1%三乙胺，用磷酸调pH值至5.5）（9∶9∶82）为流动相，检测波长为254nm，理论板数按维生素$B_1$计算不低于2000，主峰与前后峰的分离度应符合要求。取对照溶液20μL注入液相色谱仪，调节检测灵敏度，使主成分色谱峰的峰高约为满量程的20%。精密量取供试品溶液与对照溶液各20μL，分别注入液相色谱仪，记录色谱图至主成分保留时间的3倍，供试品溶液色谱图如有杂质峰（扣除溶剂峰），各杂质峰面积的和不得大于对照溶液主峰面积0.5倍（0.5%）。

（6）干燥失重　取本品，在105℃干燥至恒重，质量损失率不得超过5.0%。

（7）炽灼残渣　不得超过0.1%。

（8）重金属　取本品1.0g，加水25mL溶解后，依法检查，含重金属不得超过百万分之十。

（9）总氯量　取本品约0.2g，精密称定，加水20mL溶解后，加稀乙酸2mL与溴酚蓝指示液8～10滴，用硝酸银滴定液（0.1mol/L）滴定至显蓝紫色。每1mL硝酸银滴定液（0.1mol/L）相当于3.54mg的氯（Cl）。按干燥品计算，含总氯量应为20.6%～21.2%。

## 四、含量测定

取本品约0.12g，精密称定，加冰醋酸20mL微热使其溶解，放冷，加乙酸酐30mL，按照电位滴定法，用高氯酸滴定液（0.1mol/L）滴定，并将滴定的结果用空白试验校正。每1mL高氯酸滴定液（0.1mol/L）相当于16.86mg的$C_{12}H_{17}ClN_4OS \cdot HCl$。

## 项目要求

（1）能够依据药典与质量标准，对维生素$B_1$药物进行分析与检验。

（2）能够依据药典与质量标准，对维生素C药物进行分析与检验。

（3）能够依据药典与质量标准，对维生素E药物进行分析与检验。

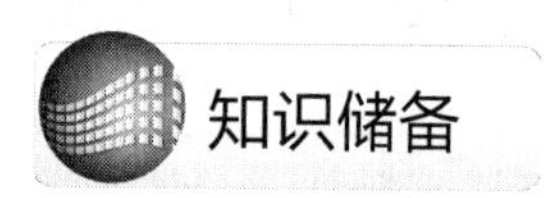


维生素又名维他命，它是维持人体生命活动必需的一类有机物质，也是保持人体健康的重要活性物质。维生素在体内的含量很少，但不可或缺。大多数的维生素，机体不能合成或合成量不足，不能满足机体的需要，必须经常通过食物获得。维生素种类较多，《中国药典》中收载了维生素A、维生素$B_1$、维生素$B_2$、维生素$B_6$、维生素$B_{12}$、维生素C、维生素$D_2$、维生素$D_3$、维生素E、维生素$K_1$、叶酸、烟酸等原料及制剂共计30多个品种。按其溶解度，维生素可分为脂溶性维生素（如维生素A、维生素D、维生素E、维生素K等）和水溶性维生素（如维生素$B_1$、维生素$B_2$、维生素C、烟酸等）两大类。

维生素$B_1$广泛存在于米糠、蛋黄、牛奶、番茄等食物中，是最早被人们提纯的维生素。因其分子中含有硫及氨基，故称为硫胺素，又称抗脚气病维生素。《中国药典》收载有维生素$B_1$及其片剂和注射液。

## 一、维生素 $B_1$ 的结构与性质

### 1. 基本结构

维生素 $B_1$ 常以其盐酸盐的形式出现，又称盐酸硫胺，是由氨基嘧啶环和噻唑环通过亚甲基结合而成的季铵类化合物，噻唑环上季铵及嘧啶环上氨基，为两个碱性基团，可与酸成盐。其结构式为：

### 2. 维生素 $B_1$ 的性质

（1）溶解性　维生素 $B_1$ 在水中易溶，在乙醇中微溶，在乙醚中不溶，其干燥品在空气中可迅即吸收约 4％的水分。

（2）稳定性　维生素 $B_1$ 在酸性溶液（pH 值为 3.0～5.0）中很稳定，在碱性溶液中不稳定，易被氧化和受热破坏，故应置于遮光、凉处保存，不宜久贮。还原性物质亚硫酸盐、二氧化硫等能使维生素 $B_1$ 失活。

（3）紫外吸收特性　维生素 $B_1$ 的分子结构中含有共轭双键，故对紫外光有吸收。12.5 μg/mL 维生素 $B_1$ 的盐酸溶液，在 246nm 波长处测定吸光度，其吸收系数（$E_{1cm}^{1\%}$）为 406～436。

（4）硫色素反应　噻唑环在碱性介质中可开环，再与嘧啶环上的氨基环合，经铁氰化钾等氧化剂氧化成具有荧光的硫色素，后者溶于正丁醇中呈蓝色荧光。

（5）与生物碱沉淀试剂反应　维生素 $B_1$ 分子结构中含有杂环，可与某些生物碱沉淀试剂（如硅钨酸、三硝基酚、碘化汞钾等）反应生成组成恒定的沉淀，可用于鉴别和含量测定。

### 3. 鉴别试验

（1）硫色素反应　维生素 $B_1$ 在碱性溶液中，可被铁氰化钾氧化生成硫色素。硫色素溶于正丁醇（或异丁醇等）中，显蓝色荧光。

噻唑环 $\xrightarrow{OH^-}$ 开环并与嘧啶环上氨基环合 $\xrightarrow{\text{铁氰化钾氧化}}$ 硫色素 $\xrightarrow{\text{正丁醇}}$ 蓝色荧光

其鉴别试验方法为：取本品约 5mg，加氢氧化钠试液 2.5mL 溶解后，加铁氰化钾试液 0.5mL 与正丁醇 5mL，强力振摇 2min，放置使其分层，上面的醇层显强烈的蓝色荧光；加酸使其呈酸性，荧光即消失；再加碱使其呈碱性，荧光又显出。

M9-1 维生素 $B_1$ 的鉴别（硫色素反应）

硫色素反应为维生素 $B_1$ 所特有的专属性反应，《中国药典》即以此法用于维生素 $B_1$ 的鉴别。

（2）氯化物反应　维生素 $B_1$ 是一种盐酸盐，故其水溶液显氯化物的鉴别反应。《中国药典》中也以此法用于维生素 $B_1$ 的鉴别。

（3）硝酸铅反应　维生素 $B_1$ 与 NaOH 共热，分解产生硫化钠，可与硝酸铅反应生成黑

色沉淀，可供鉴别。

（4）沉淀反应

① 维生素 $B_1$ 与碘化汞钾可生成淡黄色沉淀$[B_1] \cdot H_2HgI_4$。

② 维生素 $B_1$ 与碘可生成红色沉淀$[B_1] \cdot HI \cdot I_2$。

③ 维生素 $B_1$ 与硅钨酸可生成白色沉淀$[B_1]_2 \cdot SiO_2(OH)_2 \cdot 12WO_3 \cdot 4H_2O$。

M9-2 维生素$B_1$的鉴别（沉淀反应）

$[B_1] \cdot 2O_2N—C_6H_4—N$（吡唑酮环：$CH_3$、$NO_2$、O）

④ 维生素 $B_1$ 与苦酮酸可生成扇形白色沉淀。

（5）红外分光光度法　取本品适量，加水溶解，水浴蒸干，在105℃干燥 2h 测定。本品的红外光吸收图谱应与对照的图谱（光谱集 1205 图）一致，如图 9-1 所示。

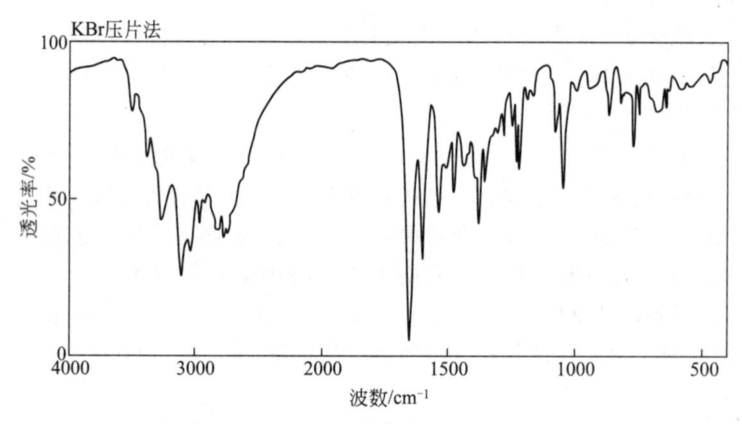


图 9-1　维生素 $B_1$ 红外吸收图谱

## 4. 杂质检查

维生素 $B_1$ 中杂质检查项目包括：酸度、溶液的澄清度与颜色、硫酸盐、硝酸盐、干燥失重、炽灼残渣、铁盐、重金属、总氯量、有关物质等。

（1）酸度　取本品 0.50g，加水 20mL 溶解后，依法测定，pH 值应为 2.8～3.3。

（2）溶液的澄清度与颜色　取本品 1.0g，加水 10mL 溶解后，溶液应澄清无色；如显色，与对照液（取比色用重铬酸钾液 0.1mL，加水适量使其成 10mL）比较，不得更深。

（3）硫酸盐　取本品 2.0g，依法检查，与标准硫酸钾溶液 2.0mL 制成的对照液比较，不得更浓（0.01%）。

（4）硝酸盐　取本品 1.0g，加水溶解并稀释至 100mL，取 1.0mL，加水 4.0mL 与 10%氯化钠溶液 0.5mL，摇匀，精密加稀靛胭脂试液［取靛胭脂试液，加等量的水稀释。临用前，量取本液 1.0mL，用水稀释至 50mL，照紫外-可见分光光度法（通则 0401），在 610nm 的波长处测定，吸光度应为 0.3～0.4］1mL，摇匀，沿管壁缓缓加硫酸 5.0mL，立即缓缓振摇 1min，放置 10min，与标准硝酸钾溶液（精密称取在 105℃干燥至恒重的硝酸钾 81.5mg，置 50mL 量瓶中，加水溶解并稀释至刻度，摇匀，精密量取 5mL，置 100mL 量瓶中，用水稀释至刻度，摇匀。每 1mL 相当于 50μg 的 $NO_3$）0.50mL 用同法制成的对照液比较，不得更浅（0.25%）。

（5）干燥失重　取本品，在 105℃干燥至恒重，质量损失率不得超过 5.0%。

（6）炽灼残渣　不得超过 0.1%。

（7）铁盐　取本品1.0g，加水25mL溶解后，依法检查，与标准铁溶液2.0mL制成的对照液比较，不得更深（0.002%）。

（8）重金属　取本品1.0g，加水25mL溶解后，依法检查，含重金属不得超过百万分之十。

（9）总氯量　取本品约0.2g，精密称定，加水20mL溶解后，加稀乙酸2mL与溴酚蓝指示液8～10滴，用硝酸银滴定液（0.1mol/L）滴定至显蓝紫色。每1mL硝酸银滴定液（0.1mol/L）相当于3.54mg的氯（Cl）。按干燥品计算，含总氯量应为20.6%～21.2%。

（10）有关物质　取本品，精密称定，用流动相溶解并稀释制成每1mL中约含1mg的溶液，作为供试品溶液；精密量取1mL，置于100mL量瓶中，用流动相稀释至刻度，摇匀，作为对照溶液。照高效液相色谱法（通则0512）试验，用十八烷基硅烷键合硅胶为填充剂，以甲醇-乙腈-0.02mol/L庚烷磺酸钠溶液（含1%三乙胺，用磷酸调节pH值至5.5）（9∶9∶82）为流动相，检测波长为254nm，理论板数按维生素$B_1$峰计算不低于2000，维生素$B_1$峰与相邻峰的分离度均应符合要求。精密量取供试品溶液与对照溶液各20μL，分别注入液相色谱仪，记录色谱图至主峰保留时间的3倍。供试品溶液色谱图中如有杂质峰，各杂质峰面积的和不得大于对照溶液主峰面积的0.5倍（0.5%）。

5. 含量测定

《中国药典》中，用非水滴定法测定原料药，用紫外分光光度法测定片剂及注射液。

（1）非水滴定法

① 原理。维生素$B_1$分子中含有两个碱性的已成盐的伯胺和季铵基团，在非水溶液中（在乙酸酸汞存在下），均可与高氯酸作用。根据滴定过程中所消耗高氯酸的量即可计算维生素$B_1$的含量。

② 方法。取本品约0.12g，精密称定，加冰醋酸20mL微热使其溶解，放冷至室温，加乙酸酐30mL，按照电位滴定法，用高氯酸滴定液（0.1mol/L）滴定，并将滴定的结果用空白试验校正。每1mL高氯酸滴定液（0.1mol/L）相当于16.86mg的$C_{12}H_{17}ClN_4OS \cdot HCl$。

③ 计算

$$含量(\%)=\frac{(V-V_0)TF\times 10^{-3}}{W(1-干燥失重率)}\times 100\% \quad (9\text{-}1)$$

式中　$V$——样品测定所消耗滴定液的体积，mL；

$V_0$——空白试验所消耗滴定液的体积，mL；

$T$——滴定度，其值为16.86mg/mL；

$F$——浓度换算因数；

$W$——取样量，g。

（2）紫外-可见分光光度法

① 原理。维生素$B_1$结构中含有共轭体系，具有紫外吸收，其盐酸溶液的最大吸收波长为246nm，可用于含量测定。《中国药典》中收载的维生素$B_1$片剂及注射液，均采用此法测定含量。

② 维生素$B_1$片的测定

a. 方法。取本品20片，精密称定，研细，精密称取适量（约相当于维生素$B_1$ 25mg），置于100mL容量瓶中，加盐酸溶液（9→1000）约7mL，振摇15min使维生素$B_1$溶解，加盐酸溶液（9→1000）稀释至刻度，摇匀，用干燥滤纸过滤，精密量取续滤液5mL，置于另一100mL容量瓶中，再加盐酸溶液（9→1000）稀释至刻度，摇匀，按照紫外-可见分光光度法，在246nm的波长处测定吸光度，按$C_{12}H_{17}ClN_4OS \cdot HCl$的吸收系数（$E_{1cm}^{1\%}$）为421计算，即得。

b. 计算

$$\text{含量占标示量百分率}(\%)=\frac{A\times 100\times 10^{3}\overline{W}}{E_{1\text{cm}}^{1\%}\times 5W\times \text{标示量}}\times 100\% \qquad (9\text{-}2)$$

式中　$A$——供试品溶液的吸光度；

$E_{1\text{cm}}^{1\%}$——吸收系数；

$W$——称取样品量，g；

$\overline{W}$——平均片重，g；

标示量——单位为 mg/片。

（3）维生素 $B_1$ 注射液的测定

① 方法。精密量取本品适量（约相当于维生素 $B_1$ 50mg），置于 200mL 容量瓶中，加水稀释至刻度，摇匀，精密量取 5mL，置于 100mL 容量瓶中，加盐酸溶液（9→1000）稀释至刻度。按照紫外-可见分光光度法，在 246nm 的波长处测定吸光度，按 $C_{12}H_{17}ClN_4OS\cdot HCl$ 的吸收系数（$E_{1\text{cm}}^{1\%}$）为 421 计算，即得。

② 计算

$$\text{含量占标示量百分率}(\%)=\frac{A\times 200\times 10^{3}}{E_{1\text{cm}}^{1\%}\times 5V\times \text{标示量}}\times 100\% \qquad (9\text{-}3)$$

式中　$A$——供试品溶液的吸光度；

$E_{1\text{cm}}^{1\%}$——吸收系数；

$V$——取样量，mL；

标示量——单位为 mg/mL。

## 二、维生素 C 的结构与性质

维生素 C，是一种水溶性维生素，具有多种健脑强身的功效，它是脑功能极为重要的营养物。维生素 C 又名 L-抗坏血酸，其化学名称为 2,3,4,5,6-五羟基-2-己烯酸-4-内酯，分子式为 $C_6H_8O_6$，分子量为 176.12；为白色结晶或结晶性粉末，无臭，味酸，久置色渐变微黄；溶于水，稍溶于乙醇，不溶于乙醚、氯仿、苯、石油醚、油类和脂肪。

### 1. 基本结构

维生素 C 在化学结构上和糖类十分相似，含有不对称碳，有四种光学异构体，其中以 L-构型右旋体的生物活性最强，且具有旋光性；维生素 C 分子结构中具有二烯醇结构，并具有共轭双键。其结构式为：

$CH_2OH$
H—C—OH
O
O
HO　OH

### 2. 维生素 C 的性质

（1）溶解性　维生素 C 在水中易溶，水溶液显酸性；在乙醇中略溶，在三氯甲烷或乙醚中不溶。

（2）酸性　维生素 C 分子结构中的二烯醇基，尤其是 C3—OH 由于受共轭效应的影响，酸性较强（$pK_1=4.17$）；C2—OH 的酸性较弱（$pK_2=11.57$），故维生素 C 一般表现为一元酸，可与碳酸氢钠作用生成钠盐。

（3）还原性　维生素 C 分子中的二烯醇基具有极强的还原性，易被氧化为二酮基而成为去氢抗坏血酸，加氢又可还原为抗坏血酸。在碱性溶液中或强酸性溶液中能进一步水解为二酮古洛糖酸而失去活性。

L-抗坏血酸（有生物活性） $\underset{+2H}{\overset{-2H}{\rightleftharpoons}}$ L-去氢抗坏血酸（有生物活性） $\xrightarrow[H_2O]{OH^-(H^+)}$ L-二酮古洛糖酸(钠)（无生物活性）

（4）旋光性　维生素C分子中有两个手性碳原子，故有四种光学异构体，其中以L-构型右旋体的生物活性最强。其比旋度为+20.5°～+21.5°。

（5）水解性　在强碱中，维生素C的内酯环可水解，生成酮酸盐。但维生素C在碳酸钠溶液中不发生水解，因其可与碳酸钠作用生成单钠盐。

维生素C $\xrightarrow[H_2O]{Na_2CO_3}$ 单钠盐（NaO—）；维生素C $\xrightarrow[H_2O]{NaOH}$ 酮酸盐（COONa）

（6）紫外吸收特性　维生素C具有共轭双键，其稀盐酸溶液在243nm波长处有最大吸收，$E_{1cm}^{1\%}$ 为560，可用于鉴别和含量测定。若在中性或碱性条件下，则最大吸收波长位于265nm处。

（7）糖类的性质　维生素C的化学结构与糖类相似，因而具有糖类的性质和反应。

维生素C $\xrightarrow[\text{或盐酸}]{\text{三氯乙酸}}$ 戊糖 $\xrightarrow{\text{脱水}}$ 糠醛 $\xrightarrow{50℃,\ \text{吡咯}}$ 蓝色

维生素C ⇌ … $\xrightarrow{H_2O}$ $CH_2OH—CHOH—(CHOH)_2—CO—COOH$ $\xrightarrow{-CO_2}$ 戊糖 $\xrightarrow{-3H_2O}$ 糠醛 $\xrightarrow[\text{吡咯}]{50℃}$ $H_2O$ + (蓝色)

(蓝色)　　糠醛　　戊糖

## 3. 鉴别试验

（1）与硝酸银反应　维生素C分子中的二烯醇基，具有强还原性，可被硝酸银氧化为去氢抗坏血酸，同时产生黑色银沉淀。反应式如下：

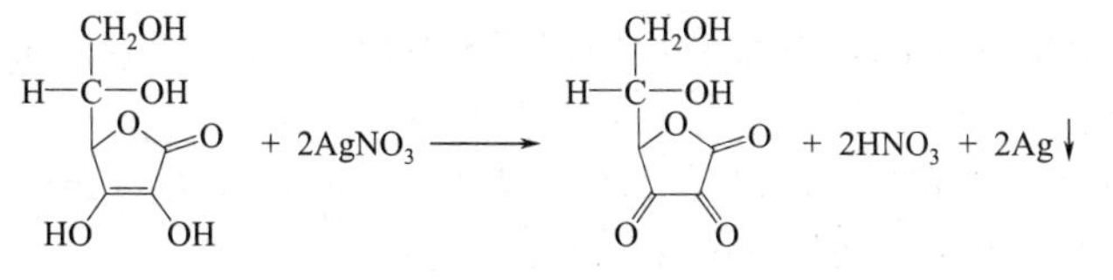

M9-3 维生素C的鉴别(糖类性质反应)

M9-4 维生素C的鉴别(硝酸银反应)

其鉴别试验方法为：取本品 0.2g，加水 10mL 溶解。取该溶液 5mL，加硝酸银试液 0.5mL，即生成银的黑色沉淀。《中国药典》即采用该法鉴别。

（2）与 2,6-二氯靛酚反应　2,6-二氯靛酚为一染料，其氧化型在酸性介质中为玫瑰红色，在碱性介质中为蓝色。与维生素 C 作用后生成还原型的酚亚胺（无色）。

其鉴别试验方法为：取本品 0.2g，加水 10mL 溶解。取该溶液 5mL，加 2,6-二氯靛酚试液 1～2 滴，试液的颜色即消失。《中国药典》即采用该法鉴别。

玫瑰红色　　　　无色

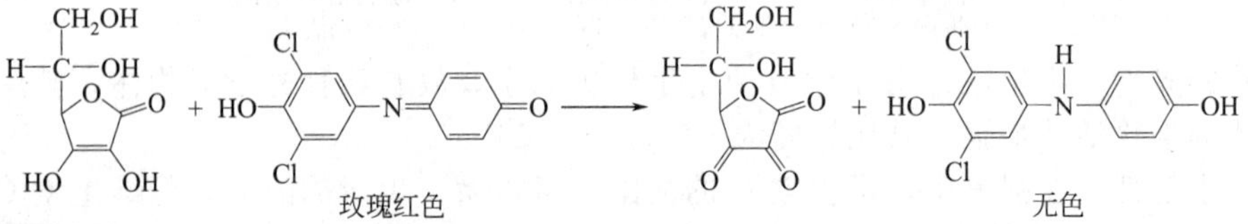

M9-5 维生素C的鉴别(2,6-二氯靛酚)

（3）与其他氧化剂反应　维生素 C 还可被亚甲蓝、高锰酸钾、碱性酒石酸铜试液、磷钼酸等氧化剂氧化为去氢维生素 C；同时，维生素 C 可使这些试剂褪色，产生沉淀或显色。

$$\text{碱性酒石酸铜} \xrightarrow{\text{维生素 C}} Cu_2O\downarrow（\text{红色}）$$

$$KMnO_4 \xrightarrow{\text{维生素 C}} Mn^{2+}$$

（4）红外分光光度法　维生素 C 分子中含有羟基、酯基，它们在红外光谱中可产生特征吸收峰。《中国药典》规定本品的红外吸收光谱应与对照的图谱一致，如图 9-2 所示。

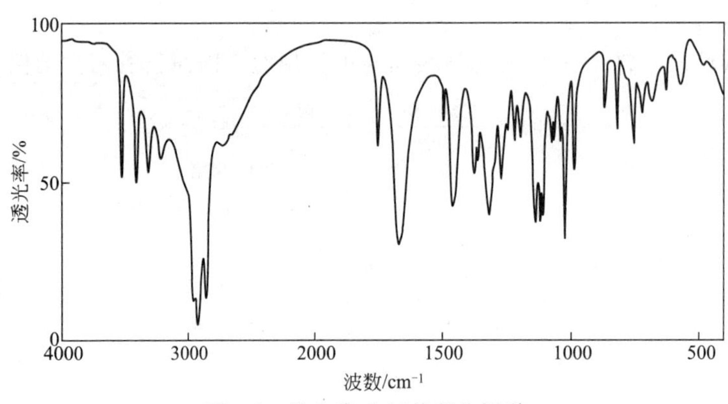


图 9-2　维生素 C 红外吸收图谱

## 4. 杂质检查

维生素 C 中杂质检查项目包括：溶液的澄清度与颜色、草酸、炽灼残渣、铁、铜、重金属、细菌内毒素等。

（1）溶液的澄清度与颜色　维生素 C 及其制剂在贮存期间容易变色，且颜色随贮存时间的延长而逐渐加深。因此，为保证产品质量，须控制有色杂质的量。溶液的澄清度与颜色的检查方法为：

① 原料药。取本品 3.0g，加水 15mL，振摇使其溶解，溶液应澄清无色；如显色，将溶液经 4 号垂熔玻璃漏斗过滤，取滤液，按照紫外-可见分光光度法，在 420nm 的波长处测定吸光度，不得超过 0.03。

② 片剂。取本品的细粉适量（相当于维生素 C 1.0g），加水 20mL，振摇使维生素 C 溶解，过滤，滤液按照分光光度法在 440nm 的波长处测定吸光度，不得超过 0.07。

③ 注射液。取本品，加水稀释成每 1mL 中含维生素 C 50mg 的溶液，按照紫外-可见分光光度法，在 420nm 的波长处测定吸光度，不得超过 0.06。

（2）草酸　取本品 0.25g，加水 4.5mL，振摇使维生素 C 溶解，加氢氧化钠试液 0.5mL，加稀乙酸 1mL，加氯化钙试液 0.5mL，摇匀，放置 1h，作为供试品溶液；另精密称取草酸 75mg，置于 500mL 容量瓶中，加水稀释至刻度，摇匀，精密量取 5mL，加稀乙酸 1mL，加氯化钙试液 0.5mL，摇匀，放置 1h，作为对照品溶液。供试品溶液产生的浑浊不得浓于对照品溶液（0.3%）。

（3）炽灼残渣　不得超过 0.1%。

（4）铁　取本品 5.0g，两份，分别置于 25mL 容量瓶中，一份中加 0.1mol/L 硝酸溶液溶解并稀释至刻度，摇匀，作为供试品溶液（B）；另一份中加标准铁溶液（精密称取硫酸铁铵 863mg，置于 1000mL 容量瓶中，加 1mol/L 硫酸溶液 25mL，加水稀释至刻度，摇匀，精密量取 10mL，置于 100mL 容量瓶中，加水稀释至刻度，摇匀）1.0mL，加 0.1mol/L 硝酸溶液溶解并稀释至刻度，摇匀，作为对照溶液（A）。按照原子吸收分光光度法，在 248.3nm 的波长处分别测定，应符合规定。

（5）铜　取本品 2.0g，两份，分别置于 25mL 容量瓶中，一份中加 0.1mol/L 硝酸溶液溶解并稀释至刻度，摇匀，作为供试品溶液（B）；另一份中加标准铜溶液（精密称取硫酸铜 393mg，置于 1000mL 容量瓶中，加水稀释至刻度，摇匀，精密量取 10mL，置于 100mL 容量瓶中，加水稀释至刻度，摇匀）1.0mL，加 0.1mol/L 硝酸溶液溶解并稀释至刻度，摇匀，作为对照溶液（A）。按照原子吸收分光光度法，在 324.8nm 的波长处分别测定，应符合规定。

（6）重金属　取本品 1.0g，加水溶解成 25mL，依法检查，含重金属不得超过百万分之十。

（7）细菌内毒素　取本品，加碳酸钠（170℃加热 4h 以上）适量，使其混合，依法检查，每 1mg 维生素 C 中含内毒素的量应小于 0.02EU（EU 表示效价单位）（供注射用）。

5. 含量测定

维生素 C 的含量测定大多是基于其具有较强的还原性，可被不同氧化剂定量氧化。容量分析法（滴定分析法）因简便、快速、结果准确，被各国药典所采用，如碘量法、2,6-二氯靛酚法等。此外，维生素 C 的含量测定方法还包括荧光分析法、分光光度法、电位滴定法、高效液相色谱法等。

（1）碘量法

① 原理。维生素 C 在乙酸酸性条件下，可被碘定量氧化。反应式如下：

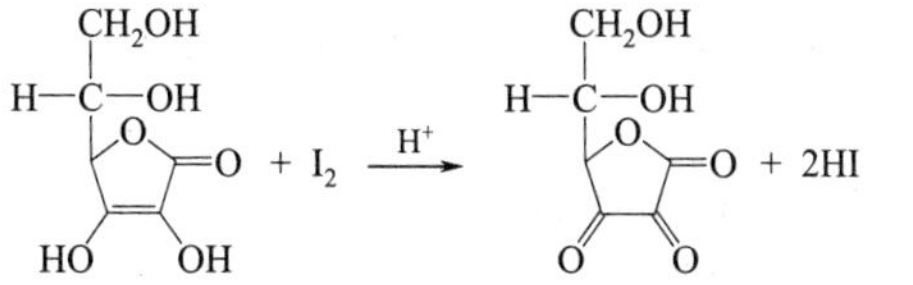

$$\text{(CH}_2\text{OH, H—C—OH, HO, OH 取代的内酯)} + I_2 \xrightarrow{H^+} \text{(CH}_2\text{OH, H—C—OH, O, O 取代的内酯)} + 2HI$$

当用碘滴定液滴定维生素 C 时，所滴定的碘被维生素 C 还原为碘离子，随着滴定过程中维生素 C 被完全氧化，过量的碘可使含指示剂（淀粉）的溶液产生蓝色，即为滴定终点。根据所消耗碘滴定液的体积，即可计算维生素 C 的含量。

② 方法。取本品约 0.2g，精密称定，加新沸过的冷水 100mL 与稀乙酸 10mL 使其溶解，加淀粉指示液 1mL，立即用碘滴定液（0.05mol/L）滴定，至溶液显蓝色并在 30s 内不褪色。每 1mL 碘滴定液（0.05mol/L）相当于 8.806mg 的 $C_6H_8O_6$。

③ 注意事项

a. 滴定须在乙酸酸性溶液中进行。因在酸性溶液中，可延缓空气中的氧气氧化维生素 C

的速率，但样品溶于稀酸后仍需立即进行滴定。

b. 加新沸过的冷水的目的是减少水中溶解的氧气对测定的影响。

c.《中国药典》中，维生素 C 原料药、片剂、颗粒剂、沸腾片及注射液的含量测定，均采用此法。为消除制剂中辅料对测定的干扰，滴定前须进行必要的处理。如：片剂溶解后应过滤，取续滤液进行测定；注射液测定时，需加入 2mL 丙酮，以消除抗氧剂 $NaHSO_3$ 的干扰。

（2）2,6-二氯靛酚法

① 原理。维生素 C 可在酸性溶液中用 2,6-二氯靛酚标准液滴定，至溶液显玫瑰红色时即为终点。根据所消耗 2,6-二氯靛酚标准液的体积，即可计算维生素 C 的含量。

② 方法（以维生素 C 注射液为例）。精密量取本品适量（约相当于维生素 C 50mg），置于 100mL 容量瓶中，加偏磷酸-乙酸试液 20mL，用水稀释至刻度，摇匀；精密量取稀释液适量（约相当于维生素 C 2mg），置于 50mL 锥形瓶中，加偏磷酸-乙酸试液 5mL，用 2,6-二氯靛酚滴定液滴定至溶液显玫瑰红色，并持续 5s 不褪色；另取偏磷酸-乙酸试液 5.5mL，加水 15mL，用 2,6-二氯靛酚滴定液滴定，作空白试验校正。以 2,6-二氯靛酚滴定液对维生素 C 滴定度计算，即可。

③ 注意事项

a. 快速滴定可减少干扰组分的影响。该方法非维生素 C 的专属反应，其他还原性物质的存在对测定有干扰。但相比较而言，维生素 C 的氧化速率要快于其他组分，故宜快速滴定。

b. 2,6-二氯靛酚滴定液不宜长时间保存。由于 2,6-二氯靛酚滴定液不够稳定，贮存时易缓慢分解，故 2,6-二氯靛酚滴定液不宜长时间保存，其浓度最好在用前标定。

c. 本法的专属性优于碘量法，常用于含维生素 C 的制剂及食品的分析。

## 三、维生素 E 的结构与性质

维生素 E，又名生育酚或产妊酚，为微黄色至黄色或黄绿色澄清的黏稠液体，几乎无臭，遇光色渐变深。它在食油、水果、蔬菜及粮食中均存在，是一种有 8 种形式的脂溶性维生素。维生素 E 具有多种生理功能，能促进性激素分泌，使男子精子活力和数量增加；使女子雌性激素浓度增高，提高生育能力，预防流产。维生素 E 还可用于防治男性不育症、烧伤、冻伤、毛细血管出血、更年期综合征、美容等方面。近来还发现维生素 E 可抑制眼睛晶状体内的过氧化脂反应，使末梢血管扩张，改善血液循环，预防近视眼发生和发展。维生素 E 苯环上的酚羟基被乙酰化，酯水解为酚羟基后为生育酚。

### 1. 基本结构

维生素 E 是指含苯并二氢吡喃结构，具有生育酚、生育三烯酚及其能够或多或少显示生育酚生物活性衍生物的总称。目前已知有 8 种异构体，分别是 $\alpha$、$\beta$、$\gamma$ 和 $\delta$ 生育酚和 $\alpha$、$\beta$、$\gamma$ 和 $\delta$-生育三烯酚，其中以 $\alpha$-生育酚的活性最强。维生素 E 有天然型和合成型之分。天然型维生素 E 的化学名称为：(＋)2,5,7,8-四甲基-2-(4,8,12-三甲基十三烷基)-6-苯并二氢吡喃醇乙酸酯；合成型维生素 E 的化学名称为：(±)-2,5,7,8-四甲基-2-(4,8,12-三甲基十

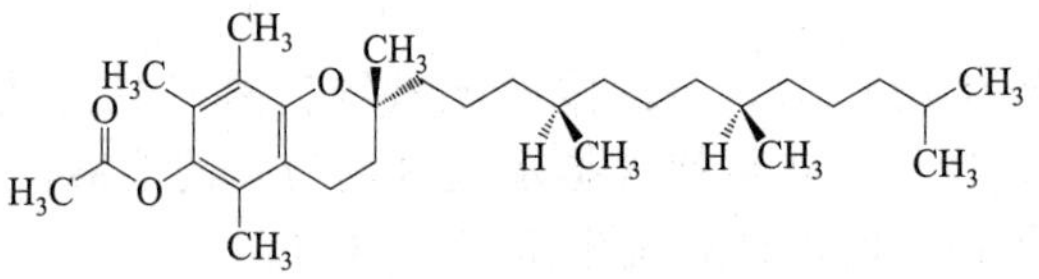

天然型

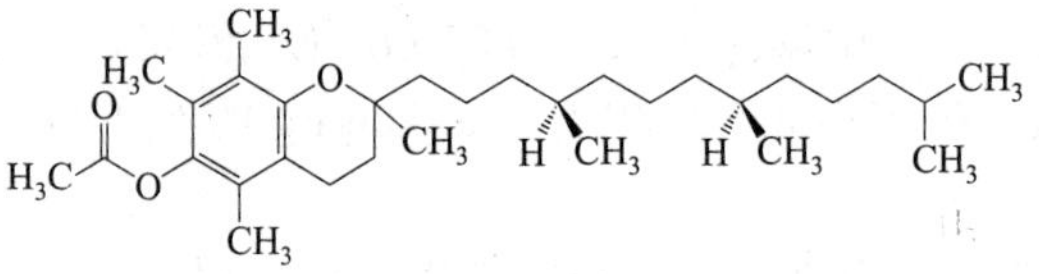

合成型

三烷基)-6-苯并二氢吡喃醇乙酸酯。其结构式分别为：

## 2.维生素E的性质

（1）溶解性　维生素E为微黄色至黄色或黄绿色澄清的黏稠液体，在无水乙醇、丙酮、乙醚或植物油中易溶，在水中不溶。

（2）水解性　维生素E苯环上有乙酰化的酚羟基，在酸性或碱性溶液中加热可水解生成游离生育酚，故常作为特殊杂质进行检查。

（3）氧化性　维生素E在无氧条件下对热稳定，加热至200℃几乎不分解；但对空气中的氧十分敏感，遇光、空气可被氧化，颜色渐渐变深。合成品抗氧化性比天然品弱。

维生素E的水解产物游离生育酚，在有氧或其他氧化剂存在时，则进一步氧化生成有色的醌型化合物，尤其在碱性条件下，氧化反应更易发生。

（4）紫外吸收特性　维生素E苯环上有乙酰化的酚羟基，故有紫外吸收，其无水乙醇溶液在284nm波长处有最大吸收，其吸收系数（$E_{1cm}^{1\%}$）为41.0～45.0。

## 3.鉴别试验

（1）硝酸反应　维生素E在硝酸酸性条件下，水解生成生育酚，生育酚被硝酸氧化为具有邻醌结构的生育红而显橙红色。其反应式如下：

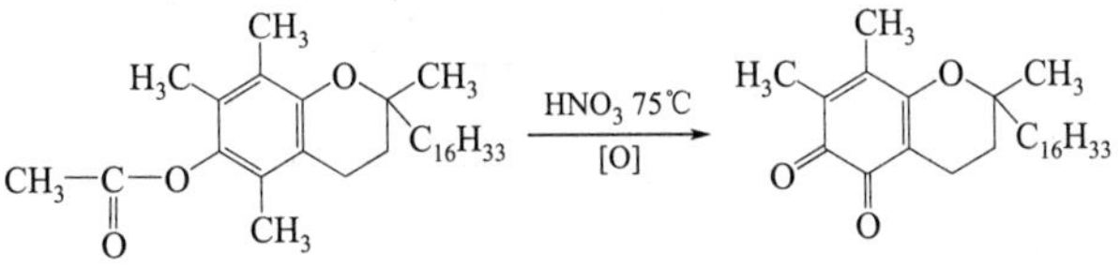

$\xrightarrow[{[O]}]{HNO_3\ 75℃}$

其鉴别试验方法为：取本品约30mg，加无水乙醇10mL溶解后，加硝酸2mL，摇匀，在75℃加热约15min，溶液显橙红色。

该方法简便、快速，呈色反应明显，《中国药典》即采用该法鉴别。

（2）三氯化铁反应　维生素E在碱性条件下，水解生成游离的生育酚，生育酚经乙醚提取后，与$FeCl_3$作用，被$Fe^{3+}$氧化生成对生育醌；同时，$Fe^{3+}$被还原为$Fe^{2+}$，$Fe^{2+}$与联吡啶生成红色配离子。

其鉴别试验方法为：取本品约10mg，加乙醇制氢氧化钾试液2mL，煮沸5min，放冷，加水4mL与乙醚10mL，振摇，静置使其分层；取乙醚液2mL，加2,2′-联吡啶的乙醇溶液（0.5→100）数滴和三氯化铁的乙醇溶液（0.2→100）数滴，应显血红色。

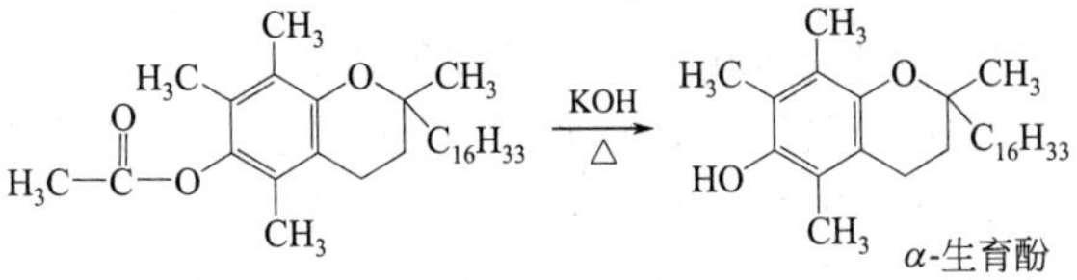

$\xrightarrow[\triangle]{KOH}$ α-生育酚

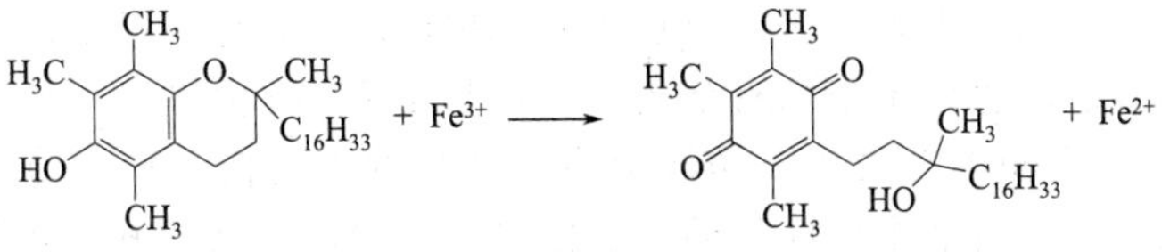

$+ Fe^{3+} \longrightarrow$ 对生育醌 $+ Fe^{2+}$

$Fe^{2+} + 3$ 联吡啶 $\longrightarrow [Fe(bipy)_3]^{2+}$ 血红色

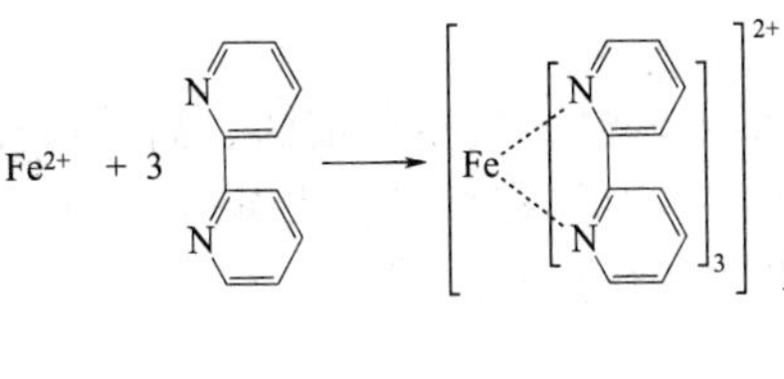

M9-6 维生素E鉴别实验

（3）紫外分光光度法 维生素 E 的 0.01% 无水乙醇溶液，在 284nm 波长处有最大吸收；在 254nm 波长处有最小吸收，可供鉴别。

（4）红外分光光度法 红外分光光度法可用于维生素 E 的鉴别。《中国药典》规定本品的红外吸收光谱应与对照的图谱一致，如图 9-3 所示。

（5）气相色谱法 气相色谱法可用于维生素 E 的鉴别。《中国药典》规定在含量测定项下记录的色谱图中，供试品溶液主峰的保留时间应与对照品溶液主峰的保留时间一致。

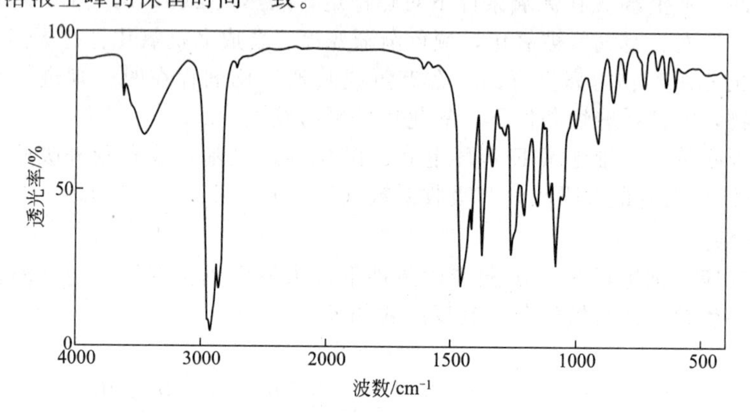


图 9-3 维生素 E 的红外吸收图谱

## 4. 杂质检查

维生素 E 中杂质检查项目包括：酸度、正己烷（残留溶剂）、有关物质（合成型）等。

（1）酸度 酸度检查主要用于检查维生素 E 制备过程中所引入的乙酸。

其方法为：取乙酸与乙醚各 15mL，置于锥形瓶中，加酚酞指示液 0.5mL，滴加氢氧化钠滴定液（0.1mol/L）至微显粉红色。加本品 1.0g，溶解后，用氢氧化钠滴定液（0.1mol/L）滴定，消耗的氢氧化钠滴定液（0.1mol/L）不得超过 0.5mL。

（2）正己烷（残留溶剂） 取本品适量，精密称定，加二甲基甲酰胺溶解并定量稀释制成每 1mL 中约含 50mg 的溶液，作为供试品溶液；另取正己烷适量，加二甲基甲酰胺定量稀释制成每 1mL 中约含 10μg 的溶液，作为对照品溶液。按照残留溶剂测定法测定，以 HP-5 毛细管柱（5%聚甲基硅氧烷）为分析柱，用氢火焰离子化检测器，柱温 50℃保持 8min，然后以每分钟 45℃升温至 260℃，保持 15min，含正己烷应符合规定（天然型）。

（3）有关物质（合成型） 取本品适量，用正己烷稀释制成每 1mL 中含维生素 E 2.5mg 的溶液，作为供试品溶液；精密量取适量，加正己烷制成每 1mL 中含维生素 E 25μg 的溶液，作为对照溶液。按照含量测定项下的色谱条件，分流比为 25：1，取对照溶液 1μL 注入气相色谱仪，调节检测器灵敏度，使主成分色谱峰的峰高约为满量程的 20%～30%；再精密量取供试品溶液与对照溶液各 1μL，分别注入气相色谱仪，记录色谱图至主成分峰保留时间的 2 倍，供试品溶液的色谱图中如有杂质峰（α-生育酚对维生素 E 峰的相对保留时间约为 0.87），α-生育酚峰的面积不得大于对照溶液主峰面积的 1.0 倍（1.0%），其他单个最大杂质峰的面积不得大于对照溶液主峰面积的 1.5 倍（1.5%），各杂质峰面积的和不得大于对照溶液主峰面积的 2.5 倍（2.5%）。

## 5. 含量测定

维生素 E 的含量测定方法很多，包括气相色谱法、高效液相色谱法、荧光分光光度法、铈量法、比色法等。《中国药典》采用气相色谱法测定维生素 E 的含量，该法简便、快速、专属性强，特别适合于维生素 E 制剂的分析。

维生素 E 的沸点为 350℃，虽然很高，但仍可不经衍生化直接用气相色谱法测定其含量。该法具有高选择性，可分离维生素 E 及其异构体，故可选择性测定维生素 E 的含量。测定时采用内标法，使测定更简便，定量结果与进样量无关，操作条件变化时对测定结果影响很小。

（1）色谱条件　载气为氮气，以聚硅氧烷（OV-17）为固定相，涂布于经酸洗并硅烷化处理的硅藻土或高分子多孔微球（80～100 目）上，涂布密度为 2%，或以 HP-1 毛细管柱（100%二甲基聚硅氧烷）为分析柱，柱温为 265℃，进样口温度应高于柱温 30～50℃，检测器采用氢火焰离子化检测器。

（2）系统适用性试验　理论塔板数（$n$）按维生素 E 峰计算应不低于 500（填充柱）或 5000（毛细管柱）；维生素 E 峰与内标物质峰的分离度应符合要求。

（3）校正因子的测定　取正三十二烷适量，加正己烷溶解并稀释成每 1mL 中含 1.0mg 的溶液，摇匀，作为内标溶液。另取维生素 E 对照品约 20mg，精密称定，置于棕色具塞锥形瓶中，精密加入内标溶液 10mL，密塞，振摇使其溶解，取 1～3μL 注入气相色谱仪，计算校正因子。

（4）样品测定　取本品约 20mg，精密称定，置于棕色具塞瓶中，精密加内标溶液 10mL，密塞，振摇使其溶解；取 1～3μL 注入气相色谱仪，测定，计算，即得。

### 思考与交流

（1）维生素 $B_1$ 应如何保存？为什么？

（2）如何利用非水滴定法测定维生素 $B_1$ 的含量？

（3）维生素 C 的杂质检查项目有哪些？

（4）碘量法测定维生素 C，为何须在乙酸酸性溶液中进行？

（5）气相色谱法测定维生素 E 的含量，通常采用何种内标物？

## 练一练测一测

**一、单选题**

（1）下列药物的碱性溶液，加入铁氰化钾后，再加正丁醇，显蓝色荧光的是（　　）。

A. 维生素 A　　B. 维生素 $B_1$　　C. 维生素 C　　D. 维生素 D

（2）检查维生素 C 中的重金属时，若取样量为 1.0g，要求含重金属不得超过百万分之十，问应吸取标准铅溶液（每 1mL 标准铅溶液相当于 0.01mg 的 Pb）多少毫升？（　　）。

A. 0.2mL　　B. 0.4mL　　C. 2mL　　D. 20mL

（3）维生素 C 注射液中抗氧剂硫酸氢钠对碘量法有干扰，能排除其干扰的掩蔽剂是（　　）。

A. 硼酸　　B. 草酸　　C. 丙酮　　D. 酒石酸

（4）硅钨酸重量法测定维生素 $B_1$ 的原理及操作要点是（　　）。

A. 在中性溶液中加入硅钨酸的反应，形成沉淀，称重求算含量

B. 在碱性溶液中加入硅钨酸的反应，形成沉淀，称重求算含量

C. 在酸性溶液中加入硅钨酸的反应，形成沉淀，称重求算含量

D. 在中性溶液中加入硅钨酸的反应，形成沉淀，溶解，以标准液测定求算含量

（5）使用碘量法测定维生素 C 的含量，已知维生素 C 的分子量为 176.12，每 1mL 碘滴定液（0.1mol/L）相当于维生素 C 的量为（　　）。

A. 17.61mg　　B. 8.806mg　　C. 176.1mg　　D. 88.06mg

（6）能发生硫色素特征反应的药物是（　　）。

A. 维生素 A　　B. 维生素 $B_1$　　C. 维生素 C　　D. 维生素 E

（7）测定维生素 C 注射液的含量时，在操作过程中要加入丙酮，这是为了（　　）。

A. 保持维生素 C 的稳定　　B. 增加维生素 C 的溶解度

C. 使反应完全　　D. 消除注射液中抗氧剂的干扰

（8）对维生素 E 鉴别实验叙述正确的是（　　）。

A. 硝酸反应中维生素 E 水解生成 $\alpha$-生育酚显橙红色

B. 硝酸反应中维生素 E 水解后，又被氧化为生育酚而显橙红色

C. 维生素 E 0.01%无水乙醇溶液无紫外吸收

D. $FeCl_3$-联吡啶反应中，$Fe^{3+}$ 与联吡啶生成红色配离子

（9）维生素 $B_1$ 的含量测定说法正确的是（　　）

A. 原料药采用非水溶液滴定法，片剂和注射液采用紫外分光光度法

B. 原料药采用紫外分光光度法，片剂采用非水溶液滴定法

C. 原料药采用非水溶液滴定法，片剂采用荧光分析法

D. 原料药采用紫外分光光度法，片剂采用高效液相色谱法

（10）维生素 C 中铁和铜的检查方法（　　）。

A. 紫色分光光度法　　B. 原子吸收分光光度法

C. 硫化钠法　　D. 配位滴定法

（11）《中国药典》采用加硝酸呈色反应鉴别维生素 E 时，溶解试样的溶剂应为（　　）。

A. 水　　B. 乙醇　　C. 无水乙醇　　D. 乙醚

**二、填空题**

（1）维生素又名（　　），它是维持人体生命活动必需的一类（　　）物质，也是保持人体健康的重要（　　）物质。按其溶解度，维生素可分为（　　）维生素和（　　）维生素两大类。

（2）维生素 $B_1$ 常以其（　　）盐的形式出现，又称（　　），是由氨基嘧啶环和噻唑环通过亚甲基结合而成的季铵类化合物。

（3）维生素 $B_1$ 在（　　）性溶液中很稳定，在（　　）性溶液中不稳定，易被氧化和受热破坏，故应置于（　　）、（　　）处保存。

（4）维生素 $B_1$ 与 NaOH 共热，分解产生（　　），可与硝酸铅反应生成（　　）色沉淀，可供鉴别。

（5）维生素 C，又称（　　），为（　　）色结晶或（　　）性粉末，无臭，味酸，久置色渐变（　　）。

（6）维生素 C 的含量测定大多是基于其具有较强的（　　）性。《中国药典》中，维生素 C 的含量测定采用（　　）法。滴定时，须在（　　）溶液中进行。

（7）维生素 E 是指含苯并二氢吡喃结构，具有生育酚、生育三烯酚及其能够或多或少显示生育酚生物活性衍生物的总称。它有（　　）型和（　　）型之分。

（8）维生素 E 在（　　）条件下，水解生成生育酚。

（9）维生素 $B_1$ 在（　　）溶液中，可被铁氰化钾氧化生成硫色素。硫色素溶解于正丁醇中，显（　　）荧光。

（10）维生素 C 分子中的二烯醇基具有较强的还原性，可被（　　）氧化为去氢抗坏血酸，同时产生黑色的单质银沉淀。

**三、判断题**

（1）维生素 C 中的特殊杂质是铁和铜。　　（　　）

（2）维生素 E 中的特殊杂质是酮体。 （ ）

（3）维生素 C 的鉴别用二氯靛酚钠。 （ ）

（4）维生素 E 的鉴别试验是异羟肟酸铁反应。 （ ）

**四、简答题**

《中国药典》中采用碘量法测定维生素 C 含量的步骤是什么？

**五、计算题**

为测定某药片中维生素 C（化学式为 $C_6H_8O_6$）的质量分数，进行了如下实验：反应原理 $C_6H_8O_6+I_2 = C_6H_6O_6+2HI$（$I_2$ 不和药片中的其他成分反应）。实验数据：取该药片 2g，共消耗 $I_2$ 的质量为 2.54g。计算该药片中维生素 C 的质量分数。

# 项目十
# 甾体激素类药物分析

掌握甾体激素类药物的鉴别方法（化学鉴别法、制备衍生物测定熔点法、紫外-可见分光光度法、红外分光光度法、薄层色谱法、高效液相色谱法），其他甾体的检查、硒的检查、游离磷酸盐的检查、残留溶剂的检查以及甾体激素类药物的含量测定方法等。

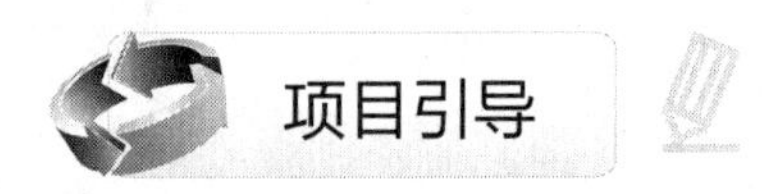

## 项目引导

**醋酸泼尼松龙的检验**

醋酸泼尼松龙，又名强的松、去氢可的松，其化学名称为 $11\beta,17\alpha$,21-三羟基孕甾-1,4-二烯-3,20-二酮-21-乙酸酯。醋酸泼尼松龙属于肾上腺皮质激素类药物，主要用于肾上腺皮质功能减退症的替代治疗。

### 一、性状

本品为白色或类白色的结晶性粉末；无臭，味微苦；有引湿性。分子式为 $C_{23}H_{30}O_6$，分子量为 402.49。在甲醇或乙醇中溶解，在丙酮或二氧六环中略溶，在三氯甲烷中微溶，在水中极微溶解。

### 二、鉴别方法

① 取本品 10mg，加甲醇 1mL 溶解后，加碱性酒石酸铜试液 1mL，加热，即生成橙红色沉淀。

② 取本品约 2mg，加硫酸 2mL，渐显深红色，无荧光；加水 10mL，红色褪去，生成灰色絮状沉淀。

③ 在含量测定项下记录的色谱图中，供试品溶液主峰的保留时间应与对照品溶液主峰的保留时间一致。

④ 本品的红外光吸收图谱应与对照的图谱（《药品红外光谱集》284 图）一致。

### 三、检查

（1）比旋度　取本品，精密称定，加二氧六环溶解并定量稀释制成每 1mL 中约含 10mg 的溶液，依法测定，比旋度为 $+96°\sim+103°$。

（2）吸收系数　取本品，精密称定，加乙醇溶解并定量稀释制成每 1mL 中约含 10μg 的溶液，按照紫外-可见分光光度法，在 243nm 的波长处测定吸光度，吸收系数（$E_{1cm}^{1\%}$）为 400～430。

（3）干燥失重　取本品，在105℃干燥至恒重，质量损失率不得超过1.0%。

## 四、有关物质

取本品，用甲醇制成每1mL中含1mg的溶液，作为供试品溶液（临用现配）；精密量取1mL，置于100mL容量瓶中，用甲醇稀释至刻度，摇匀，作为对照溶液。按照含量测定项下的色谱条件，取对照溶液10μL注入液相色谱仪，调节检测灵敏度，使主成分色谱峰的峰高约为满量程的20%；再精密量取供试品溶液与对照溶液各10μL，分别注入液相色谱仪，记录色谱图至主成分峰保留时间的2.5倍。供试品溶液的色谱图中，如有与系统适用性溶液中泼尼松龙、醋酸氢化可的松相对应的杂质峰，其峰面积均不得大于对照溶液主峰面积（1.0%），其他单一杂质峰面积不得大于对照溶液主峰面积的1/2（0.5%），各杂质峰面积的和不得大于对照溶液主峰面积的2倍（2.0%）（供试品溶液中任何小于对照溶液主峰面积0.01倍的色谱峰可忽略不计）。

## 五、含量测定

按照高效液相色谱法测定。

（1）色谱条件与系统适用性试验　用十八烷基硅烷键合硅胶为填充剂，以乙腈-水（35∶65）为流动相，检测波长为246nm。取泼尼松龙、醋酸氢化可的松对照品适量，加甲醇制成1mL中各含0.1mg的溶液，精密量取1mL，置于10mL容量瓶中，加醋酸泼尼松龙对照品浓溶液稀释至刻度，摇匀，作为系统适用性溶液。量取10μL注入液相色谱仪，理论板数按醋酸泼尼松龙峰计算不低于3000，醋酸泼尼松龙峰与醋酸氢化可的松的分离度应大于2.0。

（2）测定法　取本品适量，精密称定，用甲醇溶解并定量稀释制成每1mL中约含1mg的溶液；精密量取3mL，置于100mL容量瓶中，加甲醇稀释至刻度，摇匀，精密量取10μL注入液相色谱仪，记录色谱图；另取醋酸泼尼松龙对照品25mg，精密称定，置于25mL容量瓶中，用甲醇溶解并稀释至刻度，摇匀，作为对照品浓溶液，精密量取3mL，置于100mL容量瓶中，用甲醇稀释至刻度，摇匀，同法测定。按外标法以峰面积计算，即得。

## 项目要求

（1）能够利用各种方法对甾体激素类药物进行鉴别。

（2）能够依据药典，对甾体激素类药物中的有关杂质进行检查。

（3）能够依据药典，对相关甾体激素类药物的含量进行测定。

（4）能够通过检验，准确评价醋酸泼尼松龙等甾体激素类典型药物的质量。

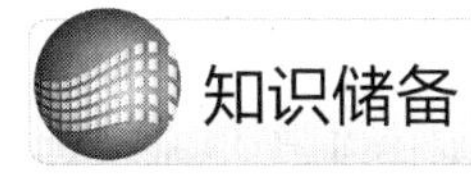


## 一、甾体激素类药物及其结构

甾体激素类药物是指分子结构中含有甾体结构的激素类药物，是一类四环脂肪烃化合物，是在研究哺乳动物内分泌系统时发现的内源性物质，具有极重要的医药价值，是临床上一类较为重要的药物，它在维持生命、调节机体物质代谢、机体发育、免疫调节、皮肤疾病治疗、生育控制方面有明确的作用。

甾体激素类药物种类较多，有些为天然药物，有些为人工合成品。但无论是天然的还是人工合成的甾体激素类药物，均具有环戊烷并多氢菲母核。结构上的差异主要在于甾核上取代基的种类、数目和位置，双键的数目和位置，以及C10上有无角甲基，C17上有无侧链基等。其基本骨架如下：

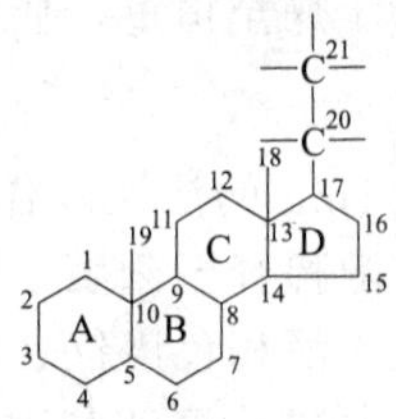

### 1. 按药理活性分类

甾体激素类药物按药理活性可分为肾上腺皮质激素和性激素两大类。肾上腺皮质激素分为糖皮质激素和盐皮质激素；而性激素又分为雄性激素及蛋白同化激素、雌性激素及孕激素等。

（1）肾上腺皮质激素　简称皮质激素，天然和合成的肾上腺皮质激素均可视为皮质酮的衍生物。这类激素能维持糖代谢，使蛋白质分解为肝糖，储存在肝中，同时具有抗炎、抗内毒素、抗免疫、抗休克作用。

a. 基本结构。其基本结构如下：

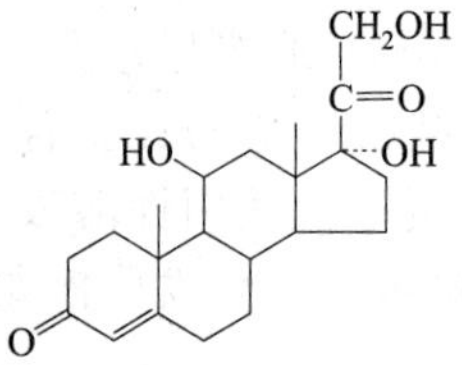

A 环上 C4/C5 间有双键，并与 C3 酮共轭，称为 $\alpha,\beta$-不饱和酮，标记为 $\Delta^4$-3-酮；C10 和 C13 上皆有甲基；C11 上有羰基或羟基；C17 上有羟基和醇酮基等。

b. 主要药物。代表性的药物有醋酸泼尼松龙、醋酸地塞米松、氢化可的松、倍他米松、醋酸氟轻松、地塞米松磷酸钠等。

（2）雄性激素及蛋白同化激素　这类激素具有雄性化作用、蛋白同化作用和抗雌激素作用。

a. 基本结构。其基本结构如下：

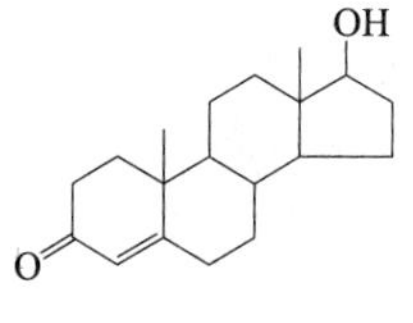

A 环上有共轭体系 $\Delta^4$-3-酮基；C10 和 C13 上皆有甲基；D 环 C17 上无侧链，多为羟基（如甲睾酮），有些是由羟基形成的酯（如丙酸睾酮）；有的蛋白同化激素 C10 上无甲基（如苯丙酸诺龙）。

b. 主要药物。代表性的药物有甲睾酮、丙酸睾酮、苯丙酸诺龙等。

（3）雌激素　这类激素具有促进女性器官发育的作用；能促使皮下脂肪富集，使体态丰满；促使体内钠和水的潴留，骨中钙的沉积等。

a. 基本结构。其基本结构如下：

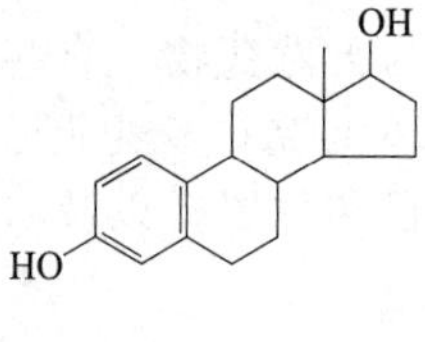

A 环为苯环；C3 上有酚羟基（有些形成了酯）；C10 上无甲基；C13 上有甲基；D 环 C17 上有羟基或羰基（有些形成了酯），有些有乙炔基（如炔雌醇）。

b. 主要药物。代表性的药物有炔雌醇、炔雌醚、雌二醇、戊二酸雌二醇等。

（4）孕激素　这类激素具有促进女性附性器官成熟及第二性征出现，并维持正常生殖功能等作用。

a. 基本结构。其基本结构如下：

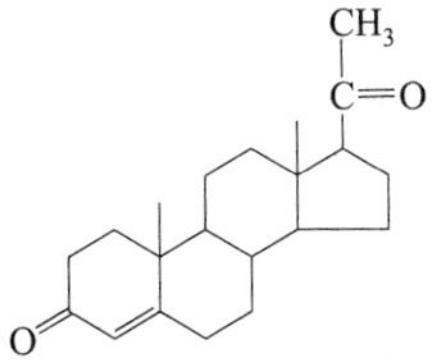

A 环上有 $\Delta^4$-3-酮基；C10 和 C13 上皆有甲基；D 环 C17 上有甲酮基，有些具有羟基，有些是由羟基形成的酯，还有些具有乙炔基。

b. 主要药物。代表性的药物有黄体酮、异炔诺酮、甲炔诺孕酮、己酸孕酮等。

2. 按化学结构分类

甾体激素类药物按其化学结构特点可分为雄甾烷类、雌甾烷类和孕甾烷类。其基本结构如下：

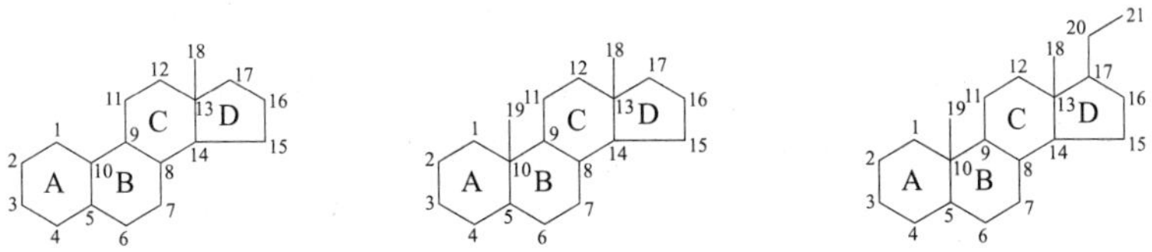

雌甾烷类（18个C原子）　雄甾烷类（19个C原子）　孕甾烷类（21个C原子）

（1）雌甾烷类甾体激素类药物　一般具有雌甾烷的基本母核，具有 18 个碳原子。A 环为苯环，C3 上有酚羟基，C17 上有羟基或酮基，有些羟基与酸形成酯，还有些在 C17 上有甲基或乙炔基。

（2）雄甾烷类甾体激素类药物　一般具有雄甾烷的基本母核，具有 19 个碳原子（蛋白同化激素母核例外，它具有 18 个碳原子，C10 上无角甲基）。A 环上有 $\Delta^4$-3-酮结构，C17 上有羟基或酮基，有些羟基与酸形成酯，还有些在 C17 上有甲基或乙炔基。

（3）孕甾烷类甾体激素类药物　一般具有 21 个碳原子。A 环上有 $\Delta^4$-3-酮结构，C17 上有甲基酮结构，有些在 C17 上还有乙炔基、羟基或羟基与乙酸或己酸形成的酯（如：醋酸甲地孕酮、醋酸氯地孕酮、己酸羟孕酮等），有些在 C6 上有双键、甲基、卤素原子等。

## 二、甾体激素类药物的鉴别

甾体激素类药物的甾体母核和各种官能团具有一些典型的化学反应，常被用于本类药物的鉴别，如呈色反应、沉淀反应、制备衍生物测定熔点等。本类药物的结构相似，而红外分光光度法特征性强，故本类药物的原料药几乎都采用了红外分光光度法进行鉴别。此外，用来鉴别本类药物的方法还有高效液相色谱法及薄层色谱法等。

1. 化学鉴别法（呈色反应）

① 与强酸的呈色反应。甾体激素类药物可与硫酸、磷酸、高氯酸、盐酸等强酸反应呈色。甾体激素类药物与硫酸的呈色反应操作简便、反应灵敏，通过形成的颜色或荧光的不同而互相区别，为各国药典所采用。部分甾体激素类药物与硫酸的呈色反应见表 10-1。

**表 10-1　部分甾体激素类药物与硫酸的呈色反应**

| 药品名称 | 颜　色 | 加水稀释后 |
| --- | --- | --- |
| 地塞米松 | 淡红棕色 | 颜色消失 |
| 醋酸可的松 | 黄或微带橙色 | 颜色消失，溶液澄清 |
| 氢化可的松 | 棕黄至红色并显绿色荧光 | 黄至橙黄，微带绿色荧光 |
| 泼尼松 | 橙色 | 黄至蓝绿 |
| 醋酸泼尼松 | 深红色 | 红色消失，有灰色絮状沉淀 |
| 泼尼松龙 | 橙色 | 黄色渐变蓝绿色 |
| 醋酸泼尼松龙 | 玫瑰红色 | 红色消失，有灰色絮状沉淀 |
| 地塞米松磷钠 | 黄或红棕色 | 黄色絮状沉淀 |
| 苯甲酸雌二醇 | 黄绿色并显蓝色荧光 | 浅橙色 |
| 炔雌醇 | 橙红色并显黄绿色荧光 | 玫瑰红色絮状沉淀 |
| 炔雌醚 | 橙红色并显黄绿色荧光 | 红色沉淀 |

醋酸泼尼松龙的鉴别：取本品约 2mg，加硫酸 2mL 使其溶解，放置 5min，即显玫瑰红色；再加水 10mL，颜色消失并有灰色絮状沉淀。

M10-1 甾体激素类药物的鉴别1

氢化可的松的鉴别：取本品约 2mg，加硫酸 2mL 使其溶解，放置 5min，显棕黄色至红色，并显绿色荧光；再将此溶液倾入 10mL 水中，即变成黄色至橙黄色，并微带绿色荧光，同时生成少量絮状沉淀。

② 官能团的呈色反应

a. 酮基的呈色反应。C3-羰基、C20-羰基能与 2,4-二硝基苯肼、异烟肼、硫酸苯肼等羰基试剂发生缩合反应，生成黄色的腙类物质，从而用于黄体酮、氢化可的松、醋酸可的松等含有酮基的药物的鉴别。

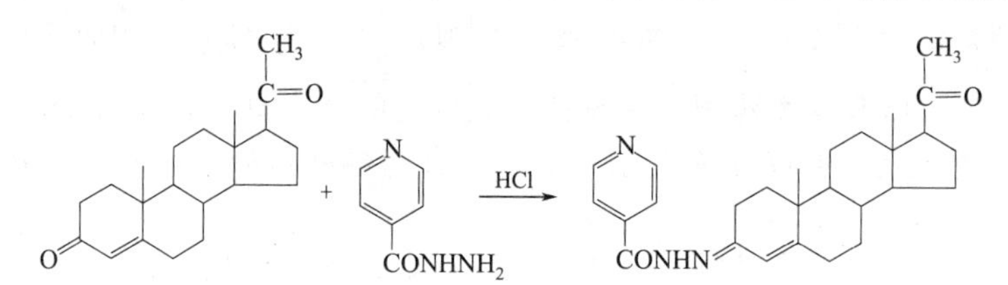


黄体酮的鉴别：取本品约 0.5mg，置于小试管中，加异烟肼约 1mg 与甲醇 1mL 使其溶解，再加稀盐酸 1 滴，即显黄色。

M10-2 甾体激素类药物的鉴别2

氢化可的松的鉴别试验：取本品约 0.1mg，加乙醇 1mL 溶解后，加临用新制的硫酸苯肼试液 8mL，在 70℃加热 15min，即显黄色。

b. C17-α-醇酮基的呈色反应。在某些甾体激素分子如肾上腺皮质激素类药物 C17 上 α-醇酮（—CO—$CH_2$OH）具有还原性，能与碱性酒石酸铜（费林试剂）、氨制硝酸银及四氮唑试液发生氧化还原反应，α-醇羟基可以被氧化为醛或醇酮基发生断裂。皮质激素的 C17 上 α-醇酮与费林试剂反应生成橙红色氧化铜沉淀，与氨制硝酸银反应，生成黑色金属银沉淀。

M10-3 甾体激素类药物的鉴别3

醋酸泼尼松龙的鉴别：取本品约 20mg，加甲醇 1mL，微温溶解后，加入碱性酒石酸铜试液 1mL，即生成橙红色沉淀。

醋酸去氧皮质酮的鉴别：取本品约 5mg，加乙醇 0.5mL 溶解后，加氨制硝酸银试液 0.5mL，即生成黑色沉淀。

c. 甲酮基或活泼亚甲基的呈色反应。甾体激素类药物分子结构中含有甲酮基（—CO—$CH_3$）或活泼亚甲基时，能与亚硝基铁氰化钠、间二硝基酚、芳香醛类反应而呈色。其中含有甲酮的黄体酮可与亚硝基铁氰化钠反应，生成蓝紫色配合物，其他甾体呈淡橙色或不呈色。此反应是黄体酮灵敏而专属的鉴别反应。

M10-4 甾体激素类药物的鉴别4

黄体酮的鉴别：取本品约5mg，置于小试管中，加甲醇0.2mL溶解后，加亚硝基铁氰化钠的细粉约3mg、碳酸钠与乙酸铵约50mg，摇匀，放置10～30min，应显示蓝紫色。

$$\text{黄体酮} + [Fe(CN)_5NO]^{2-} + 2OH^- \longrightarrow [\text{甾体}-C(=O)-CH=NO(CN)_5Fe]^{4-} + 2H_2O$$

d. 酚羟基的呈色反应。A环为苯环的雌激素C3上有酚羟基，C4上的氢较为活泼，可以与重氮苯磺酸发生偶合反应，生成红色的偶氮化合物而显色。可用于带酚羟基的雌激素药物的鉴别。如JP（13）收载的苯甲酸雌二醇就是利用该显色反应进行鉴别。

$$\text{苯甲酸雌二醇} + N{\equiv}N^+-C_6H_4-SO_3^- \xrightarrow{H^+} \text{4-}(N{=}N-C_6H_4-SO_3H)\text{苯甲酸雌二醇}$$

e. 炔基的沉淀反应。含炔基的甾体激素类药物，如炔雌醇、炔诺酮、美雌醇、炔雌醚等，遇硝酸银试液，即生成白色的炔雌醇银盐沉淀及白色炔诺酮银沉淀。

$$R—C{\equiv}CH + AgNO_3 \longrightarrow R—C{\equiv}CAg\downarrow + HNO_3$$

炔雌醇的鉴别：取本品约10mg，加乙醇1mL溶解后，加硝酸银试液5～6滴，即生成白色沉淀。

$$\text{炔雌醇}(17\text{-}C{\equiv}CH) \xrightarrow{AgNO_3} 17\text{-}C{\equiv}CAg\downarrow\ (\text{白色})$$

f. 卤素的反应（有机氟或有机氯的呈色反应）。由于卤素原子与药物是以共价键结合的，因此需要先采用氧瓶燃烧法或回流水解法将有机结合的卤素原子转化为无机离子后再进行鉴别。如一些含有氟的甾体激素药物（如醋酸氟轻松、醋酸地塞米松等），以氧瓶燃烧后生成无机氟化物，在12%乙酸钠的稀乙酸中与茜素氟蓝及硝基亚铈起反应，即显蓝紫色；而一些含有氯的甾体激素药物（如丙酸氯贝他索、丙酸贝氯米松）中有机结合的氯，经加热或进行有机破坏生成无机氯化物，再在硝酸酸性条件下与硝酸银作用，生成氯化银白色沉淀。

$$F^- + \text{茜素氟蓝}[-CH_2N(CH_2COOH)_2] + Ce^{3+} \longrightarrow \text{配合物}[-CH_2N(CH_2COO)_2\rightarrow Ce(F)(OH)]$$

醋酸氟轻松的鉴别：取本品约10mg，按照氧瓶燃烧法进行有机破坏，以水20mL和0.01mol/L氢氧化钠溶液6.5mL为吸收液，待燃烧完全后，充分振摇，取吸收液2mL，加茜素氟蓝试液0.5mL，再加12%乙酸钠的稀乙酸溶液0.2mL，用水稀释至4mL，加硝基亚铈试液 0.5mL，即显蓝紫色。

丙酸贝氯米松的鉴别：取本品约 25mg，按照氧瓶燃烧法进行有机破坏，以水 20mL 和 0.4%氢氧化钠溶液 1mL 为吸收液，待燃烧完全后，溶液呈氯化物的鉴别反应（取供试品溶液，加稀硝酸使其呈酸性后，滴加硝酸银试液，即生成白色凝乳状沉淀）。

③ 酯的反应（水解产物的反应）。一些甾体激素类药物具有乙酸酯、戊酸酯及己酸酯的结构，可先行水解，根据水解产物来鉴别。

a. 利用低级脂肪酸乙酯的香气进行鉴别。本类药物 C17 或 C21 上羟基的酯，可发生水解反应，生成相应的酸与醇，如为乙酸酯，水解后生成的乙酸可与乙醇反应，生成有香气的乙酸乙酯。

醋酸地塞米松的鉴别：取本品约 20mg，加乙醇制氢氧化钾试液 2mL，置于水浴上加热 5min，放冷，加硫酸溶液（1→2）2mL，缓缓煮沸 1min，即产生乙酸乙酯的香气。

M10-5 醋酸地塞米松的鉴别

b. 利用低级脂肪酸的特定气味进行鉴别。戊酸或己酸酯类药物，如戊酸雌二醇，水解后可生成有特臭的戊酸或己酸，可用于鉴别。

### 2. 制备衍生物测定熔点

部分甾体激素类药物，可通过测定反应后所生成衍生物的熔点进行鉴别。制备衍生物的类型有以下几种。

（1）缩氨基脲的生成　甾体激素类药物中的羰基可与氨基脲发生加成-消除反应，生成缩氨脲沉淀。大多数的缩氨脲为固体，易于结晶，并有一定的熔点。通过熔点的测定，即可鉴定相应的药物。

（2）酯的生成　含有醇羟基的药物可发生酯化反应，生成易于结晶的酯，测定其熔点，从而用于鉴别相应的药物。如炔雌醇与苯甲酰氯反应，生成苯甲酸酯，生成物苯甲酸酯的熔点约为 201℃。

（3）肟的生成　含有酮基的甾体激素，与羟胺（$NH_2—OH$）发生加成-消除反应，生成易于结晶和分离的固体，并且该晶体有较敏锐的熔点。通过熔点的测定，即可鉴定相应的药物。如黄体酮与盐酸羟胺乙酸钠反应，生成黄体酮双酮肟，生成物黄体酮双酮肟的熔点约为 235～240℃，一般在 238℃左右。

（4）酯的水解　部分甾体激素类药物是有机酸的酯，可以水解后测定其熔点。如丙酸睾丸素在醇制氢氧化钾的碱性条件下水解，生成睾酮，经结晶、洗涤、干燥后测定熔点，其熔点应为 150～156℃，多数情况下为 152～156℃。

$OCOCH_2CH_3$　+ $H_2O$ ⟶　OH　+ $CH_3CH_2COOH$

### 3. 紫外-可见分光光度法

甾体激素类药物结构中有 $\Delta^4$-3-酮基、苯环或其他共轭结构，在紫外区有特征吸收，可通过测定最大吸收波长、最大吸收波长处的吸光度、$E_{1cm}^{1\%}$ 或某两个波长处吸光度的比值进行鉴别。

丙酸倍氯米松的鉴别：取本品，精密称定，加乙醇溶解并定量稀释制成每 1mL 约含 20μg 的溶液，按照紫外-可见分光光度法测定，在 239nm 波长处有最大吸收，吸光度为 0.57～0.60，在 239nm 与 263nm 波长处的吸光度比值为 2.25～2.45。

### 4. 红外分光光度法

许多重要的甾体激素药物紫外光谱非常相似，紫外光谱鉴别缺乏专属性；同时甾体激素类药物结构复杂，有的药物之间结构间仅有较小的差异，仅靠化学法鉴别则难以区别。而红外光谱鉴别法特征性强，是鉴别该类药物有效而可靠的方法。目前，各国药典收载的甾体激素类药物的原料药，几乎都采用红外分光光度法进行鉴别。

醋酸泼尼松龙的鉴别：本品的红外光吸收图谱应与对照的图谱（光谱集 553 图）一致。

醋酸泼尼松龙的红外吸收图谱，见图 10-1。

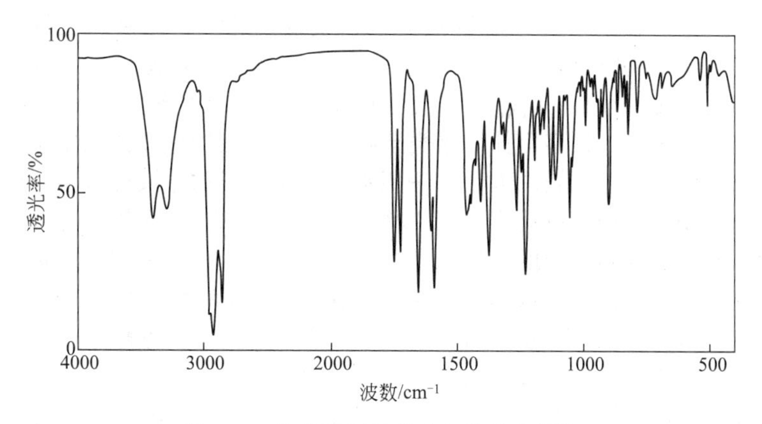


图 10-1　醋酸泼尼松龙的红外吸收图谱

### 5. 薄层色谱法

薄层色谱法具有简便、快速、灵敏、分离度高等优点。部分甾体激素类药物，特别是甾体激素类药物的制剂常采用薄层色谱法鉴别。

丙酸睾酮注射液的鉴别：取本品适量（约相当于丙酸睾酮 10mg），加无水乙醇 10mL，强力振摇，置冰浴中放置使其分层，取上层乙醇溶液置离心管中离心，取上清液作为供试品溶液；另取丙酸睾酮对照品，加无水乙醇制成每 1mL 中约含 1mg 的溶液，作为对照品溶液。按照薄层色谱法试验，吸取上述两种溶液各 10μL 分别点于同一硅胶 $GF_{254}$ 薄层板上，以二氯甲烷-甲醇（19∶0.5）为展开剂，展开，晾干，置紫外光灯（254nm）下检视。供试品溶液所显主斑点的颜色和位置应与对照品溶液的主斑点相同。

### 6. 高效液相色谱法

许多甾体激素类药物用高效液相色谱法测定含量，可同时进行此类药物的鉴别。具体方法是在相同的色谱条件下，比较甾体激素样品与其对照品峰的保留时间进行鉴别。一般都规定在含量测定项下的高效液相色谱图中，供试品溶液主峰的保留时间应与对照品溶液主峰的保留时间一致。

## 三、甾体激素类药物中特殊杂质的检查

甾体激素类药物多由其他甾体化合物或结构类似的其他甾体激素经结构改造而来，所以可能带来原料、中间体、异构体、降解产物以及试剂和溶剂等杂质。甾体激素类药物中存在的具有甾体结构且与标示药物结构不同的其他化合物都称为“其他甾体”。《中国药典》在甾体激素类药物的检查项下，除一般杂质的检查外，通常还要做“其他甾体”的检查，有些药物还需做硒、游离磷酸盐及有机残留溶剂等的检查。

### 1. 其他甾体的检查

一般采用薄层色谱法或高效液相色谱法检查甾体激素类药物中的“其他甾体”。

（1）薄层色谱法　薄层色谱法是使用最为普遍的甾体特殊杂质检查法。各国药典中多采用高低浓度对比法进行检查，即采用供试品的稀释溶液做对照，以对照溶液斑点颜色为参比来控制杂质限量。在使用薄层色谱法检查时对供试品规定了杂质斑点不得超过的数目和每个杂质斑点不得超过的限量以及杂质斑点的颜色。

醋酸去氧皮质酮中有关物质的检查：取本品，加三氯甲烷-甲醇（9∶1）溶解并稀释制成每1mL中约含10mg的溶液，作为供试品溶液；精密量取适量，分别加上述溶剂稀释制成每1mL中约含0.1mg的对照溶液（A）与每1mL中约含0.2mg的对照溶液（B）。按照薄层色谱法试验，吸取上述三种溶液各5μL，分别点于同一硅胶$GF_{254}$薄层板上，以二氯甲烷-乙醚-甲醇-水（77∶15∶8∶1.2）为展开剂，展开，晾干，在紫外光灯（254nm）下检视。供试品溶液如显杂质斑点，与对照溶液（A）所显的主斑点比较，不得更深，如有1个斑点深于对照溶液（A）的主斑点，与对照溶液（B）所显的主斑点比较，不得更深。

（2）高效液相色谱法　许多甾体激素类药物采用高效液相色谱法测定含量，一般可在相同的条件下检查其他甾体。检查的方法多采用不加校正因子的主成分自身对照法，即采用供试品溶液的稀释液作为对照，以对照溶液主峰面积为参比来控制杂质限量。在使用高效液相色谱法检查时药典规定了杂质峰的个数、各个杂质峰及其峰面积总和的限量。

黄体酮中有关物质的检查：取本品，加甲醇溶解并稀释制成每1mL约含1mg的溶液，作为供试品溶液；精密量取1mL，置于100mL容量瓶中，用甲醇稀释至刻度，摇匀，作为对照溶液。按照含量测定项下的色谱条件，取对照溶液10μL注入液相色谱仪，调整仪器灵敏度，使主成分色谱峰的峰高约为满量程的30%。再精密量取供试品溶液与对照品溶液各10μL，分别注入液相色谱仪，记录色谱图至主成分峰保留时间的2倍，供试品溶液色谱图中如有杂质峰，单个杂质峰面积不得大于对照溶液主峰面积的0.5倍（0.5%），各杂质峰面积的和不得大于对照溶液主峰面积（1.0%）。供试品溶液色谱图中任何小于对照溶液主峰面积0.05倍的色谱峰可忽略不计。

### 2. 硒的检查

有些甾体激素类药物，在生产的后工序中使用二氧化硒脱氢，在药物中可能引入杂质硒。硒对人体有毒害，故须对这些甾体激素类药物中的硒进行检查。

其检查原理为：利用氧瓶燃烧法进行有机破坏，使硒转化为高价氧化物（$SeO_3$），以硝酸溶液吸收；再用盐酸羟胺将$Se^{6+}$还原为$Se^{4+}$；在pH=2.0的条件下与二氨基萘试液作用，生成4,5-苯并硒二唑，经环己烷提取后，在378nm波长处有最大吸收。通过测定供试品溶液和

对照品溶液的吸光度进行比较，规定供试品溶液的吸光度不得大于硒对照液的吸光度。

$$\text{有机药物}\xrightarrow{\text{氧瓶燃烧}}Se^{6+}\xrightarrow{\text{盐酸羟胺}}Se^{4+}\quad Se^{4+}\xrightarrow[\text{pH }2.0\pm0.2]{2,3\text{-二氨基萘}}4,5\text{-苯并硒二唑}\xrightarrow{\text{环己烷}}A_{378nm}$$

醋酸氟轻松中硒的检查：取本品 50mg，依法检查，应符合规定（0.01%）。

### 3. 游离磷酸盐的检查

甾体激素类药物中的游离磷酸盐是在药物制备过程中，由磷酸酯化时残存的过量磷酸盐产生的；另外，药物在贮存过程中也可能引入磷酸盐。甾体激素类药物中的游离磷酸盐，通常采用钼蓝对照品比色法进行检查。

其检查原理为：利用在酸性溶液中磷酸盐与钼酸铵作用生成磷钼酸铵，再经过还原形成磷钼酸蓝（钼蓝），其在 740nm 处有最大吸收，从而进行检查。

$$PO_4^{3-}\xrightarrow{H^+}H_3PO_4\xrightarrow{MoO_4^{2-}}$$

$$\text{钼蓝}\xleftarrow{\text{还原}}H_3[P(MoO_{10})_4]\cdot nH_2O$$

地塞米松磷酸钠中游离磷酸盐的检查：精密称取本品 20mg，置于 25mL 容量瓶中，加水 15mL 使其溶解；另取标准磷酸盐溶液［精密称取经 105℃干燥 2h 的磷酸二氢钾 0.35g，置于 1000mL 容量瓶中，加硫酸溶液（3→10）10mL 与水适量使其溶解，用硫酸稀释至刻度，摇匀；临用时再稀释 10 倍］4.0mL，置于另一 25mL 容量瓶中，加水 11mL；各精密加钼酸铵硫酸试液 2.5mL 与 1-氨基-2-萘酚-4-磺酸溶液（取无水亚硫酸钠 5g，亚硫酸氢钠 94.3g 与 1-氨基-2-萘酚-4-磺酸 0.7g 充分混合，临用时取此混合物 1.5g 加水 10mL 使其溶解，必要时过滤）1mL，加水至刻度，摇匀，在 20℃放置 30～50min。按照紫外-可见分光光度法，在 740nm 的波长处测定吸光度。供试品溶液的吸光度不得大于对照溶液的吸光度。

### 4. 有机残留溶剂的检查

部分甾体激素类药物，如地塞米松磷酸钠在生产过程中使用大量的甲醇和丙酮，甲醇对人体有害，它为二类限制使用的溶剂，不得超过 0.3%（质量分数），丙酮为三类限制使用的溶剂，不得超过 0.5%（质量分数），因此，须对药物中的残留溶剂进行检查。

地塞米松磷酸钠中残留溶剂的检查：取本品约 1.0g，精密称定，置于 10mL 容量瓶中，加内标溶液［取正丙醇，用水稀释制成 0.02%（体积分数）的溶液］溶解并稀释至刻度，摇匀，精密量取 5mL，置顶空瓶中，密封，作为供试品溶液；另取甲醇约 0.3g、乙醇约 0.5g 与丙酮约 0.5g，精密称定，置于 100mL 容量瓶中，用上述内标溶液稀释至刻度，摇匀，精密量取 1mL，置于 10mL 容量瓶中，用上述内标溶液稀释至刻度，摇匀，精密量取 5mL，置顶空瓶中，密封，作为对照品溶液。按照残留溶剂测定法试验，用以 6%氰丙基苯基-94%二甲基聚硅氧烷为固定液的毛细管色谱柱，起始温度为 40℃，以每分钟 5℃的速率升温至 120℃，维持 1min，顶空瓶平衡温度为 90℃，平衡时间为 60min，理论板数按正丙醇峰计算不低于 10000，各成分峰间的分离度应符合要求。分别量取供试品溶液与对照品溶液顶空瓶上层气体 1mL，注入气相色谱仪，记录色谱图。按内标法以峰面积计算，应符合规定。

## 四、甾体激素类药物的含量测定

甾体激素类药物含量测定的方法很多，根据甾体激素类药物具有的官能团和整个分子的结构特征，可采用滴定法、比色法、紫外-可见分光光度法、荧光法、气相色谱法、高效液相色谱法等进行含量测定。药典中常用的方法有高效液相色谱法、紫外-可见分光光度法和比色法等。

### 1. 高效液相色谱法

高效液相色谱法具有样品用量少、准确、灵敏、分离效能好、专属性强等优点，目前已广泛用于甾体激素类药物原料和制剂的含量测定。各国药典多采用反相高效液相法测定，方法一般为内标法。

2. 紫外-可见分光光度法

甾体激素类药物分子结构中有共轭体系 $\Delta^4$-3-酮、苯环、酚羟基等结构。具有 $\Delta^4$-3-酮基结构的雄性激素、皮质激素等药物在紫外光区 240nm 附近有最大吸收；具有苯环的雌性激素在 280nm 附近有最大吸收。这些特征吸收均可用于含量测定。

醋酸可的松片的含量测定：取本品 20 片，精密称定，研细，精密称取适量（约相当于醋酸可的松 20mg），置于 100mL 容量瓶中，加无水乙醇 75mL，时时振摇约 1h，使醋酸可的松溶解，加无水乙醇稀释至刻度，摇匀，过滤，精密量取续滤液 5mL，置于另一 100mL 容量瓶中，用无水乙醇稀释至刻度，摇匀，按照紫外-可见分光光度法在 238 nm 的波长处测定吸光度，按 $C_{23}H_{30}O_6$ 的吸收系数（$E_{1cm}^{1\%}$）为 390 计算，即得。

3. 比色法

（1）四氮唑比色法　四氮唑比色法是测量皮质激素的重要方法。肾上腺皮质激素类 C17-$\alpha$-醇酮基（—CO—$CH_2OH$）具有还原性，在强碱性溶液中能将四氮唑盐定量地还原为有色甲臜。生成的颜色随所用试剂和条件的不同而定，多为蓝色或红色。有色甲臜可在一定波长处比色测定。常见的四氮唑盐包括 2,3,5-三苯基氯化四氮唑和蓝四氮唑。

$$\text{四氮唑盐}\xrightarrow[\text{OH}^-\text{［还原］}]{\text{C17-}\alpha\text{-醇酮基}}\text{有色甲臜}$$

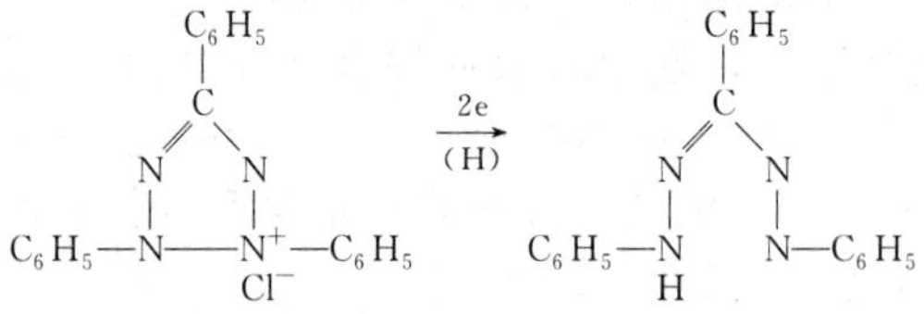

$C_6H_5$　$C_6H_5$

C　C

N　N　$\xrightarrow[\text{(H)}]{2e}$　N　N

$C_6H_5$—N——$N^+$—$C_6H_5$　$C_6H_5$—N　N—$C_6H_5$

$Cl^-$　H

深红色　$\lambda_{max}$480～490nm

醋酸泼尼松龙乳膏的含量测定：精密称取本品 4g（约相当于醋酸泼尼松龙 20mg），置于烧杯中，加无水乙醇约 30mL，置水浴上加热，充分搅拌，使醋酸泼尼松龙溶解，再置冰浴中放冷，过滤，滤液置于 100mL 容量瓶中，同法提取 3 次，滤液并入容量瓶中，用无水乙醇稀释至刻度，摇匀，作为供试品溶液；另取醋酸泼尼松龙对照品 20mg，精密称定，置于 100mL 容量瓶中，加无水乙醇适量，振摇使其溶解并稀释至刻度，摇匀，作为对照品溶液。精密量取对照品溶液及供试品溶液各 1mL，分别置于干燥具塞试管中，各精密加无水乙醇 9mL 与氯化三苯四氮唑试液 2mL，摇匀，再精密加氢氧化四甲基铵试液 1mL，摇匀，在 25℃的暗处放置 40～45min，按照紫外-可见分光光度法在 485nm 的波长处分别测定吸光度，计算，即得。

（2）异烟肼比色法　异烟肼（INH）试剂可与一些甾酮在酸性条件下形成黄色异烟腙；某些具有两个酮基的甾体激素，如黄体酮、可的松和氢化可的松等可形成双腙。这些物质在一定波长处具有最大吸收，可作为含量测定的依据。

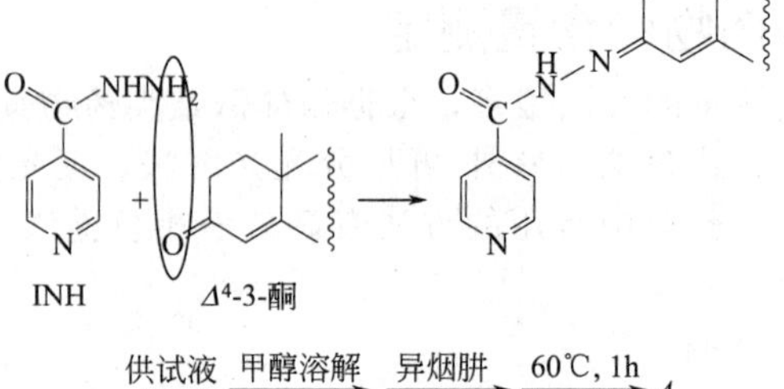

O=C—NHNH₂ ＋ O= … ⟶ O=C—NH—N= …

INH　$\Delta^4$-3-酮

$$\begin{matrix}\text{供试液}\\\text{对照液}\end{matrix}\xrightarrow{\text{甲醇溶解}}\xrightarrow{\text{异烟肼}}\xrightarrow{60℃,\ 1h}A$$

（3）Kober（柯柏）反应比色法　雌激素的含量测定，曾经广泛应用 Kober 反应。该法是利用雌激素在硫酸的作用下，通过质子化、分子重排、脱氢等作用形成共轭多烯而显色。供试品与硫酸-乙醇共热被氧化为黄色产物，用水或稀硫酸稀释后，重新加热显桃红色，在 515nm 处有最大吸收，可用于定量测定。采用本法测定炔雌醇片及复方炔诺酮片、复方炔诺孕酮滴丸、复方左炔诺孕酮片中的炔雌醇的含量。Kober 反应的吸收光谱见图 10-2。

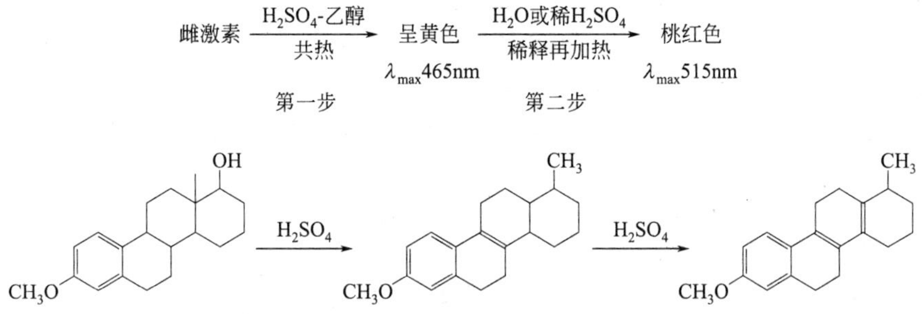

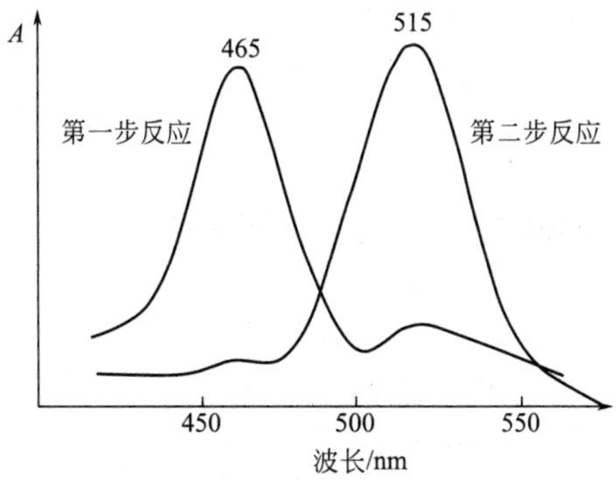

$$\text{雌激素} \xrightarrow[\text{共热}]{H_2SO_4\text{-乙醇}} \underset{\lambda_{max}465nm}{\text{呈黄色}} \xrightarrow[\text{稀释再加热}]{H_2O\text{或稀}H_2SO_4} \underset{\lambda_{max}515nm}{\text{桃红色}}$$

第一步　　第二步

图 10-2　Kober（柯柏）反应吸收光谱

## 思考与交流

（1）甾体激素类药物可分为哪些类型？各具有什么结构特征？

（2）地塞米松、氢化可的松、醋酸波尼松、苯甲酸雌二醇与强酸反应后，各呈现何种颜色？

（3）何谓“其他甾体”？如何检查甾体激素类药物中的其他甾体？

（4）为何要对甾体激素类药物中的硒进行检查？如何检查？

（5）常用的甾体激素类药物的含量测定方法有哪几种？

## 练一练测一测

### 一、单选题

（1）四氮唑比色法测定甾体激素时，对下列哪个基团有特异反应？（　　）

A. $\Delta^4$-3-酮　　B. C17-$\alpha$-醇酮基

C. 17,21-二羟-20-酮基　　D. C17-甲酮基

（2）下列哪个药物不是皮质激素？（　　）

A. 可的松　　B. 氟轻松

C. 地塞米松　　D. 苯丙酸诺龙

（3）醋酸可的松属于（　　）类甾体激素。

A. 皮质激素　　B. 雄性激素　　C. 雌性激素　　D. 孕激素

(4) 异烟肼法测定具有（ ）结构的甾体药物反应速率最快。

A. C20-酮基 B. C11-酮基

C. $\Delta^4$-3-酮基 D. C17-酮基

(5) 异烟肼法测定甾体激素时常用（ ）为溶剂。

A. 无水乙醇 B. 95%乙醇 C. 50%甲醇 D. 50%乙醇

(6) 四氮唑比色法中多采用（ ）为溶剂。

A. 50%乙醇 B. 无醛乙醇 C. 甲醛 D. 甲苯

(7) 四氮唑比色法中常采用的碱为（ ）。

A. 氢氧化四甲基铵 B. 氢氧化钠

C. 碳酸氢钠 D. 氢氧化钾

(8) 四氮唑比色法对氧气和光线敏感，不宜采取（ ）。

A. 用避光容器，置于暗处

B. 达到最大显色时间，立即测其吸光度

C. 使容器中充氮

D. 尽可能延长反应时间，使反应充分

(9) 下列药物中与四氮比唑反应速率最快的是（ ）。

A. 可的松 B. 氢化可的松

C. 醋酸可的松 D. 氢化诺尼松磷酸钠

(10) 采用 TCL 法检查甾体激素类药物中“其他甾体”使用的显色剂为（ ）。

A. 异烟肼 B. 铁酚试液 C. 硫酸 D. 四氮唑盐

(11) 四氮唑比色法适用于（ ）药物的测定。

A. 皮质激素 B. 雌性激素 C. 雄性激素 D. 孕激素

(12) 醋酸氟地松中氟的测定采用（ ）。

A. 先碱性回流，再与茜素氟蓝及硝酸亚铈反应

B. 先氧化回流，再与茜素氟蓝及硝酸亚铈反应

C. 先氧瓶燃烧破坏，再与茜素氟蓝及硝酸亚铈反应

D. 先碱熔融，再与茜素氟蓝及硝酸亚铈反应

(13) 甾体激素类药物最常用的鉴别方法是（ ）。

A 荧光分析法 B. 红外光谱法

C. 衍生物测定熔点法 D. 电位滴定法

(14) 四氮唑比色法的影响因素有（ ）。

A. 碱的种类及浓度 B. 温度与时间

C. 光线与氧气 D. 以上均对

(15) Kober 反应适用于（ ）的含量测定。

A. 雄性激素 B. 雌性激素 C. 皮质激素 D. 孕激素

(16) 异烟肼比色法测定甾体激素类药物的含量时，对（ ）更有专属性。

A. $\Delta$-3-酮基 B. $\Delta$-7-酮基 C. C11-酮基 D. C17-酮基

(17) IR 光谱是鉴别甾体激素类药物的重要方法，若红外光谱中有 $1615cm^{-1}$、$1590cm^{-1}$、$1505cm^{-1}$ 的特征峰时，表示该药物属于（ ）。

A. 皮质激素 B. 雄性激素 C. 雌性激素 D. 孕激素

**二、填空题**

(1) 甾体激素类药物是指分子结构中含有（ ）结构的激素类药物，是一类（ ）化合物，它在维持生命、调节机体物质代谢、机体发育、免疫调节、皮肤疾病治疗、生育控

制方面有明确的作用。甾体激素类药物均具有（　　）母核。

（2）甾体激素类药物按药理活性可分为（　　）和（　　）两大类。按其化学结构特点可分为（　　）类、（　　）类和（　　）类。

（3）皮质激素的C17上的α-醇酮与费林试剂反应生成橙红色（　　）沉淀，与氨制硝酸银反应，生成（　　）色金属银沉淀。

（4）黄体酮可与亚硝基铁氰化钠反应，生成（　　）色配合物，其他甾体呈（　　）色或不呈色。此反应是黄体酮灵敏而专属的鉴别反应。

（5）《中国药典》中，一般采用（　　）法或（　　）法检查甾体激素类药物中的“其他甾体”。

（6）甾体激素类药物中的游离磷酸盐，通常采用（　　）进行检查。

（7）四氮唑比色法是测量（　　）的重要方法。

（8）Kober（柯柏）反应比色法，主要用于（　　）的含量测定。

（9）采用HPLC测定醋酸地塞米松含量所用的对照品是（　　）。

（10）雌二醇与三氯化铁试液反应显色，因为其结构中含有（　　）。

**三、判断题**

（1）紫外光谱属于电子光谱，而红外光谱属于分子光谱，故紫外光谱的专属性强。（　　）

（2）与亚硝基铁氢化钠反应时，黄体酮显红色。（　　）

（3）四氮比唑法中溶剂的含水量不得超过5%。（　　）

（4）《中国药典》采用铁酚试剂比色法测定了炔雌醇片的含量。（　　）

（5）异烟肼法对$\Delta^4$-3-酮甾体具有一定的专属性。（　　）

（6）四氮唑比色法中所用的强碱是NaOH。（　　）

**四、简答题**

（1）简述醋酸地塞米松注射液含量测定的过程。

（2）醋酸地塞米松与乙醇制氢氧化钾试液，加硫酸溶液2mL，缓缓煮沸1min，即产生乙酸乙酯的香气的原因是什么？

（3）为什么规定检查“硒”特殊杂质的药物是醋酸地塞米松？

**五、计算题**

（1）醋酸氢化可的松软膏含量测定：精密称取醋酸氢化可的松对照品25.30mg，置于100mL容量瓶中，加无水乙醇溶解并稀释至刻度，摇匀，即得对照品溶液；另精密称取本品2.5150g（相当于醋酸氢化可的松约25mg）置烧杯中，加无水乙醇约30mL，在水浴中加热使其溶解，再置冰浴中冷却，过滤，滤液置于100mL容量瓶中，同法提取3次，滤液并入容量瓶中，加无水乙醇稀释至刻度，摇匀，即得供试品溶液。精密量取对照品溶液与供试品溶液各1mL，分别置于干燥具塞试管中，各精密加无水乙醇9mL与氯化三苯四氮唑试液1mL。摇匀，再加氢氧化四甲基铵试液1mL，摇匀，在25℃暗处放置40～45min，在485nm的波长处测定吸光度。测得对照品溶液与供试品溶液的吸光度分别为0.478和0.468。计算本品的含量。

（2）醋酸氟轻松中硒的检查：取本品50mg，按照氧瓶燃烧法进行有机破坏，以硝酸溶液（1→30）25mL为吸收液，燃烧完毕，用15mL水冲洗瓶塞，洗液并入吸收液中，作为供试液。另取已知含量的亚硒酸钠适量，依法制成每1mL含1g硒的溶液，精密吸取5mL，加硝酸溶液（1→30）25mL和水10mL，作为对照液。取对照液和供试液依法测定，测得对照液和供试液在378nm处的吸光度分别为0.544和0.437。规定供试液的吸光度不得大于对照液的吸光度。求：①硒的限量；②计算本品中硒的含量。

# 项目十一
# 抗生素药物分析

了解与掌握抗生素药物的结构与分类，掌握 $\beta$-内酰胺类与氨基糖苷类抗生素的理化性质、鉴别方法、杂质检查以及含量测定方法等。

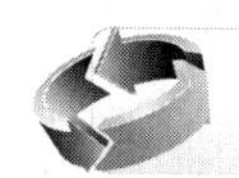

## 项目引导

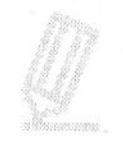

**阿莫西林的检验**

阿莫西林是一种最常用的青霉素类广谱 $\beta$-内酰胺类抗生素。其化学名称为（2*S*,5*R*,6*R*)-3,3-二甲基-6-[(*R*)-(一)-2-氨基-2-(4-羟基苯基)乙酰氨基]-7-氧代-4-硫杂-1-氮杂双环[3.2.0]庚烷-2-甲酸三水合物，分子式为 $C_{16}H_{19}N_3O_5S \cdot 3H_2O$，分子量为 419.46。

### 一、性状

阿莫西林为白色或类白色结晶性粉末；味微苦；在水中微溶，在乙醇中几乎不溶。

比旋度：取本品，精密称定，加水溶解并稀释制成每 1mL 中含 1mg 的溶液，依法测定，比旋度为＋290°～＋310°。

### 二、鉴别

1. 薄层色谱法

取本品与阿莫西林对照品各约 0.125g，分别用 4.6％碳酸氢钠溶液溶解并稀释制成每 1mL 中约含阿莫西林 10mg 的溶液，作为供试品溶液与对照品溶液；另取阿莫西林对照品和头孢唑啉对照品各适量，用 4.6％碳酸氢钠溶液溶解并稀释制成每 1mL 中约含阿莫西林 10mg 和头孢唑啉 5mg 的溶液作为系统溶液。按照薄层色谱法试验，吸取上述 3 种溶液各 2μL，分别点于同一硅胶 $GF_{254}$ 薄层板上，以乙酸乙酯-丙酮-冰醋酸-水（5∶2∶2∶1）为展开剂，展开，晾干，置于紫外灯（254nm）下检视。系统溶液应显示两个清晰分离的斑点，供试品溶液所显主斑点的颜色和位置应与对照品溶液主斑点的颜色和位置相同。

2. 高效液相色谱法

色谱条件与系统适用性试验：用十八烷基硅烷键合硅胶为填充剂，以磷酸盐缓冲液（pH＝5.0）（取磷酸二氢钾 13.6g，加水溶解后稀释到 2000mL，用 8mol/L 氢氧化钾溶液调节 pH 值至 5.0±0.1)-乙腈（96∶4）为流动相，流速为每分钟约 1mL，检测波长为 254nm。记录的色谱图中，供试品主峰的保留时间应与对照品主峰的保留时间一致。

3. 红外分光光度法

本品的红外光吸收图谱应与对照的图谱（光谱集 441 图）一致。

## 三、杂质检查

### 1. 酸度

取本品，加水制成每 1mL 中含 2mg 的溶液，依法测定，pH 值应为 3.5～5.5 。

### 2. 溶液的澄清度

M11-1 阿莫西林中杂质的检查

取本品 5 份，各 1.0g，分别加 0.5mol/L 盐酸溶液 10mL，溶解后立即观察；另取本品 5 份，各 1.0g，分别加 2mol/L 氨溶液 10mL，溶解后立即观察；溶液均应澄清，如显浑浊，与 2 号浊度标准液比较，均不得更浓。

### 3. 有关物质

取本品适量，精密称定，用流动相 A 溶解并定量稀释成每 1mL 中含 2.0mg 的溶液，作为供试品溶液；另取阿莫西林对照品适量，精密称定，用流动相 A 溶解并定量稀释制成每 1mL 中含 20μg 的溶液，作为对照溶液。按照高效液相色谱法测定，用十八烷基硅烷键合硅胶为填充剂，以 0.05mol/L 磷酸盐缓冲液（取 0.05mol/L 磷酸二氢钾溶液，用 2mol/L 氢氧化钠溶液调节 pH 值至 5.0)-乙腈（99：1）为流动相 A，以 0.05mol/L 磷酸盐缓冲液（pH5.0)-乙腈（80：20）为流动相 B，检测波长为 254nm。先以流动相 A-流动相 B（92：8）等度洗脱，待阿莫西林峰洗脱完毕后立即按表 11-1 进行线性梯度洗脱。取阿莫西林系统适用性对照品适量，加流动相 A 溶解并稀释制成每 1mL 中约含 2.0mg 的溶液，取 20μL 注入液相色谱仪，调节检测灵敏度，使主成分色谱峰的峰高为满量程的 25%。再精密量取供试品溶液和对照溶液各 20μL，分别注入液相色谱仪，记录色谱图，供试品溶液的色谱图中如有杂质峰，单个杂质峰面积不得大于对照溶液主峰面积（1.0%），各杂质峰面积的和不得大于对照溶液主峰面积的 3 倍（3.0%）。供试品溶液色谱图中任何小于对照溶液主峰面积 0.05 倍的峰可忽略不计。

**表 11-1　流动相组成表**

| 时间/min | 流动相 A/% | 流动相 B/% |
|---|---|---|
| 0 | 92 | 8 |
| 25 | 0 | 100 |
| 40 | 0 | 100 |
| 41 | 92 | 8 |
| 55 | 92 | 8 |

### 4. 阿莫西林聚合物

按照分子排阻色谱法测定。

（1）色谱条件与系统适用性试验　用葡聚糖凝胶 G-10（40～120μm）为填充剂，玻璃柱内径 1.0～1.4cm，柱长 30～40cm。流动相 A 为 pH8.0 的 0.05mol/L 磷酸盐缓冲液［0.05mol/L 磷酸氢二钠溶液-0.05mol/L 磷酸二氢钠溶液（95：5）］，流动相 B 为水，流速为每分钟 1.5mL，检测波长为 254nm。量取 0.2mg/mL 蓝色葡聚糖 2000 溶液 100～200μL，注入液相色谱仪，分别以流动相 A、B 为流动相进行测定，记录色谱图。按蓝色葡聚糖 2000 峰计算理论板数均不低于 500，拖尾因子均应小于 2.0。在两种流动相系统中蓝色葡聚糖 2000 峰保留时间的比值应在 0.93～1.07 之间。称取阿莫西林约 0.2g，置于 10mL 容量瓶中，加 2%无水碳酸钠溶液 4mL 使其溶解后，用 0.3mg/mL 的蓝色葡聚糖 2000 溶液稀释至刻度，摇匀，量取 100～200μL 注入液相色谱仪，用流动相 A 进行测定，记录色谱图。高聚体的峰高与单体与高聚体的谷高比应大于2.0。另以流动相B为流动相，精密量取对照溶液100～200μL，连续进样5次，峰面积的相对标准偏差应不大于5.0%。

（2）对照溶液的制备　取青霉素对照品适量，精密称定，加水溶解并定量稀释制成每1mL中约含0.2mg的溶液。

（3）测定法　取本品约0.2g，精密称定，置于10mL容量瓶中，加2%碳酸钠溶液4mL使其溶解，用水稀释至刻度，摇匀，立即精密量取100～200μL注入色谱仪，以流动相A为流动相进行测定，记录色谱图。另精密量取对照溶液100～200μL注入色谱仪，以流动相B为流动相，同法测定。按外标法以峰面积计算，结果除以10，即得。含阿莫西林聚合物以阿莫西林计，不得超过0.15%（阿莫西林∶青霉素=1∶10）。

#### 5. 残留溶剂（丙酮和二氯甲烷）

精密称取本品0.25g，置于顶空瓶中，精密加二甲基乙酰胺5mL使其溶解，密封，作为供试品溶液；精密称取丙酮和二氯甲烷适量，加二甲基乙酰胺定量稀释制成每1mL中约含丙酮40μg和二氯甲烷30μg的溶液，精密量取5mL，置于顶空瓶中，密封，作为对照品溶液。按照残留溶剂测定法测定。以6%氰丙基苯基-94%二甲基聚硅氧烷（或极性相近的物质）为固定液的毛细管为色谱柱；初始温度为40℃，维持4min，再以每分钟30℃的升温速率升至200℃，维持6min；进样口温度为300℃，检测器温度为250℃；顶空瓶平衡温度为80℃，平衡时间30min；取对照品溶液顶空进样，记录色谱图，丙酮和二氯甲烷的分离度应符合要求。取供试品溶液和对照品溶液分别顶空进样，记录色谱图。按外标法以峰面积计算，含二氯甲烷不得超过0.12%，含丙酮应符合规定。

#### 6. 水分

取本品，按照水分测定法测定，含水分应为12.0%～15.0%。

#### 7. 炽灼残渣

取本品1.0g，依法检查，遗留残渣不得超过1.0%。

### 四、含量测定

采用高效液相色谱法测定，色谱条件见鉴别项，取本品约30mg，精密称定，置于50mL容量瓶中，加磷酸盐缓冲液（pH=5.0）溶解并稀释至刻度，摇匀，取20μL注入液相色谱仪，记录色谱图；另取阿莫西林对照品适量，同法测定。按外标法以峰面积计算出供试品中阿莫西林的含量。

## 项目要求

（1）能够依据药典与质量标准，对β-内酰胺类与氨基糖苷类抗生素进行鉴别、杂质检查等。

（2）能够依据药典与质量标准，对β-内酰胺类与氨基糖苷类抗生素进行含量测定。

（3）能根据检测结果，准确评价抗生素类药物的质量。

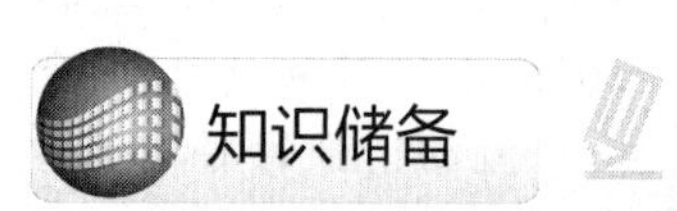


### 一、抗生素类药物概述

#### 1. 抗生素及其分类

抗生素，是指在低微浓度下即可对某些生命活动有特异抑制作用的化学物质。抗生素主要是细菌、放线菌和真菌等微生物的代谢产物，对各种病原微生物有强大的抑制或杀灭作用。

抗生素种类很多，大致可分为以下类型：$\beta$-内酰胺类、氨基糖苷类、四环素类、大环内酯类、氯霉素类、多肽类、抗肿瘤类、林可霉素类及其他抗生素类等。本书主要介绍$\beta$-内酰胺类、氨基糖苷类等抗生素类药物的结构、理化性质、鉴别反应、杂质检查及含量测定等内容。代表性药物有青霉素钠（钾）、阿莫西林、头孢羟氨苄、硫酸庆大霉素、盐酸四环素和罗红霉素等。

2. 抗生素类药物的来源及特点

抗生素是临床上常用的一类重要药物。抗生素类药物多数通过微生物发酵（生物合成）而来，部分由化学合成或半合成方法制备。由于生物合成过程复杂、不易控制，容易引入一些特殊的杂质；抗生素类药物的结构较复杂，有的不够稳定，药物中可能存在降解产物或聚合物，不仅降低疗效，还可能引起过敏等毒性反应，因此抗生素类药物的质量控制尤为重要。

与其他化学合成药物相比，抗生素类药物的特点主要表现在以下几方面：

（1）化学纯度较低　抗生素类药物有“三多”：同系物多，如庆大霉素含有四个主要成分；异构体多，如半合成$\beta$-内酰胺抗生素均存在光学异构体；降解产物多，如四环素类存在脱水、差向异构体等。

（2）活性组分易发生变异　微生物菌株的变化、发酵条件改变等均可导致产品质量发生变化，如组分组成或比例的改变。

（3）稳定性　抗生素分子结构中通常含有活泼基团，而这些基团通常是抗生素的活泼中心，如青霉素、头孢菌素类结构中的$\beta$-内酰胺环、链霉素结构中的醛基等均具有稳定性差的特点。

3. 抗生素中的杂质检查

（1）毒性试验　限制药品中引起急性毒性反应的杂质。

（2）热原试验　限制药品中引起体温异常升高的致热杂质。

（3）降压试验　限制药品中降低血压的杂质。

（4）无菌试验　检查药品中细菌污染的情况等。

4. 抗生素的效价测定

抗生素的有效成分含量测定方法，主要包括微生物学法和化学及物理化学法等。

通常各种抗生素的单位，是根据国家抗生素标准品测定出来的，是衡量药物有效成分的一种尺度。

抗生素的剂量常用质量和效价来表示。化学合成和半合成的抗菌药物都以质量表示，生物合成的抗生素以效价表示，并同时注明与效价相对应的质量。效价是以抗菌效能（活性部分）作为衡量的标准，因此，效价的高低是衡量抗生素质量的相对标准。效价以“单位”（U）来表示。一些合成、半合成的抗生素多以其有效部分的一定质量（多为1$\mu$g）作为一个单位，如链霉素、土霉素、红霉素等均以纯游离碱1$\mu$g作为一个单位。

## 二、$\beta$-内酰胺类抗生素的结构和性质

1. 基本结构

$\beta$-内酰胺类抗生素是由于其分子结构中均含有$\beta$-内酰胺环，故统称为$\beta$-内酰胺类抗生素。它是现有的抗生素中使用最广泛的一类，具有杀菌活性强、毒性低、适应证广及临床疗效好的优点。

根据$\beta$-内酰胺环是否连接其他杂环以及所连接杂环的化学结构，$\beta$-内酰胺类抗生素又可分为最常用的青霉素类与头孢菌素类以及新发展的头霉素类、硫霉素类、单环$\beta$-内酰胺类等其他非典型$\beta$-内酰胺类抗生素。本节主要学习临床最常用的青霉素类和头孢菌素类$\beta$-

内酰胺类抗生素，其结构如下：

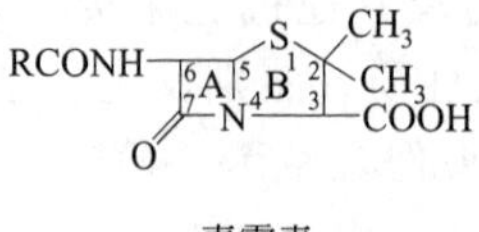

RCONH— CH$_3$ CH$_3$ COOH O S N

青霉素

(A为$\beta$-内酰胺环；B为氢化噻唑环)

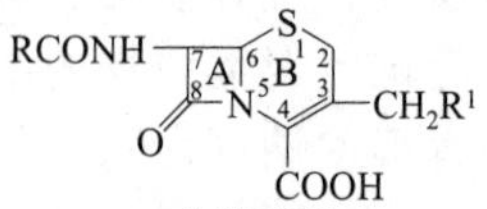

RCONH— S CH$_2$R$^1$ O N COOH

头孢菌素

(A为$\beta$-内酰胺环；B为氢化噻嗪环)

青霉素和头孢菌素分子中均具有一个游离羧基和酰胺侧链。氢化噻唑环、氢化噻嗪环与$\beta$-内酰胺环并合的杂环，分别构成二者的母核。青霉素分子的母核称为6-氨基青霉烷酸（6-APA）；头孢菌素分子的母核称为7-氨基头孢烷酸（7-ACA）。青霉素分子中含有三个手性碳原子（C3、C5、C6），头孢菌素分子中含有两个手性碳原子（C6、C7）。R和R$^1$的不同，构成了不同的青霉素和头孢菌素。代表药物有：青霉素钠、氨苄西林、阿莫西林、头孢噻吩钠、头孢氨苄等。常用的青霉素类及头孢菌素类药物分别见表11-2和表11-3。

**表11-2 青霉素类药物及其结构**

| 药物名称 | R基 | 药物名称 | R基 |
|---|---|---|---|
| 阿莫西林 | 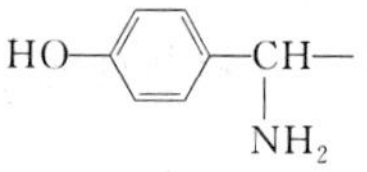 HO—⟨苯环⟩—CH—, NH$_2$ | 磺苄西林钠 | 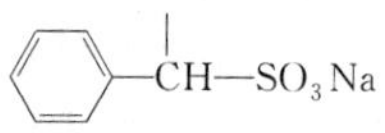 ⟨苯环⟩—CH—SO$_3$Na |
| 青霉素钠 | 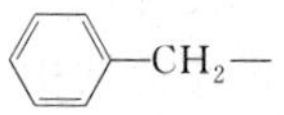 ⟨苯环⟩—CH$_2$— | 苯唑西林钠 | 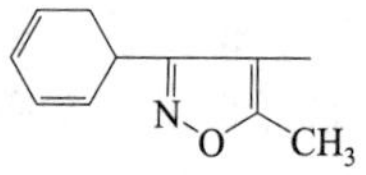 ⟨苯环⟩, N, O, CH$_3$ |
| 氨苄西林 | 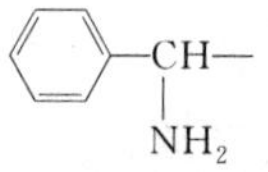 ⟨苯环⟩—CH—, NH$_2$ | | |

**表11-3 头孢菌素类药物及其结构**

| 药物名称 | R基 | R$^1$基 |
|---|---|---|
| 头孢氨苄 | 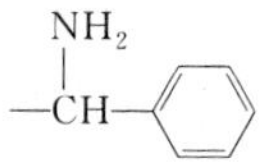 NH$_2$, —CH—⟨苯环⟩ | —H |
| 头孢羟氨苄 | 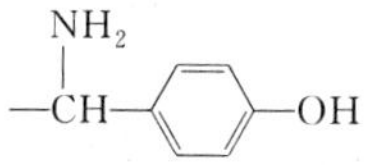 NH$_2$, —CH—⟨苯环⟩—OH | —H |
| 头孢拉定 | 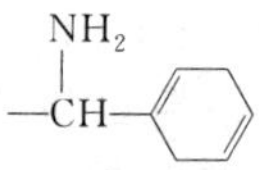 NH$_2$, —CH—⟨环⟩ | —H |
| 头孢噻吩钠 | 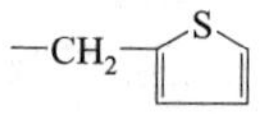 —CH$_2$—⟨噻吩环, S⟩ | —OCOCH$_3$ |
| 头孢噻肟钠 | 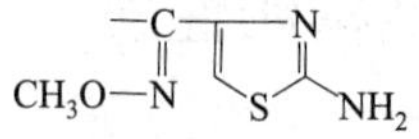 —C—, CH$_3$O—N, N, S, NH$_2$ | —OCOCH$_3$ |

## 2. 理化性质

（1）性状　青霉素和头孢菌素类药物均为白色、类白色或微黄色结晶性粉末；其分子中的游离羧基具有较强的酸性（大多数青霉素的p$K_a$值在2.5～2.8之间），能与无机碱或某些有机碱作用成盐，如青霉素钠（钾）、氨苄西林钠等；其碱金属盐易溶于水，其有机碱盐难溶于水，易溶于甲醇等有机溶剂；青霉素的碱金属盐水溶液遇酸则析出游离酸的白色沉淀。

（2）旋光性　青霉素和头孢菌素的母核中均含有手性碳原子，都具有旋光性。利用这一特点，可对这两类药物进行定性和定量分析。

（3）$\beta$-内酰胺的不稳定性　干燥纯净的青霉素盐很稳定，在室温可保存 3 年以上。但青霉素的水溶液很不稳定，$\beta$-内酰胺环是青霉素结构中最不稳定的部分，如与酸、碱、青霉素酶、羟胺及某些金属离子（铜、铅、汞、银）等作用时，易发生水解和分子重排，导致 $\beta$-内酰胺环破坏而失去抗菌活性。青霉素的 $\beta$-内酰胺环破坏和发生分子重排后，产生一系列的降解产物，如青霉噻唑酸、青霉酸、青霉醛、青霉胺、$\alpha$-青霉噻唑酰基羟胺酸和青霉烯酸等。

头孢菌素类药物较稳定，室温条件下密封保存，可贮存 3 年以上。但其水溶液于 25℃ 放置 24h 约损失活性 8%，酸、碱、$\beta$-内酰胺酶、胺类（包括胺、氨基酸、羟胺等）均能促使其降解。与青霉素相比，头孢菌素较不易发生开环反应，对青霉素酶和稀酸比较稳定。

（4）紫外吸收光谱特征　青霉素分子中的母核部分无紫外吸收，但其侧链酰胺基团上的 R 基如具有苯环或共轭系统，则有紫外吸收特征。如青霉素钾（钠）的 R 基为苄基，其水溶液在 264nm 波长处具有较强吸收。头孢菌素由于母核部分具有 O═C—N—C═C 结构，故有紫外吸收。如头孢呋辛水溶液在 274nm 处有最大吸收。

3. $\beta$-内酰胺类抗生素的鉴别

（1）青霉素类、头孢菌素类药物钾、钠盐的焰色反应　青霉素类、头孢菌素类药物多是制成钾盐或钠盐供临床使用，因而可利用其焰色反应进行鉴别。钾盐在无色火焰中燃烧，火焰即显紫色，若有少量钠盐混存时，须隔蓝色钴玻璃透视辨认。钠盐在无色火焰中燃烧，火焰即显鲜黄色。

（2）呈色反应

① 硫酸-硝酸呈色反应。头孢菌素能与硫酸-硝酸反应后呈色，可用于区别某些头孢菌素类抗生素。如头孢噻吩钠呈红棕色，头孢氨苄呈黄色，头孢噻肟钠呈亮黄色。

② 变色酸-硫酸呈色反应。阿莫西林加变色酸-硫酸试剂混合后，于 150℃ 加热 2～3min，因分解出的甲醛与变色酸缩合而呈深褐色。

③ 与费林试剂反应。本类药物具有类似肽键（—CONH—）结构，可产生双缩脲反应，开环分解，使碱性酒石酸铜盐还原显紫色。阿莫西林、氨苄西林钠等可采用本法鉴别。

④ 羟肟酸铁反应。青霉素及头孢菌素在碱性溶液中与羟胺作用，$\beta$-内酰胺环破裂生成羟肟酸，在稀酸中与高铁离子呈色。

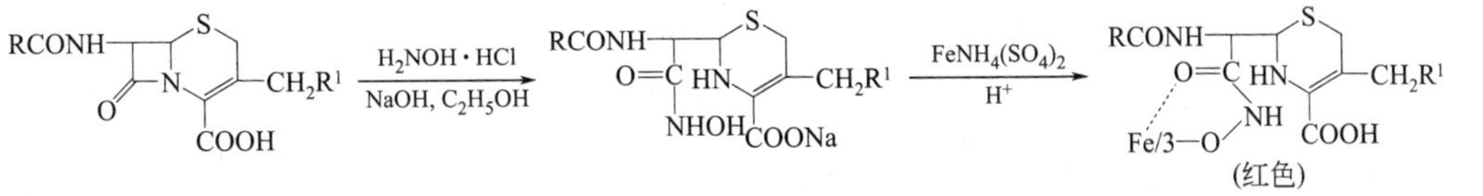

RCONH—(头孢菌素母核)—$CH_2R^1$, COOH $\xrightarrow[NaOH,\ C_2H_5OH]{H_2NOH \cdot HCl}$ RCONH—, O═C—NHOH, HN, COONa, —$CH_2R^1$ $\xrightarrow[H^+]{FeNH_4(SO_4)_2}$ RCONH—, O═C—NH—O—Fe/3, HN, COOH, —$CH_2R^1$（红色）

如氨苄西林呈紫红色，头孢氨苄呈红褐至褐色，头孢噻吩钠呈红褐色，头孢唑啉钠和头孢哌酮呈红棕色，普鲁卡因青霉素呈紫红色。

⑤ 茚三酮反应。某些具有 $\alpha$-氨基的本类药物，如氨苄西林与茚三酮显蓝紫色。

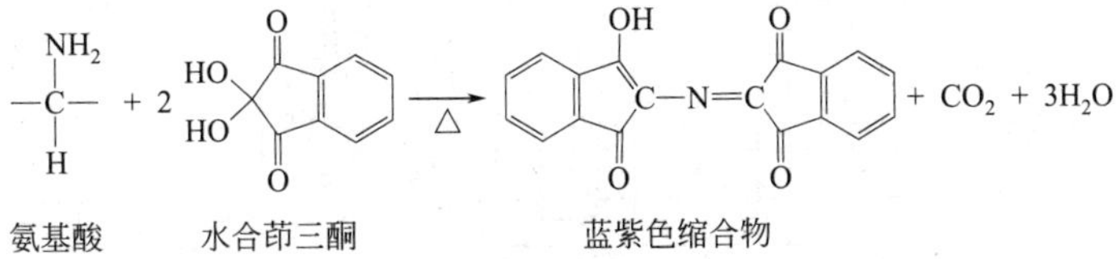

$NH_2$—C(H)— + 2 水合茚三酮 $\xrightarrow{\triangle}$ 蓝紫色缩合物 + $CO_2$ + $3H_2O$

氨基酸　水合茚三酮　蓝紫色缩合物

⑥ 与重氮苯磺酸呈色反应。头孢菌素类药物 7 位侧链含有—$C_6H_4$—OH 基团时，能与重氮苯磺酸试液产生偶合反应，显橙黄色。

⑦ 与铜盐呈色。头孢氨苄加乙酸、硫酸铜、氢氧化钠试液后，生成铜配位盐，显橄榄绿色。此反应可区别于其他头孢菌素类抗生素。

（3）沉淀反应

① 有机胺盐的特殊反应

a. 重氮化-偶合反应。普鲁卡因青霉素水溶液酸化后，生成具有芳香伯胺的普鲁卡因，可发生重氮化-偶合反应，生成红色的偶氮化合物沉淀。

b. 三硝基苯酚反应。苄星青霉素经氢氧化钠碱化后，用乙醚提取，蒸去乙醚后残渣含有二苄基乙二胺，加稀乙醇使残渣溶解，加三硝基苯酚饱和溶液，加热后放冷，即析出二苄基乙二胺苦味酸盐结晶。

② 青霉素盐的沉淀反应。青霉素钾和青霉素钠加水溶解后，加稀盐酸 2 滴，即析出难溶于水的游离体白色沉淀。此沉淀能在乙醇、乙酸戊酯、氯仿、乙醚或过量的盐酸中溶解。

(Ph)$-CH_2CONH-$(β-内酰胺并噻唑烷环，S，N，O，$CH_3$，$CH_3$)$-COONa$ + HCl ⟶ (Ph)$-CH_2CONH-$(β-内酰胺并噻唑烷环，S，N，O，$CH_3$，$CH_3$)$-COOH$ ↓ + NaCl

M11-2 β-内酰胺类抗生素的鉴别

（4）光谱法

① 红外分光光度法。几乎所有的分子结构已知的纯品抗生素原料药都有特征的红外光谱，且有标准谱图库。红外光谱在该类药物鉴别中普遍采用，各国药典几乎对所有收载的β-内酰胺类抗生素均进行了红外光谱鉴别。

红外光吸收图谱应与对照的图谱一致。头孢氨苄（光谱集 1090 图）、阿莫西林（光谱集 441 图）的红外图谱见图 11-1 和图 11-2。

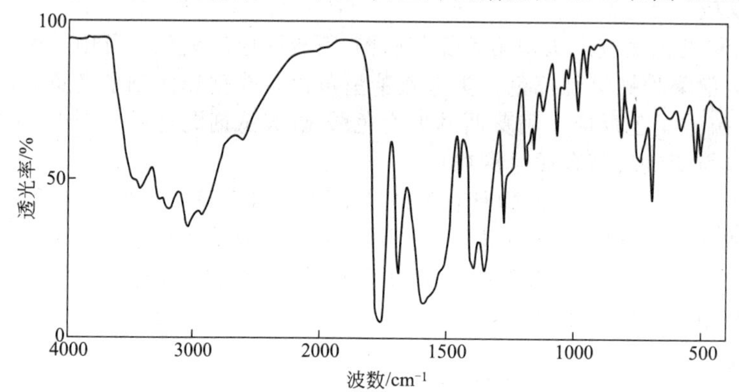

图 11-1 头孢氨苄的红外吸收图谱

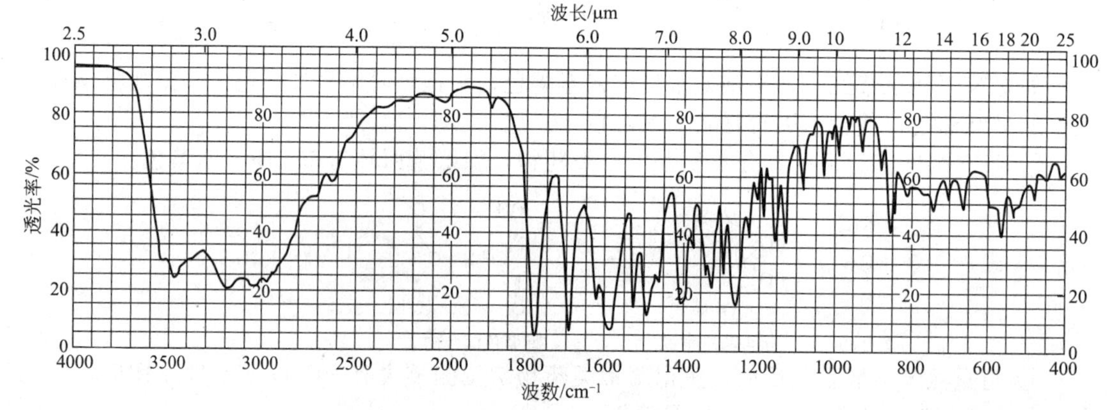

图 11-2 阿莫西林的红外吸收图谱

② 紫外-可见分光光度法。由于大多数的青霉素类和头孢菌素类药物均含有苯环、共轭双键等紫外光谱活性基团，它们大多数均有紫外吸收光谱。

a. 最大吸收波长鉴别法。将供试品配成适当浓度的水溶液，直接进行紫外分光光度法检测，根据其吸收光谱的最大吸收波长进行鉴别。头孢唑啉钠、头孢氨苄和头孢噻肟钠均用此法鉴别。

头孢唑啉钠的鉴别试验：取本品适量，加水溶解并稀释制成每 1mL 中约含 16μg 的溶液，按照紫外-可见分光光度法测定，在 272nm 的波长处有最大吸收。

b. 水解产物的最大吸收波长鉴别法。先将供试品在一定条件下水解，测定水解产物的最大吸收波长。

苯唑西林钠的鉴别试验：取供试品，加乙酸-乙酸钠缓冲液（pH＝3.8）制成每 1mL 中含 50μg 的溶液，量取 10mL，在水浴中加热 30min，立即冷却，以未加热的供试品缓冲液作空白，按照分光光度法测定，在 339nm 波长处有最大吸收，吸光度约为 0.6。

（5）色谱法　薄层色谱法和高效液相色谱法被各国药典广泛用于本类药物的鉴别试验。

### 4. β-内酰胺类抗生素的含量测定

近年来随着抗生素的进展，化学或物理化学测定法正逐步成为抗生素药物测定的方法主流，尤其是高效液相法在抗生素的测定中的应用越来越广。此类药物的含量测定方法有高效液相色谱法、紫外-可见分光光度法、滴定分析法、碘量法等。

（1）高效液相色谱法　HPLC 法是近年来发展最快的方法，它能较好地分离供试品中可能存在的降解产物、未除尽的原料及中间体等杂质而准确定量，适用于本类药物的原料、各种制剂及生物样本的分析测定。

（2）紫外-可见分光光度法　青霉素类药物的降解产物青霉烯酸具有紫外吸收性质，在 320～360nm 处有强烈吸收，但此水解产物不稳定，可加入 $Cu^{2+}$ 或 $Hg^{2+}$ 等与其生成稳定的配位化合物，再进行紫外分光光度法测定。

① 酸水解法（铜盐法）。青霉素类分子的 β-内酰胺环无紫外吸收，而其在弱酸性下的降解产物青霉烯酸在 320～360nm 处有强烈吸收，但此水解产物不稳定，加入 $Cu^{2+}$，与青霉烯酸形成较稳定的螯合物，在 320nm 波长处有最大吸收。

氨苄西林的含量测定：取供试品及氨苄西林标准品约 100mg，精密称定，加水溶解并使其成 100mL，作为供试原液和标准原液。再精密量取供试原液和标准原液各 2mL，加硫酸铜-枸橼酸试液使其成 100mL，作为供试溶液和标准溶液。准确量取供试溶液和标准溶液各 10mL，置于具塞试管中，盖上试管塞，在 75℃的水中加热 30min 后，立刻冷却至室温。分别以不加热的两溶液作为对照液，在 320nm 波长处测定供试溶液和标准溶液的吸光度 $A_T$ 和 $A_S$。

$$\text{本品含量}(\mu g/mg)=\frac{A_T}{A_S}\times\frac{\text{氨苄西林标准品取量}(mg)}{\text{供试品取量}(mg)}\times 1000 \tag{11-1}$$

② 硫酸汞盐法。青霉素类抗生素在咪唑的催化下与氯化汞能定量反应生成相应的青霉烯酸硫醇汞盐，该盐在 324～345nm 波长范围内有最大吸收。

氯唑西林钠胶囊的含量测定：精密称取本品适量（约相当于氯唑西林 60mg），置于 100mL 容量瓶中，加水溶解并稀释至刻度，摇匀，过滤，精密量取滤液 5mL，置于另一 100mL 容量瓶中，加水溶解并稀释至刻度，摇匀，再精密量取滤液 5mL，置于 25mL 容量瓶中，加咪唑溶液（取经苯精制后的咪唑 8.25g，加水 60mL 溶解后，加 6mol/L 盐酸溶液 8.3mL，在搅拌下滴加 0.27%氯化汞溶液 10mL 调节 pH＝6.8±0.05，用水稀释至 100mL，过滤）至刻度，摇匀，置 60℃水浴中，加热 30min，取出，冷却，按照分光光度法在 346nm 的波长处测定吸光度；另取氯唑西林对照品，同法测定，计算含量。

$$含量(\%)=\frac{A_X c_R \times 1.052D}{A_R W}\times 100\% \qquad (11\text{-}2)$$

式中　$A_X$——供试品吸光度；

$A_R$——对照品吸光度；

1.052——1g 氯唑西林相当于氯唑西林钠的克数；

$D$——供试品稀释倍数；

$c_R$——对照品浓度，mg/mL；

$W$——供试品取量，mg。

③ 滴定分析法。青霉素或头孢菌素的$\beta$-内酰胺环可被稀碱定量水解，可用于含量测定。如苯唑西林钠的含量测定可以采用酸碱滴定法，其原理是苯唑西林钠在水溶液中加过量的氢氧化钠滴定液水解，产生的青霉噻唑酸被中和，再以盐酸滴定剩余的氢氧化钠，以氢氧化钠滴定液的消耗量计算苯唑西林钠的含量。

④ 碘量法。青霉素或头孢菌素分子不消耗碘，其降解产物消耗碘。如青霉素经水解生成的青霉噻唑酸可与碘作用，根据消耗的碘量计算青霉素的含量。青霉素的降解产物等杂质亦可消耗碘而影响测定结果，可以用未经水解的样品液做空白试验进行校正。

碘量法是青霉素类的经典测定方法，头孢菌素类也可经碱水解，$\beta$-内酰胺开环后与碘发生氧化还原反应，剩余的碘用硫代硫酸钠滴定液滴定，根据消耗的碘量计算含量。反应原理与过程如下：

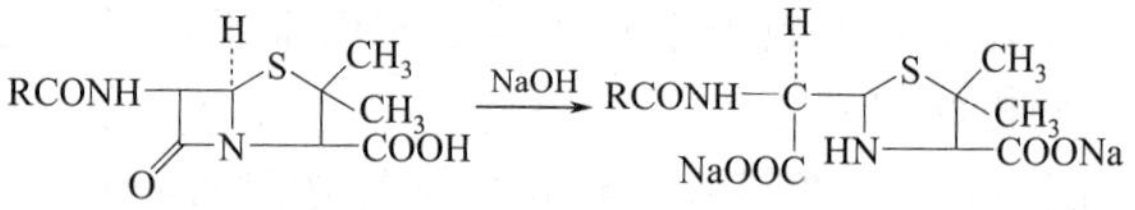

青霉素 $\xrightarrow{NaOH}$ 青霉噻唑二钠

青霉噻唑二钠 $+ 4I_2 + 5H_2O + 2HCl \longrightarrow CH(COOH)_2(NHCOR) + (CH_3)_2C(SO_3H)\text{—}CH(NH_2)\text{—}COOH + 2NaCl + 8HI$

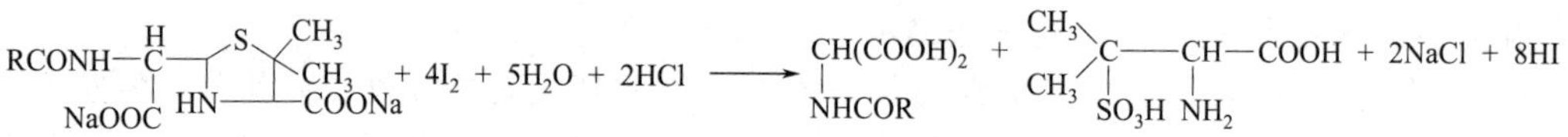

$$I_2(过量) + 2Na_2S_2O_3 \longrightarrow 2NaI + Na_2S_4O_6$$

一般认为碘与青霉噻唑酸的作用以 pH 值为 4.5，温度为 24～26℃为最佳。由于青霉素能吸收较多的碘（1mol 青霉素能消耗 8mol 碘），故本法灵敏度较高。

## 三、氨基糖苷类抗生素的结构和性质

### 1. 氨基糖苷类抗生素及其特点

氨基糖苷类抗生素是由两个或三个氨基糖分子和一个非糖部分（称为苷元的氨基环醇）通过醚键连接而成，分为天然和半合成两大类。这类药物的化学结构都是以碱性环己多元醇为苷元，与氨基缩合而成的苷，故称为氨基糖苷类抗生素。

该类抗生素主要有链霉素、庆大霉素、新霉素及巴龙霉素、硫酸奈替米星、硫酸西索米星、硫酸依替米星等，它们的抗菌谱和化学性质都有共同之处。氨基糖苷类抗生素的特点主要表现为以下几点：

① 化学性质稳定，均呈碱性，而其盐易溶于水。

② 抗菌谱广而相同，抗菌作用相互间无显著性差异。

③ 临床起效快，不易产生耐药性等。

### 2. 化学结构

以链霉素、硫酸庆大霉素为例，说明此类抗生素的结构特征。

（1）链霉素　链霉素是由链霉胍、链霉糖和 $N$-甲基-L-葡萄糖胺以糖苷键彼此相连结合而成的碱性苷。链霉胍通过苷键与链霉糖相接，此键结合较弱，链霉糖以另一个苷键与 *N*-甲基葡萄糖胺连接成链霉双糖胺，此键结合较牢。

链霉素分子中有三个碱性中心（式中有 * 号处），其中两个是链霉胍上的强碱性胍基（p$K_a$＝11.5），另一个是葡萄糖胺上的甲氨基（p$K_a$＝7.7）。因此，链霉素为碱性化合物，可与无机酸或有机酸形成可溶与水的盐，临床多用其硫酸盐。

链霉胍　链霉糖　*N*-甲基-L-葡萄糖胺

链霉双糖胺

（2）庆大霉素　庆大霉素是由绛红糖胺、脱氧链霉和加洛糖胺缩合而成的苷。其结构如下：

绛红糖胺　2-脱氧链霉胺　加洛糖胺

临床应用的庆大霉素是庆大霉素 C 的复合物的硫酸盐，其主要成分为 $C_1$、$C_2$、$C_3$、$C_4$，庆大霉素 $C_1$、$C_2$、$C_3$、$C_4$ 结构相似，见表 11-4，仅在绛红糖胺 C6 及氨基上甲基化程度不同。

**表 11-4　庆大霉素 $C_1$、$C_2$、$C_3$、$C_4$ 的结构**

| 庆大霉素 | $R^1$ | $R^2$ | $R^3$ | 分子式 |
|---|---|---|---|---|
| $C_1$ | $-CH_3$ | $-CH_3$ | —H | $C_{21}H_{43}N_5O_7$ |
| $C_2$ | $-CH_3$ | —H | —H | $C_{20}H_{41}N_5O_7$ |
| $C_3$ | —H | —H | —H | $C_{19}H_{39}N_5O_7$ |
| $C_4$ | —H | —H | $-CH_3$ | $C_{20}H_{41}N_5O_7$ |

庆大霉素有五个碱性中心（式中有 * 号处），其碱性相似，（p$K_a$≈8），能与无机酸或有机酸形成可溶于水的盐，临床多用其硫酸盐。

### 3. 理化性质

氨基糖苷类抗生素的分子结构具有一些共同或相似处。庆大霉素等分子中氨基环醇（脱氧链霉胺）结构与链霉素中链霉胍相近，D-核糖与链霉糖相似，氨基己醇（D-葡萄糖胺）结构与链霉素中的 *N*-甲基葡萄糖胺相似，因此，它们具有相似的性质。

（1）性状　硫酸链霉素为白色或类白色粉末；无臭或几乎无臭，味微苦；有引湿性；易溶于水，不溶于乙醇、氯仿。硫酸庆大霉素为白色或类白色粉末；无臭；有引湿性；在水中易溶，在乙醇、丙酮、氯仿或乙醚中不溶。

（2）水解性　硫酸链霉素水溶液在 pH＝5～7.5 时最为稳定，过酸或过碱条件下易水解失效。由于链霉胍和链霉双糖胺之间的苷键要比链霉糖和氨基葡萄糖之间的苷键弱得多，因此在酸性条件下，链霉素水解为链霉胍和链霉双糖胺，进一步水解则得 *N*-甲基-L-葡萄糖胺。在弱碱性条件下也能使链霉素水解为链霉胍和链霉双糖胺，但随后链霉糖部分分子重排为麦芽酚。生成麦芽酚是链霉素的特有反应，而庆大霉素对光、热、空气均较稳定，在水溶液中亦稳定，pH＝2～12 时，100℃加热 30min 活性无明显变化。

（3）氧化还原性　链霉素分子结构中具有醛基，遇氧化剂如高锰酸钾、氯酸钾、过氧化氢等易被氧化成链霉酸而失效；遇还原剂如维生素 C、葡萄糖、半胱氨酸等被还原为双氢链霉素，毒性增加。

（4）碱性　该类抗生素的分子中含有多个羟基（也称多羟基抗生素）和碱性基团，同属碱性、水溶性抗生素，能与矿酸或有机酸成盐，临床上应用的主要为硫酸盐。

（5）旋光性　本类抗生素分子结构中含有多个氨基糖，具有旋光性。如硫酸奈替米星的比旋度为＋88°～＋96°（水），硫酸庆大霉素的比旋度为＋107°～121°（水），硫酸巴龙霉素的比旋度为＋50°～＋55°（水）。

（6）紫外吸收光谱特征　链霉素在 230nm 处有紫外吸收。庆大霉素等无紫外吸收。

### 4. 氨基糖苷类抗生素的鉴别

（1）茚三酮反应　硫酸庆大霉素和链霉素均具有氨基糖苷结构，具有羟基胺类和 $\alpha$-氨基酸的性质，可与茚三酮缩合成蓝紫色缩合物。利用该反应可鉴别硫酸庆大霉素、硫酸链霉素等。

硫酸庆大霉素的鉴别：取供试品约 5mg，加水 1mL 溶解后，加 0.1%茚三酮的水饱和正丁醇溶液 1mL 与吡啶 0.5mL，在水浴中加热 5min，即显蓝紫色。

M11-3 硫酸庆大霉素的鉴别

（2）硫酸盐反应　本类药物多为硫酸盐，硫酸盐能与氯化钡试液生成白色硫酸钡沉淀。各国药典都将硫酸根的鉴定作为鉴别本类抗生素的方法。如硫酸庆大霉素、硫酸链霉素等氨基糖苷类药物的鉴别。

（3）*N*-甲基葡萄糖胺反应　硫酸庆大霉素与硫酸链霉素等氨基糖苷类药物经水解，均产生 *N*-甲基葡萄糖胺，在碱性溶液中与乙酰丙酮缩合成吡咯衍生物（Ⅰ），与对二甲氨基苯甲醛的酸性醇溶液（Ehrlich 试剂）反应，生成樱桃红色缩合物（Ⅱ）。

（Ⅰ）　　（Ⅱ）

（4）麦芽酚的反应　此为链霉素的特征反应。麦芽酚为 $\alpha$-甲基-$\beta$-羟基-$\gamma$-吡喃酮。链霉素在碱性溶液中，链霉糖经分子重排使环扩大形成六元环，然后消除 $N$-甲基葡萄糖胺，再消除链霉胍生成麦芽酚（$\alpha$-甲基-$\beta$-羟基-$\gamma$-吡喃酮），麦芽酚与高铁离子在微酸性溶液中形成紫红色配位化合物。

硫酸链霉素的鉴别：取本品约 20mg，加水 5mL 溶解后，加氢氧化钠 0.3mL，置水浴上加热 5min，加硫酸铁铵溶液（取硫酸铁铵 0.1mg，加 0.5mol/L 硫酸溶液 5mL 使其溶解）0.5mL，即显紫红色。

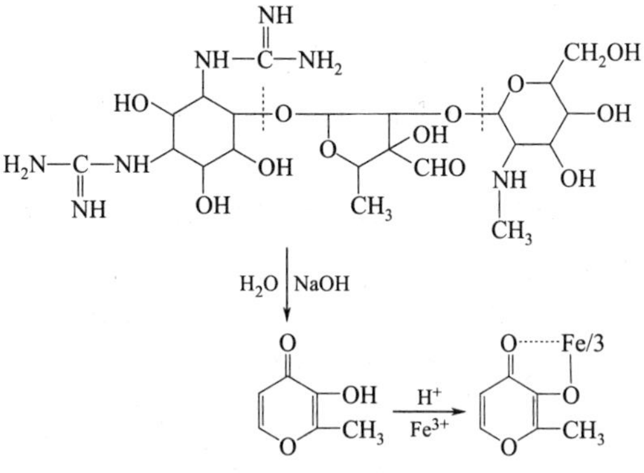

麦芽酚　　(紫红色)

M11-4 硫酸链霉素鉴别(坂口反应)

（5）坂口反应　坂口反应为链霉素水解产物链霉胍的特有反应。硫酸链霉素水溶液加氢氧化钠试液水解生成链霉胍，链霉胍和 8-羟基喹啉（$\alpha$-萘酚）作用，冷却后加次溴酸钠试液，其各自产物再相互作用生成橙红色化合物。

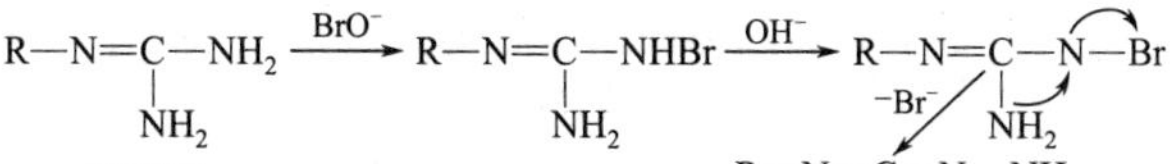

链霉胍

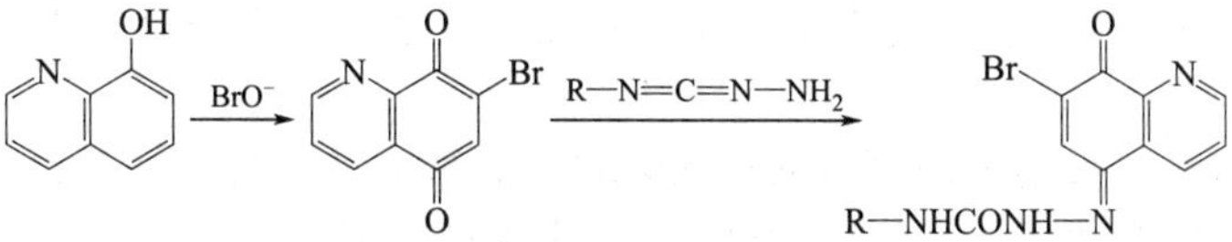

8-羟基喹啉　　橙红色化合物

硫酸链霉素的鉴别：取供试品约 0.5mg，加水 4mL 溶解后，加氢氧化钠试液 2.5mL 与 0.1% 8-羟基喹啉的乙醇溶液 1mL，放冷至约 15℃，加次溴酸钠试液 3 滴，即显橙红色。

M11-5 氨基糖苷类抗生素鉴别

（6）Molish 试验　具有五碳糖或六碳糖结构的氨基糖苷类抗生素经酸水解后，在盐酸（或硫酸）作用下脱水生成糠醛（五碳糖）或羟甲基糠醛（六碳糖）。这些产物遇 $\alpha$-萘酚或蒽酮呈色。

① $\alpha$-萘酚呈色反应

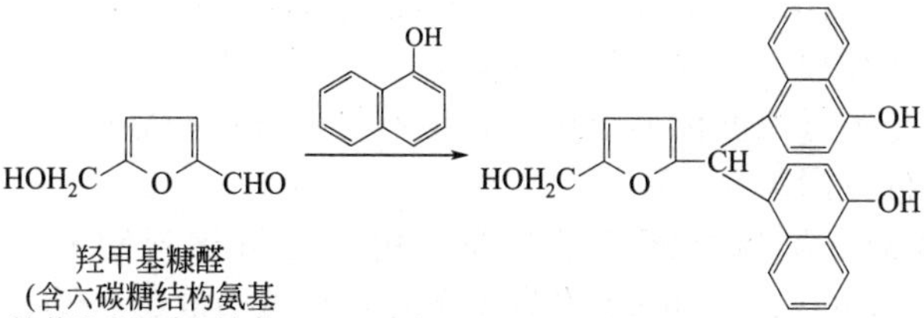

羟甲基糠醛
(含六碳糖结构氨基糖苷类酸性水解产物)

(红紫色)

② 蒽酮呈色反应

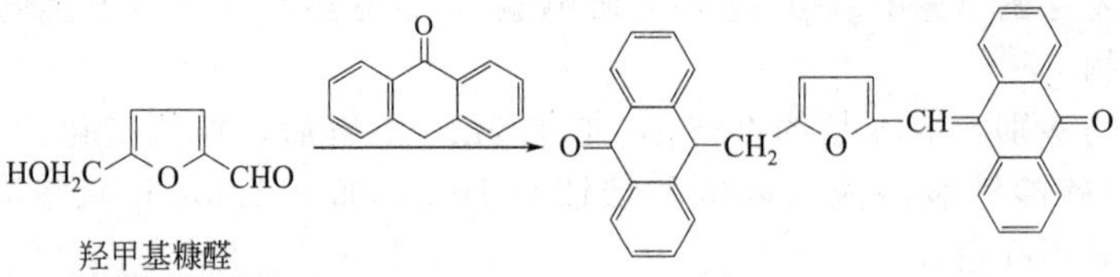

羟甲基糠醛
(含六碳糖结构氨基
糖苷类酸性水解产物)

(蓝紫色)

（7）光谱法

① 红外分光光度法。本类药物还可以采用 IR 法进行鉴别，如硫酸阿米卡星、妥布霉素、硫酸庆大霉素等。

硫酸庆大霉素的鉴别：红外光吸收图谱应与对照的图谱（光谱集 485 图）一致。

硫酸庆大霉素的红外图谱见图 11-3。

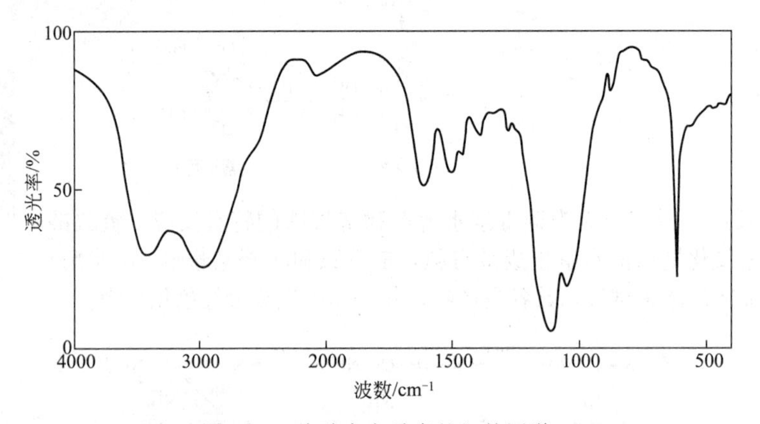


图 11-3　硫酸庆大霉素的红外图谱

② 紫外-可见分光光度法。庆大霉素无共轭双键系统，故在紫外光区无吸收，利用该性质可对其进行鉴别。

（8）薄层色谱法　采用该法对硫酸庆大霉素、硫酸奈替米星、硫酸巴龙霉素、链霉素等进行鉴别。多以硅胶为薄层板，氯仿-甲醇-浓氨水为展开剂，茚三酮或碘蒸气为显色剂。

硫酸庆大霉素的鉴别：取本品与硫酸庆大霉素标准品，分别加水制成每 1mL 中含 2.5mg 的溶液，按照薄层色谱法试验，吸取上述两种溶液各 2μL，分别点于同一硅胶 G 薄层板（临用前于 105℃活化 2h）上；另取三氯甲烷-甲醇-氨溶液（1∶1∶1）混合振摇，放置 1h，分取下层混合液为展开剂，展开，取出于 20～25℃晾干，置碘蒸气中显色，供试品溶液所显主斑点数、位置和颜色应与标准品溶液斑点数、位置和颜色一致。

（9）高效液相色谱法　硫酸庆大霉素的鉴别：在庆大霉素 C 组分测定项下记录的色谱图中，供试品溶液各主峰保留时间应与标准品溶液各主峰保留时间一致。

## 5. 硫酸庆大霉素的杂质检查

（1）酸度　取本品，加水制成每 1mL 中含 40mg 的溶液，依法测定，pH 值应为 4.0～6.0。

（2）溶液的澄清度与颜色　取本品 5 份，各 0.4g，分别加水 5mL 使其溶解，溶液应澄清无色；如显浑浊，与 1 号浊度标准液比较，均不得更浓；如显色，与黄色或黄绿色 2 号标准比色液比较，均不得更深。

（3）硫酸盐　精密量取硫酸滴定液适量，用水定量稀释制成每 1mL 中约含硫酸盐（$SO_4^{2-}$）0.075mg、0.15mg、0.30mg 的溶液作为对照品溶液①、②、③。按照庆大霉素 C 组分项下的色谱条件试验，精密量取对照品溶液①、②、③各 20μL，分别注入液相色谱仪，计算对照品溶液浓度的对数值与相应的峰面积的对数值的线性回归方程，相关系数（$r$）应不小于0.99；另精密称取本品适量，加水溶解并定量稀释制成每1mL中约含0.5mg的溶液，作为供试品溶液，同法测定，用线性回归方程计算供试品中硫酸盐的含量。按无水物计算含量应为32.0%～35.0%。

（4）有关物质　取西索米星、小诺米星标准品各适量，精密称定，加流动相溶解并定量稀释制成每1mL中约含西索米星和小诺米星各25μg、100μg和250μg的溶液作为标准品溶液①、②、③。按照庆大霉素C组分项下色谱条件试验，取标准品溶液②20μL注入液相色谱仪，调节检测灵敏度，使主成分色谱法的峰高约为满量程的20%，再精密量取上述三种溶液各20μL，分别注入液相色谱仪，记录色谱图，以标准品溶液浓度的对数值与相应的峰面积对数值计算线性回归方程，相关系数（$r$）应不小于0.99；另取本品适量，精密称定，加流动相溶解并定量稀释制成每1mL中约含庆大霉素2.5mg的溶液，同法测定，供试品溶液色谱图中如有西索米星、小诺米星峰，用相应的线性回归方程计算，含西索米星不得超过2.0%，小诺米星不得超过3.0%。除硫酸峰外，其他杂质按小诺米星线性回归方程计算，单个杂质不得超过2.0%，总杂质不得超过5.0%。

（5）水分　取本品，按照水分测定法测定，含水分不得超过15.0%。

（6）炽灼残渣　不得超过0.5%。

（7）庆大霉素C组分

① 色谱条件与系统适用性试验。用十八烷基硅烷键合硅胶为填充剂（pH值范围0.8～8.0），以0.2mol/L三氟乙酸-甲醇（92∶8）为流动相，流速为每分钟0.6mL，用蒸发光检测器检测（参考条件：漂移管温度110℃，载气流量为每分钟2.8L）。分别称取庆大霉素和小诺米星标准品各适量，用流动相溶解并稀释制成每1mL中约含庆大霉素1.0mg与小诺米星0.2mg的混合溶液，取20μL注入液相色谱仪，记录色谱图，C组分的出峰顺序从第二个主峰计，依次为：庆大霉素$C_{1a}$、$C_2$、小诺米星、$C_{2a}$、$C_1$，小诺米星和$C_2$、$C_{2a}$之间的分离度均应符合要求，连续进样数次，小诺米星峰面积的相对标准偏差应不大于2.0%。

② 测定法。取庆大霉素标准品适量，精密称定，加流动相溶解并定量稀释制成每1mL中约含庆大霉素1.0mg、2.5mg和5.0mg的溶液作为标准品溶液①、②、③。取上述三种溶液各20μL，分别注入液相色谱仪，记录色谱图，计算标准品溶液各组分浓度的对数值与相应的峰面积对数值的线性回归方程，相关系数（$r$）应不小于0.99；另取本品适量，精密称定，加流动相溶解并定量稀释制成每1mL中约含庆大霉素2.5mg的溶液，同法测定，用庆大霉素各组分的线性回归方程分别计算供试品中对应组分的量（$X_{C_x}$），并根据所得的各组分的量（$X_{C_x}$）按下面公式计算出各组分的含量。

$$C_x \text{ 的含量}(\%)=\frac{X_{C_x}}{X_{C_{1a}}+X_{C_2}+X_{C_{2a}}+X_{C_1}}\times 100\% \quad (11\text{-}3)$$

式中　$C_x$——庆大霉素中的各组分。

$C_1$应为25%～50%，$C_{1a}$应为15%～40%，$C_{2a}+C_2$应为20%～50%。

（8）细菌内毒素　取本品，依法检查，每1mg庆大霉素中含内毒素的量应小于0.50EU（供注射用）。

### 6. 氨基糖苷类抗生素的含量测定

目前各国药典仍采用抗生素微生物检定法测定氨基糖苷类抗生素及各种制剂的含量。

硫酸庆大霉素的含量测定：精密称取本品适量，加灭菌水定量制成每1mL中含1000单位的溶液，按照抗生素微生物检定法（管碟法或浊度法）测定。可信限率不得大于7%。1000庆大霉素单位相当于1mg庆大霉素。

## 思考与交流

(1) $\beta$-内酰胺类抗生素的含量可采用多种理化方法测定。这些方法分别利用了该类药物的什么性质?

(2) 阿莫西林中的特殊杂质有哪些?如何检查?

(3) $\beta$-内酰胺类抗生素的鉴别方法,是根据其分子结构中的哪些基团的性质而拟定的?

(4) 如何对氨基糖苷类抗生素进行鉴别?

## 练一练测一测

**一、单选题**

(1) 链霉素在碱性条件下,经扩环水解生成麦芽酚,该化合物与 $Fe^{3+}$ 作用生成(　　)。

A. 蓝色络合物　　B. 绿色络合物

C. 红色络合物　　D. 棕色络合物

(2) 为克服青霉素紫外法结果不稳定之现象,常采用(　　)。

A. 降解过程中加入少量铜盐　　B. 降解时采用咪唑、$HgCl_2$

C. 降解时加入缓冲液　　D. A+B

(3) 四环素类抗生素不易发生下列哪种变化?(　　)。

A. 差向异构化　　B. 酸性降解　　C. 碱性降解　　D. 水解反应

(4) 抗生素类药物的活性采用(　　)表示。

A. 百分含量　　B. 标示量百分含量　　C. 效价　　D. 浓度

(5) BP(1993)规定检查链霉素中(　　)。

A. 链霉素 A　　B. 链霉素 B　　C. 链霉素 C　　D. 链霉素 D

(6) 汞量法测定青霉素时较碘量法的优点是(　　)。

A. 不需标准品作对照　　B. 不需要做空白

C. 汞可直接与青霉素作用,无须水解　　D. 反应更加迅速

(7) 青霉素类抗生素在弱酸性条件下的降解产物为(　　)。

A. 青霉噻唑酸　　B. 青霉烯酸　　C. 青霉醛　　D. 青霉胺

(8) 下列方法不可用于青霉素测定的是(　　)。

A. 碘量法　　B. 汞量法

C. 酸碱滴定法　　D. 紫外分光光度法

(9) 不属于氨基糖苷类抗生素的是(　　)。

A. 红霉素　　B. 链霉素　　C. 庆大霉素　　D. 卡那霉素

(10) 青霉素和头孢菌素都属于(　　)类抗生素。

A. $\beta$-内酰胺　　B. 氨基糖苷　　C. 四环素类　　D. 红霉素

(11) 青霉素分子在 pH4 条件下,降解为(　　)。

A. 青霉噻唑酸　　B. 青霉酸　　C. 青霉烯酸　　D. 青霉醛

(12) 抗生素类药物的常规检查不包括(　　)。

A. 鉴别试验　　B. 热原试验　　C. 效价测定　　D. 水解试验

(13) 青霉素分子中含(　　)手性碳原子。

A. 1 个　　B. 2 个　　C. 3 个　　D. 4 个

(14) 硫醇汞盐法中使用的催化剂为(　　)。

A. 咪唑　　B. 吡啶　　C. Pt　　D. 吡喃

（15）《中国药典》采用（　　）法测定庆大霉素C组成分。

A. GC法　　B. HPLC法　　C. TLC法　　D. 滴定法

**二、填空题**

（1）链霉素水解产物链霉胍的特有反应是（　　）。

（2）麦芽酚反应是（　　）的特有反应。

（3）青霉素和头孢菌素分子中的（　　）具有强酸性，故可与无机碱成盐。

（4）抗生素的常规检验，一般包括（　　）、（　　）、（　　）、（　　）四个方面。

（5）链霉素具有（　　）类结构，具有（　　）和（　　）的性质，可与茚三酮缩合成蓝紫色化合物。

（6）青霉素和头孢菌素都具有旋光性，因为青霉素分子中含有（　　）个手性碳原子，头孢菌素分子含有（　　）个手性碳原子。

（7）抗生素类药物多数通过（　　）而来，部分由（　　）或（　　）方法制备。

（8）链霉素分子结构中具有（　　）基，遇氧化剂如高锰酸钾、氯酸钾、过氧化氢等易被氧化成（　　）而失效；遇还原剂如维生素C、葡萄糖、半胱氨酸等被还原为（　　），毒性增加。

（9）《中国药典》青霉素钠含量测定的方法是（　　）。

**三、判断题**

（1）青霉素碘量法的空白试验需要称取供试品，只是不需水解。（　　）

（2）汞量法测定青霉素含量时，要先经碱水解。（　　）

（3）青霉素和头孢菌素分子要经酸水解后方可用碘量法测定。（　　）

（4）普鲁卡因青霉素可发生重氮化-偶合反应。（　　）

（5）$\beta$-内酰胺类抗生素的母核均为6-氨基青霉烷酸。（　　）

（6）汞量法的主要优点是不需要青霉素对照品。（　　）

（7）庆大霉素为一复合物的硫酸盐。（　　）

（8）$\beta$-内酰胺环是十分稳定的。（　　）

（9）四环素差向异构化是由于A环上手性碳原子C4构型的改变。（　　）

**四、简答题**

（1）简述头孢羟氨苄化学显色法的步骤。

（2）为什么$\beta$-内酰胺抗生素类药物分子结构中最不稳定的部分是内酰胺环？

（3）硫酸庆大霉素可以发生硫酸盐反应的原因是什么？

# 项目十二 药物制剂分析

本项目主要讲述药物制剂及其类型；制剂分析及其特点；片剂的组成及其分析步骤；片剂常见附加剂的干扰和排除；胶囊剂及其分类；对胶囊剂的要求；注射剂的组成及其分析步骤；注射剂中常见附加剂的干扰和排除；复方制剂及其分析特点；复方制剂的分析方法；中药制剂及中药制剂分析；中药制剂分析的特点。

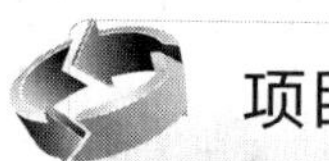

## 项目引导

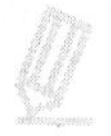

**依西美坦片剂的检测**

依西美坦，主要用于以他莫昔芬治疗后病情进展的绝经后晚期乳腺癌患者，化学名称为1,4-二烯-3,17-二酮-6-亚甲基雄烷或6-亚甲基雄甾-1,4-二烯-3,17-二酮，在三氯甲烷中易溶，在乙酸乙酯、丙酮、甲醇或乙醇中溶解，在水中几乎不溶。分子式为 $C_{20}H_{24}O_2$；分子量为296.17。

本品含依西美坦应为标示量的93.0%～107.0%。

### 一、性状

本品为白色或类白色片或薄膜衣片，除去包衣后显白色或类白色。

### 二、鉴别

① 取本品细粉适量（约相当于依西美坦5mg），加乙醇约10mL，充分振摇使依西美坦溶解，过滤，滤液置水浴上蒸干，残渣加硫酸3mL使溶解，放置5min，溶液渐变为橙红色，倾入1mL水中，溶液变为棕红色，并有絮状沉淀。

② 在含量测定项下记录的色谱图中，供试品溶液主峰的保留时间应与对照品溶液主峰的保留时间一致。

③ 取本品细粉适量，加乙醇制成每1mL中约含依西美坦10μg的溶液，过滤，取续滤液按照紫外-可见分光光度法（通则0401）测定，在246nm的波长处有最大吸收。

④ 本品的红外光吸收图谱应与对照的图谱（《药品红外光谱集》1156图）一致，见图12-1。

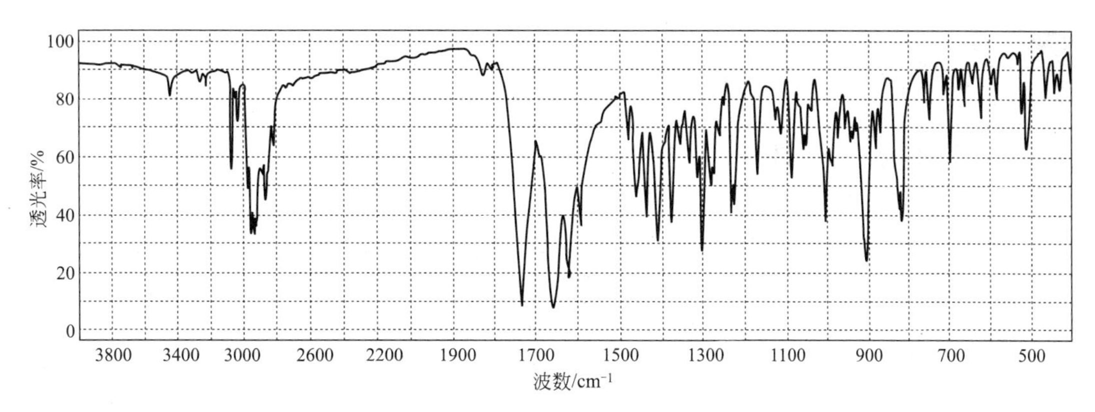


图 12-1　依西美坦的红外吸收图谱

## 三、检查

（1）有关物质　取本品细粉适量，加流动相溶解并稀释制成每 1mL 中约含依西美坦 0.5mg 的溶液，过滤，取续滤液作为供试品溶液；精密量取 1mL，置于 200mL 容量瓶中，用流动相稀释至刻度，作为对照溶液。按照含量测定项下的色谱条件，精密量取供试品溶液与对照溶液各 20μL，分别注入液相色谱仪，记录色谱图至主成分峰保留时间的 2.5 倍。供试品溶液的色谱图中如有杂质峰，单个杂质峰面积不得大于对照溶液主峰面积的 2 倍（1.0%），各杂质峰面积的和不得大于对照溶液主峰面积的 3 倍（1.5%）。

（2）溶出度　取本品，按照溶出度与释放度测定法（通则 0931 第一法），以 0.5%十二烷基硫酸钠溶液 1000mL 为溶出介质，转速为 100r/min，依法操作，经 30min，取溶液 10mL，过滤，精密量取续滤液 5mL，置于 10mL 容量瓶中，用 0.5% 十二烷基硫酸钠溶液稀释至刻度，摇匀，作为供试品溶液。另取依西美坦对照品适量，精密称定，加 0.5% 十二烷基硫酸钠溶液溶解并定量稀释制成每 1mL 中约含 10μg 的溶液，作为对照品溶液。取上述两种溶液，按照紫外-可见分光光度法（通则 0401），在 246nm 的波长处测定吸光度，计算每片的溶出量。限度为标示量的 75%，应符合规定。

（3）其他　应符合片剂项下有关的各项规定（通则 0101）。

## 四、含量测定

按照高效液相色谱法（通则 0512）测定。

色谱条件与系统适用性试验：用十八烷基硅烷键合硅胶为填充剂，以乙腈-水（35∶65）为流动相，检测波长为 249nm，柱温为 40℃。取本品 20 片，精密称定，研细，精密称取适量（约相当于依西美坦 25mg），置于 50mL 容量瓶中，加流动相适量，振摇使依西美坦溶解，用流动相稀释至刻度，摇匀，过滤，精密量取续滤液 5mL，置于 100mL 容量瓶中，用流动相稀释至刻度，摇匀，作为供试品溶液，精密量取 20μL，按照依西美坦含量测定项下的方法测定，即得。

## 项目要求

（1）能够依据药典与质量标准，对片剂、胶囊剂、注射剂、复方制剂以及中药制剂进行检查与检验。

（2）能够依据药典与质量标准，对片剂、胶囊剂、注射剂、复方制剂以及中药制剂进行含量测定。

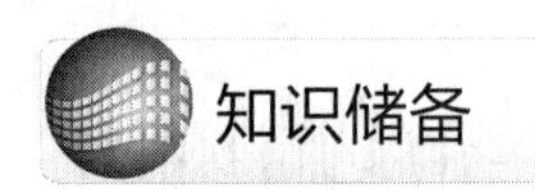

知识储备

## 一、药物制剂概述

### 1. 药物制剂及其类型

药物在临床应用时，必须制成各种剂型，如片剂、注射剂、胶囊剂、栓剂等，目的是保证药物用法和用量的准确，使药物更好地发挥疗效，增加药物稳定性，便于服用、贮存和运输。原料药经过一定的生产工艺制成适当的剂型，称为药物制剂。药物制剂是一类为了适应医疗需要，更好地发挥药物的疗效，降低药物的毒性或不良反应，便于使用、贮藏和运输，直接供广大消费者使用的一种产品。

药物的剂型很多，《中国药典》（2015 年版）收载的药物剂型有片剂、注射剂、酊剂、栓剂、胶囊剂、软膏剂、眼膏剂、丸剂、滴眼剂、糖浆剂、气雾剂和喷雾剂、膜剂、颗粒剂、口服溶液剂、混悬剂、乳剂、散剂、滴耳剂、滴鼻剂、洗剂、搽剂、凝胶剂、透皮贴剂；根据制剂中所含药物数量的多少，制剂又分成单方制剂和复方制剂。片剂和注射剂是各类制剂中应用最广泛的两种剂型。

### 2. 制剂分析及其与原料药分析的区别

（1）制剂分析　制剂分析系根据药物的性质特点，采用适当的理化法、光谱法、色谱法及生物学法等，对药物制剂的质量进行全面的分析测定，以检验制剂是否符合质量标准的过程。

（2）制剂分析的特点　从原料药制成制剂，要经过一定的生产工艺，加入了一定的附加成分，如赋形剂、稀释剂、稳定剂、抗氧剂、防腐剂和着色剂等，即药物制剂除原料药外，还含有各种附加剂（辅料），如淀粉、硬脂酸镁、蔗糖、乳糖等。这些附加成分的存在，往往会对主药分析产生一定影响，所以制剂分析与原料药分析有所不同，主要体现在以下几个方面：

① 分析方法不同。由于制剂的组成比较复杂，在选用分析方法时，应根据药物的性质、含量的多少以及辅料对测定是否有干扰来确定。测定方法除应满足准确度和精密度的要求外，还应注意专属性和灵敏度，所以原料药的测定方法不能照搬到制剂中。如附加剂对主药的测定有干扰时，应对样品进行预处理，或选择专属性更高的方法。

② 分析项目和要求不同。由于制剂是用符合要求的原料药和辅料制备而成，因此制剂的杂质检查一般不需要重复原料药的检查项目，制剂主要是检查在制备和贮藏过程中可能产生的杂质。除杂质检查外，《中国药典》中规定制剂还需做一些常规的检查项目，如质量差异、崩解时限、卫生学检查等；除对某些不稳定的药物制剂需增加必要的检查项目外，一般对小剂量片剂（或胶囊）等需检查均匀度；对具有某种物理特性的片剂（或胶囊）需检查溶出度；对某些特殊制剂（缓释剂、控释剂、肠溶制剂）需检查释放度等，以保证药物的有效、合理及安全。

③ 含量测定结果的表示方法及限度要求不同。制剂的含量限度范围，是根据主药含量、测定方法、可能产生的偏差制定的，其表示方法与原料药不同。

原料药的含量限度是以百分含量表示的，一般表示为含原料药不得少于百分之多少。制剂的含量测定是以标示量的百分比表示。标示量是指单位药品中所含主药的理论值（制剂的规定值），如异烟肼片的规格为 50mg、100mg、300mg，表示每片异烟肼中含纯异烟肼的理论值分别为 50mg、100mg、300mg，即标示量分别为 50mg、100mg、300mg。标示百分含量即单位药品的实际含量与标示量的比值。

$$\text{标示百分含量}(\%)=\frac{\text{实际含量}}{\text{标示量}}\times 100\% \qquad (12\text{-}1)$$

例如，片剂的标示百分含量可按下式计算：

$$\text{标示百分含量}(\%)=\frac{\text{每片实际含量}}{\text{标示量}}\times 100\%=\frac{\dfrac{W_{\text{测得量}}}{W_{\text{称样量}}}\times\text{平均片重}}{\text{标示量}}\times 100\% \qquad (12\text{-}2)$$

当制剂中主药含量与标示量相等时，其标示百分含量为100.0%。若计算结果在规定范围内，即可判定含量符合标准。

④ 分析的复杂性。制剂分析的复杂性，一方面体现在拟定测定方案时，不仅要考虑主药的结构和性质，还要考虑附加成分对测定的影响，包括附加成分有无干扰、干扰程度如何、干扰如何消除等；另一方面体现在进行测定时，要更注意测定条件，如不严格按规程进行，干扰因素未排除干净，就将造成测定结果中存在较大误差，从而产生严重后果。

由于附加成分的存在，原料药可使用的分析方法，制剂不一定适用；同一原料制成不同制剂，由于加入了不同的附加成分，且生产工艺也有所不同，其分析方法也不一定相同。特别是复方制剂，由于其所含药物不止一种，确定分析方法时，不仅要考虑附加成分的干扰，还要考虑有效成分之间的相互干扰，因此其分析更为复杂。

⑤ 分析的侧重性。制剂分析的侧重性一方面表现在其分析项目与其原料药的区别上。制剂分析检查项目多数不再去重复原料药已做过的部分，只是针对在制剂生产过程中或贮存过程中所产生的杂质进行检查。例如：盐酸普鲁卡因干燥时性质稳定，而在制成注射液和贮存过程中，往往会水解生成对氨基苯甲酸，因此该品的注射液增加了对氨基苯甲酸的检查。另外，《中国药典》对各种剂型应达到的质量要求均作出了规定，称为制剂通则，药物制剂分析均应按制剂通则规定的项目进行检查，并应符合规定。

制剂分析的侧重性另一方面表现在其分析方法的不同上。原料药不含附加成分，分析测定时干扰少，在方法的选择上应侧重准确度高的方法，因此容量分析法用得比较多；而在制剂分析中，排除附加成分的干扰是其主要考虑的因素，在方法的选择上则更侧重专属性的方法，因此仪器分析法用得比较多。

## 二、片剂质量控制

片剂，系指药物与适宜的辅料混合，通过制剂技术压制而成的圆片状或异形片状的固体制剂。片剂以口服普通片为主，另有含片、舌下片、口腔贴片、咀嚼片、分散片、可溶片、泡腾片、阴道片、阴道泡腾片、缓释片、控释片及肠溶片等。

### 1. 片剂的组成

片剂由主药和附加剂经过适当工艺加工而成。附加剂主要包含赋形剂（如淀粉、糊精、蔗糖、乳糖等）、润滑剂（如滑石粉、硫酸钙、硬脂酸镁等）等。

### 2. 片剂的分析步骤

片剂分析时，一般按照下面的操作步骤进行：

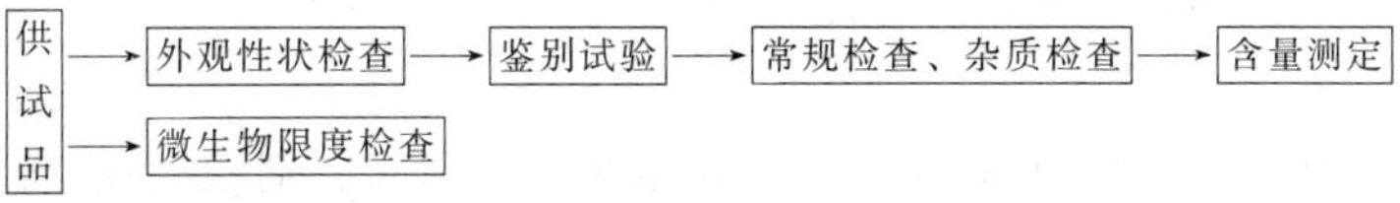

供试品 → 外观性状检查 → 鉴别试验 → 常规检查、杂质检查 → 含量测定
供试品 → 微生物限度检查

### 3. 片剂常见附加剂的干扰和排除

片剂中常用的附加剂有淀粉、糊精、蔗糖、乳糖、滑石粉、羧甲基纤维素钠、硬脂酸镁、硫酸钙等，这些附加剂的存在，将干扰药物制剂分析，需要予以排除。

（1）糖类　淀粉、糊精、蔗糖、乳糖等是片剂常用的稀释剂。乳糖本身具有还原性，淀粉、糊精、蔗糖易水解为具有还原性的葡萄糖，因此糖类可能干扰氧化还原滴定。在选择含糖类附加剂片剂的含量测定方法时，应避免使用氧化性强的滴定剂，同时可做阴性对照试验，若阴性对照试验消耗滴定剂，说明附加剂对测定有干扰，应换用其他的方法测定。

（2）硬脂酸镁　硬脂酸镁为片剂常用的润滑剂，其干扰作用可分为两个方面：一方面 $Mg^{2+}$ 可干扰配位滴定法；另一方面硬脂酸根离子可干扰非水滴定法。

① 配位滴定法的干扰和排除。在碱性溶液中产生干扰，可使结果偏高，通常采用合适的指示剂或加掩蔽剂排除；

② 非水滴定法的干扰和排除。在非水滴定法中，硬脂酸根离子可被高氯酸滴定，干扰测定。若主药量小，硬脂酸镁含量大时，使滴定结果偏高，可采用以下方法排除。

a. 用适当的有机溶剂提取分离；

b. 如被测物为有机碱盐，可加碱液碱化后提取分离；

c. 可加入无水草酸或酒石酸于乙酸酐溶液中作掩蔽剂。

（3）滑石粉　滑石粉在水中不易溶解，而使溶液浑浊，当采用紫外-可见分光光度法、旋光度法及比浊度法测定片剂的主药含量时会发生干扰，一般可采用滤除法和提取分离法予以消除。

### 4. 片剂的鉴别

片剂的鉴别是已知物的确证试验。一般选用专属性强、附加成分无干扰或易于消除干扰的化学鉴别试验，即利用化学反应的外部特征（溶液颜色的改变，沉淀的生成或溶解，产生气体或荧光等）进行鉴别。片剂鉴别一般不采用红外吸收图谱法，因为片剂中提纯主药比较困难。

在片剂的鉴别中，有些片剂附加成分无干扰，可以直接鉴别。有些则要排除干扰后才能进行鉴别，如将片剂中的不溶性辅料过滤或离心沉淀，取滤液或上清液进行鉴别或者用有机溶剂提取主药后进行鉴别。为了增加鉴别试验的可靠性，也有一些试剂采用化学方法与其他理化方法相结合的方法做鉴别。常用的理化法有紫外-可见分光光度法、色谱法、熔点测定法和旋光度测定法等。

对乙酰氨基酚片的鉴别主要有以下三种方法：

方法①　取本品的细粉适量（约相当于对乙酰氨基酚 0.5g），用乙醇 20mL 分次研磨使对乙酰氨基酚溶解，过滤，合并滤液，蒸干。取上述残渣约 0.1g，加 5mL 水溶解，加三氯化铁试液，即显蓝紫色。

方法②　取本品的细粉适量（约相当于对乙酰氨基酚 0.5g），用乙醇 20mL 分次研磨使对乙酰氨基酚溶解，过滤，合并滤液，蒸干。取上述残渣约 0.1g，加稀盐酸 5mL，置水浴中加热 40min，放冷；取 0.5mL，滴加亚硝酸钠试液 5 滴，摇匀，用水 3mL 稀释后，加碱性 $\beta$-萘酚试液 2mL，振摇，即显红色。

方法③　取本品细粉适量（约相当于对乙酰氨基酚 100mg），加丙酮 10mL，研磨溶解，过滤，滤液用水浴蒸干，残渣经减压干燥，依法测定。本品的红外吸收光谱应与对照的图谱（光谱集 131 图）一致。

对乙酰氨基酚的红外吸收图谱，见图 12-2。

### 5. 片剂的检查

（1）片剂的常规检查　《中国药典》（2015 年版）二部《制剂通则 片剂》指出，除另有规定外，片剂应进行以下相应检查：

① 质量差异。质量差异检查，是指按规定称量方法测定每片的质量与平均片重之间的差异程度。

a. 质量差异限度。《中国药典》（2015 年版）规定片剂质量差异不得超过表 12-1 限度的规定。

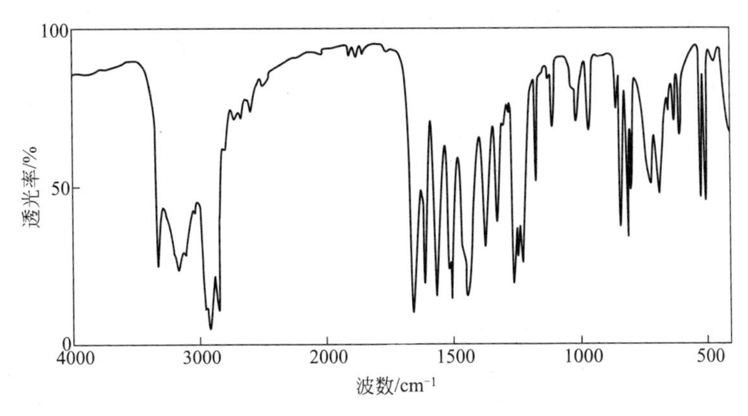


图 12-2　对乙酰氨基酚的红外吸收图谱

**表 12-1　片剂质量差异限度**

| 平均片重或标示片重 | 质量差异限度 |
|---|---|
| 0.30g 以下 | ±7.5% |
| 0.30g 或 0.30g 以上 | ±5% |

b. 检查法。取药片 20 片，精密称量总质量，求得平均片重后，再分别精密称定每片的质量，每片质量与平均片重相比较（凡无含量测定的片剂，每片质量应与标示片重比较），按表 12-1 的规定，超出质量差异限度的药片不得多于 2 片，并不得有 1 片超出限度 1 倍。

c. 检查规定。糖衣片的片芯应检查质量差异并符合规定，包糖衣后不再检查质量差异。

薄膜衣片应在包薄膜衣后检查质量差异并符合规定。

凡规定检查含量均匀度的片剂，可不进行质量差异的检查。

② 崩解时限。崩解系指口服固体制剂在规定条件下全部崩解溶散或成碎粒，除不溶性包衣材料或破碎的胶囊壳外，应全部通过筛网。如有少量不能通过筛网，但已软化或轻质上漂且无重心者，可作符合规定论。

崩解时限系指固体制剂在规定的介质中，以规定的方法进行检查全部崩解溶散或成碎粒并通过筛网所需时间的限度。崩解时限检查一般采用崩解仪进行。

a. 仪器装置。采用升降式崩解仪，主要结构为一能升降的金属支架与下端镶有筛网的吊篮，并附有挡板。升降的金属支架上下移动距离为 55mm±2mm，往返频率为每分钟 30～32 次。

(a) 吊篮。玻璃管 6 根，管长 77.5mm±2.5mm；内径 21.5mm，壁厚 2mm；透明塑

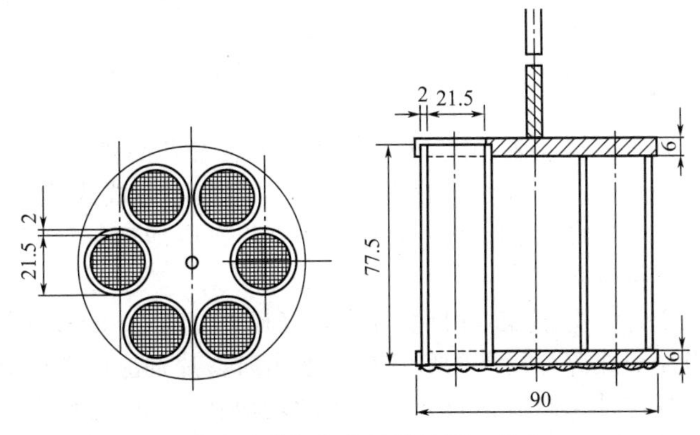


图 12-3　升降式崩解仪吊篮结构图（单位：mm）

料板2块，直径90mm，厚6mm，板面有6个孔，孔径26mm；不锈钢板1块（放在上面一块塑料板上），直径90mm，厚1mm，板面有6个孔，孔径22mm；不锈钢丝筛网1张（放在下面一块塑料板下），直径90mm，筛孔内径2.0mm；以及不锈钢轴1根（固定在上面一块塑料板与不锈钢板上），长80mm。将上述玻璃管6根垂直置于2块塑料板的孔中，并用3只螺栓将不锈钢板、塑料板和不锈钢丝筛网固定，即得，见图12-3。

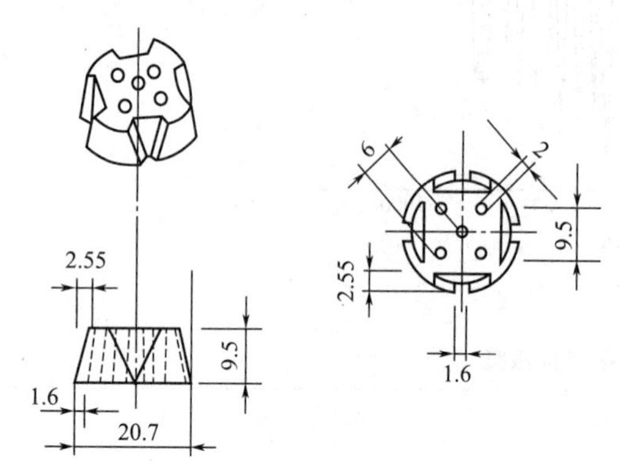


图12-4　升降式崩解仪挡板结构图（单位：mm）

(b) 挡板。挡板为一平整光滑的透明塑料块，相对密度为1.18～1.20，直径为20.7mm±0.15mm，厚9.5mm±0.15mm；挡板共有5个孔，孔径2mm，中央1个孔，其余4个孔距中心6mm，各孔间距相等；挡板侧边有4个等距离的V形槽，V形槽上端宽9.5mm，深2.55mm，底部开口处的宽与深度均为1.6mm，见图12-4。

b. 检查法。吊篮通过上端的不锈钢轴悬挂于金属架上，浸入1000mL烧杯中，并调节吊篮位置使其下降时筛网距烧杯底部25mm，烧杯内盛有温度为37℃±1℃的水，调节水位高度使吊篮上升时筛网在水面下15mm处。

除另有规定外，取药片6片，分别置上述吊篮的玻璃管中，启动崩解仪进行检查，各片均应在15min内全部崩解。如有一片不能完全崩解，应另取6片复试，均应符合规定。

c. 检查规定

(a) 薄膜衣片。按上述装置与方法检查，并可改在盐酸溶液（9→1000）中进行检查，应在30min内全部崩解。如有1片不能完全崩解，应另取6片复试，均应符合规定。

(b) 糖衣片。按上述装置与方法检查，应在1h内全部崩解。如有1片不能完全崩解，应另取6片复试，均应符合规定。

(c) 肠溶衣片。按上述装置与方法，先在盐酸溶液（9→1000）中检查2h，每片均不得有裂缝、崩解或软化现象；继将吊篮取出，用少量水洗涤后，每管加入挡板1块，再按上述方法在磷酸盐缓冲液（pH 6.8）中进行检查，1h内应全部崩解。如有1片不能完全崩解，应另取6片复试，均应符合规定。

(d) 含片。除另有规定外，按上述装置与方法检查，各片均不应在10min内全部崩解或溶化。如有1片不符合规定，应另取6片复试，均应符合规定。

(e) 舌下片。除另有规定外，按上述装置与方法检查，各片均应在5min内全部崩解并溶化。如有1片不能完全崩解，应另取6片复试，均应符合规定。

(f) 可溶片。除另有规定外，水温为15～25℃，按上述装置与方法检查，各片均应在3min内全部崩解并溶化。

(g) 结肠定位肠溶片。除另有规定外，按照上述装置各品种项下规定检查，各片在盐酸溶液（9→1000）及pH 6.8以下的磷酸盐缓冲液中均应不释放或不崩解，而在pH 7.5～8.0的磷酸盐缓冲液中1h内应全部释放或崩解，片芯亦应崩解。如有1片不能完全崩解，应另取6片复试，均应符合规定。

(h) 泡腾片。取1片，置于250mL烧杯中，烧杯内盛有200mL水，水温为15～25℃，有许多气泡放出，当片剂或碎片周围的气体停止逸出时，片剂应溶解或分散在水中，无聚集的颗粒剩余。除另有规定外，同法检查6片，各片均应在5min内崩解。如有1片不能完全崩解，应另取6片复试，均应符合规定。

凡规定检查溶出度、释放度、融变时限或分散均匀性的制剂，不再进行崩解时限检查。

③ 发泡量。阴道泡腾片按照下述方法检查，应符合规定：

取25mL具塞刻度试管（内径1.5cm）10支，各精密加水2mL，置于37℃±1℃的水浴中5min后，各管中分别投入供试品1片，密塞，20min内观察最大发泡量的体积，平均发泡体积应不少于6mL，且少于3mL的不得超过2片。

④ 分散均匀性。分散片按照下述方法检查，应符合规定。

取供试品6片，置于250mL烧杯中，加15～25℃的水1000mL，振摇3min，应全部崩解并通过二号筛。

⑤ 微生物限度。口腔贴片、阴道片、阴道泡腾片和外用可溶片等局部用片剂按照微生物限度检查法检查，应符合规定。

（2）片剂含量均匀度及溶出度的检查　片剂的检查除了“质量差异”“崩解时限”等常规检查项目外，针对某些片剂，还需做一些特殊的检查，如含量均匀度及溶出度的检查等。

① 含量均匀度检查。含量均匀度系指小剂量口服固体制剂、粉雾剂或注射用无菌粉末中的每片（个）含量偏离标示量的程度。

a. 检查法。除另有规定外，取供试品10片（个），按照各药片项下规定的方法，分别测定每片（标示量为100）的相对含量$X$，求其均值$\overline{X}$和标准差$S$以及标示量与均值之差的绝对值$A$。

$$S=\sqrt{\frac{\sum(X-\overline{X})^2}{n-1}} \qquad A=|100-\overline{X}|$$

根据计算进行判断：

| 计算结果 | $A+1.80S\leqslant15.0$ | $A+S>15.0$ | $A+1.80S>15.0$，且$A+S\leqslant15.0$ |
|---|---|---|---|
| 判断 | 符合规定 | 不符合规定 | 不可确定，应复试 |

若$A+1.80S>15.0$，且$A+S\leqslant15.0$，则应另取20片（个）进行复试。根据初、复试结果，计算30片（个）的均值$\overline{X}$、标准差$S$和标示量与均值之差的绝对值$A$，然后按下述标准进行判断：

| 计算结果 | $A+1.45S\leqslant15.0$ | $A+1.45S>15.0$ |
|---|---|---|
| 判断 | 符合规定 | 不符合规定 |

b. 注意事项。除另有规定外，片剂、胶囊剂或注射用无菌粉末，每片（个）标示量小于10mg或主药含量小于每片（个）质量5%者；其他制剂，每个标示量小于2mg或主药含量小于每个质量2%者，均应检查含量均匀度。复方制剂仅检查符合上述条件的组分。

凡检查含量均匀度的制剂，不再检查质量差异。

如该药品项下规定含量均匀度的限量为±20%或其他相应的数值，应将上述各判断式中的15.0改为20.0或其他相应的数值，但各判断式中的系数不变。

马来酸氯苯那敏片的含量均匀度检查：取本品1片，置于200mL容量瓶中，加水约50mL，振摇使其崩解后，加稀盐酸2mL，用水稀释至刻度，按照含量测定项下的方法测定含量，应符合规定。

② 溶出度检查。溶出度系指药物从片剂或胶囊剂等固体制剂在规定溶剂中溶出的速度和程度。

a. 检查法。《中国药典》（2015年版）规定溶出度测定方法有三种：转篮法、浆法和小杯法。后者主要用于测定小剂量制剂的溶出度。

三种方法的原理基本相同，即将某种固体制剂的一定量置于溶出仪的吊篮（或烧杯）中，在37℃±0.5℃恒温下，在规定的转速、介质中依法检查，在规定的时间内测定其溶出的量。

$$溶出度(\%)=\frac{溶出量}{标示量}\times 100\% \tag{12-3}$$

b. 结果判断。除另有规定外，应符合下列规定：取供试品6片（个），测定每片（个）的溶出量，按标示含量计算，进行判断。

| 限度(Q):Q=标示含量×70% | | | |
|---|---|---|---|
| 测定结果 | 6片(个)中,每片(个)均不低于Q | 6片(个)中,仅有1~2片(个)低于Q,但不低于Q-10%,且其平均溶出量不低于Q | 6片(个)中,有1片(个)低于Q-10% |
| 判定 | 符合规定 | 符合规定 | 复试 |

复试方法：另取6片（个）进行测定，初、复试的12片（个）中仅有2片（个）低于Q-10%，且其平均溶出量不低于规定限度时，亦可判定为符合规定。

每1个转篮内供试品的取用量如为2片（个）时，算出每片（个）的平均溶出量，均不得低于规定限度（Q），不再复试。

对乙酰氨基酚片的溶出度检查：取本品，按照溶出度测定法，以稀盐酸24mL加水至1000 mL为溶出介质，转速为100r/min，依法操作，经30min，取溶液过滤，精密量取续滤液适量，用0.04%氢氧化钠溶液稀释成每1mL中含对乙酰氨基酚5~10μg的溶液，按照紫外-可见分光光度法，在257nm的波长处测定吸光度，按$C_8H_9NO_2$的吸收系数（$E_{1cm}^{1\%}$）为715计算每片的溶出量。限度为标示量的80%，应符合规定。

（3）片剂的杂质检查　片剂的杂质检查项目与原料药不同，主要检查在制备过程或贮存过程中可能产生的杂质，少数片剂需进行特殊杂质检查。检查项目一般有杂质吸收度、有关物质或指定的杂质。

片剂中的附加成分对杂质检查的干扰与附加成分的性质、加入量及检查方法有关。当附加成分无干扰时，可直接取样进行检查；对检查有干扰时，则应消除干扰后进行检查。

① 直接检查。如氢氧化铝片及硫糖铝片制酸力的检查，均是取片粉加入过量HCl滴定液，反应完全后，再用NaOH滴定液滴定剩余的HCl。

② 消除干扰后检查

a. 剥去糖衣（一般方法是用刀片将糖衣刮去，直到露出片芯为止），将片芯研成细粉，取细粉进行检查。例如富马酸亚铁片中高铁盐的检查，应除去糖衣后进行，否则糖衣的颜色将干扰终点的观察。

b. 溶解过滤（离心或静置），取滤液进行检查。例如用薄层色谱法检查盐酸氯丙嗪片中的有关物质，除去糖衣后，用甲醇溶解样品，过滤，以滤液作为供试品溶液，消除了不溶性辅料的干扰。

c. 有机溶剂提取分离后检查。例如用目视比色法检查阿司匹林片中的水杨酸时，取细粉，加氯仿使水杨酸溶解，过滤，将滤液蒸干，残渣用无水乙醇溶解后，检查水杨酸。

（4）片剂的含量测定

① 测定步骤。含量测定一般包括取样、溶液制备、测定三个步骤。

a. 取样。取样必须具有代表性，由于每片药片除主药外，还含有附加剂，故每片的实际质量超过标示量，且在生产过程中，每片的质量也不完全一致，所以在分析时，一般取片剂10片或20片（糖衣片应除去糖衣），精密称定总质量后，计算出平均片重，全部研细，精密称取适量（约相当于规定的主药含量），按规定方法测定含量。

b. 溶液制备。供试品溶液制备过程中须注意：由于片剂在生产过程中，原料药经过制料、加压、成片等工艺过程，物理性质有所变化，测定时，应采取适当的方法如振摇、超声等物理手段，使待测成分溶解完全；若供试品溶液需过滤，初滤液含有少量来自滤纸及容器壁的杂质，一般应弃去，取续滤液测定。

c. 测定。按供试品项下规定的方法进行。

② 结果计算。片剂的含量测定结果，通常用含量占标示量的百分比表示，即：

$$标示百分含量(\%)=\frac{每片的实际含量}{标示量}\times100\% \tag{12-4}$$

a. 用滴定分析法测定时，则：

$$每片药物的实际含量=\frac{VTF}{W}\times平均片重 \tag{12-5}$$

$$标示百分含量(\%)=\frac{VTF\times平均片重}{W\times标示量}\times100\% \tag{12-6}$$

式中 $V$——供试品消耗滴定液的体积，mL；

$T$——每 1mL 滴定液相当于被测组分的质量（即滴定度），g/mL；

$F$——滴定液浓度校正因子，即 $c_{实}/c_{理}$；

$W$——称取供试品的质量，g。

b. 用紫外-可见分光光度法测定时，则：

$$每片药物的实际含量=\frac{\frac{A}{E_{1cm}^{1\%}}\times\frac{1}{100}VD\times平均片重}{W} \tag{12-7}$$

$$标示百分含量(\%)=\frac{\frac{A}{E_{1cm}^{1\%}}\times\frac{1}{100}VD\times平均片重}{W\times标示量}\times100\% \tag{12-8}$$

式中 $V$——供试品溶液体积，mL；

$D$——稀释倍数；

$W$——称取供试品的质量，g。

测定维生素 $B_1$ 片的含量：取本品（标示量为 0.01g）20 片，精密称定为 1.6090g，研细，精密称取片粉 0.2095g，置于 100mL 容量瓶中，加盐酸溶液（9→1000）约 70mL，振摇 15min 使维生素 $B_1$ 溶解，加盐酸溶液（9→1000）稀释至刻度，摇匀，用干燥滤纸过滤，精密量取续滤液 5mL，置于另一 100mL 容量瓶中，再加盐酸溶液（9→1000）稀释至刻度，摇匀，取该溶液置于 1cm 厚的石英吸收池中，在 246nm 的波长处测得吸光度为 0.553，按 $C_{12}H_{16}N_4OS\cdot HCl$ 的吸收系数（$E_{1cm}^{1\%}$）为 421 计算，试计算本品是否符合规定的含量限度。《中国药典》（2015 年版）规定本品含维生素 $B_1$ 应为标示量的 90.0%～110.0%。

解：

$$标示百分含量(\%)=\frac{\frac{A}{E_{1cm}^{1\%}}\times\frac{1}{100}VD\times平均片重}{W\times标示量}\times100\%$$

$$标示百分含量(\%)=\frac{\frac{0.553}{421}\times\frac{1}{100}\times100\times\frac{100}{5}\times\frac{1.6090}{20}}{0.2095\times0.01}\times100\%=100.9\%$$

答：本品含量为 100.9%，符合《中国药典》（2015 年版）的含量限度。

## 三、胶囊剂质量控制

### 1. 胶囊剂及其分类

胶囊剂，系指药物或加有辅料充填于空心胶囊或密封于软质囊材中的固体制剂。胶囊剂分为硬胶囊、软胶囊（胶丸）、缓释胶囊、控释胶囊和肠溶胶囊。胶囊剂主要供口服用。

硬胶囊（通称为胶囊），系指采用适宜的制剂技术，将药物或加适宜辅料制成粉末、颗粒、小片、小丸、半固体或液体等，充填于空心胶囊中的胶囊剂。

软胶囊，系指将一定量的液体药物直接包封，或将固体药物溶解或分散在适宜的赋形剂中制备成溶液、混悬液、乳状液或半固体，密封于球形或椭圆形的软质囊材中的胶囊剂。可用滴制法或压制法制备。软质囊材是由胶囊用明胶、甘油或其他适宜的药用材料单独或混合制成。

缓释胶囊，系指在规定的释放介质中缓慢地非恒速释放药物的胶囊剂。缓释胶囊应符合缓释制剂的有关要求并应进行释放度检查。

控释胶囊，系指在规定的释放介质中缓慢地恒速释放药物的胶囊剂。控释胶囊应符合控释制剂的有关要求并应进行释放度检查。

肠溶胶囊，系指硬胶囊或软胶囊是用适宜的肠溶材料制备而得，或用经肠溶材料包衣的颗粒或小丸充填胶囊而制成的胶囊剂。肠溶胶囊不溶于胃液，但能在肠液中崩解而释放活性成分。除另有规定外，按照释放度检查法检查，应符合规定。

### 2. 对胶囊剂的要求

胶囊剂在生产与贮藏期间均应符合下列有关规定：

① 胶囊剂内容物不论其活性成分或辅料，均不应造成胶囊壳的变质。

② 硬胶囊可根据下列制剂技术制备不同形式内容物充填于空心胶囊中：

a. 将药物加适宜的辅料如稀释剂、助流剂、崩解剂等制成均匀的粉末、颗粒或小片。

b. 将普通小丸、速释小丸、缓释小丸、控释小丸或肠溶小丸单独填充或混合后填充，必要时加入适量空白小丸作填充剂。

c. 将药物粉末直接填充。

d. 将药物制成包合物、固体分散体、微囊或微球。

e. 溶液、混悬液、乳状液等也可采用特制灌囊机填充于空心胶囊中，必要时密封。

③ 小剂量药物，应先用适宜的稀释剂稀释，并混合均匀。

④ 胶囊剂应整洁，不得有黏结、变形、渗漏或囊壳破裂现象，并应无异臭。

⑤ 胶囊剂的溶出度、释放度、含量均匀度、微生物限度等应符合要求。必要时，内容物包衣的胶囊剂应检查残留溶剂。

⑥ 除另有规定外，胶囊剂应密封贮存，其存放环境温度不高于 30℃，湿度应适宜，防止受潮、发霉、变质。

### 3. 胶囊剂的检查

（1）外观检查　胶囊剂应整洁，不得有黏结、变形或破裂现象，并应无异臭。

（2）装量差异检查　装量差异按照下述方法检查，应符合规定：

除另有规定外，取供试品 20 粒，分别精密称定质量后，倾出内容物（不得损失囊壳），硬胶囊用小刷或其他适宜用具拭净，软胶囊用乙醚等易挥发性溶剂洗净，置通风处使溶剂自然挥尽，再分别精密称定囊壳质量，求出每粒内容物的装量与平均装量。每粒的装量与平均装量相比较，超出装量差异限度的胶囊不得多于 2 粒，并不得有 1 粒超出限度 1 倍。胶囊剂装量差异限度要求，见表 12-2。

凡规定检查含量均匀度的胶囊剂，一般不再进行装量差异的检查。

（3）其他项目检查　与片剂的检查相似，有崩解时限、溶出度或释放度、含量均匀度等项目的检查。凡规定检查溶出度或释放度的胶囊剂，不再进行崩解时限的检查。胶囊剂崩解时限要求见表 12-3。

表 12-2 胶囊剂装量差异限度

| 平均装量 | 装量差异限度 |
| --- | --- |
| 0.30g 以下 | ±10% |
| 0.30g 或 0.30g 以上 | ±7.5% |

表 12-3 胶囊剂崩解时限要求

| 剂　型 | 崩解时限/min |
| --- | --- |
| 硬胶囊 | 30 |
| 软胶囊 | 60 |
| 肠溶胶囊 | 60 |

司帕沙星胶囊溶出度检查：取本品，按照溶出度测定法，以乙酸-乙酸钠缓冲液（pH＝4.5）900mL 为溶出介质，转速为 50r/min，依法操作，经 45min，取溶液适量，过滤，精密量取续滤液 3mL，置于 50mL 容量瓶中，用上述溶出介质稀释至刻度，摇匀，按照紫外-可见分光光度法在 291nm 的波长处测定吸光度；另取司帕沙星对照品适量，加上述溶出介质溶解并定量稀释制成每 1mL 中约含 6μg 的溶液，同法测定，计算每粒的溶出量。限度为标示量的 80%，应符合规定。

（4）杂质检查　胶囊剂主要检查在生产及贮存过程中产生的特殊杂质，如马来酸依那普利胶囊检查有关物质马来酸，使用高效液相色谱法测定。

4. 胶囊剂的含量测定

（1）高效液相色谱法

① 依托泊苷软胶囊含量测定。取装量差异项下的内容物适量（约相当于依托泊苷 20mg），精密称定，置 100mL 容量瓶中，用流动相稀释至刻度，摇匀，作为供试品溶液，精密量取 20μL，用苯基硅烷键合硅胶为填充剂，以乙腈-乙酸盐缓冲液（pH＝4.0，30∶70）为流动相，检测波长为 254nm，记录色谱图；另取依托泊苷对照品，同法测定，按外标法以峰面积计算，即得。

② 诺氟沙星胶囊的含量测定。取装量差异项下的内容物，混合均匀，精密称取细粉适量（约相当于诺氟沙星 125mg），置于 500mL 容量瓶中，加 0.1mol/L 盐酸溶液 10mL 使其溶解后，用水稀释至刻度，摇匀，过滤，精密量取续滤液 5mL，置于 50mL 容量瓶中，用流动相稀释至刻度，摇匀，按照诺氟沙星含量测定项下的方法测定（精密量取 20μL，注入高效液相色谱仪，记录色谱图；另取诺氟沙星对照品，同法测定，按外标法以峰面积计算），即得。

（2）紫外-可见分光光度法　硝苯地平胶囊含量的测定：避光操作，取胶囊内容物，混合均匀，精密称取适量（约相当于硝苯地平 30mg），置于乳钵中，加三氯甲烷 2mL 研磨，用无水乙醇分次定量转移至 100mL 容量瓶中，用无水乙醇稀释至刻度，摇匀，过滤，精密量取续滤液 5mL，置于 50mL 容量瓶中，加无水乙醇稀释至刻度，摇匀，按照紫外-可见分光光度法，在 333nm 的波长处测定吸光度，按硝苯地平的吸收系数（$E_{1cm}^{1\%}$）为 140 计算，即得。

（3）抗生素微生物检定法　依托红霉素胶囊的含量测定：精密称取胶囊内容物适量（约相当于红霉素 50mg），置于 100mL 容量瓶中，加乙醇 50mL 溶解后，再加磷酸盐缓冲液（pH＝7.8）稀释至刻度，摇匀，37℃水浴中放置 6h，使其水解完全；另取红霉素标准品约 25mg，精密称定，置于 50mL 容量瓶中，加乙醇 25mL 使其溶解，再加磷酸盐缓冲液（pH＝7.8）稀释至刻度，摇匀，按照抗生素微生物检定法红霉素项下的方法测定。1000 红霉素单位相当于 1mg 的依托红霉素。

## 四、注射剂质量控制

注射剂，系指药物与适宜的溶剂或分散介质制成的供注入体内的溶液、乳状液或混悬液及供临用前配制或稀释成溶液或混悬液的粉末或浓溶液的无菌制剂。注射剂可分为注射液、注射用无菌粉末与注射用浓溶液。

### 1. 注射剂的组成

注射剂是由原料药溶解于溶剂中，配成一定的浓度，经过滤、灌封、灭菌而制成。其组成主要包含两部分，一是主药，二是溶剂，有时还有一些附加剂。

注射用的溶剂包括水性溶剂、植物油及其他非水性溶剂等。最常用的水性溶剂为注射用水，亦可用0.9%氯化钠溶液或其他适宜的水溶液。非水溶剂有乙醇、丙二醇、聚乙二醇的水溶液。常用的油溶剂为注射用大豆油。

### 2. 注射剂的分析步骤

注射剂分析时，一般按照下面的操作步骤进行：

供试品 → 色泽、澄明度检查 → pH检查和杂质检查 → 鉴别试验 → 常规检查 → 含量测定

### 3. 注射剂中常见附加剂的干扰和排除

（1）常见的附加剂　注射剂中的附加剂种类较多，其主要作用是保证药液稳定，减少对人体组织的刺激。常用的附加剂有酸度调节剂、渗透压调节剂、助溶剂、抗氧剂（如亚硫酸钠、亚硫酸氢钠、焦亚硫酸钠、硫代硫酸钠和维生素C等）、抑菌剂（如三氯叔醇、苯酚等）、止痛剂（如苯甲醇）等。

（2）附加剂的干扰和排除

① 抗氧剂的干扰与排除。抗氧剂均为还原性物质，对氧化还原法会产生干扰；维生素C还具有紫外吸收能力，对紫外分光光度法测定亦可能产生干扰。

注射剂中抗氧剂的干扰，常用下述方法排除：

a. 加入掩蔽剂法。常用的掩蔽剂有甲醛与丙酮。注射剂中加入了亚硫酸钠、焦亚硫酸钠或亚硫酸氢钠作抗氧剂，主药测定采用碘量法、银量法、铈量法或重氮化法时，使用上述掩蔽剂可与抗氧剂发生加成反应从而排除其干扰。

b. 加酸分解法。注射剂中如有亚硫酸钠、亚硫酸氢钠、焦亚硫酸钠、硫代硫酸钠等抗氧剂存在，可加入酸并加热，使之分解为二氧化硫逸出。

c. 加入弱氧化剂氧化法。注射剂中的亚硫酸盐、亚硫酸氢盐抗氧剂可被一些弱氧化剂氧化，常用的弱氧化剂有过氧化氢或硝酸。但使用本法必须注意加入的弱氧化剂不能氧化待测组分，也不消耗滴定液。

d. 选择适当测定波长法。注射液中如使用了维生素C作抗氧剂，其最大吸收波长为243nm，若主药的测定波长也在此波长附近，就会产生干扰。通常采用选择其他波长作测定波长的方法使主药有吸收，而维生素C几乎没有吸收。

② 等渗溶液的干扰及其排除。注射剂中常用氯化钠作为等渗调节剂，氯化钠的存在，对用银量法或离子交换法测定主药含量会产生干扰，应根据不同的情况采用不同的方法予以排除。

③ 助溶剂的干扰及排除。某些注射剂中可能添加帮助主药溶解的助溶剂，这些助溶剂的存在也常影响主药的含量测定，须控制其用量。

④ 溶剂水的干扰及排除。注射剂多以水作溶剂，当采用非水滴定法测定主药时，溶剂水的存在对测定产生干扰，必须先除去水后，再进行测定。除水的方法取决于主药的热稳定性。如果主药对热稳定，测定前，可在水浴上加热蒸发或在105℃下干燥，除去水分后再用非水滴定法进行测定；如果主药遇热易分解，则在适当的pH条件下，用有机溶剂提取后，再按原料药的方法进行测定。

⑤ 溶剂油的干扰及排除。对于脂溶性的药物，一般将其注射液制成油溶液，且油溶液进行肌内注射时，可延长作用时间。注射用植物油中往往含有甾醇及三萜类物质，它们有可

能对主药测定产生干扰，可用有机溶剂提取后再测定。

## 4. 注射剂的鉴别

（1）直接鉴别 多数注射液可采用原料药的方法进行直接鉴别，或将溶液浓缩或稀释后进行鉴别。例如用紫外-可见分光光度法鉴别维生素 $B_{12}$ 注射液，用化学法和紫外-可见分光光度法鉴别烟酰胺，用薄层色谱法鉴别氢溴酸山莨菪碱注射液、硫酸庆大霉素注射液等。

（2）消除干扰后鉴别

① 将注射液的溶剂蒸干，取残渣进行鉴别。例如用化学法鉴别盐酸异丙嗪注射液。

② 用有机溶剂将主药提取分离后鉴别。例如鉴别醋酸氢化可的松注射液时，用氯仿提取两次，蒸干，用化学显色反应与红外分光光度法联合鉴别。

盐酸普鲁卡因注射液的鉴别试验：取本品适量（约相当于盐酸普鲁卡因 80mg），水浴蒸干，残渣经减压干燥，依法测定。本品的红外光吸收光谱与对照的图谱（光谱集 397 图）一致。盐酸普鲁卡因的红外图谱见图 12-5。

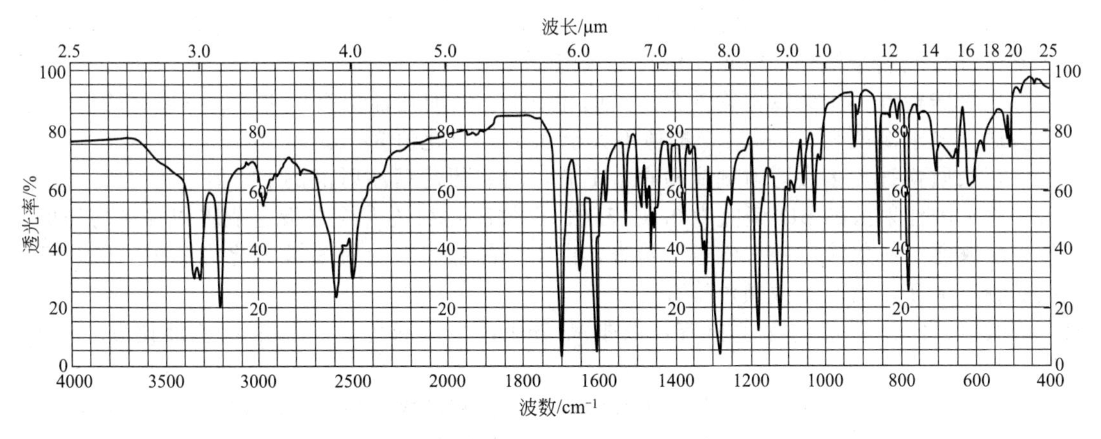


图 12-5 盐酸普鲁卡因的红外图谱

## 5. 注射剂的检查

（1）一般检查 注射剂的一般检查项目有注射液的装量、装量差异、渗透压摩尔浓度、可见异物、不溶性微粒、无菌、细菌内毒素（或热原）。

① 注射液的装量。注射液及注射用浓溶液按照下述方法检查，应符合规定：

标示装量为不大于 2mL 者取供试品 5 支，2mL 以上至 50mL 者取供试品 3 支，开启时注意避免损失，将内容物分别用相应体积的干燥注射器及注射针头抽尽，然后注入经标化的量入式量筒内（量筒的大小应使待测体积至少占其额定体积的 40%），在室温下检视。测定油溶液或混悬液的装量时，应先加热摇匀，再用干燥注射器及注射针头抽尽后，同前法操作，放冷，检视，每支的装量均不得少于其标示量。标示装量为 50mL 以上的注射液及注射用浓溶液按照最低装量检查法检查，应符合规定。

② 装量差异。除另有规定外，注射用无菌粉末按照下述方法检查，应符合规定：

取供试品 5 瓶（支），除去标签、铝盖，容器外壁用乙醇擦净，干燥，开启时注意避免玻璃屑等异物落入容器中，分别迅速精密称定，倾出内容物，容器用水或乙醇洗净，在适宜条件干燥后，再分别精密称定每一容器的质量，求出每瓶（支）的装量与平均装量。每瓶（支）装量与平均装量相比较，应符合表 12-4 中的规定，如有 1 瓶（支）不符合规定，另取 10 瓶（支）复试，应符合规定。

**表 12-4　注射用无菌粉末装量差异限度**

| 平均装量 | 装量差异限度 |
|---|---|
| 0.05g 及 0.05g 以下 | ±15% |
| 0.05g 以上至 0.15g | ±10% |
| 0.15g 以上至 0.50g | ±7% |
| 0.50g 以上 | ±5% |

凡规定检查含量均匀度的注射用无菌粉末，一般不再进行装量差异检查。

③ 渗透压摩尔浓度。除另有规定外，静脉输液及椎管注射用注射液按各品种项下的规定，按照渗透压摩尔浓度测定法检查，应符合规定。

④ 可见异物。除另有规定外，按照可见异物检查法检查，应符合规定。

⑤ 不溶性微粒。除另有规定外，溶液型静脉用注射液、注射用无菌粉末及注射用浓溶液按照不溶性微粒检测法检查，应符合规定。

⑥ 无菌。按照无菌检查法检查，应符合规定。

⑦ 细菌内毒素或热原。除另有规定外，静脉用注射剂按各品种项下的规定，按照细菌内毒素检查法或热原检查法检查，应符合规定。

（2）特殊检查　少数以植物油为溶剂的注射液，有时还需检查植物油的碘值、酸值和皂化值。通常要求碘值为 79～128，酸值不大于 0.56，皂化值为 185～200。

（3）杂质检查　多数注射剂应检查 pH 值，例如葡萄糖注射液的 pH 值应为 3.2～5.5，盐酸普鲁卡因注射液的 pH 值应为 3.5～5.0；少数注射剂还需检查指定杂质和含量均匀度。例如硫酸罗通定注射液应做“颜色”检查，由于该品遇光或放置易被氧化为黄色的巴马汀，使成品颜色加深，因而需做颜色检查。

硫酸罗通定注射液的颜色检查：取本品 5mL，与黄绿色 9 号标准比色液比较，不得更深。

盐酸普鲁卡因注射液中对氨基苯甲酸的检查：精密量取本品适量，用水定量稀释制成每 1mL 中含盐酸普鲁卡因 0.2mg 的溶液，作为供试品溶液；取对氨基苯甲酸对照品，精密称定，加水溶解并定量制成每 1mL 中含 2.4μg 的溶液作为对照品溶液。按照盐酸普鲁卡因中对氨基苯甲酸项下的方法测定，供试品溶液色谱图中如有与对氨基苯甲酸保留时间一致的色谱峰，按外标法以峰面积计算，不得超过标示量的 1.2%。

### 6. 注射剂的含量测定

（1）硝酸甘油注射液的含量测定

① 色谱条件与系统适用性试验。用十八烷基硅烷键合硅胶为填充剂，以乙腈-水（50∶50）为流动相，检测波长为 215nm。理论板数按硝酸甘油峰计算不低于 2000，硝酸甘油峰与相邻杂质峰的分离度应符合要求。

② 测定法。精密量取本品适量，加流动相溶解并制成每 1mL 中约含硝酸甘油 0.1mg 的溶液，精密量取，取 10μL 注入液相色谱仪，记录色谱图；另取硝酸甘油对照品适量，同法测定。按外标法以峰面积计算，即得。

（2）注射剂含量测定结果的表示　注射剂的含量测定结果也用含量占标示量的百分比来表示，其定义为：

$$\text{标示百分含量}(\%)=\frac{\text{每支的实际含量}}{\text{标示量}}\times 100\% \tag{12-9}$$

①用滴定分析法测定时，则：

$$\text{每支的实际含量}=\frac{VTF\times\text{每支容量}}{V_{\text{样}}} \tag{12-10}$$

$$标示百分含量(\%)=\frac{VTF\times 每支容量}{V_{样}\times 标示量}\times 100\% \quad (12\text{-}11)$$

式中　$V$——供试品消耗滴定液的体积，mL；

$T$——每1mL滴定液相当于被测组分的质量，即滴定度，g/mL；

$F$——滴定液浓度校正因子，即 $c_{实}/c_{理}$；

$V_{样}$——量取供试品的体积，mL。

② 用紫外分光光度法测定时，则：

$$每支的实际含量=\frac{A}{E_{1cm}^{1\%}}\times\frac{1}{100}D\times 每支容量 \quad (12\text{-}12)$$

$$标示百分含量(\%)=\frac{\frac{A}{E_{1cm}^{1\%}}\times\frac{1}{100}D\times 每支容量}{标示量}\times 100\% \quad (12\text{-}13)$$

式中　$D$——稀释倍数。

测定马来酸氯苯那敏注射液的含量时，精密量取本品（标示量为1mL∶10mg）2mL，置于100mL容量瓶中，加盐酸溶液（稀盐酸1mL加水至100mL）稀释至刻度，摇匀。精密量取稀释液5mL，置于50mL容量瓶中，用同一浓度盐酸溶液稀释至刻度，摇匀。取该溶液置1cm厚的石英吸收池中，以相同盐酸溶液为空白，在264nm波长处测得吸光度为0.432，按 $C_{16}H_{19}ClN_2\cdot C_4H_4O_4$ 的吸收系数（$E_{1cm}^{1\%}$）为217计算，试计算本品是否符合规定的含量限度。《中国药典》（2015年版）规定本品含马来酸氯苯那敏应为标示量的95.0%～110.0%。

解：

$$标示百分含量(\%)=\frac{\frac{0.432}{217}\times\frac{1}{100}\times\frac{100}{2}\times\frac{50}{5}\times 1}{\frac{10}{100}}\times 100\%=99.54\%$$

本品含量为99.54%，符合《中国药典》(2015年版）的含量限度。

## 五、复方制剂质量控制

### 1.复方制剂及其分析特点

复方制剂是指含有两种或两种以上有效成分的药物制剂。

复方制剂的分析特点是干扰多。其干扰不仅来自于附加成分或辅料，也有来自于有效成分之间的相互干扰。因此复方制剂的分析比单方制剂及原料药复杂得多。

### 2.复方制剂的分析方法

鉴于复方制剂的特点，其分析方法主要根据其是否需要分离后测定进行分类。

（1）不经分离测定　复方制剂中各有效成分在所选方法测定时不发生干扰，可不经分离直接分别测定各主药含量。

（2）分离后测定　复方制剂中各有效成分若相互有干扰，则需经适当处理或分离后进行测定。一般分离的原理是根据各成分的物理和化学性质的共同性和特殊性，利用相互间的差异性进行定量的分离，分离后通常可用原料药的方法进行测定。

某些复方制剂难以分别测定各主药的含量，但可测定其总量，也可通过测定其总量来控制其质量。如复方泛影葡胺注射液，由1份泛影酸钠与6.6份泛影葡胺加适量氢氧化钠制成，可采用在碱性条件下水解，用硝酸银滴定法测定泛影酸钠与泛影葡胺总量的方法达到控制其质量的目的。

当某些复方制剂中所含多种成分难于逐个测定或某些有效成分目前尚无适当的测定方

法，则可对其中一两个主要成分进行测定，但要注意所选测定方法不能受其他成分的干扰。

3. 复方制剂分析的内容

以复方制剂异福酰胺片为例来研究，本品为含利福平（$C_{43}H_{58}N_4O_{12}$）、异烟肼（$C_6H_7N_3O$）和吡嗪酰胺（$C_5H_5N_3O$）的复方制剂。

（1）性状　本品为薄膜衣片，除去包衣后显橙红色至红色。

（2）鉴别

① 取本品的细粉适量（约相当于利福平 5mg），加 0.1mol/L 盐酸溶液 2mL 溶解后，加 0.1mol/L 亚硝酸钠溶液 2 滴，溶液即由橙色变为暗红色。

② 取本品细粉适量（约相当于异烟肼 0.1g），置于试管中，加水 10mL，振摇，过滤，滤液加氨制硝酸银试液 1mL，即产生气泡与黑色浑浊，并在试管壁上生成银镜。

③ 取本品细粉适量（约相当于吡嗪酰胺 0.2g），加氢氧化钠试液 5mL，缓缓煮沸，即产生氨臭，能使湿润的红色石蕊试纸变蓝色。

④ 在含量测定项下记录的色谱图中，供试品溶液三个主峰的保留时间应分别与对照品溶液中相应的三个主峰的保留时间一致。

（3）检查

① 溶出度。取本品，按照溶出度测定法，以盐酸溶液（9→1000）900mL 为溶出介质，转速为 100r/min，依法操作，30min，取溶液适量，过滤，精密量取续滤液适量，用磷酸盐缓冲液（取磷酸二氢钾 3.02g 与磷酸氢二钾 6.2g，加水溶解成 1000mL，pH 值为 7.0）稀释成每 1mL 中约含利福平 30μg 的溶液作为供试品溶液；另取利福平对照品适量，精密称定，用上述磷酸盐缓冲液溶解并定量稀释制成每 1mL 中约含利福平 30μg 的溶液作为对照品溶液。上述两种溶液，按照紫外-可见分光光度法在 474nm 的波长处测定吸光度，计算每片中利福平的溶出量。限度为标示量的 75%，应符合规定。

② 其他。应符合片剂项下有关的各项规定

（4）含量测定　按照高效液相色谱法测定。

① 色谱条件与系统适用性试验。用氰基键合硅胶为填充剂，以 0.01mol/L 庚烷磺酸钠溶液（稀磷酸调 pH 值至 2.2）-乙腈（44∶56）为流动相，检测波长为 254nm。

② 分别取利福平对照品、醌式利福平对照品、异烟肼对照品、吡嗪酰胺对照品适量，用流动相溶解并稀释制成每 1mL 中含利福平与醌式利福平各 60μg、异烟肼 20μg、吡嗪酰胺 62.5μg 的溶液。取 20μL 溶液注入液相色谱仪，记录色谱图。吡嗪酰胺、异烟肼、醌式利福平、利福平依次流出，理论板数按吡嗪酰胺峰计算不小于 1500，各峰之间的分离度均应符合要求。

③ 测定法。取本品 10 片，除去薄膜衣，精密称定，研细，精密称取细粉适量（约相当于利福平 60mg），置于 100mL 容量瓶中，加流动相溶解并稀释至刻度，摇匀，滤过，精密量取续滤液 5mL，置于 50mL 容量瓶中，用流动相稀释至刻度，摇匀。精密量取 20μL，注入液相色谱仪，记录色谱图；另取利福平对照品、异烟肼对照品和吡嗪酰胺对照品适量，精密称定，用流动相溶解并定量稀释制成与供试品溶液浓度相同的溶液，同法测定。按外标法以峰面积计算，即得。（规格：0.45g/片，$C_{43}H_{58}N_4O_{12}$ 0.12g、$C_6H_7N_3O$ 0.08g 与 $C_5H_5N_3O$ 0.25g）

**思考与交流**

（1）简述药物制剂分析的特点。

（2）片剂中的常见辅料有哪些？它们对分析的干扰及其排除方法如何？

（3）注射剂的常见辅料有哪些？它们对分析的干扰及其排除方法如何？

## 练一练测一测

### 一、单选题

(1) 下列说法不正确的是（　　）。

A. 凡规定检查溶解度的制剂，不再进行崩解时限检查

B. 凡规定检查释放度的制剂，不再进行崩解时限检查

C. 凡规定检查融变时限的制剂，不再进行崩解时限检查

D. 凡规定检查质量差异的制剂，不再进行崩解时限检查

(2) 对于平均片重在 0.30g 以下片剂，我国药典规定其质量差异限度为（　　）。

A. ±3%　　B. ±5%　　C. ±7.5%　　D. ±10%

(3) 片剂质量差异限度检查法中应取药片（　　）片。

A. 6 片　　B. 10 片　　C. 15 片　　D. 20 片

(4) 含量均匀度检查主要针对（　　）。

A. 小剂量的片剂　　B. 大剂量的片剂

C. 所有片剂　　D. 难溶性药物片剂

(5) 下列关于溶解度的叙述错误的是（　　）。

A. 溶解度检查主要适用于难溶性药物

B. 溶解度检查法分为转篮法和浆法

C. 溶解度检查法规定的温度为 37℃

D. 溶解度与体内的生物利用度直接相关

(6) 注射剂中加入的抗氧剂有许多，下列不属于抗氧剂的为（　　）。

A. 亚硫酸钠　　B. 焦亚硫酸钠　　C. 硫代硫酸钠　　D. 连四硫酸钠

(7) 复方阿司匹林片中咖啡因的含量测定方法为（　　）。

A. 滴定法　　B. 剩余碘量法　　C. 配合滴定法　　D. 银量法

(8) 为了防止阿司匹林的水解，在制备复方阿司匹林片时，常加入（　　）为稳定剂。

A. 水杨酸　　B. 枸橼酸　　C. 乙酸　　D. 甘露醇

(9) 复方 APC 片中扑热息痛的含量测定方法为（　　）。

A. 碘量法　　B. 酸碱滴定法　　C. 亚硝酸钠法　　D. 非水滴定法

(10) 制剂分析含量测定结果按（　　）表示。

A. 百分含量　　B. 相当于标示量的百分含量

C. 效价　　D. 浓度

(11) 旋光法测定葡萄糖注射液时加入（　　）加速变旋。

A. $H_2SO_4$ 试液　　B. 氨试液　　C. 吡啶　　D. 稀硝酸

(12) 非水滴定中，硬脂酸镁干扰的排除采用（　　）。

A. 草酸　　B. HCl　　C. HAc　　D. $H_2SO_4$

### 二、填空题

(1) 原料药经过（　　）制成适当的剂型，称为药物制剂。根据制剂中所含药物数量的多少，制剂又分成（　　）制剂和（　　）制剂。

(2) 片剂由（　　）和（　　）经过适当工艺加工而成。

(3) 片剂的常规检查，《中国药典》(2015 年版) 二部《制剂通则 片剂》指出，除另有规定外，片剂应进行以下相应检查：（　　）、（　　）、（　　）、（　　）、（　　）。

(4) 胶囊剂可分为（　　）、（　　）、（　　）、（　　）和（　　）。

（5）注射剂是由原料药溶解于溶剂中，配成一定的浓度，经（　　）、（　　）、（　　）而制成。其组成主要包含两部分，一是（　　），二是（　　），有时还有一些（　　）。

（6）注射剂中的附加剂种类较多，其主要作用是（　　），减少对人体组织的刺激。常用的附加剂有：（　　）剂、（　　）剂、（　　）剂、（　　）剂、（　　）剂、（　　）剂等。

**三、判断题**

（1）复方 APC 片中，阿司匹林的含量测定方法一般选用直接酸碱滴定法。（　　）

（2）复方 APC 片中，咖啡因的含量测定方采用非水滴定法。（　　）

（3）在制剂分析中对所用原料药物做过的检查项目，没有必要重复做。（　　）

（4）药物制剂的分析方法与原料药的测定方法一样。（　　）

（5）以植物油为溶剂的注射液需要检查植物油的酸值、碘值、皂化值及羟基。（　　）

（6）注射剂中不溶性微粒检查要求每 1mL 中含 25$\mu$m 的微粒不得超过 2 粒。（　　）

（7）肠溶衣片、薄膜衣片、糖衣片规定的崩解时限相同。（　　）

（8）凡规定检查溶解度、释放度或崩解时限的制剂，不再进行崩解时限检查。（　　）

（9）糖衣片与肠溶衣片的质量差异检查应在包衣后进行。（　　）

# 项目十三
# 中药及制剂分析

掌握中药饮片与制剂的质量控制的内容和方法。通过项目了解与掌握中药的提取、纯化等方法。

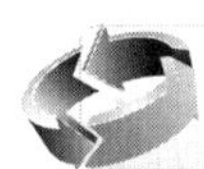

## 项目引导

**双黄连颗粒质量控制**

### 一、性状

本品为棕黄色的颗粒；气微，味甜、微苦或味苦，微甜（无蔗糖）。

### 二、鉴别

① 取本品2g或1g（无蔗糖），加75%乙醇10mL，置水浴中加热使其溶解，过滤，滤液作为供试品溶液。另取黄芩苷对照品、绿原酸对照品，分别加75%乙醇制成每1mL含0.1mg的溶液，作为对照品溶液。按照薄层色谱法（通则0502）试验，吸取上述三种溶液各1～2μL，分别点于同一聚酰胺薄膜上，以乙酸为展开剂，展开，取出，晾干，置紫外光灯（365nm）下检视。供试品色谱中，在与黄芩苷对照品色谱相应的位置上，显相同颜色的斑点；在与绿原酸对照品色谱相应的位置上，显相同颜色的荧光斑点。

② 取本品1g或0.5g（无蔗糖），加甲醇10mL，置水浴中加热使其溶解，过滤，滤液作为供试品溶液。另取连翘对照药材0.5g，加甲醇10mL，加热回流20min，过滤，滤液作为对照药材溶液。按照薄层色谱法（通则0502）试验，吸取上述两种溶液各5μL，分别点于同一硅胶G薄层板上，以三氯甲烷-甲醇（5∶1）为展开剂，展开，取出，晾干，喷以10%硫酸乙醇溶液，在105℃加热至斑点显色清晰。供试品色谱中，在与对照药材色谱相应的位置上，显相同颜色的斑点。

### 三、检查

应符合颗粒剂项下有关的各项规定（通则0104）。

### 四、含量测定

1.黄芩

按照高效液相色谱法（通则0512）测定。

（1）色谱条件与系统适用性试验　以十八烷基硅烷键合硅胶为填充剂，以甲醇-水-冰醋酸（50∶50∶1）为流动相，检测波长为274nm。理论板数按黄芩苷峰计算应不低于1500。

（2）对照品溶液的制备　取黄芩苷对照品适量，精密称定，加50%甲醇制成每1mL含0.1mg的溶液，即得。

（3）供试品溶液的制备　取装量差异项下的本品研细，取约1g或0.5g（无蔗糖），精密称定，置于50mL容量瓶中，加50%甲醇适量，超声处理20min使其溶解，放冷，加50%甲醇稀释至刻度，摇匀，过滤，精密量取续滤液5mL，置于10mL容量瓶中，加50%甲醇稀释至刻度，摇匀，即得。

（4）测定法　分别精密吸取对照品溶液与供试品溶液各5μL，注入液相色谱仪，测定，即得。每袋含黄芩（以黄芩苷计）不得少于100mg。

2. 连翘

按照高效液相色谱法（通则0512）测定。

（1）色谱条件与系统适用性试验　以十八烷基硅烷键合硅胶为填充剂，以乙腈-水（25∶75）为流动相，检测波长为278nm，理论板数按连翘苷峰计算应不低于6000。

（2）对照品溶液的制备　取连翘苷对照品适量，精密称定，加甲醇制成每1mL含0.1mg的溶液，即得。

（3）供试品溶液的制备　取装量差异项下的本品，研细，取约1.5g或0.75g（无蔗糖），精密称定，置于具塞锥形瓶中，精密加入甲醇25mL，密塞，称定质量，超声处理（功率250W，频率40kHz）30min，取出，放冷，再称定质量，用甲醇补足减少的质量，摇匀，过滤，精密量取续滤液10mL，蒸干，残渣用70%乙醇5mL溶解（必要时超声处理），加在中性氧化铝柱（100～120目，6g，内径为1cm）上，用70%乙醇40mL洗脱，收集洗脱液，浓缩至约1mL，用适量甲醇溶解，转移至5mL容量瓶中，加甲醇稀释至刻度，摇匀，过滤，取续滤液，即得。

（4）测定法　精密吸取对照品溶液10μL与供试品溶液5～10μL注入液相色谱仪，测定，即得。本品每袋含连翘（以连翘苷计）不得少于3.0mg。

## 项目要求

（1）能根据药典和质量标准，对中药饮片进行质量控制。

（2）能根据药典和质量标准，对中药制剂进行质量控制。

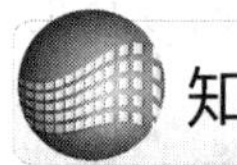

## 知识储备

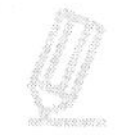

### 一、中药制剂及中药制剂分析

中药制剂，系根据中医药理论和用药原则由单味或多味中药材（粉碎物、浸出物或提取物等）按规定的处方和方法加工而成的单方或复方制剂。中药制剂是祖国传统中医药宝库中的重要组成部分，它对中华民族的繁衍生息、人民的防病治病起着积极的作用。近年来中药制剂在品种、产量、生产规模、新产品开发方面都有了较大的发展，在国际上也享有较高的声誉。

中药制剂分析，系以中医药理论为指导，运用现代分析理论和方法研究中药制剂质量的一门技术。中药制剂分析的对象应是制剂组方中起主要作用的有效成分、毒性成分或影响疗效的化学成分。

### 二、中药制剂分析的特点

（1）原料药材质量差异较大　中药材的质量与产地、生长环境、采收季节有密切的关系，不同产地的同一品种的药材所含化学成分的种类有较大差异；向一产地的同一品种药材由于生长环境、采收季节和贮藏条件的不同，化学成分的含量也可能有较大差异，因此使得中药制剂品质差异较大。药典规定中药制剂，其原料药必须符合规定后才能投料生产。

（2）成分复杂，各种有效成分含量高低不一 每味中药都含有几种甚至数十种不同结构类型的化合物，这些化合物理化性质各异，含量差别很大。在中药制剂中，各种成分的含量高低不一，许多成分的含量很低，有的甚至为十万分之几、百万分之几，这就给中药制剂的质量控制带来一定的困难。实际工作中，一般只对其中一个或几个成分进行检测；对含量在百万分之一以下的成分，由于目前检测技术所限，只能进行定性鉴别或限量检查，不能进行含量测定。

（3）有效成分难以确定 某一化学成分在一种药材中为有效成分，在另一种药材中就可能是无效成分。如鞣质，在麻黄中为无效成分，而在地榆中为有效成分，有止血之功效，因此，质量分析中应综合考虑各成分的作用。

（4）不同提取分离方法对测定结果影响较大 中药制剂的质量控制过程中，化学成分的提取、溶剂的选择及提取工艺等因素，对分析结果会产生直接的影响。因此，在研究中药制剂的质量控制时，必须考察不同的提取、分离条件，选择高效而稳定的分析方法。

（5）剂型对分析方法影响大 中药制剂传统剂型较多，因制备方法不一、存在状态不同，各有特点。所以在含量测定方法上除了考虑方法的专属性、灵敏性外，尚需注意药材在制剂中的存在形式、辅料对测定的影响及各成分间的干扰等。

中药制剂的分析，应根据各剂型的特点、制备工艺、被测成分在制剂中的存在状况及其他成分产生的干扰等进行综合考虑。对含药材粉末的制剂，如散剂、丸剂等，显微鉴别可作为鉴定的主要方法；进行成分分析时，需用有效的提取方法将被测成分从植物组织中完全提取出来，如采用浸渍法、溶剂回流提取法或超声波振荡提取法等；对经溶剂提取后制成的制剂，如合剂、酊剂等，则以理化检测为主。被测成分含量较高的制剂，可采用重量法、滴定法测定，如甘草浸膏中甘草酸的测定；反之，在制剂中被测成分含量较低时，如人参口服液中的人参皂苷，宜采用灵敏度高的分析方法，如薄层色谱扫描法、比色法、紫外分光光度法等。

## 三、中药制剂的鉴别

中药制剂的鉴别，即利用一定的方法来确定中药制剂中是否含有原药材成分或其所含化学成分，从而判断该制剂的真伪。常用方法有性状鉴别、显微鉴别、理化鉴别等。

### 1. 性状鉴别

性状鉴别主要用于生药材，包括形状、颜色、表面特征、质地、气味等。药材制成制剂后，性状鉴别的重要性远不如原药材，但目前它在中药制剂的定性鉴别上仍有一定的参考价值，药典上收载的品种均有此项检查。在描述制剂性状时，要以中医理论为指导。如牛黄解毒丸为黄棕色大蜜丸，有冰片香气，味微甜而后苦、辛；纯阳正气丸为棕黄色至棕红色的水丸，气芳香，味苦、辛。这些性状特征，为鉴别制剂的真伪提供了一定的参考依据。

### 2. 显微鉴别

显微鉴别是利用显微镜来观察中药制剂中原药材的组织、细胞或内含物等特征，从而鉴别制剂处方组成的方法。凡以药材粉碎后直接制成制剂或添加有粉末药材的制剂，由于其在制作过程中原药材的显微特征仍保留到制剂中，因此均可用显微鉴别法进行鉴别。对于用药材浸膏制成的中药制剂，如其原药材的显微特征在制剂中仍有保留，也可用此法进行鉴别。

黄芩的鉴别：本品粉末黄色。韧皮纤维单个散在或数个成束，梭形，长 60～250μm，直径 9～33μm，壁厚，孔沟细。石细胞类圆形、类方形或长方形，壁较厚或甚厚。木栓细胞棕黄色，多角形。网纹导管多见，直径 24～72μm。木纤维多碎断，直径约 12μm，有稀疏斜纹孔。淀粉粒甚多，单粒类球形，直径 2～10μm，脐点明显，复粒由 2～3 分粒组成。

### 3. 理化鉴别

（1）薄层色谱法　薄层色谱法是目前中药制剂定性鉴别中最常用的方法之一，薄层色谱法鉴别中药制剂有以下几种情况：

① 对照品对照。用中药制剂中某味药材所含有效成分的对照品制成标准对照液，与样品液点于同一薄层板上，展开，显色后，比较与对照品相同 $R_f$ 值位置上有无同一颜色（或荧光）的斑点，来控制制剂中该有效成分。

② 阴阳对照。把制剂中要鉴别的某味药材，按制剂的制法处理后，以制剂相同的比例、条件、方法提取，所得提取液称为该味药的阳性对照液；而把制剂处方中要鉴别的该味药除去，剩下的各味药，按制剂方法处理后，按制剂相同的比例、条件、方法提取，所得提取液称为该味药的阴性对照液。将阴阳性对照液及样品溶液点于同一薄层板上，展开，显色后，若样品溶液与阳性对照液在相同 $R_f$ 值位置上有相同色泽斑点，而阴性对照液无此斑点，则可用此斑点鉴别该味药。

③ 对照药材对照。把制剂中某味药的对照药材制成标准对照液，与样品溶液同时点于薄层板上，展开，显色后，观察样品溶液在与标准对照液相应位置上斑点的有无以及颜色是否一致，来确定该味药的有无。

此外，紫外分光光度法、气相色谱法、高效液相色谱法也常用于中药制剂的鉴别。

黄芩提取物鉴别：取本品 1mg，加甲醇 1mL 使其溶解，作为供试品溶液。另取黄芩苷对照品，加甲醇制成每 1mL 含 1mg 的溶液，作为对照品溶液。按照薄层色谱法试验，吸取上述两种溶液各 2μL，分别点于同一聚酰胺薄膜上，以乙酸为展开剂，展开，取出，晾干，置紫外光灯（365nm）下检视。供试品色谱中，在与对照品色谱相应的位置上，显相同颜色的荧光斑点。

山楂叶提取物的指纹图谱：按照高效液相色谱法测定。

色谱条件与系统适用性试验：以十八烷基硅烷键合硅胶为填充剂，以四氢呋喃-甲醇-乙腈-乙酸-水（38∶3∶3∶4∶152）为流动相，检测波长为 330nm。理论板数按牡荆素鼠李糖苷峰计算应不低于 2500。

参照物溶液的制备：取牡荆素鼠李糖苷对照品适量，精密称定，加 60%乙醇制成每 1mL 含 100μg 的溶液，即得。

供试品溶液的制备：取本品 50mg，精密称定，置于 50mL 容量瓶中，加 60%乙醇溶解并稀释至刻度，即得。

测定法：分别精密吸取参照物溶液与供试品溶液各 10μL，注入液相色谱仪，测定，记录色谱图，即得。

供试品特征图谱中应呈现 4 个特征峰（图 13-1），与参照物峰相应的峰为 S 峰，计算各特征峰与 S 峰的相对保留时间，应在规定值±5%范围之内。

相对保留时间规定值为：0.76（峰 1）、1.00（峰 S）、1.55（峰 2）、1.94（峰 3）。

（2）一般化学反应鉴别法　中药所含有效成分很复杂，目前已知有生物碱、苷类、挥发油、鞣质、糖类、氨基酸、蛋白质、多肽、黄酮类、蒽醌类、有机酸、内酯、香豆素等。这些成分，有一部分有明显生理活性并有一定医疗作用，如黄连中有抗菌消炎作用的小檗碱，麻黄中有平喘作用的麻黄碱，洋地黄中具有强心作用的强心苷类，薄荷中有解毒作用的挥发油。因此将药材制成制剂后，就可利用这些成分的理化性质进行鉴别。其中利用颜色反应及沉淀反应，对中药制剂进行定性鉴别既重要又方便易行。但是由于制剂中各成分间的相互干扰，应用此方法最好制备阴、阳对照液进行对比试验，以提高结果的准确性，同时也要注意假阳性反应。

在对中药制剂进行一般化学反应鉴别时，应根据剂型和化学成分性质，选择适宜的提

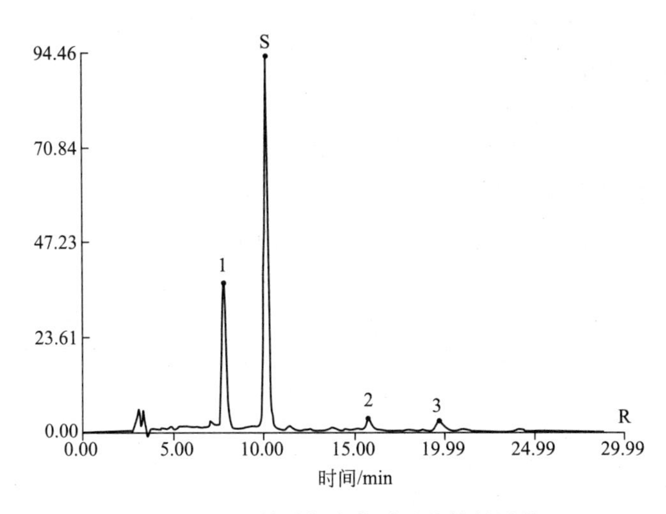


图 13-1　山楂叶提取物对照品特征图谱

1—牡荆素葡萄糖苷；S—牡荆素鼠李糖苷；2—牡荆素；3—金丝桃苷

取、净化、分离方法，制备样品溶液，方可得到满意的结果。若样品为丸剂、散剂、胶囊等固体制剂，需选用合适的溶剂进行提取。如用醇、水等溶剂回流提取，使被检成分提取出来。若样品为液体制剂或半固体制剂，则可用溶剂进行提取或滤取。

二妙丸中苍术的鉴别：取本品粉末 2g，置于具塞试管中，加乙醚 10mL，振摇 10min 取上清液 2mL，置于具塞试管中，加高锰酸钾试液 2 滴，振摇 1min 红色即消失。

这是由于本品由苍术、黄柏二味药组成，苍术中含有挥发性成分苍术酮、苍术炔等，均含有不饱和基团，能使高锰酸钾还原为二价锰离子而使红色褪去。

(3) 纸上荧光（或显色）鉴别法　中药制剂中所含的某些化学成分，在可见光下能产生一定颜色，或在紫外光下能产生一定颜色的荧光，依此可对中药制剂进行鉴别。通常取中药制剂的浸出液或提取液点于滤纸或试纸上进行观察，有些则加一定试剂显色后再进行观察。

冰硼散的鉴别：取样品 1g，加水 6mL，振摇，加盐酸使其呈酸性后，过滤，分取滤液 3mL，点于姜黄试纸上使试纸润湿，即显橙红色，放置干燥，颜色变深，再置氨气中熏变为绿黑色。

(4) 升华鉴别法　此法可鉴别中药制剂中某些具有升华性质的化学成分。这些成分在一定温度下能升华，与其他成分分离。再取升华物在显微镜下观察有一定形状，或在可见光下观察有一定颜色，或在紫外光下观察显出不同颜色荧光，或者加一定试剂处理后显出不同颜色或荧光。本法操作简便迅速，对含有升华成分的中药制剂是一个较好的鉴别方法。

## 四、中药制剂的检查

中药制剂的检查主要是控制药材或制剂中可能引入的杂质或与中药制剂质量有关的项目，主要有以下三种类型：

### 1. 一般杂质检查

如酸不溶物、砷盐灰分、重金属等的检查，以及卫生学检查和样品农药残留量的检查等。

### 2. 特殊杂质检查

特殊杂质检查指某些药材的伪品、有毒成分的检查，如含大黄制剂中检查土大黄苷、川乌等。

### 3. 制剂通则常规检查

如酊剂、酒剂要求测含醇量、总固体等。

益母草口服液的检查包括以下内容：

（1）相对密度　应为1.01～1.03。

（2）pH值　应为5.0～6.0。

（3）其他　应符合合剂项下有关的各项规定。

## 五、中药制剂的含量测定

有效成分的含量测定是中药制剂内在质量控制的重要方法，以含量测定结果评价产品的优劣。中药制剂组成复杂，大多数中药制剂的有效成分还不十分清楚，因而有效成分的含量测定尚不能普遍应用。中药制剂含量测定过程中应充分考虑以下问题：

① 对有效成分明确的中药制剂要进行有效成分的含量测定。例如延胡止痛片具有明显而持久的镇痛作用，其主要镇痛成分为延胡索总碱和延胡索乙素，因此应分别对延胡索总碱和延胡索乙素的含量进行测定。

② 大致明确有效成分的中药制剂，如生物碱、黄酮、挥发油、皂苷等，要求测定这些成分的总量。

③ 对有效成分已知但尚无理想的测定方法的中药制剂，可通过测定其中某些化学成分的含量来间接地控制有效成分的含量。如板蓝根注射液以其苷水解还原糖含量作为控制质量的指标；板蓝根冲剂，其原料药材为板蓝根、大青叶，其所含主要成分有氨基酸、靛玉红、吲哚苷等，可以以总氮量作为此冲剂的质量控制标准之一。

④ 对有效成分不明确的中药制剂可采用：选择一个或几个认为可能的有效成分或主要指示性成分进行含量测定，如测定水浸出物量、醇浸出物量、乙醚浸出物量等，但此方法不能真正控制有效成分的含量。

⑤ 含量过低的成分较难真正反映制剂的内在质量，不宜选作测定成分。

⑥ 测定成分的选择应遵循中医药理论和用药原则，首先要进行处方分析，分清各味药在处方中的“君、臣、佐、使”地位。着重选君药或臣药作为测定对象，当君、臣药无明显特征或有效成分不明确而难以检测时，方考虑检测其他味药。当然如果有条件，对处方中诸药均进行检测，则最为理想，但目前还很难做到。

⑦ 所测成分应归属于某一单一味药。如制剂中含有两种以上味药具有相同成分或同系物（母核相同），最好不选此指标，因无法确证某一药材原料的存在及保证所投入的数量和质量。但若处于君药地位，或其他指标难于选择测定，也可测定其总含量，但同时须分别测定药材原料所含该成分的含量，并规定限度。在保证各味药质量的基础上，达到控制制剂质量的目的。如黄连与黄柏、川芎与当归等常同时处于同一处方中，并居君药地位，则可测定制剂中的小檗碱、阿魏酸等，并同时分别控制各药材原料有关成分的含量。

⑧ 对于因药材原料产地和等级不同而含量差异较大的成分，需注意检测指标的选定和产地的限定。如麻黄主要含左旋麻黄碱和右旋伪麻黄碱，由于我国麻黄产地分布极广，从东北至西北的各产地麻黄中左旋麻黄碱含量递减，而右旋伪麻黄碱含量递增，目前检测技术虽然可以同时分别检测数种生物碱，但在质量评价上仍以测定总碱为宜，只有在制剂中测总碱有干扰时才测定某种生物碱，如左旋麻黄碱，但需要限定取材于适宜的产地，否则难以保证质量。

⑨ 检测成分应尽可能与中医用药的功能主治相近，如山楂在制剂中若以消食健胃功能为主，则应测定其有机酸含量；若以活血止痛治疗心血管病为主，则测其所含黄酮类成分，因其具有降压、增强冠脉流量、强心、抗心律不齐等作用。

⑩ 贵重药材如西洋参、人参、牛黄、麝香在制剂中应加以测定。

牛黄的含量测定主要包括胆酸的含量测定和胆红素的含量测定。

a.胆酸。取本品细粉约0.2g，精密称定，置于具塞锥形瓶中，精密加入甲醇50mL，密塞，称定质量，超声处理30min，放冷，再称定质量，用甲醇补足减少的质量，摇匀，过滤。精密量取续滤液25mL，蒸干，残渣加20%氢氧化钠溶液10mL，加热回流2h，冷却，加稀盐酸19mL，调节pH值至酸性，用乙酸乙酯提取4次（25mL、25mL、20mL、20mL），乙酸乙酯液均用同一铺有少量无水硫酸钠的脱脂棉过滤，滤液合并，回收溶剂至干，残渣加甲醇溶解，转移至10mL容量瓶中，加甲醇至刻度，摇匀，作为供试品溶液。另取胆酸对照品适量，精密称定，加甲醇制成每1mL含0.48mg的溶液，作为对照品溶液。按照薄层色谱法试验，精密吸取供试品溶液2μL、对照品溶液1μL与3μL，分别交叉点于同一硅胶G薄层板上，以异辛烷-乙酸丁酯-冰醋酸-甲酸（8∶4∶2∶1）为展开剂，展至14～17cm，取出，晾干，喷以30%硫酸乙醇溶液，在105℃加热至斑点显色清晰，取出，在薄层板上覆盖同样大小的玻璃板，周围用胶布固定，按照薄层色谱法进行扫描（波长：$\lambda_S$=380nm，$\lambda_R$=650nm），测量供试品吸光度积分值与对照品吸光度积分值，计算，即得。

本品按干燥品计算，含胆酸（$C_{24}H_{40}O_5$）不得少于4.0%。

b. 胆红素

（a）对照品溶液的制备。取胆红素对照品10mg，精密称定，置于100mL棕色容量瓶中，加三氯甲烷溶解并稀释至刻度，摇匀，精密量取5mL，置于50mL棕色容量瓶中，加乙醇至刻度，摇匀，即得（每1mL中含胆红素10μg）。

（b）标准曲线的制备。精密量取对照品溶液1mL、2mL、3mL、4mL、5mL，置于具塞试管中，分别加乙醇补至9.0mL，各精密加重氮化溶液（甲液：取对氨基苯磺酸0.1g，加盐酸1.5mL与水适量使其成100mL；乙液：取亚硝酸钠0.5g，加水使其溶解成100mL，置冰箱内保存。用时取甲液10mL与乙液0.3mL，混匀）1mL，摇匀，在15～20℃暗处放置1h，以相应的试剂为空白，按照紫外-可见分光光度法在533nm波长处测定吸光度，以吸光度为纵坐标、浓度为横坐标，绘制标准曲线。

（c）测定法。取本品细粉约10mg，精密称定，置于锥形瓶中，加三氯甲烷-乙醇（7∶3）混合溶液60mL、盐酸1滴，摇匀，置水浴中加热回流约30min，放冷，转移至100mL棕色容量瓶中。容器用少量混合溶液洗涤，洗液并入同一容量瓶中，加上述混合溶液至刻度，摇匀。精密量取上清液10mL，置于50mL棕色容量瓶中，加乙醇至刻度，摇匀。精密量取3mL，置于具塞试管中，按照标准曲线的制备项下的方法，自“加乙醇补至9.0mL”起，依法测定吸光度，从标准曲线上读出供试品溶液中含胆红素的质量（mg），计算，即得。

本品按干燥品计算，含胆红素（$C_{33}H_{36}N_4O_6$）不得少于35.0%。

⑪ 制剂中含有剧毒性成分则要测定其含量，如含马钱子、川乌、蟾酥、斑蝥等的制剂须测定其有毒成分的含量。

中药制剂的含量测定对象为提取纯化后的某单一或某类别化学成分，所以可用容量分析法、重量分析法、定氮法、光谱法及色谱法等进行测定。《中国药典》（2015年版）一部所收载的中药制剂与中药饮片的测定主要以薄层扫描法及HPLC法为主。各操作方法同化学药物分析。

麝香的含量测定：

色谱条件与系统适用性试验：以苯基（50%）甲基聚硅氧烷（OV-17）为固定相，涂布浓度为2%，柱温为200℃±10℃。理论板数按麝香酮峰计算应不低于1500。

对照品溶液的制备：取麝香酮对照品适量，精密称定，加无水乙醇制成每1mL含1.5mg的溶液，即得。

供试品溶液的制备：取干燥失重项下所得干燥品约0.2g，精密称定，精密加入无水乙醇2mL，密塞，振摇，放置1h，过滤，取续滤液，即得。

本品按干燥品计算，含麝香酮（$C_{16}H_{30}O$）不得少于2.0%。

## 思考与交流

（1）中药制剂分析有何特点？
（2）中药的提取方法有哪些？
（3）中药提取的影响因素有哪些？
（4）影响中药制剂稳定性的因素有哪些？

## 练一练测一测

**一、选择题**

（1）对中药制剂分析的项目叙述错误的是（　　）。
A. 合剂、口服液一般检查项目有相对密度和 pH 值测定等。
B. 丸剂的一般检查项目主要有溶散时限和含糖量等。
C. 冲剂的一般检查项目有粒度、水分、硬度等。
D. 散剂的一般检查项目有均匀度、水分等。

（2）中药制剂分析的一般程序为（　　）。
A. 取样→鉴别→检查→含量测定→写出检验报告
B. 检查→取样→鉴别→含量测定→写出检验报告
C. 鉴别→检查→取样→含量测定→写出检验报告
D. 检查→取样→含量测定→鉴别→写出检验报告

（3）《中国药典》（2015 年版）一部收载的水分测定法有（　　）种方法。
A. 1　B. 2　C. 3　D. 4

（4）《中国药典》（2015 年版）采用（　　）法测定含醇量。
A. GC　B. HPLC　C. TLC　D. UV

（5）中药制剂真伪鉴别最常用的方法是（　　）。
A. 化学反应法　B. 高效液相色谱法　C. 薄层色谱法　D. 气相色谱法

（6）中药制剂的常规检查不包括（　　）。
A. 水分检查　B. 装量差异检查　C. 重金属检查　D. 崩解时限检查

（7）中药制剂性状不包括（　　）。
A. 颜色　B. 形态　C. 外观　D. 气味

**二、填空题**

（1）中药制剂按物态可分为（　　）、（　　）、（　　）。

（2）中药制剂分析常用的提取方法有（　　）、（　　）、（　　）、（　　）、（　　）、（　　）。

（3）中药制剂中杂质的一般检查项目有（　　）、（　　）、（　　）、（　　）、（　　）等。

（4）中药制剂杂质检查中，水分测定的方法有（　　）、（　　）、（　　）。

（5）中药制剂常用的定量分析方法有（　　）、（　　）、（　　）、（　　）等。

（6）酒剂和酊剂的主要区别在于（　　）和（　　）。

（7）中药制剂，系根据（　　）和（　　）由单味或多味中药材（粉碎物、浸出物或提取物等）按规定的处方和方法加工而成的（　　）或（　　）制剂。

（8）鉴别中药制剂，常用的方法有（　　）、（　　）、（　　）等。

**三、判断题**

（1）超临界流体的密度与液体相似，其扩散系数却与气体相似，因而具有传质快、提取

时间短的优点。（　）

（2）冷浸法提取中药组分时，适用于过热不稳定组分的提取。（　）

（3）丸剂不检查水分、质量差异和溶散时限。（　）

（4）酊剂和酒剂的主要区别在于二者浸出溶剂不同，酒剂与酊剂都可以用蒸馏酒。（　）

（5）中药材由于生长环境、采收时间、贮藏条件不同，有效成分含量可能有很大差异。（　）

（6）中药制剂的鉴别应着重于君药和臣药、贵重药和毒剧药。（　）

**四、简答题**

（1）中药制剂分析的程序是怎样的?

（2）中药制剂中杂质检查项目是什么?

（3）中药制剂常用的鉴别方法与一般制剂有何异同点?

（4）超临界流体萃取技术的优点是什么?

# 项目十四
# 生物制品分析

掌握各类生物制品质量分析的内容与方法。根据质量标准的要求能完成生物制品的理化检定、安全检定和效力检定等，并能判断生物药品的质量。

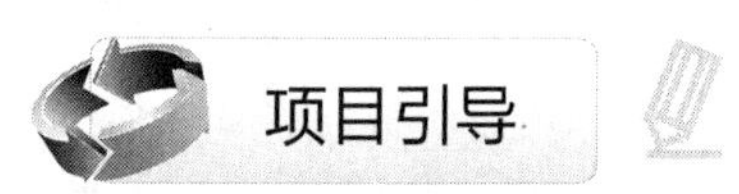

### 人免疫球蛋白质量控制

本品系由健康人血浆，经低温乙醇蛋白分离法或经批准的其他分离法分离纯化，并经病毒去除和灭活处理制成，含适宜稳定剂，不含防腐剂和抗生素。

## 一、原液检定

（1）蛋白质含量　可采用双缩脲法（通则 0731 第三法）测定。

（2）纯度　应不低于蛋白质总量的 90.0%（通则 0541 第二法）。

（3）pH 值　用生理氯化钠溶液将供试品蛋白质含量稀释成 10g/L，依法测定（通则 0631），pH 值应为 6.4～7.4。

（4）残余乙醇含量　可采用康卫扩散皿法（通则 3201）测定，应不高于 0.025。

（5）热原检查　依法检查（通则 1142），注射剂量按家兔体重每 1kg 注射 0.15g 蛋白质，应符合规定。

（6）无菌检查　依法检查（通则 1101），应符合规定。

## 二、成品检测

### 1. 鉴别试验

（1）免疫双扩散法　依法测定（通则 3403），仅与抗人血清或血浆产生沉淀线，与抗马、抗牛、抗猪、抗羊血清或血浆不产生沉淀线。

（2）免疫电泳法　依法测定（通则 3404），与正常人血清或血浆比较，主要沉淀线应为 IgG。

### 2. 物理检查

（1）外观　应为无色或淡黄色澄明液体，可带乳光，不应出现浑浊。

（2）可见异物　依法检查（通则 0904），除允许有可摇散的沉淀外，其余应符合规定。

### 3. 装量

依法检查（通则 0102），应不低于标示量。

### 4. 热稳定性试验

将供试品置于 57℃±0.5℃水浴中保温 4h 后，用可见异物检查装置，肉眼观察应无凝胶化或絮状物。

5. 化学检定

（1）pH值 用生理氯化钠溶液将供试品蛋白质含量稀释成10g/L，依法测定（通则0631），pH值应为6.4～7.4。

（2）蛋白质含量 应不低于标示量的95.0%（通则0731第一法）。

（3）纯度 人免疫球蛋白应不低于蛋白质总量的90.0%（通则0541第二法）。

（4）糖含量 如制品中加葡萄糖或麦芽糖，其含量应为20～50g/L（通则3120）。

（5）甘氨酸含量 如制品中加甘氨酸，其含量应为10～30g/L（通则3123）。

（6）分子大小分布 IgG单体与二聚体含量之和应不低于90.0%（通则3122）。

6. 抗体效价

（1）抗-HBs 采用经验证的酶联免疫或放射免疫方法进行检测，每1g蛋白质应不低于6.0IU。

（2）白喉抗体 每1g蛋白质应不低于3.0 HAU（通则3513）。

（3）甲型肝炎抗体 如用于预防甲型肝炎，则应采用酶联免疫方法进行甲型肝炎抗体检测，应不低于100IU/mL。

7. 无菌检查

依法检查（通则1101），应符合规定。

8. 异常毒性检查

依法检查（通则1141），应符合规定。

9. 热原检查

依法检查（通则1142），注射剂量按家兔体重每1kg注射0.15g蛋白质，应符合规定。

10. 其他

根据病毒灭活方法，应增加相应的检定项目。

## 三、保存、运输及有效期

于2～8℃避光保存和运输。自生产之日起，按批准的有效期执行。

## 四、使用说明

应符合“生物制品包装规程”规定和批准的内容。

**项目要求**

（1）能根据药物的特性选择不同的生物检定方法，对生物制品进行检验。

（2）能根据质量标准内容，对生物药品进行检测，并能判断其质量的优劣。

生物制品是药品的一大类别。生物制品系指以微生物、寄生虫、动物毒素、生物组织作为起始材料，采用生物学工艺或分离纯化技术制备，并以生物学技术和分析技术控制中间产物和成品质量制成的生物活性制剂。它包括疫（菌）苗、毒素、类毒素、免疫血清、血液制品、免疫球蛋白、抗原、变态反应原、细胞因子、激素、酶、发酵产品、单克隆抗体、DNA重组产品、体外免疫试剂等。

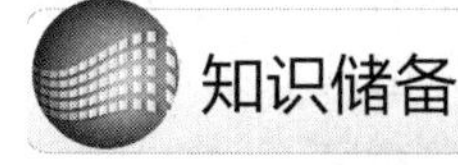


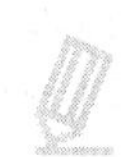

## 一、生物制品的质量要求

生物制品的质量标准有别于其他商品，强调其特殊性，即安全性、有效性和可接受性。

（1）安全性　使用安全，不良反应小。生物制品不应存在不安全因素。

（2）有效性　使用后能产生相应的效力。预防制品使用后，对控制疫情、减少发病应有明显作用；治疗制品用后应产生一定的疗效；诊断制品用于疾病诊断，结果应该可靠。

（3）可接受性　生物制品的生产工艺、贮运条件、成品的药效、稳定性、外观、包装、使用方法和价格是可接受的。

## 二、生物制品的分类

生物制品根据用途可分为预防用生物制品、治疗用生物制品和诊断用生物制品三大类。

### 1. 预防用生物制品

预防用生物制品均用于传染病的预防。它包括疫苗、类毒素和 γ-球蛋白三类。疫苗是由细菌或病毒加工制成的。

（1）疫苗　分为灭活疫苗和活疫苗。

① 灭活疫苗。制备过程是先从病人分离得到致病的病原细菌或病毒，经过选择，将细菌放在人工培养基上培养，收获大量细菌，再用物理或化学法将其灭活（杀死），可除掉其致病性而保留其抗原性（免疫原理）。病毒只能在活体上培养，如在动物、鸡胚或细胞中培养增殖，从这些培养物中收获病毒，灭活后制成疫苗。

② 活疫苗。活疫苗指人工选育的减毒或自然无毒的细菌或病毒，具有免疫原性而不致病，经大量培养收获病毒或细菌制成。活疫苗用量小，只需接种一次，便可在体内增殖而达到免疫功效，而灭活疫苗用量大，并且需接种 2～3 次方能达到免疫功效。

（2）外毒素　一些细菌在培养过程中产生的毒性物质称为外毒素，外毒素经化学法处理后，失去毒力作用，而保留抗原这种类似毒素而无毒力作用的称为类毒素，如破伤风类毒素。接种人体可产生相应抗体，保持不患相应疾病。

（3）γ-球蛋白　它是血液成分之一，含有各种抗体。人在一生中不免要患一些疾病，病愈后血液中即存在相应抗体，胎盘血也是一样。有些传染病在没有特异疫苗时，可用 γ-球蛋白作为预防制剂。现今给献血人员接种某些疫苗或类毒素，从而产生高效价抗体，用其制备的 γ-球蛋白称特异 γ-球蛋白，如破伤风特异 γ-球蛋白、狂犬病特异 γ-球蛋白、乙型肝炎特异 γ-球蛋白。有人认为 γ-球蛋白是“补品”而当作保健品用，这是不对的。

### 2. 治疗用生物制品

治疗用生物制品包括各种血液制剂、免疫制剂，如干扰素。按治疗作用机理其可分为特异的（如抗毒素和 γ-球蛋白）和非特异的（如干扰素和人白蛋白等）。临床医生将抗毒素及 γ-球蛋白作常规治疗用药品，实际上也起预防作用。血液制剂在治疗用生物制品中占非常大的比例。有些单克隆抗体已用于治疗。血液中某些含量少的组分整合到微生物基因中，可大量生产。

### 3. 诊断用生物制品

诊断用生物制品大都用于检测相应抗原、抗体或机体免疫状态，属于免疫学方法诊断。随着免疫学技术的发展，诊断用生物制品的种类不断增多，不仅用于传染病，也用于其他疾病。它主要包括两类：①诊断血清，包括细菌类、病毒和立克次氏体类、抗毒素类、肿瘤类、激素类、血型及 HLA、免疫球蛋白诊断血清、转铁蛋白、红细胞溶血素、生化制剂等；②诊断抗原，包括细菌类、病毒和立克次氏体类、毒素类、梅毒诊断抗原、鼠疫噬菌体等。此外还有红细胞类、荧光抗体、酶联免疫的酶标记制剂、放射性核标记的放射免疫制剂、妊娠诊断制剂（激素类）、诊断用单克隆抗体。

## 三、生物制品生产用常用辅料及分类

生物制品生产用辅料系指生物制品配方中所使用的辅助材料，如佐剂、稳定剂、赋形剂等。

### 1. 辅料的分类

根据用途，生物制品生产用常用辅料包括以下几类：

(1) 佐剂　是与一种疫苗抗原结合以增强［如加强、加快、延长和（或）可能的定向］其特异性免疫反应和疫苗临床效果的一种或多种成分混合的物质。

(2) 稳定剂或保护剂　用于稳定或保护生物制品有效成分、防止其降解或失去活性的物质。

(3) 防腐剂　用于抑制微生物生长、防止微生物污染的物质。

(4) 赋形剂　用于冻干制品中使药品成型、起支架作用的物质。

(5) 助溶剂　用于增加药品溶解性的物质。

(6) 矫味剂　用于改善口服药品口感的物质。

(7) 稀释剂、缓冲剂　用于溶解和稀释制品、调整制品酸碱度的溶剂，如注射用水、氯化钠注射液、磷酸盐缓冲生理氯化钠溶液（PBS）等。

### 2. 辅料限度的控制

应根据生物制品制剂工艺和产品的安全性、有效性研究结果，以发挥有效作用的最小加量确定制剂配方中辅料的加量。具有明确功能且可采用适宜方法进行性能测试的辅料，还应结合辅料性能测试结果综合考虑配方中辅料的加量，如防腐剂抑菌效力检查、疫苗佐剂抗原吸附效果检测等。具有毒副作用或特定功能的辅料以及其他需要在生物制品中控制含量的辅料，应在成品检定或适宜的中间产物阶段设定辅料含量检查项并规定限度要求。

## 四、生物测定法

### 1. 免疫印迹法

本法系以供试品与特异性抗体结合后，抗体再与酶标抗体特异性结合，通过酶学反应的显色，对供试品的抗原特异性进行检查。

(1) 试剂

① TG缓冲液：称取三羟甲基氨基甲烷15.12g与甘氨酸72g，加水溶解并稀释至500mL，保存。

② EBM缓冲液：量取TG缓冲液20mL、甲醇40mL，加水稀释至200mL，4℃保存。

③ TTBS缓冲液：称取三羟甲基氨基甲烷6.05g与氯化钠4.5g，量取聚山梨酯80 0.55mL，加适量水溶解，用盐酸调pH值至7.5，加水稀释至500mL，4℃保存。

④ 底物缓冲液：称取3,3′-二氨基联苯胺盐酸盐（DAB）15mg，加甲醇5mL与30%过氧化氢15mL，加TTBS缓冲液25mL使其溶解，即得（临用现配）。

(2) 检查法　按照SDS-聚丙烯酰胺凝胶电泳法（通则0541第五法），供试品与阳性对照品上样量应大于100ng。取出凝胶，切去凝胶边缘，浸于EBM缓冲液中30min。另取与凝胶同样大小的厚滤纸6张、硝酸纤维素膜1张，用EBM缓冲液浸透。用半干胶转移仪进行转移，在电极板上依次放上湿滤纸3张、硝酸纤维素膜1张、电泳凝胶、湿滤纸3张，盖上电极板，按0.8mA/$cm^2$硝酸纤维素膜恒电流转移45min。

取出硝酸纤维素膜浸入封闭液（10%新生牛血清的TTBS缓冲液或其他适宜的封闭液）封闭60min。弃去液体，加入TTBS缓冲液10mL，摇动加入适量的供试品抗体（参考抗体使用说明书的稀释度稀释），室温过夜。硝酸纤维素膜用TTBS缓冲液淋洗1次，再用TTBS缓冲液浸洗3次，每次8min。弃去液体，再加入TTBS缓冲液10mL，摇动加入适量的生物素标记的第二抗体，室温放置40min。硝酸纤维素膜用TTBS缓冲液淋洗1次，再用TTBS缓冲液浸洗3次，每次8min。弃去液体，更换TTBS缓冲液10mL，摇动，加入适量的亲和素溶液和生物素标记的辣根过氧化物酶溶液，室温放置60min。硝酸纤维素膜用TT-

BS缓冲液淋洗1次，再用TTBS缓冲液浸洗4次，每次8min。弃去液体，加入适量底物缓冲液，置于室温避光条件下显色，显色程度适当时水洗终止反应。

结果判定：阳性结果应呈现明显色带，阴性结果不显色。

### 2. 免疫双扩散法

本法系在琼脂糖凝胶板上按一定距离打数个小孔，在相邻的两孔内分别加入抗原与抗体，若抗原、抗体互相对应，浓度、比例适当，则一定时间后，在抗原与抗体孔之间形成免疫复合物的沉淀线，以此对供试品的特异性进行检查。供试品溶液的制备是用生理氯化钠溶液将供试品的蛋白质浓度稀释至适当浓度。

（1）试剂

① 0.5%氨基黑染色剂：称取氨基黑10B 0.5g，加甲醇50mL、冰醋酸10mL与水40mL的混合液，溶解，即得。

② 脱色液：量取乙醇45mL、冰醋酸5mL与水50mL，混合均匀，即得。

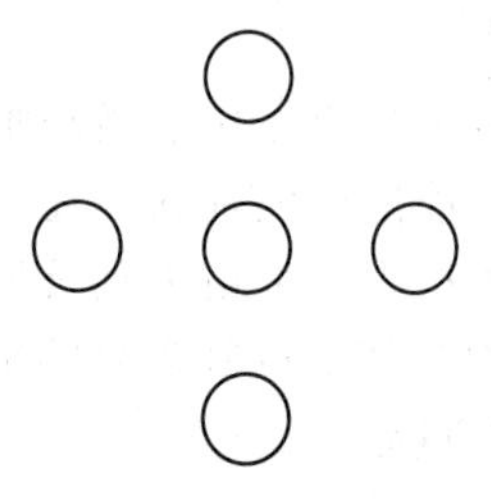

图14-1　方阵形图

（2）检查法　将完全溶胀的1.5%琼脂糖溶液倾倒于水平玻璃板上（每平方厘米加0.19mL琼脂糖），凝固后，按图14-1打孔，直径3mm，孔距3mm（方阵形）。根据需要确定方阵形图数量。中央孔加入抗血清，周边孔加入供试品溶液，并留1孔加入相应阳性对照血清。每孔加样20μL，然后置于水平湿盒中，37℃水平扩散24h。用生理氯化钠溶液充分浸泡琼脂糖凝胶板，以除去未结合的蛋白质。将浸泡好的琼脂糖凝胶板放入0.5%氨基黑溶液中染色。用脱色液脱色至背景无色，沉淀线呈清晰蓝色为止。用适当方法保存或复制图谱。

结果判定：各阳性对照出现相应的沉淀线则试验成立，供试品与人血清（血浆）抗体之间应出现相应沉淀线，表示两者具有同源性。

### 3. 免疫电泳法

本法系将供试品通过电泳分离成区带的各抗原，然后与相应的抗体进行双相免疫扩散，当两者比例合适时形成可见的沉淀弧。将沉淀弧与已知标准抗原、抗体生成的沉淀弧的位置和形状进行比较，即可分析供试品中的成分及其性质。

（1）试剂

① 巴比妥缓冲液（pH=8.6）：称取巴比妥4.14g与巴比妥钠23.18g，加适量水，加热使其溶解，冷却至室温，再加叠氮钠0.15g，加水使其溶解成1500mL。

② 0.5%氨基黑染色剂：称取氨基黑10B 0.5g，加甲醇50mL、冰醋酸10mL与水40mL，溶解，即得。

③ 1.5%琼脂糖溶液：称取琼脂糖1.5g，加水50mL与巴比妥缓冲液50mL，加热使其溶胀完全。

④ 脱色液：量取乙醇45mL、冰醋酸5mL与水50mL，混合均匀。

⑤ 溴酚蓝指示液：称取溴酚蓝50mg，加水使其溶解成100mL。

对照品：正常人血清或其他适宜的对照品。

供试品溶液的制备：用生理氯化钠溶液将供试品蛋白质浓度稀释成0.5%。

（2）检查法　将1.5%琼脂糖溶液倾倒于大小适宜的水平玻璃板上，厚度约3mm，静置，待凝胶凝固成无气泡的均匀薄层后，于琼脂糖凝胶板负极1/3处的上下各打1孔，孔径3mm，孔距10～15mm。测定孔加供试品溶液10μL和溴酚蓝指示液1滴，对照孔加正常人血清或人血浆10μL和溴酚蓝指示液1滴。用3层滤纸搭桥和巴比妥缓冲液（电泳缓冲液）接触，100V恒压电泳约2h（指示剂迁移到前沿）。电泳结束后，在两孔之间距离两端3～5mm处挖宽3mm的槽，向槽中加入血清抗体或人血浆抗体，槽满但不溢出，放湿盒中

37℃扩散24h。扩散完毕后，用生理氯化钠溶液充分浸泡琼脂糖凝胶板，以除去未结合的蛋白质。将浸泡好的琼脂糖凝胶板放入0.5%氨基黑溶液中染色，再用脱色液脱色至背景基本无色。用适当方法保存或复制图谱。与对照品比较，供试品的主要沉淀线应为待测蛋白质。

注意事项：①电泳时应有冷却系统，否则琼脂糖凝胶会出现干裂；②用生理氯化钠溶液浸泡应充分，否则背景不清晰。

4.免疫斑点法

本法系以供试品与特异性抗体结合后，抗体再与酶标抗体特异性结合，通过酶学反应的显色，对供试品的抗原特异性进行检查。

（1）试剂

① TG缓冲液：精密称取三羟甲基氨基甲烷15.12g与甘氨酸72g，加水溶解并稀释至500mL，4℃保存。

② EBM缓冲液：量取TG缓冲液20mL、甲醇40mL，加水稀释至200mL，4℃保存。

③ TTBS缓冲液：称取三羟甲基氨基甲烷6.05g、氯化钠4.5g，吸取聚山梨酯80 0.55mL，加适量水溶解，用盐酸调pH值至7.5，加水稀释至500mL，4℃保存。

④ 底物缓冲液：称取3,3′-二氨基联苯胺盐酸盐（DAB）15mg，取甲醇5mL、30%过氧化氢15mL，溶于25mL TTBS缓冲液中（用前配制）。

（2）检查法　取硝酸纤维素膜，用EBM缓冲液浸泡15min，将供试品、阴性对照品（可用等量的人白蛋白）及阳性对照品点在膜上，上样量应大于10ng，室温干燥60min。取出硝酸纤维素膜，浸入封闭液（10%新生牛血清的TTBS缓冲液或其他适宜的封闭液）封闭60min。弃去液体，加入TTBS缓冲液10mL，摇动加入适量的供试品抗体（参考抗体使用说明书的稀释度稀释），室温过夜。硝酸纤维素膜用TTBS缓冲液淋洗1次，再用TTBS缓冲液浸洗3次，每次8min。弃去液体，更换TTBS缓冲液10mL，摇动加入适量的生物素标记的第二抗体，室温放置40min。硝酸纤维素膜用TTBS缓冲液淋洗1次，再用TTBS缓冲液浸洗3次，每次8min。弃去液体，更换TTBS缓冲液10mL，摇动加入适量的亲和素溶液和生物素标记的辣根过氧化物酶溶液，室温放置60min。硝酸纤维素膜用TTBS缓冲液淋洗1次，再用TTBS缓冲液浸洗4次，每次8min。弃去液体，加入适量底物缓冲液，置于室温避光条件下显色，显色程度适当时水洗终止反应。

结果判定：阳性结果应呈现明显色带，阴性结果不显色。

5.酶联免疫法

抗毒素和抗血清制品鉴别实验采用酶联免疫法。

大肠杆菌菌体蛋白质残留量测定法：本法系采用酶联免疫法测定大肠杆菌表达系统生产的重组制品中菌体蛋白质残留量。

（1）试剂

① 包被液（pH=9.6的碳酸盐缓冲液）：称取碳酸钠0.32g、碳酸氢钠0.586g，置于200mL容量瓶中，加水溶解并稀释至刻度。

② 磷酸盐缓冲液（pH=7.4）：称取氯化钠8g、氯化钾0.2g、磷酸氢二钠1.44g、磷酸二氢钾0.24g，加水溶解并稀释至500mL，121℃灭菌15min。

③ 洗涤液（pH=7.4）：量取聚山梨酯20 0.5mL，加磷酸盐缓冲液至500mL。

④ 稀释液（pH=7.4）：称取牛血清白蛋白0.5g，加洗涤液溶解并稀释至100mL。

⑤ 浓稀释液：称取牛血清白蛋白1.0g，加洗涤液溶解并稀释至100mL。

⑥ 底物缓冲液（pH=5.0枸橼酸-磷酸盐缓冲液）：称取磷酸氢二钠（$Na_2HPO_4 \cdot 12H_2O$）1.84g、枸橼酸0.51g，加水溶解并稀释至100mL。

⑦ 底物液：取邻苯二胺8mg、30%过氧化氢30mL，溶于底物缓冲液20mL中。临用时

现配。

⑧ 终止液：1mol/L 硫酸溶液。

标准品溶液的制备：按菌体蛋白质标准品说明书加水复溶，精密量取适量，用稀释液稀释成每 1mL 中含菌体蛋白质 500ng、250ng、125ng、62.5ng、31.25ng、15.625ng、7.8125ng 的溶液。

供试品溶液的制备：取供试品适量，用稀释液稀释成每 1mL 中约含 250μg 的溶液。如供试品每 1mL 中含量小于 500μg 时，用浓稀释液稀释 1 倍。

（2）检查法　取兔抗大肠杆菌菌体蛋白质抗体适量，用包被液溶解并稀释成每 1mL 中含 10μg 的溶液，以 100μL/孔加至 96 孔酶标板内，4℃放置过夜（16～18h）。用洗涤液洗板 3 次；用洗涤液制备 1%牛血清白蛋白溶液，以 200μL/孔加至酶标板内，37℃放置 2h；将封闭好的酶标板用洗涤液洗板 3 次；以 100μL/孔加入标准品溶液和供试品溶液，每个稀释度做双孔，同时加入 2 孔空白对照（稀释液），37℃放置 2h；用稀释液稀释辣根过氧化物酶（HRP）标记的兔抗大肠杆菌菌体蛋白质抗体 1000 倍，以 100μL/孔加至酶标板内，37℃放置 1h，用洗涤液洗板 10 次，以 100μL/孔加入底物液，37℃避光放置 40min，以 50μL/孔加入终止液终止反应。用酶标仪在波长 492nm 处测定吸光度，应用计算机分析软件进行读数和数据分析，也可使用手工作图法计算。

以标准品溶液吸光度对其相应的浓度作标准曲线，并以供试品溶液吸光度在标准曲线上得到相应菌体蛋白质含量。

按照以下公式计算：

$$\text{供试品菌体蛋白质残留量}(\%)=\frac{cn}{T\times10^{6}}\times100\% \qquad (14\text{-}1)$$

式中　$c$——供试品溶液中菌体蛋白质浓度，ng/mL；

$n$——供试品稀释倍数；

$T$——供试品蛋白质浓度，mg/mL。

注：也可采用经验证的酶联免疫试剂盒进行测定。

## 五、生物制品检查内容

生物制品的质量检定包括理化检定、安全检定和效力检定。理化检定中物理检定包括外观检定、真空度、溶解时间，化学检定包括 pH 的测定、水分含量的测定、蛋白质含量的测定、防腐剂含量测定、等电点的测定、分子量的测定、外源性残留 DNA 含量的检定、宿主菌残留蛋白含量的测定、残留抗生素含量的测定以及纯度测定等；安全性检定包括异常毒性试验、无菌试验、热原试验、杀菌、灭活和脱毒情况检查、外援性污染检查、过敏性物质检查和有关安全性的特殊试验等；效力检定包括浓度测定（含菌数或纯化抗原量）、活菌率或病毒滴度测定、动物保护率试验、免疫抗体滴度测定和稳定性试验等。

### 1. 理化检定

（1）外观　根据剂型，观察制品的外观、色泽。

片剂外观应完整、光洁，呈白色或类白色，间有菌粉色斑；颗粒剂、散剂和胶囊剂内粉末的粒子大小、色泽应均匀，间有菌粉色斑。

（2）干燥失重　按规定方法（通则 0831）或仪器方法测定，除另有规定外，质量损失率应不得超过 5.0%，芽孢菌制品应不得超过 7.0%。

（3）粒度　散剂和颗粒剂应进行粒度检查。按规定方法（通则 0982 第二法）测定，采用单筛分法或双筛分法检查，应符合规定。

（4）装量（质量）差异　各剂型按通则中“制剂通则”的相应规定进行测定，应符合规定。

（5）崩解时限　胶囊剂、片剂按规定方法（通则0921）进行测定，应符合规定。

（6）真空度　用高频火花真空测定器测定，瓶内应出现蓝紫色辉光。

（7）复溶时间　按标示量加入20～25℃灭菌注射用水，轻轻摇动，应于15min内完全溶解。

① pH值。用生理氯化钠溶液将供试品蛋白质浓度稀释为10g/L，用酸度计测定，pH值应为6.4～7.4。

② 水分。依法测定（通则0832），除另有规定以外，冻干粉（或疫苗）残留水分应不高于3.0%。

③ 渗透压摩尔浓度。依法测定（通则0632），应符合规定。除另有规定外，不低于240mOsmol/kg[1]，对稀释使用的样品也适用。

④ 不溶性微粒。依法检查（通则0903），除眼用制剂或另有规定外，每瓶≥10μm的颗粒不超过6000个，每瓶≥25μm的颗粒不超过600个。

根据重组DNA蛋白制品特性应对对照品进行必要的分析鉴定，包括：蛋白质含量、比活性、等电点、纯度、N端氨基酸序列、质谱分子量、液质肽图、二硫键分析、糖基分析（真核表达）。

（8）相关物质与杂质　制品相关物质/杂质主要源于生物技术制品异质性和降解产物。末端氨基酸异质性、电荷异质性、分子大小变异体以及包括糖基化在内的各类翻译后修饰等异质性（如C端加工、N端焦谷氨酸化、脱酰胺化、氧化、异构化、片段化、二硫键错配、N连接和O连接的寡糖、糖基化、聚集）可能导致其组成中存在几种分子或变异体，应对目标制品的各种分子变异体进行分离、鉴别和分析，如变异体的活性与目标制品一致，可不作为杂质，但应考虑在生产和（或）贮存期间产品降解产物是否显著增加及其与免疫原性的相关性。

（9）含量测定

① 蛋白质含量的测定。组成蛋白质的基本单位是氨基酸，氨基酸通过脱水缩合形成肽链，蛋白质是一条或多条多肽链组成的生物大分子。不同品种应针对自身蛋白质特性选择适宜的测定方法并做相应方法学验证，同时应尽可能选用与待测定品种蛋白质结构相同或相近的蛋白质作对照品。测定的方法包括凯氏定氮法、福林酚法、双缩脲法、2,2′-联喹啉-4,4′-二羧酸法（BCA法）、考马斯亮蓝法（Bradford法）以及紫外-可见分光光度法等。

② 防腐剂与灭活剂含量测定。生物制品在生产过程中为了脱毒、灭活和防止杂菌污染，常加入适量的苯酚、甲醛、氯仿和汞制剂等作为灭活剂和防腐剂，这些成分应控制在一定的浓度限度内。

③ 纯度测定。应采用类似正交组合的方法来评估制品纯度/杂质，并为制品相关的变异体建立单独和（或）总体的可接受标准。质量控制中包括的工艺相关杂质的质量控制（如蛋白A、宿主细胞蛋白质、DNA、其他潜在的培养或纯化残留物等）通常在原液阶段进行。为了确定生物制品精制后是否达到了规定的要求，纯度检查通常采用电泳法和高效液相色谱法。

牛血红蛋白纯度检查：本品为深棕色结晶或结晶性粉末，在水或稀酸中溶解。检查纯度时用醋酸纤维素薄膜电泳后，应得到一条电泳区带。

注射用重组人干扰素α1b纯度检查：

① 电泳法。依法测定（通则0541第五法）。用非还原型SDS-聚丙烯酰胺凝胶电泳法，分离胶的浓度为15%，加样量应不低于10μg（考马斯亮蓝R250染色法）或5μg（银染法）。

---

[1] mOsmol/kg为渗透压摩尔浓度，毫渗透压摩尔浓度（mOsmol/kg）$=\dfrac{\text{每千克溶剂中溶解的溶质质量}}{\text{分子量}}\times n\times 1000$。

经扫描仪扫描，纯度应不低于95.0%。

② 高效液相色谱法。依法测定（通则0512）。色谱柱以适合分离分子量为5000～60000蛋白质的色谱用凝胶为填充剂；流动相为0.1mol/L磷酸盐-0.1mol/L氯化钠缓冲液，pH=7.0；上样量应不低于20μg，在波长280nm处检测，以干扰素色谱峰计算的理论板数应不低于1000。按面积归一化法计算，干扰素主峰面积应不低于总面积的95.0%。

（10）分子量或分子大小测定　需提纯的蛋白质制品如白蛋白、丙种球蛋白或抗毒素，在必要时需测定其单体、聚合体或裂解片段的分子量及分子的大小。提纯的多糖疫苗需测定多糖体的分子大小及其相对含量。常用方法包括：凝胶色谱法、十二烷基硫酸钠-聚丙烯酰胺凝胶电泳（SDS-PAGE）法和超速离心分析法等。

（11）其他　包括水分含量测定、酸碱度、渗透压摩尔浓度、不溶性微粒、辅料的限度以及氯化钠浓度等。

## 2. 安全检定

安全检定主要包括过敏性物质的检查，杀菌、灭活和脱毒检查，残余毒力和毒性物质的检查以及外源性污染检查。应根据相关制品的各论视情况而定。检测应至少包括无菌、细菌内毒素、异常毒性检查等。

## 3. 效力检定

效力检定是以制品生物学特性相关属性为基础的生物学活性定量分析，原则上效价测定方法应尽可能反映或模拟其作用机制。比活性（每毫克制品具有的生物学活性单位）对证明制品的一致性具有重要的价值。应采用适宜的国家或国际标准品或参考品对每批原液和成品进行效价测定。尚未建立国际标准品/国家标准品或参考品的，应采用经批准的内控参比品。标准品和参考品的建立或制备应符合“生物制品国家标准物质制备和标定规程”。效力试验包括：免疫力试验、活菌疫苗的效力测定、抗毒素和类毒素的单位测定、血清学试验和其他有关效力的检定和评价。

（1）免疫力试验　将经56℃ 30min加热杀菌（或用其他方法杀菌）不加防腐剂的菌液稀释为$2.5\times10^{8}$CFU/mL。用该菌液免疫体重为14～16g的小鼠至少30只，每只皮下注射0.5mL，注射2次，间隔7天，末次免疫后9～11天进行毒菌攻击。免疫组小鼠每只腹腔注射0.5mL含1MLD（MLD表示最小致死剂量）的毒菌，同时应用同批饲养或体重与免疫组相同的小鼠3组（每组至少5只）作对照，分别于腹腔注射2MLD、1MLD及1/2MLD的毒菌（各含于0.5mL中）。观察3天，对照组小鼠感染2MLD及1MLD者应全部死亡，感染1/2MLD者有部分死亡。免疫组小鼠存活率应不低于70%。

（2）活菌数测定法　无菌称取3.0g制品或菌粉（胶囊取内容物），加入27.0mL稀释液中，充分摇匀，做10倍系列稀释（最终稀释度根据不同的指标要求而定）。取最终稀释度的菌液100μL，滴入选择性琼脂培养基平皿上，共做3个平皿，并以玻璃棒涂布均匀，置适宜条件下培养，到期观察每个平皿菌落生长情况，并计数。当平皿菌落数小于10或大于300时，应调整最终稀释度，重新测定。根据3个平皿菌落总数按下列公式计算活菌数：

$$\text{活菌数(CFU/g)}=\frac{\text{3个平皿菌落数之和}}{3}\times10\times\text{最终稀释度} \qquad (14\text{-}2)$$

注意：①活菌数用“CFU”表示，即为细菌集落单位；②稀释液使用灭菌生理氯化钠溶液或其他适宜的稀释液；③选择性琼脂培养基是指最适宜制剂（或菌粉）中活菌生长的培养基，须经批准后方可使用。

（3）血清学试验

① 玻片凝集试验。菌种的新鲜培养物与Vi及H-d参考血清有强凝集反应（+++以上），与O-9参考血清不产生凝集或仅有较弱凝集反应。

② 定量凝集试验。菌种的新鲜培养物，用 PBS 制成 $6.0\times10^8$CFU/mL 的菌悬液，加入终浓度为 0.5%的甲醛溶液，杀菌后的菌液（或直接用活菌菌液），与伤寒 Vi 参考血清做定量凝集试验；另取经 100℃ 30min 加热杀菌的菌液，与伤寒 O 参考血清做定量凝集试验。出现（+）凝集之血清最高稀释度为凝集反应效价，凝集效价应不低于参考血清原效价之半。

## 六、生物制品的稳定性评价

生物制品研制过程中应进行加速破坏试验，根据制品性质放置不同温度（一般为 4℃、25℃、37℃ 、−20℃)、不同时间，做生物学活性测定，以评估其稳定情况。标准物质建立以后应定期与国际标准物质比较，观察生物学活性是否下降。

以疫苗为例，疫苗的稳定性评价包括对成品以及需要放置的中间产物在生产、运输以及贮存过程中有可能暴露的所有条件下的稳定性研究，以此为依据设定制品将要放置的条件(如温度、光照度、湿度等)，以及在这种条件下将要放置的时间。对变更主要生产工艺的制品也应进行稳定性评价，并应与变更前的制品比较。疫苗稳定性评价的主要类型包括：实时实际条件下的稳定性研究；加速稳定性研究；极端条件下的稳定性研究；热稳定性研究。疫苗最根本的稳定性评价应采用实时实际条件下的研究方案对疫苗产品进行评价，还应根据不同的研究目的所采用的其他适宜的评价方法进一步了解疫苗的稳定性。确定中间产物和成品保存条件的主要评估标准通常是看其效力能否保持合格，也可结合理化分析和生物学方法进行稳定性检测。应根据疫苗运输过程可能脱冷链及震动等情况，选择适宜的评价方法。

疫苗成品检测项目一般包括鉴别、理化测定、纯度、效力、异常毒性检查、无菌检查、细菌内毒素检查、佐剂、防腐剂及工艺杂质残留物检测等，其中工艺杂质主要包括以传代细胞生产的病毒性疫苗中宿主细胞蛋白质和 DNA 残留，以及生产过程中用于培养、灭活、提取和纯化等工艺过程的化学、生物原材料残留物，如牛血清、甲醛和 $\beta$-丙内酯等灭活剂、抗生素残留等，由于制品特性无法在成品中检测的工艺杂质，应在适当的中间产物取样检测，其检测结果应能准确反映每一成品剂量中的残留水平。

人用重组 DNA 蛋白制品：鉴别试验应高度特异，并应基于分子结构和（或）其他特有的专属性进行分析（如肽图、抗独特型免疫或其他适宜的方法）。根据制品特性，选择理化、生物和（或）免疫化学中的一种或一种以上的检测方法进行鉴别试验。

### 思考与交流

(1) 生物药品的分子量如何测定?
(2) 生物药品中蛋白质含量如何测定?

## 练一练测一测

### 一、单选题

(1)《中国药典》关于生化药物的热原检查采用（　　）。
A. 家兔法　B. 鲎试剂法　C. 两者都是　D. 两者都不是

(2)《中国药典》关于生化药物安全性检查不包括（　　）。
A. 热原检查法　B. 异常毒性检查　C. 残留溶剂检查　D. 无菌检查

(3) 影响酶促反应的条件不包括（　　）。
A. 降低浓度　B. pH 和温度　C. 金属离子　D. 反应时间

(4) 电泳法适用于（　　）类药物的分析。
A. 带电离子　B. 中性离子　C. 酸性离子　D. 碱性离子

**二、判断题**

（1）聚丙烯酰胺凝胶电泳属于自由界面电泳。（ ）

（2）电泳分离是基于溶度在电场中的迁移度不同而进行的。（ ）

（3）电泳分离是基于溶度在电场中所需电量不同而进行的。（ ）

（4）异常毒性试验采用的动物为大白鼠。（ ）

（5）《中国药典》规定的异常毒性试验，实际上是一个限度试验。（ ）

（6）生化药物安全性检查中热原的检查采用家兔法。（ ）

（7）生化药物的鉴别试验不需要用对照品或标准品。（ ）

（8）生化药物的鉴别利用物理法、化学法及生物学法来确定生化药物的真伪。（ ）

（9）大分子生化药物的结构可以用元素分析、红外、紫外、核磁质谱等方法加以证实。（ ）

（10）生化药物常做的安全性检查包括热原检查、过敏试验、异常毒性试验、降压物质检查等。（ ）

（11）对于生化药物而言，除了用通常采用的理化法检验外，尚需要用生物鉴定法进行鉴定，以证实其生化活性。（ ）

（12）对大分子生化药物而言，其组分相同、分子量相同而产生不同的生理活性。（ ）

# 项目十五
# 药品质量标准的制定

熟悉与掌握各类药品质量标准的制定原则与内容，能初步拟定药品的质量标准。

药品是特殊商品，其质量的优劣是直接关系到人民健康与生命安危的大事。药品的质量标准是国家对药品质量、规格及检验方法所作的技术规定，是药品生产、供应、使用、检验和药政管理部门共同遵循的法定依据，因此药品质量标准是保证人民用药安全有效，促进药品生产发展的一项重要措施。

一个完整的、科学性的药品质量标准的制定，应是药品各项研究工作的综合，需要各方面的协作和配合。在制定过程中，同时还要结合我国实际情况，制定出一个既符合中国国情又有较高水平的药品质量标准。

## 一、制定的原则

(1) 必须坚持质量第一，充分体现“安全有效，技术先进，经济合理”的原则，并要尽可能采用先进标准，使标准能起到推动提高质量、保证择优发展和促进对外贸易的作用。

(2) 要从生产、流通、使用的各个环节去考察影响药品质量的因素，有针对性地规定检测项目，切实加强对药品内在质量的控制。

(3) 检验方法的选择，应根据“准确、灵敏、简便、快速”的原则，要强调方法的适用性，并注意吸收国内科研成果和国外先进经验；既要考虑当前国内实际条件，又要反映新技术的应用与发展，进一步完善和提高检测水平。对于某些抗生素、生化药品和必须采用生物测定的品种，在不断改进生物测定法的同时，也可采用化学和仪器分析的方法控制其纯度。

(4) 标准中的限度的规定，应密切结合实际，要保证药品在生产、贮存、销售和使用过程中的质量，并可能全面符合规定。

在制定药品质量标准过程中，对一些细节有一些具体的规定。

## 二、药品质量标准制定内容

### 1. 名称

制定药品质量标准时，首先应给一个药品以法定的名称，根据卫生部颁布的《新药审批办法》规定：“新药的名称应明确、科学、简短，不得使用代号及容易混同或夸大疗效的名称。”

国际上，世界卫生组织（WHO）制定公布了国际非专有药品名，审定出版了单一药物通用名《国际非专利药名》供国际间统一使用。

WHO的专家委员会对药品命名提出了两个主要原则：

① 药品名称读音应清晰易辨，全词不宜过长，且应避免与目前已经使用的药名相似。

② 属于同一药效类别的药物，其名称应力求用适当的方法使之显示这一关系；凡是易令病人从解剖学、生理学、病理学和治疗学角度猜测药效的名称，一般不应采用。

《中国药典》委员会和《新药审批办法》对药品命名的原则规定如下：

① 药品的名称包括中文名、汉语拼音名、英文名三种。

② 药品的名称应明确、简短、科学，不用代号、政治性名词、容易混同或夸大疗效的名称。

③ 凡国内其他系统亦采用的名称，能统一的尽可能一致，与世界卫生组织拟定的“国际非专利药名”能统一的，尽量采用统一的拉丁名，便于交流。

④ 外国的专利名，无论是外文、拉丁文或中文名音译，都不能采用。

目前，药品名称大致有以下几种类型：以学名或来源命名、以简化的化学名命名、以译音命名、以译音及译意混合命名、将药品与疗效相联系的商品名。

有机化学药品的命名：

① 有统一通俗名的，尽量采用。如甘油，不用丙三醇；氯仿，不用三氯甲烷。

② 化学名比较短的（一般不超过五个字），采用化学名。如苯甲酸、枸橼酸哌嗪等。

③ 化学名比较长的，可根据实际情况采用下述命名方法：

a. 采用化学基团简缩命名。简缩时要考虑与拉丁名称尽量对应，并注意防止所定的名称得出和该药品不同的结构。如氯丙嗪（chloropromazinum），中文名与拉丁名相对应，也反映了一些化学基团，因“嗪”没有标明什么“嗪”，不能通过中文名画出结构，所以这个名称比较简短而且好。但乙胺嘧啶（pyrimethamine），中文名与拉丁名虽相近，也反映了一些化学基团，但因通过“乙胺嘧啶”可以画出不同结构的化合物，所以不是一个理想的药名。

b. 采用化学基团与音译结合命名。优点是与拉丁名较有联系，字数容易控制。如苯巴比妥（phenobarbitalum）、苯妥英钠（phenytoinum natricum）。

c. 采用化学基团与意译相结合。如己烷雌酚（hexoestrolum）。

d. 采用音译命名。在命名时应注意尽量用通俗的字。如地塞米松（dezamethasonum）、可待因（codeinum）。

④ 同类药品应考虑系统性。如磺胺类药，一般同“磺胺××”（磺胺间甲氧苄啶）；抗生素类药，经常用“××霉素”，而头孢菌素类往往用“头孢××”；半合成的抗生素，尚需在前面加化学基团字头，并注意简短而有区别，如氨苄青霉素钠、苯唑青霉素钠等。

⑤ 盐类或酯类药物，将酸名放在前面，碱或醇名放在后面。如盐酸利多卡因、烟酸肌醇酯、对羟基苯甲酸乙酯等。

中成药的命名：

① 中成药名称包括中文名和汉语拼音，均不注拉丁名称。

② 中成药的中文名称应与该药剂型相符。

③ 如为单味成药，采用药材名与剂型结合命名。如益母草膏。

④ 中成药药名的汉语拼音应与剂型拼音分隔书写，如香附丸 Xiangfu Wan。药名较长的可按适当的音节分隔拼音，如通宣理肺丸 Tong xuan Lifei Wan。

⑤ 复方中成药，可根据情况采用下列命名方法：

a. 采用方内主要药材名称缩合命名，名称一般不超过五个字。如参苓白术散，由人参、茯苓、白术等十味药组成。

b. 采用主要药材名与功效结合命名，此命名法过去比较常见。如桑菊感冒片。

c. 以几味药命名或加注的，如六味地黄丸、八味沉香散。

### 2. 性状

性状项下记述药品的外观、臭、味和一般的稳定性情况，溶解度以及物理常数等。“性状”项下记述的外观、臭、味，是一种感观规定，仅作一般性描述，没有确切的法定检验方法，不构成法定标准的组成部分，不作为质量的法定要求。性状可因生产条件的不同而有差异，只要这些差异不影响质量和药效，一般是允许的。

考虑到药品的性状是药品质量的表征之一，与其质量间仍有一定的联系，可对产品的质量作出初步的评价，所以，应根据各药的实际予以规定，用词仍应确切。在“遇有对药品的晶型、细度或溶液的颜色需作严格控制时，应在检查项下另作具体规定”。对相对密度、沸程、熔点等物理常数，则应严格按照规定的方法进行测定，并用以评价药品质量。

外观、臭、味和稳定性：外观、臭、味和稳定性作为一个自然段，按次序记述，中间用分号“;”隔开。

① 色的描述。气体或液体用“无色”，固体粉末用“白色”，尽量避免用特殊的形容词来描述，不得已时也可用“白色或类白色”；有色药物应根据其应有的色泽加以描述；如有其他特性，也可在色泽后描述。

② 臭的描述。臭是指药品本身固有的，不包括因混有不应有的残留有机溶剂而带入的异臭。

③ 味的描述。具有特殊味觉的药品，必须加以记述，但毒、剧、麻药可不作“味”的描述。

④ 有引湿、风化、遇光变质等与贮藏有关的性质，也应择要描述。

### 3.溶解度

不列小标题，排在外观性状项下作为第二自然段。

（1）溶解度　溶解度在一定程度上反映药品的纯度，也可供精制或制备溶液时参考。在溶剂的选择上，应尽量采用常用的、与该品种有关的、与配制制剂或检验有关的溶剂，溶剂品种应简化，不应罗列过多，并避免使用昂贵或不常用的溶剂。

（2）排列次序　按溶解度的大小排列，“极易溶解”在前，而后是“易溶”“溶解”等。溶解度相同的溶剂，按其极性大小依次排列（水、甲醇、乙醇、丙酮等），热水或热乙醇（不用其他的热溶剂）放在同一溶解度的各溶剂之前。在酸性或碱性溶液中的溶解度放在最后，注明所用酸或碱的名称和浓度并在其前面用分号“;”，使其与前述溶剂中的溶解度相隔开。

### 4.物理常数

物理常数是检定药品的重要指标，应根据该药品的特性或检定工作的需要，选载有关的物理常数，依次（相对密度、馏程、熔点、凝点、比旋度、折射率、黏度、酸值、皂化值、羟值、碘值、吸收系数）排列于“性状”的溶解度之下，并用黑体字列出小标题。

由于物理常数的测定结果不仅对该药品具有鉴别意义，也反映该药品的纯杂程度，因而数值范围的规定必须明确并切合实际，不要用“约”字；测定方法均已收载于《中国药典》四部中，必须引用，如有个别条件与《中国药典》四部不一致时，要加以注明。

（1）相对密度　一般用于液体原料药，其数值范围应书写至小数点后第3位。

相对密度的书写格式如下：

本品的相对密度为×.×××～×.×××。

（2）馏程　液体药物的沸点与其结构有着密切的关系，因为范德华引力与氢键缔合的存在，使液态有机分子相互作用，促使分子间迅速运动，而又不至于变成气态分子，只有外界供给的能量足以克服这些引力时，才能形成气体分子，当蒸气压不断增大，达到与外界压力相等时，液体开始沸腾，这就是沸点。一些常用药物都有一定的沸点。如麻醉乙醚的沸点为33.5～35.5℃，氯仿的沸点为60～62℃。

《中国药典》（2015年版）规定：在标准压力（101.3kPa）下，按药典装置，自开始馏出五滴算起，至供试品仅剩3～4mL，或一定比例的容积馏出时的温度范围称为馏程。但从液体开始沸腾到全部变成气态分子时，药物如果纯粹的话，那么馏程较短，如果有多种类型混在一起，其馏程就较长。馏程的书写格式如下：

本品的馏程为××～××℃。

（3）熔点　结晶性药物在一定的压力下都有一定的熔化温度。对纯的结晶性药物而言，熔点十分敏锐，一般熔距不超过0.5℃，若受到杂质的影响，熔点下降，熔化敏锐程度降低而使熔距增大。如纯的B晶型氯霉素熔点为86～88℃，若纯度为94%时，则69℃开始熔化，至86℃全熔。晶型不同，其熔点也不同。如磷酸氯喹存在着两种晶型，其差示热分析法吸收峰分别为196℃和216℃，故USP和JP对其高低熔点及混合晶型的熔点都作了规定。《中国药典》（2015年版）对磷酸氯喹经差示扫描热量法证实，无高熔点的品型存在，故熔点定在193～196℃。

值得注意的是：各国药典所称的熔点其含义是不同的，有的以熔化温度指熔点，有的将初熔到终熔时的熔距称熔点。《中国药典》（2015年版）规定："熔点系指一种物质由固体熔化成液体的温度，熔融同时分解的温度，或在熔化时自初熔至全熔的一段温度。"因此，《中国药典》中的熔点含义实际上是熔距。

熔点的书写格式如下：

本品的熔点为××～××℃。

（4）凝点　凝点系指一种物质由液体凝结为固体时，在短时间内停留不变的最高温度。某些药品具有一定的凝点，纯度变更，凝点亦随之改变。测定凝点可以区别或检查药品的纯杂程度。

凝点的书写格式如下：

本品的凝点为××～××℃。

（5）比旋度　具有光学异构体分子的药物，它们有着相同的物理性质和化学性质，但它们的旋光性能是不同的，一般分为左旋体、右旋体和消旋体。在有些药物中，两种不同的光学异构体其药理作用相同。例如：左旋和右旋的氯喹具有相同的抗疟作用；左旋和右旋的可待因，具有相同的局部麻醉作用。但一些药物中左旋体和右旋体的生物活性并不相同，为了保证药物的质量，《中国药典》规定对具有旋光性的药品要作旋光度测定，这样可以鉴别药物或检查药物的纯杂程度。例如，《中国药典》（2015年版）规定：葡萄糖的比旋度为+52°～+53°；左炔诺孕酮的氯仿液（20mg/mL）的比旋度为−30°～−35°。这些规定都对保证药物的纯度和质量有着密切的关系。

由于药典的旋光度测定法规定，按干燥品或无水物计算，因此，一般可不再写"按干燥品计算"，但必须说明供试溶液的浓度及所用的溶剂；测定温度不在20℃时，要注明温度；在操作中另有特殊要求时，也要注明；限度范围数值的精度要求，应在依法测定旋光度的读数时，能准确至0.01°。

比旋度书写格式如下：

取本品，精密称定，加水溶解并定量稀释使成每1mL中约含0.01g的溶液，比旋度为××°～××°。

（6）折射率　折射率对于液体药品，尤其是植物油，是一项很有意义的物理常数。测定折射率可以区别不同的油类、检查某些药品的纯杂程度或测定溶液的浓度，且因其测定方法简便，在上述有关药品性状项下的物理常数中应予列入。

光线自一种透明介质进入另一种透明介质时，由于两种介质的密度不同，光的进行速度发生变化，即发生折射现象，并且遵从折射定律。某些液体药物利用对光的这种特殊效应，用折光计来检查它们的折射率，从中就可以知道它们的纯杂程度。

折射率的书写格式如下：

本品的折射率为×.×××～×.×××。

（7）黏度　黏度系指流体对流动的阻抗能力，《中国药典》（2015年版）四部中“黏度测定法”中列有三种方法，其中第一法用于测定牛顿流体（包括纯液体和低聚物溶液）的运动黏度，第二法用于测定非牛顿流体（包括混悬液和高聚物溶液等）的动力黏度，第三法用于测定右旋糖苷及其制剂的特性黏度。

例如，肝素钠在25℃时，测定其动力黏度不得大于0.030Pa·s；二甲硅油的运动黏度在25℃时为500～1000mm/s；液状石蜡的运动黏度在40℃（毛细管内径1mm）时不得小于36mm/s。

黏度的书写格式如下：

本品的运动黏度（方法，毛细管内径2mm）在25℃时为×××～×××mm/s。

（8）吸收系数　物质对光的选择性吸收波长，及其在最大吸收波长处的吸收系数，是该物质的物理常数之一。吸收系数即换算成溶液浓度为1g/mL、光路长度为1cm时的吸光度，将其列入性状项下的物理常数之中，不仅可用于考察该原料药的质量，而且可作为其制剂含量测定中选用吸收系数的依据。因此，凡制剂的含量测定采用以吸收系数值计算的分光光度法，而其原料药的含量测定又因根据精密度的要求而改用其他方法的品种，均应在原料药的性状项下增订“吸收系数”，并应尽可能采用其制剂含量测定中的条件，使原料药的质量标准能与其制剂相适应。

方法中的溶剂，除应满足物质的光学特征的需要外，还要考虑“易得、价廉、低毒”的原则，避免使用甲醇等低沸点、易挥发的溶剂；对于极性化合物，水是一种最为价廉的溶剂，但因易受溶质的影响而使其溶液的pH值不恒定，进而影响某些药品的紫外吸收光谱特征时，可考虑改用0.1mol/L或0.01mol/L的盐酸溶液、氢氧化钠溶液或缓冲溶液。

对于供试溶液的制备，要强调“定量稀释”，其浓度应使测得的吸光度介于0.3～0.7之间；操作的特殊之处，应予以注明。

由于在“分光光度法”中已明确交代浓度$c$系按其干燥品（或无水物）的重量进行计算，因此在文字叙述中不要加“按干燥品计算”。

关于限度的范围，要考虑到测定误差，一般可采用其理论值的97%～103%，其数值采用三位有效数字。

吸收系数书写格式如下：

取本品，精密称定，加水溶解并定量稀释成每1mL中约含30μg的溶液，按照分光光度法，在290nm的波长处测定吸光度，吸收系数为×××～×××。

### 5. 鉴别

鉴别试验是指用理化方法或生物学方法来证明药品的真实性，而不是对未知物进行定性分析，因此只要求专属性强、再现性好、灵敏度高以及操作简便、快速等。常用的方法有：测定生成物的熔点，呈色反应、沉淀反应或其他化学反应，色谱法，紫外吸收光谱法，红外光谱法以及常见盐基或酸根的一般鉴别试验等。由于性状项下的物理常数也能协助鉴别真伪，所以选用的条目不要太多，能证明其真实性即可，不要求有足以确证的充分条件，一般用2～4条，并按上述次序排列。

（1）制备衍生物并测定其熔点　此法操作烦琐、费时，要尽量少用；万一采用时，要具体叙述取样量、试剂用量和操作方法；最后熔点可采用“约××℃”，也可规定明确的熔距。

书写格式如下：

取本品约50mg，加水5mL使其溶解，滴加氢氧化钠试液使其呈碱性，析出沉淀后，过滤，沉淀用水洗涤数次，置于硫酸干燥器中，减压干燥后，依法测定，熔点约为××℃。

（2）呈色反应和沉淀反应　呈色反应是利用药物分子结构中的某一基团与反应试剂发生反应，产生不同的颜色来鉴别药物。同类药物由于结构相似，所以很难把它们鉴别开来。但由于同类药物往往在不同的位置上有相同的取代基，它们遇到相同的试剂，可产生不同色泽，这可作为鉴别药物的依据。例如，吡唑酮类药物加入不同的氧化剂，产生的色泽是不同的。

沉淀反应是利用药物分子结构中的某一基团与反应试剂产生特殊的沉淀来鉴别药物的。例如，磺胺类药物在碱性溶液中可与硫酸铜试液发生反应，生成各种颜色的结晶性沉淀。

这两种方法因其操作简便，在鉴别试验中是比较常用的，但要选用反应明显、专属性较强的方法，并对方法的取用量、操作、注意事项和应观察到的现象都要有明确的叙述，对于毒、麻或贵重药品还应重视方法的灵敏度，尽可能减少供试量，在制定方法时，应做空白试验，以免出现假阳性反应，并与同类药物做对比试验；如为同类药物的共同反应，则应增加一个能在同类药物中相互区别的反应。

书写格式如下：

取本品约 1mg，加甲醛硫酸试液 1 滴，即显××色。

（3）其他化学反应　在原有的药典中，尚有化学反应生成具有挥发性的产物，依靠嗅觉来进行鉴别的药物。如具有乙酸酯的团体激素类药物，但因供试品的取用量较大，应尽可能避免采用，尤其是生成有毒的挥发性物质的方法。其他的反应，如银镜反应等，也应改用更为简便的方法。

（4）色谱法　采用与对照品（或已确证的已知药品）在相同条件下进行色谱分离并进行比较，要求其保留行为和检测结果都相互一致，作为鉴别药品真伪的验证，在没有其他较简易的方法进行验证时，是一个较好的方法。如再采用专属性好的检测方法，则更有意义。此法的缺点是操作烦琐、费时，对于原料药的鉴别，不宜广泛采用，除非是在检查或含量测定项下已采用色谱法而附带引用，则有其特点。常用于鉴别试验的色谱法为薄层色谱法，其次是纸色谱法。个别品种，由于在含量测定项下已采用了高效液相色谱法或气相色谱法，因而以其主峰的保留时间与对照品比较作为鉴别。选用色谱法进行鉴别试验时，必须要求该色谱条件能保证其与同类药品有良好的分离，也就是说要有适应性试验的内容。

书写格式如下：

取本品与盐酸脱氧土霉素标准品，分别加甲醇制成每 1mL 中含 0.3mg 的溶液。按照有关物质项下的色谱条件，吸取上述两种溶液各 1μL，分别点于同一薄层板上进行试验。供试品所显主斑点的颜色和位置应与标准品的主斑点相同。

（5）紫外-可见光谱鉴定　在多数有机药物分子中，因含有某些能吸收紫外-可见光的基团而显示的吸收光谱，可作为鉴别的依据；但因波长范围较窄，吸收光谱较为简单、平坦，曲线形状的变化不大，用作鉴别的专属性远不如红外吸收光谱。因此，宜采用在指定溶剂（常用的为 0.1mol/L 盐酸溶液、0.1mol/L 氢氧化钠溶液、水、乙醇或无水乙醇）中，测定 2～3 个特定波长（排列顺序从小到大）处的吸光度比值（峰值与峰值比，或峰值与谷值比），以提高专属性。为了排除短波长处的末端吸收，如能在文字叙述中明确测定波长范围，则更为严谨。某些药物在紫外-可见区虽有数个吸收峰，但因其吸收峰值的差距大于一个数量级，采用单一浓度时，不易观察到全部吸收峰，因此宜采用两种浓度的供试液分别检测其最大吸收波长。此外，也可采用下列方法：

① 测定最大吸收波长或同时测定最小吸收波长，如有肩峰也可以描述。

② 规定一定浓度的供试液在最大吸收波长处的吸光度。

③ 经化学处理后，测定其反应产物的吸收光谱特性。

④ 用“吸收系数”或“含量测定”项下的供试液进行吸收光谱鉴别。

书写格式如下：

取本品，加0.1mol/L氢氧化钠溶液制成每1mL中含0.25mg的溶液。按照分光光度法，于220～350nm的波长范围测定吸光度，在265nm与271nm的波长处有最小吸收，在259nm的波长处有一肩峰。

（6）红外吸收光谱鉴别 红外光谱是分子的振动-转动光谱，特征性强，用于鉴别组分单一、结构明确的原料药，是一种较为合适的方法，尤其适用于其他方法不易区分的同类药物，如磺胺类、甾体激素类和半合成抗生素类药品。

由于《中国药典》中采用与对照图谱进行比较的办法，因此必须是已收载于《药品红外光谱集》（2015年版）中的品种。如在光谱集中尚未收载，标准起草单位应按要求及时增补。对于具有同质异晶现象的药品，应选用有效晶型的图谱或分别比较，晶型不一致，需要转晶的，应规定转晶条件，给出处理方法和重结晶所用溶剂，如乙琥胺。多组分药物或存在多晶现象而又无可重复转晶方法的品种，应避免采用本法。

书写格式如下：

本品的红外光吸收图谱应与对照的图谱（光谱集××图）一致。

### 6.杂质检查

检查项下包括有效性、纯度要求和安全性三个方面，对于规定中的各种杂质检查项目，指该药品在按规定工艺进行生产和正常贮藏过程中可能含有或产生并需要控制的杂质。因此，原料药质量标准中有关检查条目的确定，既要考虑药物中影响有效性的关键内容、保证制剂质量的重要因素以及对药物安全性的要求，又要考虑其生产工艺、所用的原材料和贮藏过程中可能生成的降解产物和引入的杂质以及对药品安全性的要求。对影响药物有效性、严重危害人体健康或能真实反映药品质量的项目，要制定出有效而灵敏的检查方法。限量指标的规定，要有充分的具有一定代表性的数据，要立足于赶超国际先进水平，并有利于医药工业的择优发展。

原料的检查条目，由于品种不同、生产工艺不同和原材料不同而各有不同。根据我国历版药典的惯例，可按内容归纳为（以编写时排列顺序）：有效性试验、酸碱度、溶液的澄清度与颜色、无机阴离子、有机杂质、干燥失重或水分、炽灼残渣、金属离子或重金属、砸与砷盐以及安全性检查十大类。将通用的条目依次排列后，再排列特殊要求的项目。在药典中，如对操作和标准已有具体规定时，应尽可能采用《中国药典》方法，并注意操作及文字上的衔接和预处理方法的制定。

（1）有效性试验 《中国药典》中用于这方面的检查条目有：

① 影响个别药物生物利用度的条目，如“粒度细度”“结晶度”“晶型”和“异构体”。

② 有反映主要质量指标的条目，如“制酸力”和“稳定度”。

③ 有控制物理性能的条目，如“吸着力”“吸水力”“疏松度”“凝冻度”“锥入度”“黏度”和“平均分子量”。

④ 类似于含量测定的条目，如“含氟量”“含氯量”“含氮量”“乙炔基”和“光吸收”等。

随着临床药学工作的开展，对影响药物生物利用度和毒副反应的晶型和粒度，以及其他反映药物质量的主要指标，均应根据需要和可能（指检测手段），增加这方面的内容。

（2）酸碱度 原料药的酸碱度检查方法有酸碱滴定法、pH值测定法、指示剂法。某一药物中检查方法的选用，应根据对该品的具体要求而定，主要是要能真实反映使用时的要求，并考虑方法的简便、快速，但在选用指示剂时，要考虑指示剂不得与供试品形成离子对而改变色调。凡检查时用碱进行滴定或规定pH值小于7.0时，称“酸度”；采用酸液进行滴定或规定的pH值大于7.0时，称“碱度”，检查时用酸和碱液分别滴定或规定的pH值跨越在7.0上下两侧的，称“酸碱度”。

某些药物对酸碱具有强缓冲能力（如枸橼酸哌嗪），因而很难从酸碱度上发现质量问题，就不宜制定本检查。

（3）溶液的澄清度与颜色　以水为溶剂制成一定浓度的溶液后，采用药典关于“澄清度检查法”进行检查，并与指定的浊度标准液比较，其溶液的澄清情况，称为溶液的澄清度。当要求供试液的澄清度不越过0.5号浊度标准液时，应定为“澄清”。

澄清度主要用于供制备注射用的原料药检查。以其他溶剂制成的溶液，称为“××溶液的澄清度”。

样品制成溶液后，允许有少量的不溶物，可以滤取称量的，称“××中不溶物”。利用某些杂质（或成分）在特定溶剂中的溶解性能，在加入溶剂使杂质（成分）溶解后，取滤液蒸干称重的，称“××中溶解物”。

检查以水为溶剂制成的溶液的颜色，并与标准比色液比较，或在可见光波长范围内测定吸光度进行比较的项目，称“溶液的颜色”。如以其他溶剂制成溶液进行比较的则称为“××溶液的颜色”。

既检查澄清度又检查溶液颜色，称“溶液澄清度与颜色”或“××溶液的澄清度与颜色”。

（4）无机阴离子　药物中其他无机阴离子的混入，大多来自生产工艺，少数为其降解产物，除氯化物和硫酸盐作为信号杂质进行一般检查外，其他无机阴离子的检查都具有针对性，应根据各自的情况加以制定，操作方法要简易，判断标准应尽可能明确，如有数字要求或用对照比较则更好。

氯化物、硫酸盐、硫化物和氰化物的检查，药典中均已收载，应尽可能采用药典方法，如载有数种方法时，应在引用时注明第×法。如需经过预处理，则应详述处理方法并与药典方法相衔接，供试品与标准溶液的取用量应书写至二位有效数字。

有机药物中检查氯化物或硫酸盐，主要是用于不能以其他更直接的方法控制确切的杂质时，用以考核其是否已达到一定的纯度，因此不要作为药品标准中的普遍要求，要有选择地采用。

（5）有机杂质　有机杂质包括的内容很广泛，名目繁多，主要根据每一药品的各自来源（如来自天然产物的生物碱类药品中的其他生物碱或抗生素类药品中的其他组分）、生产工艺（如生产中间体、副产物和残留有机溶剂）和贮藏过程（如降解产物）中可能引入的杂质，而加以制定，其中有些是严重影响用药安全有效的杂质，是质量检定中的主要检查内容。

确定检查项目“标题”的依据是：

① 检查对象为明确的单一物质，即以该物质的名称为标题，如磷酸可待因中的“吗啡”。

② 化学名太长，而又无其他简短通俗的名称，可选用合适的标题。如肾上腺素中的“酮体”。

③ 检查对象不能明确为某一物质，仅知为一类杂质时，则标题为“其他甾体”“其他氨基酸”“有关物质”等。

④ 未知杂质，仅根据检测方法而选用标题，如“杂质吸收度”“易氧化物”“易炭化物”“不挥发物”等。检测方法的选择，应根据灵敏、专一、简便的原则选用，并订出明确而适当的限度，以保证质量，如纸色谱法、薄层色谱法、气相色谱法、分光光度法等。

（6）干燥失重或水分

①“干燥失重”是指在规定的条件下，测定药品中所含能被驱去的挥发性物质，从而减失质量的百分率；既包括水，也包括其他挥发性物质。

②“水分”是指药品中的水和结晶水的总和，但不包括其他挥发性杂质。

根据测定方法的不同，对干燥失重和水分应加以区分，凡用《中国药典》“干燥失重测定法”测定的，标题用“干燥失重”；按照“水分测定法”测定的，标题用“水分”。在干燥失重中，使用烘箱的，应注明温度；用干燥器的，应注明所用的干燥剂；用减压干燥的，除注明干燥剂和减压干燥外，必要时还应注明压力；恒温减压干燥，则应注明干燥剂与温度，必要时加注压力，一般均应干燥至恒重，但也可在正文中规定干燥时间而不采用恒重的方法；遇有特殊要求时，应注明条件、供试品的取用量，规定为约1g，所以标准中可不再规定，但对贵重的药品减少取用量时，应注明对恒重的要求。

在水分测定中，应注明《中国药典》中的第×法，一般情况下可不必写出取用量（《中国药典》已有规定）。

关于限度，如供试品仅含少量附着水，质量损失率小于2%的，可仅规定一个高限，如供试品含有结晶水，并因风化在失水过多时，将影响用药剂量的，应制定限度范围。

（7）炽灼残渣　药典中的炽灼残渣系指硫酸化灰分，以转化成硫酸盐后的质量计算。用于考查有机药物中混入的各种无机杂质，一般规定限度为0.1%；这样小量的污染，一般不易用色谱检测，或从含量测定的结果中反映出来，因而用炽灼残渣来控制各种无机杂质，是一种简便的方法，属于纯度检查。由于方法的取用量较大（1.0～2.0g），因而对剂量小而价格昂贵的药品，一般不作本检查。

炭化后不经硫酸处理而继续灰化至完全的，称为“灰分”。

书写格式如下：

一般不必注明取用量，但遇需将检查后的残渣继续供重金属（或铁盐）检查时，则应根据重金属（或铁盐）检查的需要，规定取量，个别品种的限度允许较大时，也应增写取用量，以免硬套药典取用1.0～2.0g的供试品。

（8）金属离子和重金属检查　药品中对于某单一金属离子的检查，不同于重金属检查，是有其针对性的；除碱金属和碱土金属的检查主要用于无机药物或有机胶的金属盐类外，铁、铜、锌、镍和铅盐的检查也用于有机药品，大多用于因原料混入或生产工艺中曾经接触过而可能残存的品种。其中铁盐的存在，可能加速个别有机药物的氧化和降解；而钡盐的存在，则可导致严重的医疗事故；因而必须根据原料来源和生产工艺决定检查的内容和要求。

《中国药典》中对于碱金属的检查，仍大多采用早期的方法，干扰因素多，检出灵敏度差。碱土金属的检查，也大多采用显色或沉淀反应。药典中的原子吸收分光光度法不仅对碱金属离子的检出灵敏度高，干扰因素少，并可广泛应用于其他微量金属离子的测定和检查，只是目前全面开展还有困难，因而今后对于上述离子的检查，有选择地推广其在药品质量检定工作中的应用是很有意义的。

铁盐检查法已收载于药典第四部中，引用该方法检查时，要叙述预处理至制成供试液25mL或含稀盐酸至35mL，一般用与标准铁溶液1.0～3.0mL制成的对照液相比较。

《中国药典》四部中重金属检查法的灵敏度高，要求限量也很严，因而规定作检查时，除对有特殊要求的品种外，应局限于每日剂量在0.5g或0.5g以上且较长期服用的品种。它作为对药品质量标准的普通要求。引用方法时，要叙述预处理至制成供试品液25mL，并注明第×法。

（9）硒和砷　硒和砷均为毒性杂质。

药品中混入的微量硒，主要来自生产工艺，如某些甾类药品，在生产过程中曾用二氧化硒脱氢，因而成品中有可能混入，需进行控制。《中国药典》中要作硒检查的有醋酸地塞米松和醋酸曲安奈德及醋酸氟轻松。

砷盐的检查在药典中列有二法：第一法为古蔡氏法；第二法为二乙基二硫代氨基甲酸银比色法。药典检查法中对有机药物的预处理未作统一规定，因此在引用方法之前应叙述供试液的制备方法，并使供试量按限度计算，相当于含砷2μg。

（10）安全性检查　药品中存在的某些痕量杂质，可对生物体产生特殊的生理作用，严重影响用药的安全，如“异常毒性”“热原”“降压物质”和“无菌”等。其检测都依赖于生物学方法，已收载于《中国药典》（2015 年版）四部。除无菌检查有用于个别供直接分装成“注射用”的化学原料药外，大都用于抗生素和生化药品的质量控制。

### 7. 含量测定

凡用理化方法测定药含量，按有效物质的质量计算的，称“含量测定”。凡以生物学方法或生化方法测定生理活性物质，并按效价单位计算的，称“效价测定”。

对于效价测定，应强调所选用方法的选择性和专属性，以及反应与药效之间的相关性，并规定可信限率。

对于原料药含量测定方法的选择，除应考虑测定有效部分外，应着眼于测定方法的精密度与准确性，这是因为原料药的纯度较高，含量限度要求严格，若因方法本身的误差较大，就无法从含量测定结果中严格评价质量上的优劣。

（1）容量分析法　在测定常量组分时，容量分析法具有精密度好和操作简便、快速的优点，因而是化学原料药含量测定的首选方法。《中国药典》中常用的有中和法、非水滴定法、银量法、络合法、碘量法和重氮化法，比较少用的有汞量法、四苯硼钠法、溴量法、高锰酸钾法、碘酸钾法、溴酸钾法、高碘酸钾法和铈量法等，因此可根据药品分子中所具有的基团及化学性质分别选用。

在水以外的溶剂中进行滴定的容量分析方法称为非水滴定法，在《中国药典》中主要是非水酸碱滴定。

（2）重量法　重量法测得的结果精密度好、准确度也较高，但是，重量法的操作烦琐、费时也较长，因而仅在不能应用滴定法时方可选用。

（3）紫外分光光度法　紫外分光光度法是一种较为简便、快速的分析方法，但目前由于仪器或操作等原因，对同一供试液的吸收系数有较大的偏差（约为 0.5%～1.5%），因此，原料药的含量测定，除甾体激素类药物和某些抗生素外，应尽可能避免使用紫外分光光度法，特别是吸收系数法。对于新品种，必要时可考虑采用与对照品同时测定进行比较。

（4）气相色谱法　气相色谱法需要一定的仪器设备和对照品，加上操作烦琐费时，不宜作为一般原料药的含量测定方法。但由于其分离效果优越，对于所含杂质将干扰其他含量测定方法，而样品本身又具有一定挥发性的原料药，将是一个有效的含量测定方法，如维生素 E。

（5）高效液相色谱法　在原料药的含量测定中，高效液相色谱法主要用于多组分的抗生素、生化药品或因所含杂质干扰测定，而常规方法又难以分离或分离手段繁杂的化学品种。方法中所用的对照品，必须具备纯度高、易于制备和性质稳定等条件。内标物质应是易得到并不得对测定方法产生干扰的化学试剂。填充剂首选为十八烷基硅烷键合硅胶，其次为硅胶或氨基键合硅胶。流动相首选为甲醇-水系统。理论塔板数和分离度均应符合最低要求。

（6）生物检定　利用药物对生物体或其离体器官组织等所起的药理作用来检定药物效价的方法，称为生物检定法。用于成分复杂且又来源于生物体的药物。

### 8. 其他

类别是按药品的主要作用或主要用途而划分的。

剂量项下包括常用的给药方法和成人常用的剂量，毒剧药品应规定极量。

注意项下是指主要的禁忌证和不良反应，一般从简。

### 思考与交流

中药、化学药以及生物药品的原料与制剂的质量标准内容有什么异同点？

## 练一练测一测

**一、单选题**

（1）为了保证药品的质量，必须对药品进行严格的检验，检验工作应遵循（　　）。
A. 药物分析　B. 国家药典　C. 物理化学手册　D. 地方标准

（2）新中国成立后第一版药典出版于（　　）。
A. 1951 年　B. 1950 年　C. 1952 年　D. 1953 年

（3）药物的鉴别试验是证明（　　）。
A. 未知药物真伪　B. 已知药物真伪
C. 已知药物疗效　D. 未知药物纯度

（4）西药原料药的含量测定首选的分析方法是（　　）。
A. 滴定法　B. 色谱法　C. 分光光度法　D. 重量分析法

（5）影响药物有效性的检查项目不包括（　　）。
A. 结晶细度及晶型　B. 含量均匀度　C. 稀释度　D. 酸度

（6）药物不纯，则熔距（　　）。
A. 增长　B. 缩短　C. 不变　D. 消失

（7）除一般规定外，药品稳定性试验的影响因素不包括（　　）。
A. 强光　B. 高温　C. 高湿度　D. pH

（8）《中国药典》凡例中规定：检查项下包括（　　）。
A. 片剂含量均匀性　B. 药品的临床有效性
C. 药品纯度要求　D. 以上都对

（9）我国药品质量标准的内容不包括（　　）。
A. 制法　B. 性状　C. 鉴别　D. 含量测定

（10）葡萄糖可采用哪些方法测定含量（　　）。
A. 旋光法和折光法　B. 高碘酸盐法　C. 碘量法　D. 以上均对

**二、填空题**

（1）药品质量标准是国家对药品质量、规格及检验方法所作的技术规定，是药品（　　）、（　　）、（　　）、（　　）和（　　）共同遵循的法定依据。

（2）国务院药品监督管理部门颁布的（　　）、（　　）为国家药品标准。

（3）INN 是（　　）的缩写。

（4）药品含量测定常用的方法有（　　）、（　　）、（　　）、（　　）等。

（5）药品质量标准制定的原则为（　　）、（　　）、（　　）、（　　）。

（6）$E_{1cm}^{1\%}$ 的物理意义是（　　）。

（7）《中国药典》规定：检查项下包括（　　）、（　　）、（　　）与安全性四个方面。

（8）制定药品质量标准必须坚持（　　）、（　　）、（　　）、（　　）的原则。

（9）《中国药典》收载的测定熔点的标准方法为（　　）。

**三、判断题**

（1）旋光法测定葡萄糖注射液的含量时，加入氨试液的目的是加速 D-葡萄糖的 α、β 两种互变异构体的变旋。（　　）

（2）企业标准同国家标准一样均具有法定的约束力。（　　）

（3）药品质量标准中，对于主药含量高的片剂其含量限度规定较严，而主药含量低的片剂，含量限度规定较宽。（　　）

(4)《中国药典》从1953年版即开始分为两部，其中第一部收载中药材和中药制剂。 (　　)

(5) 物质越纯，沸程越长。 (　　)

(6) 药品晶型不同，其生物利用度也不同。 (　　)

(7) 具有光学异构体的药物，其理化性质与生物活性均不同。 (　　)

(8) 熔距可以反映药品的纯杂程度。 (　　)

**四、简答题**

(1) 简述制定药品质量标准的原则。

(2) 药品质量标准主要包括哪些内容?

(3) 药品质量标准中物理常数是怎样测定的?

(4) 药品质量标准分析方法验证的目的与内容是什么?

(5) 选择药物鉴别方法的基本原则是什么?

# 练一练测一测答案

## 项目一

**一、单选题**

(1) B (2) A (3) D (4) A (5) C (6) C (7) B (8) C (9) B (10) A (11) D

**二、填空题**

(1) 凡例、正文、附录和索引 (2) GLP、GMP、GSP、GCP

(3) 千分之一、百分之一、±10%

(4) 物理学、化学、物理化学、生物化学、研究与发展药品质量控制

(5) 鉴别、检查、含量测定 (6) 安全、合理、有效

(7) 中文名称、汉语拼音 (8) 绿色、红色、蓝色

(9) 鉴别、检查、含量测定 (10) 理化性质

**三、判断题**

(1) × (2) √ (3) √ (4) √ (5) ×

**四、简答题**

(1) 有标准规定、检验方法和限度、标准品、对照品、计量等内容。

(2) 药物中所含杂质的最大容许量。

## 项目二

**一、单选题**

(1) B (2) D (3) B (4) B (5) C (6) C (7) C (8) B (9) D

**二、填空题**

(1) 分子结构、理化性质

(2) 化学鉴别法、光谱鉴别法、色谱鉴别法、生物学法

(3) 共同化学结构、各种药物的化学结构差异

(4) 溶液的浓度、溶液的温度、溶液的酸碱度、干扰成分

(5) 干法、湿法 (6) 共轭双键

(7) 压片、糊、膜、溶液、气体吸收池

(8) 色谱行为、检测结果、薄层色谱鉴别、气相色谱鉴别、高效液相色谱鉴别

(9) 检测灵敏度、比移值、分离效能

(10) 理论板数、分离度、重复性、拖尾因子

**三、判断题**

(1) √ (2) √ (3) × (4) √

**四、简答题**

(1) 药物的鉴别试验是根据药物的分子结构、理化性质，采用化学、物理化学或生物学方法来判断药物的真伪。它是药品质量检验工作中的首项任务，只有在药物鉴别无误的情况下，进行药物的杂质检查、含量测定等分析才有意义。

(2) 一般鉴别试验是依据某一类药物的化学结构或理化性质的特征，通过化学反应来鉴别药物的真伪。对无机药物是根据其组成的阴离子和阳离子的特殊反应；对有机药物则大都采用典型的官能团反应。因此，一般鉴别试验只能证实是某一类药物，而不能证实是哪一种药物。

（3）药物的专属鉴别试验是证实某一种药物的依据，它是根据每一种药物化学结构的差异及其所引起的物理化学特性不同，选用某些特有的灵敏的定性反应，来鉴别药物的真伪。

（4）色谱鉴别法是利用不同物质在不同色谱条件下，产生各自的特征色谱行为（Rf 值或保留时间）进行的鉴别试验。

## 项目三

**一、单选题**

（1）B （2）C （3）A （4）C （5）C （6）B （7）C （8）A （9）C （10）C （11）D （12）B （13）B （14）A （15）A （16）C （17）B （18）D （19）D （20）D （21）C

**二、填空题**

（1）生产、储藏中　（2）Ag（DDC）法

（3）硝酸酸性、硝酸银、氯化银、氯化钠、相同

（4）减小误差　（5）化学鉴别、光谱鉴别、色谱鉴别

（6）铅、弱酸性（pH=3.5，醋酸盐缓冲液）、硫代乙酰胺试液

（7）生产过程中、储存

**三、判断题**

（1）× （2）√ （3）× （4）√ （5）× （6）× （7）× （8）√ （9）√ （10）× （11）√ （12）× （13）× （14）×

**四、计算题**

（1）$L=cV/S$　　$V=LS/c=5\times10^{-6}\times4.0/10\times10^{-6}=2$（mL）

（2）$S=cV/L=2\times1\times10^{-6}/0.00001\%=2$（g）

（3）$S=cV/L=2\times1\times10^{-6}/1\text{ppm}=2.0$（g）

（4）$500\times10\times10^{-3}\times58.45/35.45=8.24$（mg）

（5）

$$L=\frac{cV}{S}=\frac{\frac{2.0\text{mg}}{100\text{mL}}\times5.0\text{mL}}{0.1\text{g}\times1000}\times100\%=0.1\%$$

## 项目四

**一、选择题**

（1）D （2）D （3）A （4）B （5）A （6）D （7）B （8）B （9）C

**二、填空题**

（1）干法、湿法、氧瓶燃烧法　（2）色谱法

（3）湿法破坏　（4）比较激烈

（5）提高硫酸的沸点　（6）氧瓶燃烧法

（7）灼烧灰化　（8）定量限

（9）经水解后测定法　（10）最低量

**三、判断题**

（1）√ （2）× （3）×

**四、简单题**

（1）精密度、准确度、检测限、定量限、选择性、线性与范围、重现性、耐用性等。

（2）① 仪器装置：燃烧瓶为500mL、1000mL、2000mL的磨口、硬质玻璃锥形瓶、瓶塞底部溶封铂丝一根。

② 称样：称取样品、置无灰滤纸中心，按要求折叠后，固定于铂丝下端的螺旋处，使尾部漏出。

③ 燃烧分解：在燃烧瓶内加入规定吸收液、小心通入氧气约 1min，点燃滤纸尾部、迅速吸收液中、放置。

④ 吸收液的选择：使燃烧分解的待测吸收使转变成便于测定的价态。

（3）系统适用性试验

色谱柱的理论塔板数 $n=5.54\times(t_R/W_{1/2})^2$

分离度 $R=\frac{2(t_{R1}-t_{R2})}{W_1+W_2}$ $R>1.5$

重复性 对照液，连续进样 5 次，$RSD\leqslant 2.0\%$

拖尾因子 $T=\frac{W_{0.05h}}{2d_1}$

$d_1$ 为极大峰至峰前沿之间的距离。$T$ 应在 0.95～1.05 之间。

# 项目五

**一、单选题**

（1）D （2）D （3）D （4）A （5）C （6）B （7）D （8）C （9）B （10）D （11）D （12）C （13）A （14）D

**二、填空题**

（1）环状丙二酰脲、白色、与碱、氨气、蓝、微、易、易、难

（2）环状丙二酰脲、互变异构、二、弱酸性

（3）白色沉淀 、黑、PbS

（4）苯基丙二酰脲、酸性杂质

（5）银量法 、溴量法 、紫外分光光度法 、酸碱滴定法

（6）环状丙二酰脲、取代基

（7）苯巴比妥

（8）控制苯巴比妥酸杂质

（9）与铜吡啶试液的反应

**三、判断题**

（1）√ （2）× （3）√ （4）× （5）√

**四、简答题**

（1）控制苯丙二酰脲的限量。

（2）凡 5 位取代基上含有不饱和键的巴比妥类药物，其不饱和键可与溴定量地发生加成反应，故可采用溴量法测定其含量。

（3）巴比妥类药物含量的测定方法很多，《中国药典》（2015 年版）采用的方法主要有银量法、溴量法、紫外-可见分光光度法和高效液相色谱法等。

（4）巴比妥类药物为镇静催眠药，具有中枢神经抑制作用，是巴比妥酸的衍生物。

**五、计算题**

（1）$T=0.1\times232.24=23.22$（mg/mL）

（2）$0.05\times260.27=13.01$（mg）

# 项目六

**一、单选题**

（1）D （2）A （3）C （4）A （5）D （6）A （7）B （8）A （9）B （10）C （11）D

**二、填空题**

（1）苯环上取代基的性质及取代位置、增强

(2) 紫、4～6

(3) 溶液的澄清度、水杨酸、易炭化物

(4) 脱羧反应、间氨基酚、二苯醌型化合物、红棕、双相滴定

(5) 酸碱滴定法、紫外分光光度法、高效液相色谱法

(6) 水杨酸(SA)

(7) 中和、水解与滴定

(8) 本滴定的化学计量点在碱性区

(9) 酚酞

(10) 游离水杨酸

**三、判断题**

(1) × (2) √ (3) × (4) √

**四、简答题**

(1) HPLC 法

(2) 水杨酸、酚类、醋酸苯酯、水杨酸苯酯、乙酰水杨酸苯酯

(3) 水杨酸、对氨基水杨酸钠、阿司匹林、阿司匹林片、雌激素等

(4) 紫外光谱法 、红外光谱法

**五、计算题**

水杨酸的量=0.1mg/mL×1mL=0.1mg(水杨酸对照液(0.1mg/mL) 1mL 同法制备溶液比较，颜色不得更深)；阿司匹林中游离水杨酸的限量为：0.1mg/0.1g=0.1%。

## 项目七

**一、单选题**

(1) A (2) D (3) C (4) D (5) B (6) A (7) C (8) D (9) C (10) A (11) A (12) B (13) C (14) D (15) A

**二、填空题**

(1) 对氨基苯甲酸酯类、酰胺类

(2) 芳伯氨基、酯键(或酰胺键)

(3) 空间位阻、难、稳定

(4) 酚羟

(5) 芳伯氨、潜在芳伯氨、芳伯氨、芳香仲胺、*N*-亚硝基化合物、芳伯氨

(6) 酯、普鲁卡因、二乙氨基乙醇、对氨基苯甲酸钠、对氨基苯甲酸

(7) 加快反应速率、加快反应速率、亚硝基的酸性溶液中稳定、防止生成偶氮氨基化合物、2.5～6

(8) 分子反应、插入液面下、提出液面、1～5

(9) 有

(10) 邻苯二酚、酚羟、氧化、碱性

(11) 紫外分光光度

(12) 肾上腺酮

(13) 对氨基苯甲酸

**三、判断题**

(1) × (2) × (3) × (4) √ (5) √

**四、简答题**

(1) 芳伯氨基、侧链中含有的脂肪胺氮、酯键、氯化物($Cl^-$)。

(2) 该药物水解产生对氨基苯甲酸，对氨基苯甲酸脱羧产生苯胺，苯胺被氧化为黄色化合物

(3) 盐酸普鲁卡因、对乙酰氨基酚、肾上腺素、盐酸利多卡因。

(4) 具芳伯氨基的重氮化反应，重氮化偶合反应以及与芳醛缩合反应，仲、叔氨基的碱性，芳香环的紫外吸收特征，酰胺与酯的水解反应，盐的特性。

**五、计算题**

$T=0.1\times 272.77=27.28$ (mg)

# 项目八

**一、单选题**

(1) C (2) C (3) A (4) A (5) C (6) D (7) B (8) A (9) B (10) A (11) C (12) D (13) B (14) D (15) D

**二、填空题**

(1) 硫酸肼 (2) 吡啶 、吩噻嗪、苯并二氮杂 (3) 钯离子比色

**三、判断题**

(1) √ (2) × (3) √

**四、简答题**

(1) 高效液相色谱法 、与氨制硝酸银试液的反应 、红外光谱法

(2) 炽灼残渣 、硝苯吡啶衍生物 、亚硝苯吡啶衍生物

(3) 氯吩噻嗪、间氯二苯胺

(4) 含吡啶环(氮碱性)、含酰肼基(具还原性并可发生缩合反应)

**五、计算题**

此题中 $A=0.513$;$E=915$;根据公式 $c=A/EL=0.435/915=0.000475$ (g/100mL) $=0.475$mg/100mL,(0.475mg/2mL) ×200mL=47.5mg

最后,(47.5mg/50mg) ×100%=95%

# 项目九

**一、单选题**

(1) B (2) D (3) C (4) C (5) B (6) B (7) D (8) D (9) A (10) B (11) C

**二、填空题**

(1) 维他命、有机、活性、脂溶性、水溶性

(2) 盐酸、盐酸硫胺

(3) 酸、碱、遮光、凉

(4) 硫化钠、黑

(5) L-抗坏血酸、白、结晶、微黄

(6) 还原、碘量、醋酸酸性

(7) 天然、合成

(8) 硝酸酸性

(9) 碱性 蓝色

(10) $Ag^+$

**三、判断题**

(1) √ (2) × (3) √ (4) ×

**四、简答题**

取本品约 0.2g,精密称定,加新沸过的冷水 100mL 与稀醋酸 10mL 使溶解,加淀粉指示液 1mL,立即用碘滴定液(0.05mol/L)滴定,至溶液显蓝色并持续 30s 不褪。

**五、计算题**

$n(I_2)=2.54/254=0.01mol, n(C_6H_8O_6)=n(I_2)=0.01mol,$

$m(C_6H_8O_6)=176\times0.01=1.76g, w(C_6H_8O_6)=1.76/2=88\%$

# 项目十

**一、单选题**

(1) A (2) D (3) A (4) C (5) A (6) B (7) A (8) D (9) A (10) D (11) A (12) C (13) B (14) D (15) B (16) A (17) C

**二、填空题**

(1) 甾体、四环脂肪烃、环戊烷骈多氢菲

(2) 肾上腺皮质激素、性激素、雄甾烷、雌甾烷、孕甾烷

(3) 氧化铜、黑　　(4) 蓝紫、淡橙

(5) 薄层色谱、高效液相色谱　　(6) 钼蓝对照品比色法

(7) 皮质激素　　(8) 雌激素

(9) 地塞米松　　(10) 酚羟基

**三、判断题**

(1) ×　(2) ×　(3) √　(4) √　(5) √　(6) ×

**四、简答题**

(1) 取供试品，摇匀，精密量取5mL（约相当于醋酸地塞米松25mg），置100mL量瓶中，加无水乙醇适量，振摇，使醋酸地塞米松溶解并稀释至刻度，摇匀，过滤，取续滤液作为供试品溶液；另取醋酸地塞米松对照品约25mg，精密称定，置100mL量瓶中，加无水乙醇适量使溶解并稀释至刻度，摇匀，作为对照品溶液。精密量取供试品溶液与对照品溶液各1mL，分别置干燥具塞试管中，各精密加无水乙醇9mL与氯化三苯四氮唑试液1mL，摇匀，再各精密加氢氧化四甲基铵试液1mL，摇匀，在25℃的暗处放置40～50min，在485nm的波长处分别测定吸光度，计算，即得。

(2) 醋酸地塞米松C17上为$\alpha$-醇酮基的醋酸酯，在碱性条件下水解后，再加硫酸溶液，生成的醋酸可与乙醇发生酯化反应，产生的乙酸乙酯具有特殊臭味。

(3) 由于醋酸地塞米松的合成路线中有一步反应要使用二氧化硒脱氢，成品中有可能引入微量硒。二氧化硒对人体有剧毒，必须对其进行控制。

**五、计算题**

(1) 0.985%

(2) ①0.01%，②0.008%

## 项目十一

**一、单选题**

(1) C　(2) D　(3) D　(4) C　(5) B　(6) A　(7) B　(8) C　(9) A　(10) A　(11) C　(12) D　(13) C　(14) A　(15) B

**二、填空题**

(1) 坂口反应　　(2) 链霉素

(3) 游离羧基　　(4) 性状、鉴别、检查、含量测定

(5) 氨基糖苷，羟基胺类，$\alpha$-氨基酸　　(6) 3、2、7

(7) 微生物发酵（生物合成）、化学合成、半合成

(8) 醛、链霉酸、双氢链霉素　　(9) 高效液相色谱法

**三、判断题**

(1) √　(2) √　(3) ×　(4) √　(5) ×　(6) √　(7) √　(8) ×　(9) √

**四、简答题**

(1) 取本品适量，加水适量，超声使溶解并稀释成每1mL中约含12.5mg的溶液，取溶液1mL，加三氯化铁试液3滴，即显棕黄色。

(2) 青霉素钠（钾）的结构中的$\beta$-内酰胺环不稳定，与酸、碱、青霉素酶及某些金属离子作用时，易水解开环，并发生分子重排，使药物的活性降低。

(3) 庆大霉素有氨基糖苷结构，具有碱性，可与硫酸成盐，故可以发生硫酸盐反应。

# 项目十二

**一、单选题**

(1) B (2) C (3) D (4) A (5) D (6) D (7) B (8) B (9) C (10) B (11) B (12) A

**二、填空题**

(1) 一定的生产工艺、单方、复方 (2) 主药、附加剂
(3) 重量差异、崩解时限、发泡量、分散均匀性、微生物限度
(4) 硬胶囊、软胶囊(胶丸)、缓释胶囊、控释胶囊、肠溶胶囊
(5) 过滤、灌封、灭菌、主药、溶剂、附加剂
(6) 保证药液稳定、酸度调节、渗透压调节、助溶、抗氧、抑菌、止痛

**三、判断题**

(1) × (2) × (3) × (4) × (5) √ (6) √ (7) √ (8) √ (9) ×

# 项目十三

**一、单选题**

(1) B (2) A (3) C (4) A (5) C (6) C (7) C

**二、填空题**

(1) 液体制剂、半固体、固体制剂
(2) 萃取法、冷浸、回流、连续回流、水蒸气蒸馏、超临界流体萃取
(3) 水分、总灰分、重金属、砷盐、残留农药 (4) 烘干法、甲苯法、减压干燥法
(5) 化学分析法、分光光度法、薄层扫描法、HPLC
(6) 浸出溶剂不同、是否加矫味剂
(7) 中医药理论、用药原则、单方、复方 (8) 性状鉴别、显微鉴别、理化鉴别

**三、判断题**

(1) √ (2) √ (3) √ (4) × (5) √ (6) √

**四、简答题**

(1) 取样，鉴别，检查，含量测定。
(2) 水分、灰分、酸不溶性灰分、砷盐、重金属、有毒成分。
(3) 从显微鉴别、化学鉴别、色谱鉴别的角度回答。
(4) 超临界流体既不同于气体，也不同于液体，其特点是：

具有与液体相似的密度，具有与液体相似的较强的溶解性能溶质在超临界流体中扩散系数与气体相似，具有传导快、提取时间短的优点，萃取选择性强，在通常状态下为气体，因此萃取后易于浓缩。

# 项目十四

**一、单选题**

(1) A (2) C (3) D (4) A

**二、判断题**

(1) × (2) × (3) × (4) × (5) √ (6) √ (7) × (8) √ (9) × (10) √ (11) √ (12) ×

# 项目十五

**一、单选题**

(1) B (2) D (3) B (4) A (5) D (6) A (7) D (8) D (9) A (10) D

**二、填空题**

（1）生产、供应、使用、检验、药政管理部门

（2）《中华人民共和国药典》、《药品标准》

（3）International Noxproorietary Names for Pharmaceutical

（4）容量分析、质量分析、分光光度、色谱

（5）安全有效、先进性、针对性、规范性

（6）指在一定波长下，溶液浓度为1%（$w/V$），厚度为1cm时的吸收度

（7）有效性、均一性、纯度要求

（8）安全有效、技术先进、经济合理、不断完善

（9）毛细管法

**三、判断题**

（1）√　（2）×　（3）×　（4）×　（5）×　（6）√　（7）×　（8）√

**四、简答题**

（1）安全有效、先进性、针对性、规范性。

（2）名称、性状、鉴别、检查、含测、贮藏。

（3）略。

（4）目的是证明新用的方法与检测要求。

内容：准确度、精密度、专属性、检测限、定量限、线性范围、耐用性。

（5）①方法要有一定的专属性、灵敏性、且便于推广；②化学法与仪器法相结合，每种药品一般选用2～4种方法进行鉴别试验，相互取长补短；③尽可能采用药典中收载的方法。

# 附录 1　各类药物与制剂的检验内容与方法

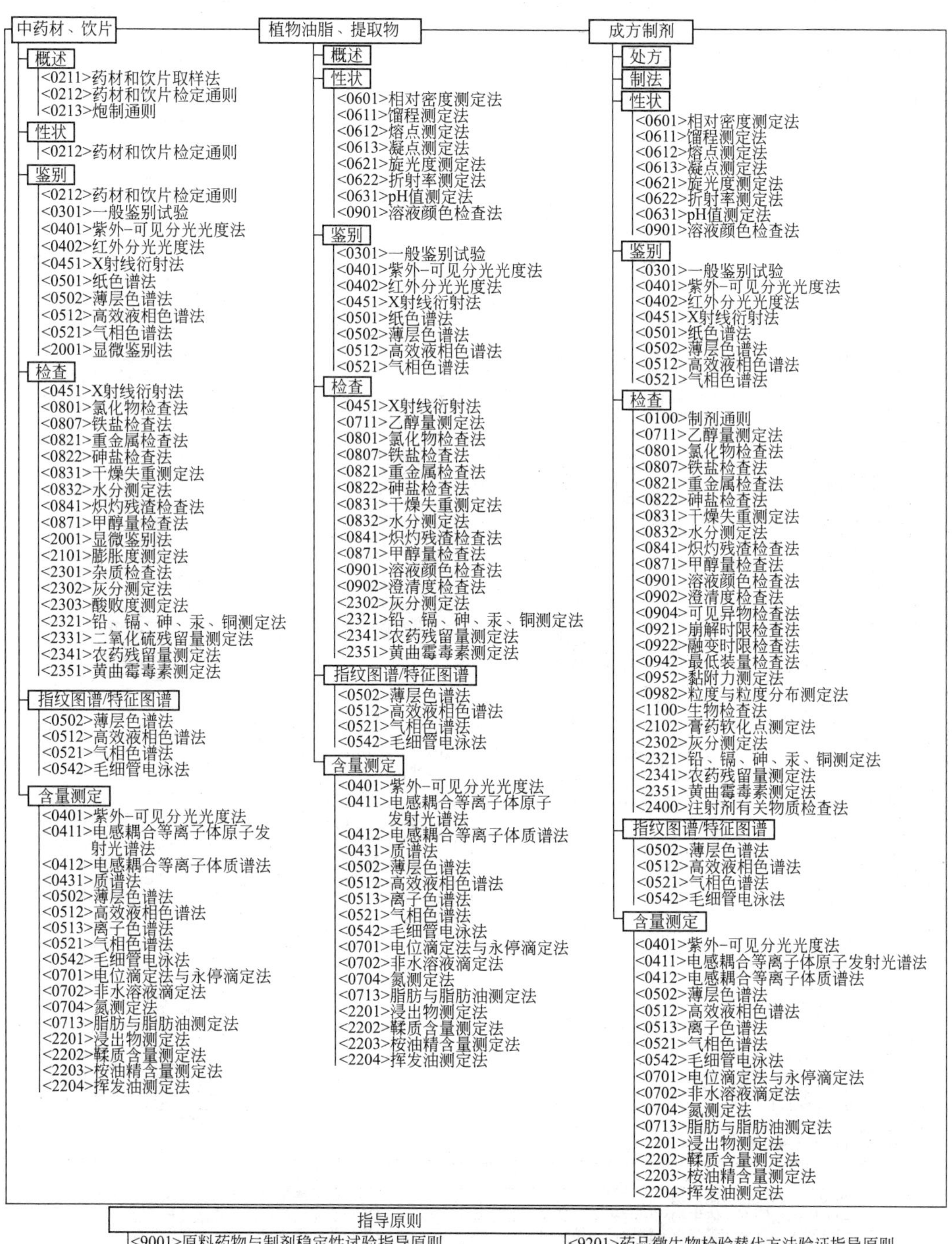


指导原则

<9001>原料药物与制剂稳定性试验指导原则
<9011>药物制剂人体生物利用度和生物等效性试验指导原则
<9013>缓释、控释和迟释制剂指导原则
<9101>药品质量标准分析方法验证指导原则
<9102>药品杂质分析指导原则
<9105>中药生物活性测定指导原则
<9106>基于基因芯片的药物评价技术与方法指导原则
<9107>中药材DNA条形码分子鉴定法指导原则
<9201>药品微生物检验替代方法验证指导原则
<9202>非无菌产品微生物限度检查指导原则
<9203>药品微生物实验室质量管理指导原则
<9204>微生物鉴定指导原则
<9301>注射剂安全性检查法应用指导原则
<9302>中药有害残留物限量制定指导原则
<9303>色素测定法指导原则
<9304>中药中铝、铬、铁、钡元素测定指导原则
<9305>中药中真菌毒素测定指导原则

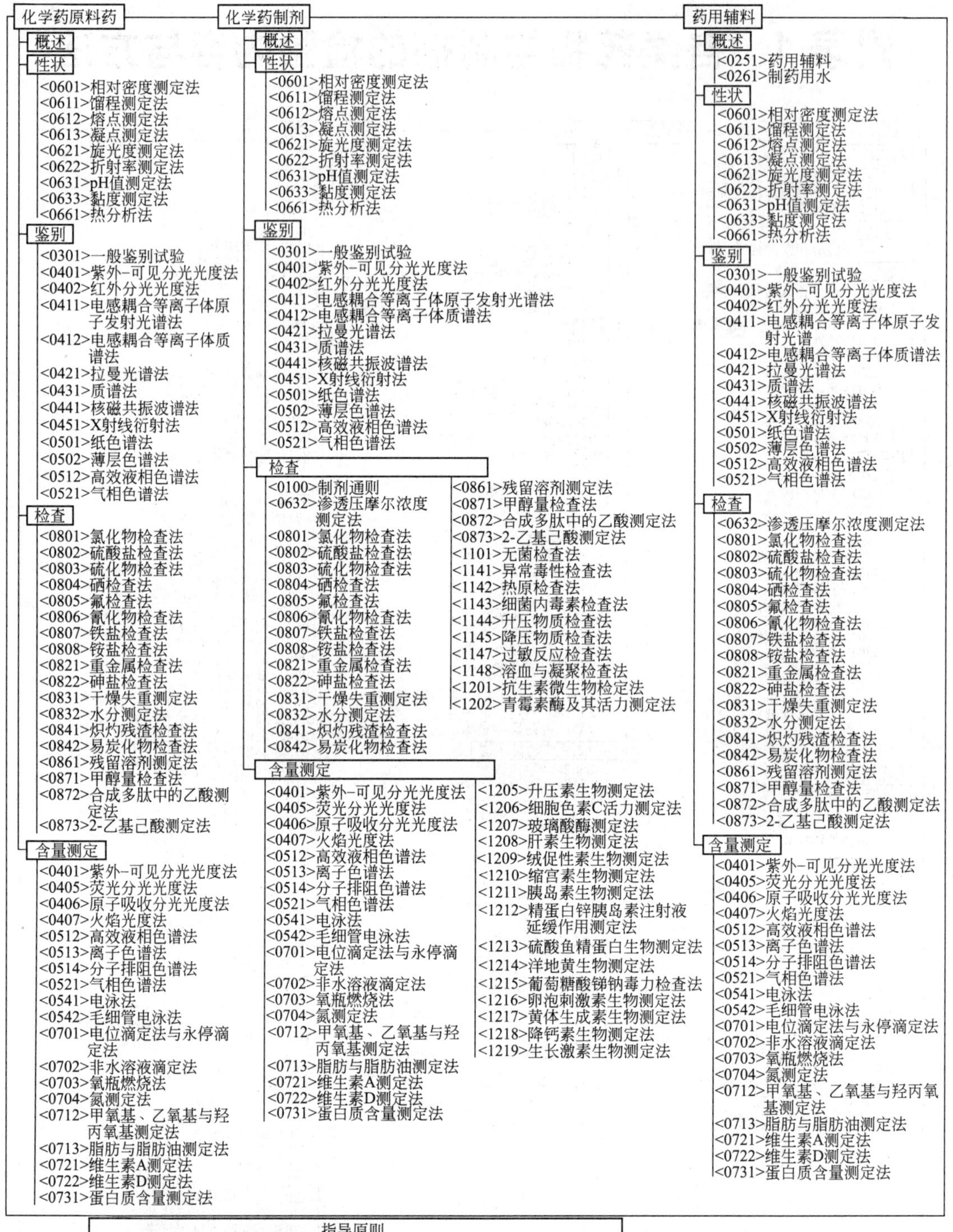


指导原则

<9001>原料药物与制剂稳定性试验指导原则
<9011>药物制剂人体生物利用度和生物等效性试验指导原则
<9012>生物样品定量分析方法验证指导原则
<9013>缓释、控释和迟释制剂指导原则
<9014>微粒制剂指导原则
<9015>药品晶型研究及晶型质量控制指导原则
<9101>药品质量标准分析方法验证指导原则
<9102>药品杂质分析指导原则
<9103>药品引湿性试验指导原则
<9104>近红外分光光度法指导原则
<9106>基于基因芯片的药物评价技术与方法指导原则
<9201>药品微生物检验替代方法验证指导原则
<9202>非无菌产品微生物限度检查指导原则
<9203>药品微生物实验室质量管理指导原则
<9204>微生物鉴定指导原则
<9205>药品洁净实验室微生物监测和控制指导原则
<9206>无菌检查用隔离系统验证指导原则
<9303>色素测定法指导原则
<9601>药物辅料功能性指标研究指导原则
<9621>药包材通用要求指导原则
<9622>药用玻璃材料和容器指导原则

## 疫苗及体内诊断制品

### 一般理化检查

- <0102>注射剂
- <0103>胶囊剂
- <0401>紫外-可见分光光度法
- <0512>高效液相色谱法
- <0514>分子排阻色谱法
- <0541>电泳法
- <0631>pH值测定法
- <0632>渗透压摩尔浓度测定法
- <0904>可见异物检查法
- <0921>崩解时限检查法

### 含量测定法

- <0731>蛋白质含量测定法
- <0831>干燥失重测定法
- <3101>固体总量测定法
- <3102>唾液酸测定法
- <3103>磷测定法
- <3106>氢氧化铝(或磷酸铝)测定法
- <3107>氯化钠测定法
- <3113>苯酚测定法
- <3115>硫柳汞测定法
- <3117>*O*-乙烯基测定法
- <3118>己二酰肼含量测定法
- <3119>高分子结合物含量测定法

### 化学残留物测定法

- <0806>氰化物检查法
- <0832>水分测定法
- <0861>残留溶剂测定法
- <3202>聚乙二醇残留量测定法
- <3203>聚山梨酯80残留量测定法
- <3204>戊二醛残留量测定法
- <3206>碳二亚胺残留量测定法
- <3207>游离甲醛测定法

### 微生物检查法

- <1101>无菌检查法
- <1105>非无菌产品微生物限度检查；微生物计数法
- <1106>非无菌产品微生物限度检查；控制菌检查法
- <1107>非无菌药品微生物限度标准
- <1141>异常毒性检查法
- <1142>热原检查法
- <1143>细菌内毒素检查法
- <3301>支原体检查法
- <3302>外源病毒因子检查法
- <3304>SV40核酸序列检查法
- <3305>猴体神经毒力试验

### 生物测定法

- <3401>免疫印迹法
- <3403>免疫双扩散法
- <3405>肽图检查法
- <3407>外源性DNA残留量测定法
- <3408>抗生素残留量检查法
- <3411>牛血清白蛋白残留量测定法
- <3414>酵母工程菌菌体蛋白质残留量测定法
- <3417>无细胞百日咳疫苗鉴别试验
- <3419>A群脑膜炎球菌多糖分子大小测定法
- <3420>伤寒Vi多糖分子大小测定法
- <3421>b型流感嗜血杆菌结合疫苗多糖含量测定法

### 生物活性/效价测定法

- <3501>重组乙型肝炎疫苗(酵母)体外相对效力检查法
- <3502>甲型肝炎灭活疫苗体外相对效力检查法
- <3503>人用狂犬病疫苗效价测定法
- <3504>吸附破伤风疫苗效价测定法
- <3505>吸附白喉疫苗效价测定法
- <3506>类毒素絮状单位测定法
- <3533>A型肉毒毒素效价测定法

## 血液制品及抗毒素抗血清制品

### 一般理化检查

- <0102>注射剂
- <0401>紫外-可见分光光度法
- <0405>荧光分光光度法
- <0406>原子吸收分光光度法
- <0407>火焰光度法
- <0512>高效液相色谱法
- <0521>气相色谱法
- <0541>电泳法
- <0631>pH值测定法
- <0632>渗透压摩尔浓度测定法
- <0903>不溶性微粒检查法
- <0904>可见异物检查法

### 含量测定法

- <0704>氮测定法
- <0731>蛋白质含量测定法
- <3104>硫酸铵测定法
- <3107>氯化钠测定法
- <3108>枸橼酸离子测定法
- <3109>钾离子测定法
- <3110>钠离子测定法
- <3111>辛酸钠测定法
- <3112>乙酰色氨酸测定法
- <3113>苯酚测定法
- <3114>间甲酚测定法
- <3115>硫柳汞测定法
- <3120>人血液制品中糖及糖醇测定法
- <3121>人血白蛋白多聚体测定法
- <3122>人免疫球蛋白类制品IgG单体加二聚体测定法
- <3123>人免疫球蛋白中甘氨酸含量测定法
- <3125>组胺人免疫球蛋白中游离磷酸组胺测定法

### 化学残留物测定法

- <0832>水分测定法
- <0861>残留溶剂测定法
- <3201>乙醇残留量测定法
- <3202>聚乙二醇残留量测定法
- <3203>聚山梨酯80残留量测定法
- <3205>磷酸三丁酯残留量测定法
- <3208>人血白蛋白铝残留量测定法

### 微生物检查法

- <1101>无菌检查法
- <1141>异常毒性检查法
- <1142>热原检查法
- <1143>细菌内毒素检查法
- <3306>血液制品生产用人血浆病毒核酸检测技术要求

### 生物测定法

- <3403>免疫双扩散法
- <3404>免疫电泳法
- <3409>激肽释放酶原激活剂测定法
- <3410>抗补体活性测定法
- <3415>类A血型物质测定法
- <3418>抗毒素、抗血清制品鉴别试验
- <3422>人凝血酶活性检查法
- <3423>活化的凝血因子活性检查法
- <3424>肝素含量测定法
- <3425>抗A、抗B血凝素测定法
- <3426>人红细胞抗体测定法
- <3427>人血小板抗体测定法

### 生物活性/效价测定法

- <3507>白喉抗毒素效价测定法
- <3508>破伤风抗毒素效价测定法
- <3509>气性坏疽抗毒素效价测定法
- <3510>肉毒抗毒素效价测定法
- <3511>抗蛇毒血清效价测定法
- <3512>狂犬病免疫球蛋白效价测定法
- <3513>人免疫球蛋白中白喉抗体效价测定法
- <3514>人免疫球蛋白Fc段生物学活性测定法
- <3515>抗人T细胞免疫球蛋白效价测定法(E玫瑰花环形成抑制试验)
- <3516>抗人T细胞免疫球蛋白效价测定法(淋巴细 胞毒试验)
- <3517>人凝血因子Ⅱ效价测定法
- <3518>人凝血因子Ⅶ效价测定法
- <3519>人凝血因子Ⅸ效价测定法
- <3520>人凝血因子Ⅹ效价测定法
- <3521>人凝血因子Ⅷ效价测定法

## 重组技术产品及其他治疗性生物制品

### 一般理化检查

- <0102>注射剂
- <0107>栓剂
- <0109>软膏剂、乳膏剂
- <0112>喷雾剂
- <0114>凝胶剂
- <0118>涂剂
- <0401>紫外-可见分光光度法
- <0512>高效液相色谱法
- <0521>气相色谱法
- <0541>电泳法
- <0542>毛细管电泳法
- <0631>pH值测定法
- <0632>渗透压摩尔浓度测定法
- <0902>澄清度检查法
- <0903>不溶性微粒检查法
- <0904>可见异物检查法
- <0922>融变时限检查法
- <0942>最低装量检查法

### 含量测定法

- <0731>蛋白质含量测定法
- <3102>唾液酸测定法
- <3111>辛酸钠测定法
- <3116>对羟基苯甲酸甲酯、对羟基苯甲酸丙酯含量测定法
- <3123>人免疫球蛋白中甘氨酸含量测定法
- <3124>重组人粒细胞刺激因子蛋白质含量测定法
- <3127>单抗分子大小变异体测定法

### 化学残留物测定法

- <0832>水分测定法
- <3203>聚山梨酯80残留量测定法
- <3205>磷酸三丁酯残留量测定法
- <3209>羟胺残留量测定法

### 微生物检查法

- <1101>无菌检查法
- <1105>非无菌产品微生物限度检查：微生物计数法
- <1106>非无菌产品微生物限度检查：控制菌检查法
- <1107>非无菌药品微生物限度标准
- <1141>异常毒性检查法
- <1143>细菌内毒素检查法
- <3301>支原体检查法
- <3303>鼠源性病毒检查法

### 生物测定法

- <3401>免疫印迹法
- <3402>免疫斑点法
- <3405>肽图检查法
- <3407>外源性DNA残留量测定法
- <3408>抗生素残留量检查法
- <3411>牛血清白蛋白残留量测定法
- <3412>大肠杆菌菌体蛋白质残留量测定法
- <3413>假单胞菌菌体蛋白质残留量测定法
- <3414>酵母工程菌菌体蛋白质残留量测定法
- <3416>鼠IgG残留量测定法

### 生物活性/效价测定法

- <3522>重组人促红素体内生物学活性测定法
- <3523>干扰素生物学活性测定法
- <3524>重组人白介素-2生物学活性测定法
- <3525>重组人粒细胞刺激因子生物学活性测定法
- <3526>重组人粒细胞巨噬细胞刺激因子生物学活性测定法
- <3527>重组牛碱性成纤维细胞生长因子生物学活性测定法
- <3528>重组人表皮生长因子生物学活性测定法
- <3529>重组链激酶生物学活性测定法
- <3530>鼠神经生长因子生物学活性测定法
- <3531>尼妥珠单抗生物学活性测定法
- <3532>重组人白介素-11生物学活性测定法
- <3533>A型肉毒毒素效价测定法

# 附录 2　常用药品分析专业英语

药物的鉴别试验：identification test
一般鉴别试验：general identification test
专属鉴别试验：specific identification test
灵敏度：sensitivity
杂质：impurity
最低检出量：minimum detectable quantity
最低检出浓度：minimum detectable concentration
定性分析：qualitative analysis
定量分析：quantitative analysis
质量控制：quality control（QC）
中国药典：Chinese Pharmacopoeia（ChP）
美国药典：The United States Pharmacopoeia（USP）
美国国家处方集：The National Formulary（NF）
英国药典：British Pharmacopoeia（BP）
欧洲药典：European Pharmacopoeia（EP）
国际药典：The International Pharmacopoeia（Ph. Int.）
释药系统：drug delivery system（DDS）
《药品非临床研究质量管理规范》：Good Laboratory Practice（GLP）
《药品生产质量管理规范》：Good Manufacture Practice（GMP）
《药品经营质量管理规范》：Good Supply Practice（GSP）
《药品临床试验管理规范》：Good Clinical Practice（GCP）
《分析质量管理》：Analytical Quality Control（AQC）
吸光度：absorbance
吸光度比值：absorbance ratio
吸收：absorption
吸收曲线：absorption curve
吸收光谱：absorption spectrum
吸收系数：absorptivity
炽灼残渣 residue on ignition
调整保留时间：adjusted retention time
吸附剂：adsorbent
吸附：adsorption
点样：application of sample
面积归一化法：area normalization method
容量滴定法：volumetric precipitation method
重量分析法：gravimetric analysis
砷斑：arsenic stain
含量测定：assay
含量限度：assay tolerance

精密度：precision
谱带吸收：band absorption
基线校正：baseline correction
基线漂移：baseline drift
批：batch、lot
批号：batch（lot）number
标准偏差：standard deviation（*SD* 或 *S*）
相对标准偏差：relative standard deviation（*RSD*）
变异系数：coefficient of variation（*CV*）
批内精密度：within-run precision
日内精密度：within-day precision
批间精密度：between-run precision
日间精密度：day to day precision
准确度：accuracy
定量限：limit of quantitation（LOQ）
检测限：limit of detection（LOD）
选择性：selectivity
专属性：specificity
线性与范围：linearity and range
重现性：ruggedness
耐用性：robustness
误差传递：propagation of error
散布图：scatter diagram
荧光偏振免疫测定法：fluorescence polarization immunoassay（FPIA）
空白试验：blank test
对照试验：contrast test
平行测定：replicate determination
继沉淀：postprecipitation
共沉淀：coprecipitation
化学因数：chemical factor
色谱法（层析法）：chromatography
固定相：stationary phase
流动相：mobile phase
结合：bound
游离：free
缀合物：conjugate
差示热分析法：differential thermal analysis（DTA）
氧瓶燃烧法：oxygen flask combustion method
治疗药物浓度监测：therapeutic drug monitoring（TDM）
离子对试剂：ion pair reagent
离子对提取法：ion pair extraction method
液-液提取法：liquid-liquid extraction（LLE）
液-固提取法：liquid-solid extraction（LSE）

标准溶液：standard solution
碘量法：iodimetry
溴酸钾法：potassium bromate method
重铬酸钾法：potassium dichromate method
高锰酸钾法：potassium permanganate method
色谱图：chromatogram
色谱法：chromatography
色谱柱：chromatographic column
平板色谱法：plane chromatography
纸色谱法：paper chromatography
薄层色谱法：thin layer chromatography（TLC）
分配色谱法：partition chromatography
吸附色谱法：adsorption chromatography
离子交换色谱法：ion exchange chromatography（IEC）
分配系数：distribution coefficient
交联度：degree of cross linking
交换容量：exchange capacity
薄层板：thin layer plate
展开剂：developing solvent 、developer
相对比移值：relative $R_f$、$R_r$
生物利用度试验：bioavailability test
生物等效试验：bioequivalence test
体内药物分析、生物药物分析：biopharmaceutical analysis
校正曲线：calibration curve
化学位移：chemical shift
体外：in vitro
体内：in vivo
分辨率、分离度：resolution
响应时间：response time
保留：retention
反相色谱法：reversed phase chromatography
反渗透：reverse osmosis
信噪比：signal to noise ratio
显著性差异：significant difference
有效数字：significant figure
显著性水平：significant level
显著性检验：significant testing
均匀设计：uniform design
含量均匀度：uniformity of dosage units
装量均匀性（装量差异）：uniformity of volume
重量均匀性（片重差异）：uniformity of weight

# 附录3　原子量表

（摘录自2001年国际原子量表，$^{12}C=12.00$）

| 中文名 | 英文名 | 符号 | 原子量 | 中文名 | 英文名 | 符号 | 原子量 |
|---|---|---|---|---|---|---|---|
| 氢 | Hydrogen | H | 1.00794(7) | 砷 | Arsenic | As | 74.92160(2) |
| 氦 | Helium | He | 4.002602(2) | 硒 | Selenium | Se | 78.96(3) |
| 锂 | Lithium | Li | 6.941(2) | 溴 | Bromine | Br | 79.904(1) |
| 硼 | Boron | B | 10.811(7) | 锶 | Strontium | Sr | 87.62(1) |
| 碳 | Carbon | C | 12.0107(8) | 锆 | Zirconium | Zr | 91.224(2) |
| 氮 | Nitrogen | N | 14.0067(2) | 钼 | Molybdenum | Mo | 95.94(2) |
| 氧 | Oxygen | O | 15.9994(3) | 锝 | Technetium | Tc | [99] |
| 氟 | Fluorine | F | 18.9984032(5) | 钯 | Palladium | Pd | 106.42(1) |
| 钠 | Sodium(Natrium) | Na | 22.989770(2) | 银 | Silver(Argentum) | Ag | 107.8682(2) |
| 镁 | Magnesium | Mg | 24.3050(6) | 镉 | Cadmium | Cd | 112.411(8) |
| 铝 | Aluminium | Al | 26.981538(2) | 铟 | Indium | In | 114.818(3) |
| 硅 | Silicon | Si | 28.0855(3) | 锡 | Tin(Stannum) | Sn | 118.710(7) |
| 磷 | Phosphorus | P | 30.973761(2) | 锑 | Antimony(Stibium) | Sb | 121.760(1) |
| 硫 | Sulfur | S | 32.065(5) | 碘 | Iodine | I | 126.90447(3) |
| 氯 | Chlorine | Cl | 35.453(2) | 碲 | Tellurium | Te | 127.60(3) |
| 氩 | Argon | Ar | 39.948(1) | 氙 | Xenon | Xe | 131.293(6) |
| 钾 | Potassium(Kalium) | K | 39.0983(1) | 钡 | Barium | Ba | 137.327(7) |
| 钙 | Calcium | Ca | 40.078(4) | 镧 | Lanthanum | La | 138.9055(2) |
| 钛 | Titanium | Ti | 47.867(1) | 铈 | Cerium | Ce | 140.116(1) |
| 钒 | Vanadium | V | 50.9415(1) | 钬 | Holmium | Ho | 164.93032(2) |
| 铬 | Chromium | Cr | 51.9961(6) | 镱 | Ytterbium | Yb | 173.04(3) |
| 锰 | Manganese | Mn | 54.938049(9) | 钨 | Tungsten(Wolfram) | W | 183.84(1) |
| 铁 | Iron(Ferrum) | Fe | 55.845(2) | 铂 | Platinum | Pt | 195.078(2) |
| 钴 | Cobalt | Co | 58.933200(9) | 金 | Gold(Aurum) | Au | 196.96655(2) |
| 镍 | Nickel | Ni | 58.6934(2) | 汞 | Mercury(Hydrargyrum) | Hg | 200.59(2) |
| 铜 | Copper(Cuprum) | Cu | 63.546(3) | 铅 | Lead(Plumbum) | Pb | 207.2(1) |
| 锌 | Zinc | Zn | 65.409(4) | 铋 | Bismuth | Bi | 208.98038(2) |
| 镓 | Gallium | Ga | 69.723(1) | 钍 | Thorium | Th | 232.0381(1) |
| 锗 | Germanium | Ge | 72.64(1) | 铀 | Uranium | U | 238.02891(3) |

注：1. 原子量末位数的准确度加注在其后括号内。

2. 中括号内的数字是半衰期最长的放射性同位素的质量数。

# 附录 4 常用分子式、分子量表

（根据 1999 年公布的原子量计算）

| 分子式 | 分子量 | 分子式 | 分子量 |
|---|---|---|---|
| $AgBr$ | 187.772 | $KOH$ | 56.106 |
| $AgCl$ | 143.321 | $K_2PtCl_6$ | 486.00 |
| $AgI$ | 234.772 | $KSCN$ | 97.182 |
| $AgNO_3$ | 169.873 | $MgCO_3$ | 84.314 |
| $Al_2O_3$ | 101.9612 | $MgCl_2$ | 95.211 |
| $As_2O_3$ | 197.8414 | $MgSO_4 \cdot 7H_2O$ | 246.476 |
| $BaCl_2 \cdot 2H_2O$ | 244.263 | $MgNH_4PO_4 \cdot 6H_2O$ | 245.407 |
| $BaO$ | 153.326 | $MgO$ | 40.304 |
| $Ba(OH)_2 \cdot 8H_2O$ | 315.467 | $Mg(OH)_2$ | 58.320 |
| $BaSO_4$ | 233.391 | $Mg_2P_2O_7$ | 222.553 |
| $CaCO_3$ | 100.087 | $Na_2B_4O_7 \cdot 10H_2O$ | 381.372 |
| $CaO$ | 56.0774 | $NaBr$ | 102.894 |
| $Ca(OH)_2$ | 74.093 | $NaCl$ | 58.4890 |
| $CO_2$ | 44.0100 | $Na_2CO_3$ | 105.9890 |
| $CuO$ | 79.545 | $NaHCO_3$ | 84.0071 |
| $Cu_2O$ | 143.091 | $Na_2HPO_4 \cdot 12H_2O$ | 358.143 |
| $CuSO_4 \cdot 5H_2O$ | 249.686 | $NaNO_2$ | 69.00 |
| $FeO$ | 71.85 | $Na_2O$ | 61.9790 |
| $Fe_2O_3$ | 159.69 | $NaOH$ | 39.9971 |
| $FeSO_4 \cdot 7H_2O$ | 278.0176 | $Na_2S_2O_3$ | 158.110 |
| $FeSO_4 \cdot (NH_4)_2SO_4 \cdot 6H_2O$ | 392.1429 | $Na_2S_2O_3 \cdot 5H_2O$ | 248.186 |
| $H_3BO_3$ | 61.8330 | $NH_3$ | 17.03 |
| $HCl$ | 36.4606 | $NH_4Cl$ | 53.49 |
| $HClO_4$ | 100.4582 | $NH_3 \cdot H_2O$ | 35.05 |
| $HNO_3$ | 63.0129 | $(NH_4)_3PO_4 \cdot 12MoO_3$ | 1876.35 |
| $H_2O$ | 18.01531 | $(NH_4)_2SO_4$ | 132.141 |
| $H_2O_2$ | 34.0147 | $PbCrO_4$ | 323.19 |
| $H_3PO_4$ | 97.9953 | $PbO_2$ | 239.20 |
| $H_2SO_4$ | 98.0795 | $PbSO_4$ | 303.26 |
| $I_2$ | 253.809 | $P_2O_5$ | 141.945 |
| $KAl(SO_4)_2 \cdot 12H_2O$ | 474.3904 | $SiO_2$ | 60.085 |
| $KBr$ | 119.002 | $SO_2$ | 64.065 |
| $KBrO_3$ | 167.0005 | $SO_3$ | 80.064 |
| $KCl$ | 74.551 | $ZnO$ | 81.39 |
| $KClO_4$ | 138.549 | $CH_3COOH$（乙酸） | 60.05 |
| $K_2CO_3$ | 138.206 | $H_2C_2O_4 \cdot 2H_2O$ | 126.07 |
| $K_2CrO_4$ | 194.194 | $KHC_4H_4O_6$（酒石酸氢钾） | 188.178 |
| $K_2Cr_2O_7$ | 294.188 | $KHC_8H_4O_4$（邻苯二甲酸氢钾） | 204.224 |
| $KH_2PO_4$ | 136.086 | $K(SbO)C_4H_4O_6 \cdot 1/2H_2O$（酒石酸锑钾） | 333.928 |
| $KHSO_4$ | 136.170 | $Na_2C_2O_4$（草酸钠） | 134.00 |
| $KI$ | 166.003 | $NaC_7H_6O_2$（苯甲酸钠） | 144.11 |
| $KIO_3$ | 214.001 | $Na_3C_6H_5O_7 \cdot 2H_2O$（枸橼酸钠） | 294.12 |
| $KIO_3 \cdot HIO_3$ | 389.91 | $Na_2H_2C_{10}H_{12}O_8N_2 \cdot 2H_2O$（EDTA 二钠二水合物） | 372.240 |
| $KMnO_4$ | 158.034 | | |
| $KNO_2$ | 85.10 | | |

# 附录5 国家药品标准物质通则

国家药品标准物质系指供国家法定药品标准中药品的物理、化学及生物学等测试用，具有确定的特性或量值，用于校准设备、评价测量方法、给供试药品赋值或鉴别用的物质。

国家药品标准物质应具备稳定性、均匀性和准确性。

国家药品标准物质在分级分类、建立、使用、稳定性监测、标签说明书、储存及发放期间应符合下列有关规定。

## 一、国家药品标准物质的分级与分类

国家药品标准物质共分为两级。

（1）一级国家药品标准物质　具有很好的质量特性，其特征量值采用定义法或其他精准、可靠的方法进行计量。

（2）二级国家药品标准物质　具有良好的质量特性，其特征量值采用准确、可靠的方法或直接与一级标准物质相比较的方法进行计量。

国家药品标准物质共分为五类。

（1）标准品　系指含有单一成分或混合组分，用于生物检定、抗生素或生化药品中效价、毒性或含量测定的国家药品标准物质。其生物学活性以国际单位（IU）、单位（U）或以质量单位（g、mg、μg）表示。

（2）对照品　系指含有单一成分、组合成分或混合组分，用于化学药品、抗生素、部分生化药品、药用辅料、中药材（含饮片）、提取物、中成药、生物制品（理化测定）等检验及仪器校准用的国家药品标准物质。

（3）对照提取物　系指经特定提取工艺制备的含有多种主要有效成分或指标性成分，用于中药材（含饮片）、提取物、中成药等鉴别或含量测定用的国家药品标准物质。

（4）对照药材　系指基原明确、药用部位准确的优质中药材经适当处理后，用于中药材（含饮片）、提取物、中成药等鉴别用的国家药品标准物质。

（5）参考品　系指用于定性鉴定微生物（或其产物）或定量检测某些制品生物效价和生物活性的国家药品标准物质，其效价以特定活性单位表示；或指由生物试剂、生物材料或特异性抗血清制备的用于疾病诊断的参考物质。

## 二、国家药品标准物质的建立

建立国家药品标准物质的工作包括：确定品种、获取候选药品标准物质、确定标定方案、分析标定、审核批准和分包装。

### 1. 品种的确定

除另有规定外，根据国家药品标准制定或修订所提出的使用要求（品种、用途等），确定需要制备的品种。

### 2. 候选药品标准物质的获取

候选标准品、对照品及参考品应从正常工艺生产的原料中选取一批质量满意的产品或从中药材（含饮片）中提取获得。

候选对照提取物应从基原明确的中药材（含饮片）或其他动植物中提取获得。

候选对照药材应从基原和药用部位明确的中药材获得。

### 3. 国家药品标准物质的标定

国家药品标准物质的标定须经3家以上国家药品监督管理部门认可的实验室协作完成。

参加标定单位应采用统一的设计方案、统一的方法和统一的记录格式，标定结果应经统计学处理（需要至少5次独立的有效结果）。国家药品标准物质的标定结果一般采用各参加单位标定结果的均值表示。

国家药品标准物质的标定包括定性鉴别、结构鉴定、纯度分析、量值确定和稳定性考察等。

4. 分装、包装

国家药品标准物质的分包装条件参照药品GMP要求执行，主要控制分包装环境的温度、湿度、光照及与安全性有关的因素等。

国家药品标准物质采用单剂量包装形式以保证使用的可靠性，包装容器所使用的材料应保证国家药品标准物质的质量。

## 三、国家药品标准物质的使用

国家药品标准物质供执行国家法定药品标准使用，包括校准设备、评价测量方法或者对供试药品进行鉴别或赋值等。

国家药品标准物质所赋量值只在规定的用途中使用有效。如果作为其他目的使用，其适用性由使用者自行决定。

国家药品标准物质单元包装一般供一次使用；标准物质溶液应临用前配制，否则，使用者应证明其适用性。

## 四、国家药品标准物质的稳定性监测

国家药品标准物质的发行单位应建立常规的质量保障体系，对其发行的国家药品标准物质进行定期监测，确保国家药品标准物质正常储存的质量。如果发现国家药品标准物质发生质量问题，应及时公示停止该批号标准物质的使用。

## 五、国家药品标准物质的储存

国家药品标准物质的储存条件根据其理化特性确定。除另有规定外，国家药品标准物质一般在室温条件下储存。

## 六、国家药品标准物质的标签及说明书

国家药品标准物质的标签应包括国家药品标准物质的名称、编号、批号、装量、用途、储存条件和提供单位等信息；供含量测定用的标准物质还应在标签上标明其含量信息。

国家药品标准物质的说明书除提供标签所标明的信息外，还应提供有关国家药品标准物质的组成、结构、来源等信息，必要时应提供对照图谱。

# 附录 6　主要基团的红外特征吸收峰

| 基团 | 振动类型 | 波数/$cm^{-1}$ | 波长/$\mu m$ | 强 度 | 备　注 |
|---|---|---|---|---|---|
| 一、烷烃类 | CH 伸 | 3000～2850 | 3.33～3.51 | 中、强 | 分为反称与对称 |
| | CH 弯(面内) | 1490～1350 | 6.70～7.41 | 中、弱 | 伸缩 |
| | C—C 伸(骨架振动) | 1250～1140 | 8.00～8.77 | 中 | 无特征 |
| 1. $—CH_3$ | CH 伸(反称) | 2962±10 | 3.38±0.01 | 强 | 分裂为 3 个峰,此峰最有用 |
| | CH 伸(对称) | 2872±10 | 3.48±0.01 | 强 | 共振时,分裂为 2 个峰,此为平均值 |
| | CH 弯(反称,面内) | 1450±20 | 6.90±0.1 | 中 | |
| | CH 弯(对称,面内) | 1380～1370 | 7.25～7.30 | 强 | |
| 2. $—CH_2—$ | CH 伸(反称) | 2926±10 | 3.42±0.01 | 强 | |
| | CH 伸(对称) | 2853±10 | 3.51±0.01 | 强 | |
| | CH 弯(面内) | 1465±20 | 6.83±0.1 | 中 | |
| 3. —CH— (其下有一竖线) | CH 伸 | 2890±10 | 3.46±0.01 | 弱 | |
| | CH 弯(面内) | 约 1340 | 7.46 | 弱 | |
| 4. $—C(CH_3)_3$ | CH 弯(面内) | 1395～1385 | 7.17～7.22 | 中 | |
| | CH 弯 | 1370～1365 | 7.30～7.33 | 强 | |
| | C—C 伸 | 1250～1200 | 8.00～8.33 | 中 | 骨架振动 |
| | 可能为 CH 弯(面外) | 约 415 | 24.1 | 中 | |
| 二、烯烃类 | CH 伸 | 3095～3000 | 3.23～3.33 | 中、弱 | |
| | C═C 伸 | 1695～1540 | 5.90～6.50 | 变 | C═C═C 则为 2000～1925 $cm^{-1}$ (5.0～5.2$\mu m$) |
| | * CH 弯(面内) | 1430～1290 | 7.00～7.75 | 中 | |
| | CH 弯(面外) | 1010～667 | 9.90～15.0 | 强 | 中间有数段间隔 |
| 1. 顺式 C═C (两个 H 在同侧) (顺式) | CH 伸 | 3040～3010 | 3.29～3.32 | 中 | |
| | CH 弯(面内) | 1310～1295 | 7.63～7.72 | 中 | |
| | CH 弯(面外) | 770～665 | 12.99～15.04 | 强 | |
| 2. 反式 C═C (两个 H 在异侧) (反式) | CH 伸 | 3040～3010 | 3.29～3.32 | 中 | |
| | CH 弯(面外) | 970～960 | 10.31～10.42 | 强 | |
| 三、炔烃类 | CH 伸 | 约 3300 | 约 3.03 | 中 | |
| | C≡C 伸 | 2270～2100 | 4.41～4.76 | 中 | |
| | CH 弯(面内) | 约 1250 | 约 8.00 | | 由于此位置峰多,故无应用价值 |
| | CH 弯(面外) | 645～615 | 15.50～16.25 | 强 | |
| 1. R—C≡CH | CH 伸 | 3310～3300 | 3.02～3.03 | 中 | 有用 |
| | C≡C 伸 | 2140～2100 | 4.67～4.76 | 特弱 | 可能看不到 |
| 2. R—C≡C—R | C≡C 伸 | 2260～2190 | 4.43～4.57 | 弱 | |
| | ①与 C═C 共轭 | 2270～2220 | 4.41～4.51 | 中 | |
| | ②与 C═C 共轭 | 约 2250 | 约 4.44 | 强 | |

续表

| 基团 | 振动类型 | 波数/$cm^{-1}$ | 波长/μm | 强度 | 备注 |
|---|---|---|---|---|---|
| 四、芳烃类 | CH伸 | 3100～3000 | 3.23～3.33 | 变 | 一般三四个峰 |
| 1.苯环 | 泛频峰 | 2000～1667 | 5.00～6.00 | 弱 | 苯环高度特征峰 |
| | 骨架振动($\nu_{C=C}$) | 1650～1430 | 6.06～6.99 | 中、强 | 确定苯环存在最重要的峰之一 |
| | CH弯(面内) | 1250～1000 | 8.00～10.0 | 弱 | |
| | CH弯(面外) | 910～665 | 10.99～15.03 | 强 | 确定取代位置最重要的吸收峰 |
| | 苯环的骨架振动 | 1600±20 | | | |
| | ($\nu_{C=C}$) | | 6.25±0.08 | | |
| | | 1500±25 | 6.67±0.10 | | |
| | | 1580±10 | 6.33±0.04 | | 共轭环 |
| | | 1450±20 | 6.90±0.10 | | 共轭环 |
| (1)单取代 | CH弯(面外) | 770～730 | 12.99～13.70 | 极强 | 5个相邻氢 |
| | | 710～690 | 14.08～14.49 | 强 | |
| (2)邻双取代 | CH弯(面外) | 770～735 | 12.99～13.61 | 极强 | 4个相邻氢 |
| (3)间双取代 | CH弯(面外) | 810～750 | 12.35～13.33 | 极强 | 3个相邻氢 |
| | | 725～680 | 13.79～14.71 | 中、强 | |
| | | 900～860 | 11.12～11.63 | 中 | 1个氢(次要) |
| (4)对双取代 | CH弯(面外) | 860～790 | 11.63～12.66 | 极强 | 2个相邻氢 |
| (5)1、2、3三取代 | CH弯(面外) | 780～760 | 12.82～13.16 | 强 | 3个相邻氢与间双易混，参考$\delta_{CH}$及泛频峰 |
| | | 745～705 | 13.42～14.18 | 强 | |
| (6)1、3、5三取代 | CH弯(面外) | 865～810 | 11.56～12.35 | 强 | 1个氢 |
| | | 730～675 | 13.70～14.81 | 强 | |
| (7)1、2、4三取代 | CH弯(面外) | 900～860 | 11.11～11.63 | 中 | 1个氢 |
| | | 860～800 | 11.63～12.50 | 强 | 2个相邻氢 |
| (8)1、2、3、4四取代 | CH弯(面外) | 860～800 | 11.63～12.50 | 强 | 2个相邻氢 |
| (9)1、2、4、5四取代 | CH弯(面外) | 870～855 | 11.49～11.70 | 强 | 1个氢 |
| (10)1、2、3、5四取代 | CH弯(面外) | 850～840 | 11.76～11.90 | 强 | 1个氢 |
| (11)五取代 | CH弯(面外) | 900～860 | 11.11～11.63 | 强 | 1个氢 |
| 2.萘环 | 骨架振动($\nu_{C=C}$) | 1650～1600 | 6.06～6.25 | | |
| | | 1630～1575 | 6.14～6.35 | | 相当于苯环的1580$cm^{-1}$峰 |
| | | 1525～1450 | 6.56～6.90 | | |
| 五、醇类 | OH伸 | 3700～3200 | 2.70～3.13 | 变 | |
| | CH弯(面内) | 1410～1260 | 7.09～7.93 | 弱 | |
| | C—O伸 | 1250～1000 | 8.00～10.00 | 强 | |
| | O—H弯(面外) | 750～650 | 13.33～15.38 | 强 | 液态有此峰 |
| 1.OH伸缩频率 | | | | | |
| 游离OH | OH伸 | 3650～3590 | 2.74～2.79 | 变 | 尖峰 |
| 分子间氢键 | OH伸(单桥) | 3550～3450 | 2.82～2.90 | 变 | 尖峰 稀释移动 |
| 分子间氢键 | OH伸(多聚缔合) | 3400～3200 | 2.94～3.12 | 强 | 宽峰 稀释移动 |
| 分子内氢键 | OH伸(单桥) | 3570～3450 | 2.80～2.90 | 变 | 尖峰 稀释无影响 |
| 分子内氢键 | OH伸(螯形化物) | 3200～2500 | 3.12～4.00 | 弱 | 很宽 稀释无影响 |
| 2.OH弯或C—O伸 | | | | | |
| 伯醇 | OH弯(面内) | 1350～1260 | 7.41～7.93 | 强 | |
| (—$CH_2$OH) | C—O伸 | 约1050 | 约9.52 | 强 | |
| 仲醇 | OH弯(面内) | 1350～1260 | 7.41～7.93 | 强 | |
| (＞CHOH) | C—O伸 | 约1100 | 约9.09 | 强 | |
| 叔醇 | OH弯(面内) | 1410～1310 | 7.09～7.63 | 强 | |
| (—C—OH, C连三个基团) | C—O伸 | 约1150 | 约8.70 | 强 | |

续表

| 基团 | 振动类型 | 波数/$cm^{-1}$ | 波长/$\mu m$ | 强度 | 备注 |
|---|---|---|---|---|---|
| 六、酚类 | OH 伸 | 3705～3125 | 2.70～3.20 | 强 | |
| | OH 弯(面内) | 1390～1315 | 7.20～7.60 | 中 | |
| | Φ—O 伸 | 1335～1165 | 7.50～8.60 | 强 | Φ—O 伸即芳环上($\nu_{C-O}$) |
| 七、醚类 | | | | | |
| 1. 脂肪醚 | C—O 伸 | 1230～1010 | 8.13～9.90 | 强 | |
| (1)$RCH_2—O—CH_2R$ | C—O 伸 | 约 1110 | 约 9.00 | 强 | |
| (2)不饱和醚 $CH_2═CH—O—CH_2R$ | | 1225～1200 | 8.16～8.33 | 强 | |
| 2. 脂环醚 | C—O 伸 | 1250～909 | 8.00～11.0 | 中 | |
| (1)四元环 | C—O 伸 | 980～970 | 10.20～10.31 | 中 | |
| (2)五元环 | C—O 伸 | 1100～1075 | 9.09～9.30 | 中 | |
| (3)环氧化物 | C—O | 约 1250 | 约 8.00 | 强 | |
| | | 约 890 | 约 11.24 | | 反式 |
| | | 约 830 | 约 12.05 | | 顺式 |
| 3. 芳醚 | C—O—C 伸(反称) | 1270～1230 | 7.87～8.13 | 强 | |
| | C—O—C 伸(对称) | 1050～1000 | 9.52～10.00 | 中 | |
| | CH 伸 | 约 2825 | 约 3.53 | 弱 | 含$—CH_3$ 的芳醚($O—CH_3$) |
| | Φ—O 伸 | 1175～1110 | 8.50～9.00 | 中、强 | 在苯环上 3 或 3 以上取代时特别强 |
| 八、醛类 (—CHO) | CH 伸 | 2900～2700 | 3.45～3.70 | 弱 | 一般为两个谱带约 2885$cm^{-1}$ (3.5$\mu m$)及约 2740$cm^{-1}$ (3.65$\mu m$) |
| | C═O 伸 | 1755～1655 | 5.70～6.00 | 很强 | |
| | CH 弯(面外) | 975～780 | 10.26～12.80 | 中 | |
| 1. 饱和脂肪醛 | C═O 伸 | 1755～1695 | 5.70～5.90 | 强 | CH 伸、CH 弯同上 |
| | 其他振动 | 1440～1325 | 6.95～7.55 | 中 | |
| 2. α,β-不饱和醛 | C═O 伸 | 1705～1680 | 5.86～5.95 | 强 | CH 伸、CH 弯同上 |
| 3. 芳醛 | C═O 伸 | 1725～1665 | 5.80～6.00 | 强 | CH 伸、CH 弯同上 |
| | 其他振动 | 1415～1350 | 7.07～7.41 | 中 | 与芳环上的取代基有关 |
| | 其他振动 | 1320～1260 | 7.58～7.94 | 中 | |
| | 其他振动 | 1230～1160 | 8.13～8.62 | 中 | |
| 九、酮类 | C═O 伸 | 1730～1540 | 5.78～6.49 | 极强 | |
| ( >C═O ) | 其他振动 | 1250～1030 | 8.00～9.70 | 弱 | |
| 1. 脂酮 | 泛频 | 3510～3390 | 2.85～2.95 | 很弱 | |
| (1)饱和链状酮 ($—CH_2—CO—CH_2—$) | C═O 伸 | 1725～1705 | 5.80～5.86 | 强 | |
| (2)α,β-不饱和酮 ( —CH═CH—CO— ) | C═O 伸 | 1685～1665 | 5.94～6.01 | 强 | 由于 C═O 与 C═C 共轭而降低 40$cm^{-1}$ |
| (3)α-二酮 (—CO—CO—) | C═O 伸 | 1730～1710 | 5.78～5.85 | 强 | |
| (4)β-二酮(烯醇式) ($—CO—CH_2—CO—$) | C═O 伸 | 1640～1540 | 6.10～6.49 | 强 | 宽、共轭螯合作用,非正常 C═O 峰 |
| 2. 芳酮类 | C═O 伸 | 1700～1630 | 5.88～6.14 | 强 | 很宽的谱带可能是 $\nu_{C=O}$ 与其他部分振动的偶合 |
| | 其他振动 | 1320～1200 | 7.57～8.33 | | |
| (1)Ar—CO | C═O 伸 | 1700～1680 | 5.88～5.95 | 强 | |
| (2)二芳基酮 (Ar—CO—Ar) | C═O 伸 | 1670～1660 | 5.99～6.02 | 强 | |
| (3)1-酮基-2-羟基或氨基芳酮 | C═O 伸 | 1665～1635 | 6.01～6.12 | 强 | (苯环邻位 —CO— 与 OH 结构式)(或$—NH_2$) |

续表

| 基团 | 振动类型 | 波数/$cm^{-1}$ | 波长/μm | 强度 | 备注 |
|---|---|---|---|---|---|
| 3.脂环酮 | | | | | |
| (1)六元、七元环酮 | C═O 伸 | 1725～1705 | 5.80～5.86 | 强 | |
| (2)五元环酮 | C═O 伸 | 1750～1740 | 5.71～5.75 | 强 | |
| 十、羧酸类 | | | | | |
| (—COOH) | | | | | |
| 1.脂肪酸 | OH 伸 | 3400～2500 | 2.94～4.00 | 中 | 二聚体，宽 |
| | C═O 伸 | 1740～1690 | 5.75～5.92 | 强 | 二聚体 |
| | OH 弯(面内) | 1450～1410 | 6.90～7.10 | 弱 | 二聚体或 1440～1395$cm^{-1}$ |
| | C—O 伸 | 1266～1205 | 7.90～8.30 | 中 | 二聚体 |
| | OH 弯(面外) | 960～900 | 10.4～11.1 | 弱 | |
| (1)R—COOH(饱和) | C═O 伸 | 1725～1700 | 5.80～5.88 | 强 | |
| (2)α-卤代脂肪酸 | C═O 伸 | 1740～1720 | 5.75～5.81 | 强 | |
| (3)α,β-不饱和酸 | C═O 伸 | 1715～1690 | 5.83～5.91 | 强 | |
| 2.芳酸 | OH 伸 | 3400～2500 | 2.94～4.00 | 弱、中 | 二聚体 |
| | C═O 伸 | 1700～1680 | 5.88～5.95 | 强 | 二聚体 |
| | OH 弯(面内) | 1450～1410 | 6.90～7.10 | 弱 | |
| | C—O 伸 | 1290～1205 | 7.75～8.30 | 中 | |
| | OH 弯(面外) | 950～870 | 10.5～11.5 | 弱 | |
| 十一、酸酐 | | | | | |
| 1.链酸酐 | C═O 伸(反称) | 1850～1800 | 5.41～5.56 | 强 | 共轭时每个谱带降 20$cm^{-1}$ |
| | C═O 伸(对称) | 1780～1740 | 5.62～5.75 | 强 | |
| | C—O 伸 | 1170～1050 | 8.55～9.52 | 强 | |
| 2.环酸酐 | C═O 伸(反称) | 1870～1820 | 5.35～5.49 | 强 | 共轭时每个谱带降 20$cm^{-1}$ |
| (五元环) | C═O 伸(对称) | 1800～1750 | 5.56～5.71 | 强 | |
| | C—O 伸 | 1300～1200 | 7.69～8.33 | 强 | |
| 十二、酯类 | C═O 伸(泛频) | 约 3450 | 约 2.90 | 弱 | |
| O<br>∥ | C═O 伸 | 1770～1720 | 5.65～5.81 | 强 | |
| ( —C—O—R ) | C—O—C 伸 | 1300～1000 | 7.69～10.00 | 强 | 多数酯 |
| 1.C═O 伸缩振动 | | | | | |
| (1)正常饱和酯类 | C═O 伸 | 1750～1735 | 5.71～5.76 | 强 | |
| (2)芳香酯及 α,β-不饱和酯类 | C═O 伸 | 1730～1717 | 5.78～5.82 | 强 | |
| (3)β-酮类的酯类(烯醇型) | C═O 伸 | 约 1650 | 约 6.06 | 强 | |
| (4)δ-内酯 | C═O 伸 | 1750～1735 | 5.71～5.76 | 强 | |
| (5)γ-内酯(饱和) | C═O 伸 | 1780～1760 | 5.62～5.68 | 强 | |
| (6)β-内酯 | C═O 伸 | 约 1820 | 约 5.50 | 强 | |
| 2.C—O 伸缩振动 | | | | | |
| (1)甲酸酯类 | C—O 伸 | 1200～1180 | 8.33～8.48 | 强 | |
| (2)乙酸酯类 | C—O 伸 | 1250～1230 | 8.00～8.13 | 强 | |
| (3)酚类乙酸酯 | C—O 伸 | 约 1250 | 约 8.00 | 强 | |
| 十三、胺 | NH 伸 | 3500～3300 | 2.86～3.03 | 中 | |
| | NH 弯(面内) | 1650～1550 | 6.06～6.45 | | 伯胺强、中；仲胺极弱 |
| | C—N 伸(芳香) | 1360～1250 | 7.35～8.00 | 强 | |
| | C—N 伸(脂肪) | 1235～1020 | 8.10～9.80 | 中、弱 | |
| | NH 弯(面外) | 900～650 | 11.1～15.4 | | |

续表

| 基团 | 振动类型 | 波数/$cm^{-1}$ | 波长/$\mu m$ | 强度 | 备注 |
|---|---|---|---|---|---|
| 1. 伯胺类 | NH 伸 | 3500～3300 | 2.86～3.03 | 中 | 2 个峰 |
| (C—$NH_2$) | NH 弯(面内) | 1650～1590 | 6.06～6.29 | 强、中 | |
| | C—N 伸(芳香) | 1340～1250 | 7.46～8.00 | 强 | |
| | C—N 伸(脂肪) | 1220～1020 | 8.20～9.80 | 中、弱 | |
| 2. 仲胺类 | NH 伸 | 3500～3300 | 2.86～3.03 | 中 | 1 个峰 |
| (C—NH—C) | NH 弯(面内) | 1650～1550 | 6.06～6.45 | 极弱 | |
| | C—N 伸(芳香) | 1350～1280 | 7.41～7.81 | 强 | |
| | C—N 伸(脂肪) | 1220～1020 | 8.20～9.80 | 中、弱 | |
| 3. 叔胺 | C—N(芳香) | 1360～1310 | 7.35～7.63 | | |
| (C—N(—C)—C) | C—N(脂肪) | 1220～1020 | 8.20～9.80 | 强 | |
| | | | | 中、弱 | |
| 十四、酰胺 | NH 伸 | 3500～3100 | 2.86～3.22 | 强 | 伯酰胺双峰<br>仲酰胺单峰 |
| | C═O 伸 | 1680～1630 | 5.95～6.13 | 强 | 谱带Ⅰ |
| | NH 弯(面内) | 1640～1550 | 6.10～6.45 | 强 | 谱带Ⅱ |
| | C—N 伸 | 1420～1400 | 7.04～7.14 | 中 | 谱带Ⅲ |
| 1. 伯酰胺 | NH 伸(反称) | 约 3350 | 约 2.98 | 强 | |
| | NH 伸(对称) | 约 3180 | 约 3.14 | 强 | |
| | C═O 伸 | 1680～1650 | 5.95～6.06 | 强 | |
| | NH 弯(剪式) | 1650～1250 | 6.06～8.00 | 强 | |
| | C—N 伸 | 1420～1400 | 7.04～7.14 | 中 | |
| | $NH_2$ 面内摇 | 约 1150 | 约 8.70 | 弱 | |
| | $NH_2$ 面外摇 | 750～600 | 1.33～1.67 | 中 | |
| 2. 仲酰胺 | NH 伸 | 约 3270 | 约 3.09 | 强 | |
| | C═O 伸 | 1680～1630 | 5.95～6.13 | 强 | |
| | NH 弯＋C—N 伸 | 1570～1515 | 6.37～6.60 | 中 | NH 面内弯与 C—N 重合 |
| | C—N 伸＋NH 弯 | 1310～1200 | 7.63～8.33 | 中 | NH 面内弯与 C—N 重合 |
| 3. 叔酰胺 | C═O 伸 | 1670～1630 | 5.99～6.13 | | |
| 十五、不饱和含氮化合物 | | | | | |
| C≡N 伸缩振动 | | | | | |
| 1. RCN | C≡N 伸 | 2260～2240 | 4.43～4.46 | 强 | 饱和脂肪族 |
| 2. α,β-芳香氰 | C≡N 伸 | 2240～2220 | 4.46～4.51 | 强 | |
| 3. α,β-不饱和脂肪族氰 | C≡N 伸 | 2235～2215 | 4.47～4.52 | 强 | |
| 十六、杂环芳香族化合物 | CH 伸 | 约 3030 | | 弱 | |
| 1. | 环的骨架振动<br>($\nu_{C=C}$ 及 $\nu_{C=N}$) | 1667～1430 | 6.00～7.00 | 中 | 吡啶与苯环类似两个峰约 1615～1500$cm^{-1}$，季铵移至 1625$cm^{-1}$ |
| 吡啶类(喹啉同吡啶) | CH 弯(面内) | 1175～1000 | 8.50～10.0 | 弱 | |
| | CH 弯(面外) | 910～665 | 11.0～15.0 | 强 | |
| | 环上的 CH 面外弯 | | | | |
| | ①普通取代基 | | | | |
| | α 取代 | 780～740 | 12.82～13.51 | 强 | |
| | β 取代 | 805～780 | 12.42～12.82 | 强 | |
| | γ 取代 | 830～790 | 12.05～12.66 | 强 | |
| | ②吸电子基 | | | | |
| | α 取代 | 810～770 | 12.35～13.00 | 强 | |
| | β 取代 | 820～800 | 12.20～12.50 | 强 | |
| | | 730～690 | 13.70～14.49 | 强 | |
| | γ 取代 | 860～830 | 11.63～12.05 | 强 | |

续表

| 基团 | 振动类型 | 波数/$cm^{-1}$ | 波长/$\mu m$ | 强度 | 备注 |
| --- | --- | --- | --- | --- | --- |
| 2. 嘧啶类 | CH 伸 | 3060～3010 | 3.27～3.32 | 弱 | |
| (嘧啶结构式) | 环的骨架振动 ($\nu_{C=C}$ 及 $\nu_{C=N}$) | 1580～1520 | 6.33～6.58 | 中 | |
| | 环上的 CH 弯(面内) | 1000～960 | 10.00～10.42 | 中 | |
| | 环上的 CH 弯(面外) | 825～775 | 12.12～12.90 | 中 | |
| 十七、硝基化合物 | | | | | |
| 1. R—$NO_2$ | $NO_2$ 伸(反称) | 1565～1543 | 6.39～6.47 | 强 | |
| | $NO_2$ 伸(对称) | 1385～1360 | 7.22～7.35 | 强 | |
| | C—N 伸 | 920～800 | 10.87～12.50 | 中 | 用途不大 |
| 2. Ar—$NO_2$ | $NO_2$ 伸(反称) | 1550～1510 | 6.45～6.62 | 强 | |
| | $NO_2$ 伸(对称) | 1365～1335 | 7.33～7.49 | 强 | |
| | CN 伸 | 860～840 | 11.63～11.90 | 强 | |
| | 不明 | 约 750 | 约 13.33 | 强 | |

注：* 数据的可靠性差。